秦伯未医书重刊专辑

清代名医医话精华

秦伯未　编

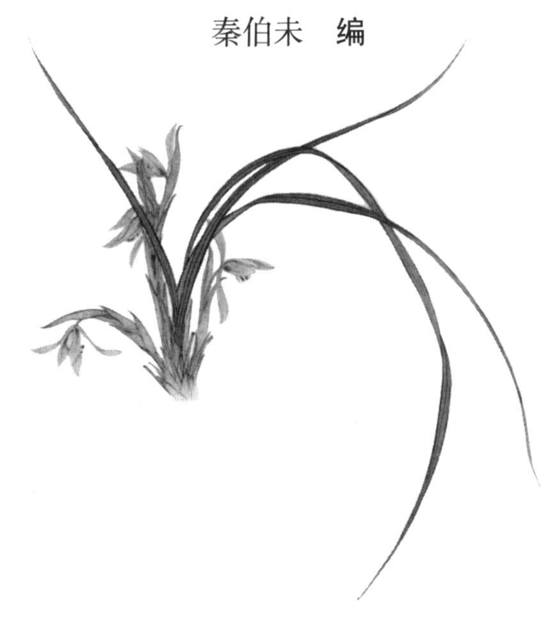

人民卫生出版社

图书在版编目(CIP)数据

清代名医医话精华/秦伯未编. —北京:人民卫生出版社,2017

(秦伯未医书重刊专辑)

ISBN 978-7-117-25598-1

Ⅰ.①清… Ⅱ.①秦… Ⅲ.①医话-汇编-中国-清代 Ⅳ.①R249.49

中国版本图书馆 CIP 数据核字(2017)第 290767 号

人卫智网	www.ipmph.com	医学教育、学术、考试、健康,购书智慧智能综合服务平台
人卫官网	www.pmph.com	人卫官方资讯发布平台

秦伯未医书重刊专辑

清代名医医话精华

编　　者:秦伯未
出版发行:人民卫生出版社(中继线 010-59780011)
地　　址:北京市朝阳区潘家园南里 19 号
邮　　编:100021
E - mail:pmph @ pmph. com
购书热线:010-59787592　010-59787584　010-65264830
印　　刷:三河市潮河印业有限公司
经　　销:新华书店
开　　本:850×1168　1/32　　印张:15.5
字　　数:388 千字
版　　次:2018 年 1 月第 1 版　2018 年 1 月第 1 版第 1 次印刷
标准书号:ISBN 978-7-117-25598-1/R·25599
定　　价:56.00 元

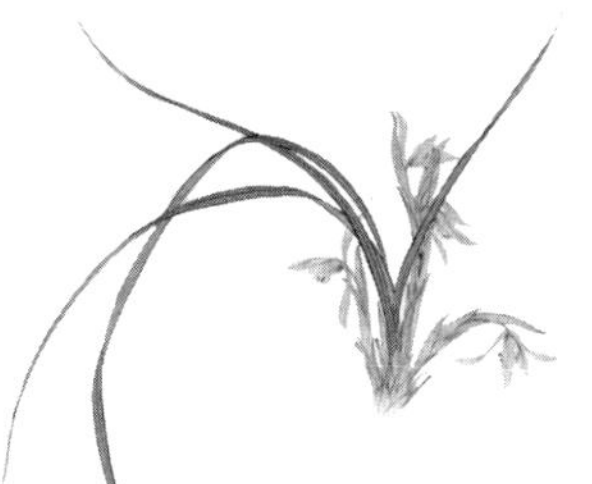

秦伯未医书重刊专辑

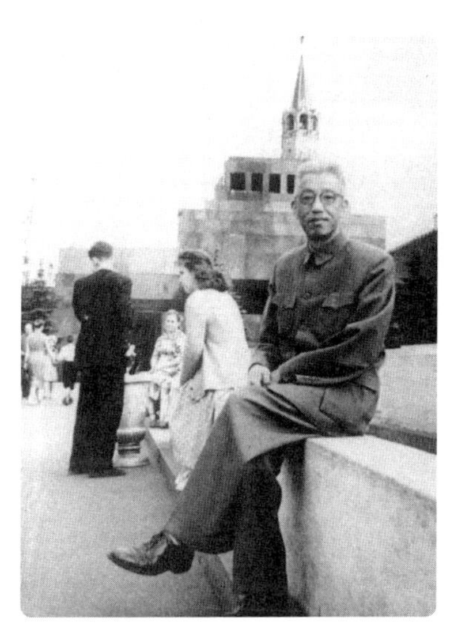

秦伯未（1901—1970），名之济，字伯未，号又辛、谦斋。著名中医学家。上海市人，宋代词人秦观第二十七世孙，祖父、父亲皆为知名儒医。幼承庭训，经史子集、诸家医籍无所不涉。18 岁考入丁甘仁创办的上海中医专门学校，师从丁甘仁、曹颖甫、谢利恒等名家。1923 年以该校第二期第一名毕业，留校任教，同时在上海同仁辅元堂应诊。1927 年与王一仁、章次公、王慎轩等共同创办（上海）中国医学院，后任名誉校长。1954 年调京任中央卫生部中医顾问。历任中央卫生部中医顾问、北京中医学院（现北京中医药大学）院务委员会委员、中华医学会副会长。毕生致力于中医教育与临床实践，促进了中医教育事业的起步和发展，为振兴和发展中医药事业贡献了毕生的精力。他在中医理论研究与临床实践方面均有很深造诣，尤其在《内经》《难经》《伤寒论》《金匮要略》等经典研究方面著述颇丰。他特别重视对中医人才的培养，为

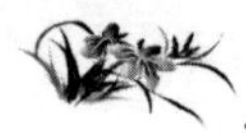

达实效，从教材编写、课堂教学、临床实习、函授教育和普及中医知识等方面做了大量的奠基工作，尤其是为中医教育的正规化奠定了坚实的基础。他擅长内科杂病，临床上强调抓主症以明病机，再立法遣方用药，理法方药贯通。辨证精细，治法多变，处方稳重，用药轻巧，疗效卓著，在国内外享有盛誉。

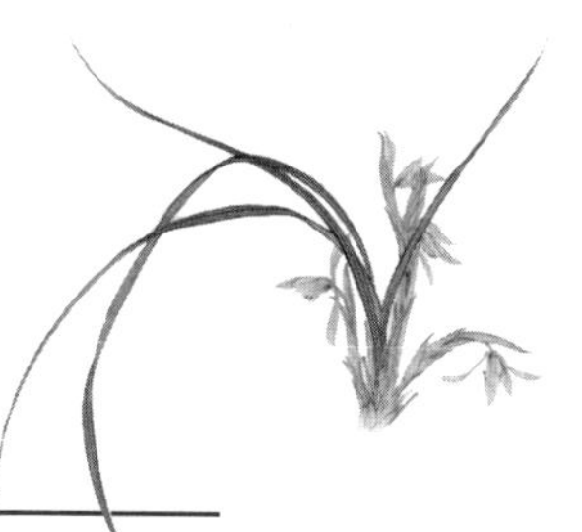

出版说明

秦伯未先生（1901—1970）是我国著名中医学家，毕生致力于中医临床实践和中医教育，治学严谨，临证效验。其著述深入浅出，辨理明晰，是学习中医的佳作。由于其原版书出版的时间已久，部分品种已很难见到。为促进中医药事业的传承和发扬，我社决定将其影响深远的部分中医专著予以重刊，以便于读者系统学习和研究。此次收入的书籍包括：

《中医入门》

《内科纲要 验方类编》

《内经类证》

《内经知要浅解》

《金匮要略简释》

《清代名医医案精华》

《清代名医医话精华》

为使读者能够原汁原味地阅读名老中医原著，此次重刊采取尽量保持原书原貌的原则，主要修改了原著中疏漏的少量错误，在版式上按照现在读者的阅读习惯予以编排。为不影响原书内容的准确性和系统性，避免因换算造成的人为错误，部分旧制的药名、病名、医学术语、计量单位、现已淘汰的检测项目方法等均未改动，保留了原貌。对于犀角、虎骨等现已禁止使用的药品，本次重刊也未予以改动，希冀读者在现今临床规范指导下参考应用。

人民卫生出版社

2017 年 11 月

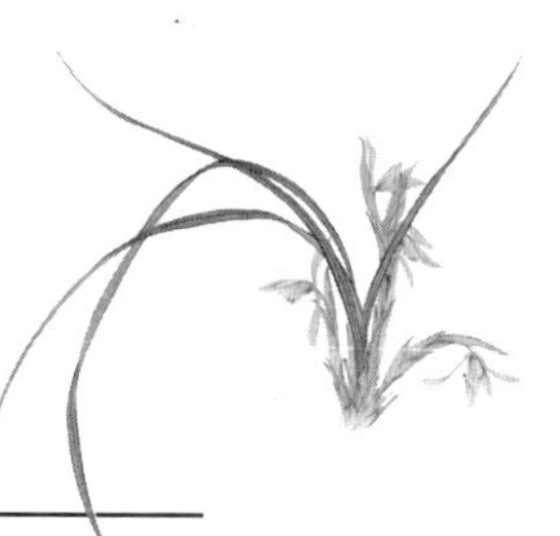

自　序

清代名医医话精华，继清代名医医案精华而辑也。余于前书序中，谓医案为中医价值之真凭实据，兹请更从价值二字申言之。研究哲学者曰：人类思想，不免冲突，而思想之冲突，属于事实问题者少，关乎价值问题者繁，以事实问题，俟真理一出，百喙止辩；而价值问题，恒视人之评衡器官相应而定，即有心理作用存乎其间，终难一致。斯言也，余甚韪之。然以语医学，则当以事实为前提，一切价值，视事实为转移。自物质由原子构成之事实，一经发明，所谓五行四大或水或火之说，其价值即因之低降，可以为证。盖医为治病之学，能本其学说，于事实上使疾病痊愈，即为真价值，不能因人之评衡器官相歧而异议也。进言之，价值既根据事实之效验，而事实之效验又根据学说之如何，则中医既有真切之价值，其学说亦自有相当之位置，虽一部分受理学哲学之影响，似多空洞，然真理所在，正不能全行鄙视焉。余治中医几十载，觉中医之学说、之事实、之价值，非西医所能明、所能及、所能企望。爰积岁成清代医案一书，今复嫌其为体例所拘，未能详备，爰择笔记体者，另辑是编，诸先贤苦心积虑之成绩，即吾侪临诊处方之指南，愿同道共珍视之。

戊辰仲冬上海秦之济伯未

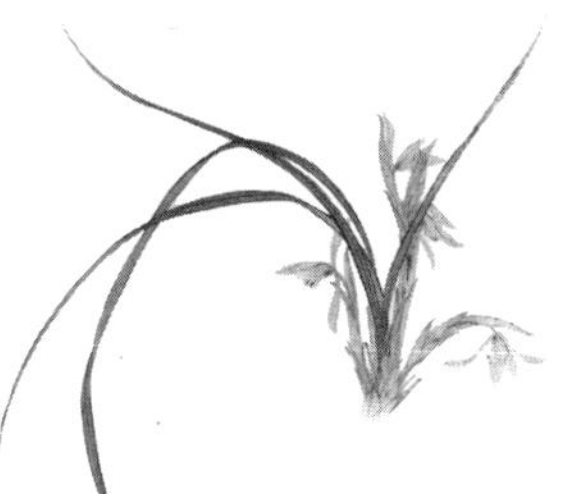

清代名医医话精华总目

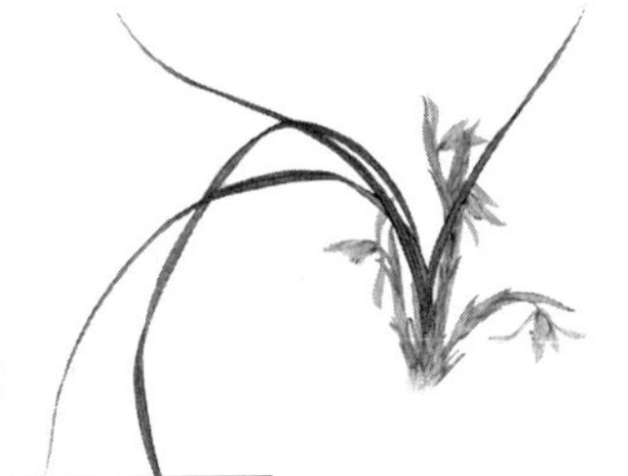

喻嘉言医话精华

上海秦伯未编纂　普宁方公溥参校

喻嘉言（昌），新建人。博极群书，精力过人，为清初三大家之一。往来南昌、靖安间，后又移寓常熟。所至皆以善医名，精心妙术，冠绝一时。著有《医门法律》《尚论篇》《寓意草》等。

伤　寒

黄长人犯房劳病伤寒，守不服药之戒，身热已退十余日外。忽然昏沉，浑身战栗，手足如冰，举家忙乱，亟请余至，一医已合就姜桂之药矣。余适见而骇之，辟其差谬，与医者约曰：此一病，药入口中，出生入死，应各立担承，倘至用药差误，责有所归。医者曰：吾治伤寒，三十余年，不知甚么担承。余笑曰：吾有明眼在此，不忍见人活活就毙，吾亦不得已耳。如不担承，待吾用药，主家方才心安。亟请用药。余以调胃承气汤，约重五钱，煎成热服半盏，少顷，又热服半盏，其医见厥渐退，人渐苏，知药不误，辞去。与前药服至剂终，人事大清，忽然浑身壮热，再与大柴胡一剂，热退身安。门人问曰：病者云，是阴证见厥，先生确认为阳证，而用下药，果应，其理安在？答曰：其理颇微，吾从悟入，可得言也。凡伤寒病初起发热，煎熬津液，鼻干口渴便秘，渐至发厥者，不问而知，为热也；若阳证忽变阴厥者，万中无一，从古至今无一也。盖阴厥得之阴证，一起便直中阴经，唇青面白，遍体冷汗，便利不渴，身踡多睡，醒则人事了了，与伤寒传经之热邪，转入转深，人事昏惑者，万万不同。诸书类载，阴阳二厥为一门，即明者犹为所混，况昧者乎？如此病先犯房室，后成伤寒，世医无不为阴厥之名所惑，往往投以四逆等汤，促其暴亡，而诿之阴极莫救，致冤鬼夜嚎，尚不知悟，总由传脉不清耳。盖犯房劳而病感者，其热不过比常较重，如发热则热之极，恶寒则寒之极，头痛则痛之极，所以然者，以阴虚阳往乘之，非阴乘无阳之比，况病者始能无药，阴邪必轻，旬日渐发，尤非暴证，安得以厥阴之例为治耶。且仲景明言，始发热六日，厥反九日，后复发热三日，与厥相应，则病且暮愈。又云：厥五日，热亦五日，设六日当复厥，不厥者自愈。明明以热之日数，定厥之痊期也。

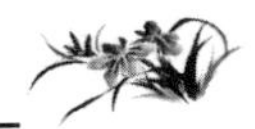

又云：厥多热少则病进，热多厥少则病退；厥愈而热过久者，必便脓血发痈；厥应下而反汗之，必口伤烂赤；先厥后热，利必自止；见厥复利，利止反汗出咽痛者，其喉为痺；厥而能食，恐为除中；厥止思食，邪退欲愈。凡此之类，无非热深厥热之旨，原未论及于阴厥也。至于阳分之病，而妄汗妄吐妄下，以至势极，如汗多亡阳，吐利烦躁，四肢逆冷者，皆因用药差误所致，非以四逆、真武等汤挽之，则阳不能回，亦原不为阴证立方也。盖伤寒才一发热发渴，定然阴分先亏，以其误治，阳分比阴分更亏，不得已从权用辛热先救其阳，与纯阴无阳，阴盛隔阳之证，相去天渊；后人不窥制方之意，见有成法，转相效尤，不知治阴证以救阳为主，治伤寒以救阴为主，伤寒纵有阳虚当治，必看其人血肉充盛，阴分可受阳药者，方可回阳；若面黧舌黑，身如枯柴，一团邪火内燔者，则阴已先尽，何阳可回耶。故见厥除热，存津液元气于什一，已失之晚，况敢助阳刦阴乎？证治方法，若证未辨阴阳，且与四顺丸试之。《直指方》云，未辨疑似，且与理中丸试之。亦可见从前未透此关，纵有深心，无可奈何耳。因为子辈详辨，并以告后之业医者，庶可少杀一人也。

徐国祯伤寒六七日，身热目赤，索水到前，复置不饮，异常大躁，将门户洞启，身卧地上，辗转不快，更求入井。一医汹汹，急以承气与服，余证其脉，洪大无伦，重接有力，谓曰：此用人参附子干姜之证，奈何认为下证耶？医曰：身热目赤，有余之邪，躁急若此，再以人参附子干姜服之，逾垣上屋矣。余曰：阳欲暴脱，外显假热，内有真寒，以姜附投之，尚恐不胜回阳之任，况敢纯阴之药，重劫其阳乎？观其得水不欲咽，情已大露，岂水尚不欲咽，而反可用大黄、芒硝乎？天气燠蒸，必有大雨，此证顷刻一身大汗，不可救矣。且既谓大热为阳证，则下之必成结胸，更可虑也。惟用姜、附，可谓补中有发，并可以散邪退热，一举两得，至稳至当之法，何可致疑？吾在此久坐，如有差误，吾任其咎，于是以附子、干姜各五钱，人参三钱，甘草二钱，煎成，冷服。服后寒战，戛齿有声，以重绵和头覆之，缩手不肯与诊，阳微之状始著，再与前药一剂，微汗热退而安。

钱仲昭患时气外感三五日，发热头痛，服表汗药疼止，热不清，口干唇裂，因而下之，遍身红斑，神昏评语食饮不入，大便复秘，小便热赤，脉见紧小而急。谓曰：此证全因误治，阳明胃经，表里不清，邪热在内，如火燎原，津液尽干，以故神昏谵语，若斑转紫黑，即刻死矣。目今本是难救，但其面色不枯，声音尚朗，乃平日足养肾水有余，如旱田之侧，有下泉未竭，故神虽昏乱，而小水仍通，乃阴气未绝之征，尚可治之，不用表里，单单只一和法，取七方中小方而气味甘寒者用之，惟如神白虎汤一方，足以疗此。盖中州元气已离，大剂急剂复剂俱不敢用，而虚热内炽，必甘寒气味，方可和之耳。但方须宜小，而服药则宜频，如饥人本欲得食，不得不渐渐与之，必一昼夜频进五七剂为浸灌之法，庶几邪热以渐而解，元气以渐而生也，若小其剂，复旷其日，纵用药得当，亦无及矣。如法治之，更一昼夜，而病者热退神清，脉和食进，其斑自化。

张令施乃弟伤寒坏证，两腰偻废，卧床彻夜痛咁，百治不效，求诊于余，其脉亦平顺无患，其痛则比前大减。余曰：病非死症，但恐成废人矣。此证之可以转移处，全在痛如刀刺，尚有邪正互争之象，若全然不痛，则邪正混为一家，相安于无事矣。今痛觉大减，实有可虑，宜速治之。病者曰：此身既废，命安从活，不如速死。余蹙额欲为救全，而无治法，谛思良久，谓热邪深入两腰，血脉久闭，不能复出，只有攻散一法，而邪入既久，正气全虚，攻之必不应，乃以桃仁承气汤，多加肉桂、附子二大剂与服，服后即能强起，再仿前意为丸，服至旬余全安。此非昔人之已试，乃一时之权

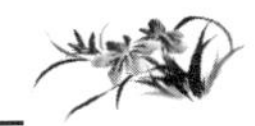

宜也，然有自来矣。仲景于结胸证，有附子泻心汤一法，原是附子与大黄同用，但在上之证气多，故以此法泻心，然则在下之证血多，独不可仿其意，而合桃仁、肉桂以散腰间之血结乎。后江古生乃弟伤寒，两腰偻废，痛楚，不劳思索，径用此法二剂而愈。

石开晓病伤风咳嗽，未尝发热日觉急迫欲死，呼吸不能相续，求余诊之。余见其头面赤红，躁扰不歇，脉亦豁大而空，谓曰：此证颇奇，全似伤寒戴阳证，何以伤风小恙亦有之，急宜用人参、附子等药，温补下元，收回阳气，不然子丑时一身大汗，脱阳而死矣。渠不以为然，及日落，阳不用事，愈慌乱不能少支，忙服前药，服后稍宁片刻，又为床侧添同寝一人，逼出其汗如雨，再用一剂，汗止身安，咳嗽俱不作，询其所由，云：连服麻黄药四剂，遂尔躁急欲死，然后知伤风亦有戴阳证，与伤寒无别，总因其人平素下虚，是以真阳易于上越耳。

疟疾

袁继明素有房劳内伤，偶因小感，自煎姜葱汤表汗，因而发热，三日变成疟疾。余诊其脉，豁大空虚，且寒不成寒，热不成热，气急神扬，知为元气衰脱之候。因谓其父曰：令郎光景，窃虑来日疟至，大汗不止，难于救药，倘信吾言，今晚急用人参二两，煎浓汁频服防危。渠父不以为意，次日五鼓时，病者精神便觉恍惚，扣门请教，及觅参至，疟已先发矣。余甚彷徨，恐以人参补住疟邪，虽救急无益也，只得姑俟疟势稍退，方与服之，服时已汗出沾濡，顷之果然大汗不止，昏不知人，口流白沫，灌药难入，直至日暮，白沫转从大孔遗出。余喜曰：沫下行，可无恐矣。但内虚肠滑，独参不能胜任，急以附子理中汤，连进四小剂，人事方醒，能言，但对面谈事不清，门外有探病客至，渠忽先知，家人惊以为祟。余曰：此正神魂之离舍耶，吾以独参及附子理中，驷马之力追之，尚在半返未返之界，以故能知宅外之事，再与前药二剂而安。

陆六息先生体伟神健，气旺血充，从来无病，莅任以后，适值奇荒巨寇，忧劳百倍，因而病疟，食饮减少，肌肉消瘦，形体困倦，口中时时嗳气，其候一日轻，一日重，缠绵三月，大为所苦。察脉证因知先生之疟，乃饥饱劳佚之所感，受伤在阳明胃之一经。夫阳明受病，邪气浅而易愈，乃至所为苦者，缘不识病之所在，药与病邪不相值，反伤其正耳。诚知病邪专专在胃，则胃为水谷之海，多气多血之区，一调其胃，而疟立止矣。故饮食减，而大便转觉艰涩者，胃病而运化之机迟也；肌肉消瘦者，胃主肌肉也；形体困倦者，胃病而约束之机关不利也；口中时时嗳气者，胃中不和，而显晦塞之象也。至于一日轻而一日重者，此人所不经见之证，病机之最当发明者，其候亦阳明胃经之候也。《内经·阳明脉解篇》有曰：阳明之病，恶人与火，闻木音则惕然而惊，及《刺疟篇》又曰：阳明之证，喜见火，喜见日月光。何经文之自为悖谬耶？不知此正更实更虚之妙义，而与日轻日重之理相通者也。夫阳明得病之始，则邪气有余，故恶人恶火恶木音者，恐其劫邪也。及其病久，则邪去而正亦虚，故喜火喜日月光者，喜其助正也，若是则时日干支之衰旺，其与人身相关之故，可类推矣。盖甲丙戊庚壬者，天时之阳也；乙丁己辛癸者，天时之阴也。疟久食减，胃中之正已虚，而邪去未尽，是以值阳日助正，而邪不能胜则轻；值阴日助邪，而正不能胜则重也。夫人身之病，至于与天时相召，亦云亟矣。便当日稍知分经用药，何至延绵若是哉。迄今吃聚之处，全以培养中气为主，盖人虽一胃而有三脘之分，上脘象天，清气居多，下脘象地，浊气居多，而其能升清降浊者，全赖中脘为之运用，一如天地定位，不可无人焉参赞之也。先生下脘之浊气，本当下传也，而传入肠中则艰，不当上升也，

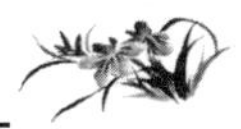

而升至胸中甚易者，无他，中脘素受饮食之伤，不能阻下脘浊气，上干气道耳。试观天地间，有时地气上而为云，必得天气下而为雨，则二气合，而晴爽立至；若一味地气上升，天气不降，则大空窒塞，而成阴曀之象，人之胃中亦由是也。清浊偶有相干，顷当自定，设有升无降则逼矣。故中脘之气旺，则水谷之清气上升于肺，而灌输百脉，水谷之浊气，下达于大小肠，从便溺而消，中何窒塞之有哉？此所以培养中气为亟也。中气旺，则浊气不久停于下脘，而脐下丹田之真气，方能上下无碍，可以呼之于根，吸之于蒂，深深其息矣。所用六味地黄丸，凝滞不行之药，大为胃病所不宜，况于浊气上干，反以阴浊之属，扬波助流，尤无所取，今订理中汤一方，升清降浊为合法耳。

刘奉来年三十二岁，体丰面白，夏月惯用冷水灌汗，坐卧巷曲当风，新秋病疟三五发，后用药截住，遂觉胸腹间胀满日增，不旬日外，腹大胸高，上气喘急，二便全无，饮食不入，能坐不能卧，能俯不能仰，势颇危急。虽延余至家，其专主者在他医也。其医以二便不通，服下几不应，商用大黄二两，作一剂。病者曰：不如此不能救急，可连煎之。余骇曰：此何病也？而敢放胆杀人耶。医曰：伤寒肠结，下而不通，惟有大下一法，何谓放胆。余曰：世间有不发热之伤寒乎？伤寒病因发热，故津液枯槁肠胃干结而可用下药以开其结，然有不转矢气者，不可攻之戒，正恐误治太阴经之腹胀也。此病因腹中之气散乱不收，故津水随气横决，四溢而作胀，全是太阴脾气不能统摄所致，一散一结，相去天渊，再用大黄猛剂，大散其气，若不胀死，须腹破，曷不留此一命，必欲杀之为快耶。医唯唯曰：吾见不到，姑已之，出语家人曰：吾去矣。此人书多口溜，不能与争也。病家以余逐其医而含怒，私谓医虽去，药则存，且服其药，请来未迟，才取药进房。余从后追至，掷之沟中，病者殊错愕，而婉其辞曰：此药果不当服，亦未可知，但再有何法，可以救我。其二弟之不平，则征色且发声矣。余即以一柬而辨数十条，而定理中汤一方于后，病者见之曰，议论反复精透，但参术助胀，安敢轻用，大黄药已吃过二剂，尚未见行，不若今日且不服药，俟至明日，再看光景亦无可奈何之辞也。余曰：何待明日，腹中真气渐散，今晚子丑二时阴阳交剥之界，必大汗晕眩，难为力矣。病者曰：剉好一剂，俟半夜果有此证，即刻服下何如，不识此时尚可及否。余曰：既畏吾药如虎，煎好备急亦通，余就客寝坐，待室中呼召，绝无动静。次早其子出云：昨晚果然出汗发晕，忙服尊剂，亦不见效，但略睡片时，仍旧作胀，进语病者曰：服药后，喜疾势不增，略觉减可，且再服一剂，未必大害。余遂以三剂药料作一剂，加人参至三钱，服过又进大剂，少少加黄连在内，病者扶身出厅云：内胀大减，即不用大黄亦可耐，但连日未得食，必用大黄些些，略通大便，吾即放心进食矣。余曰：如此争辨，还认作伤寒病，不肯进食，其实吃饭吃肉亦无不可。于是以老米煮清汤饮之，不敢吞粒。余许以次日一剂，立通大便，病者始快，其二弟亦快云：定然必用大黄，但前后不同耳。次日戚友俱至，病者出厅问药，余曰：腹中原是大黄，推荡之泄粪，其所以不出者，以膀胱胀大，腹内难容，将大肠撑紧，任凭极力努挣，无隙可出，看吾以药通膀胱之气，不治大便，而大便自至，足为证验。于是以五苓散本方与服药才入喉，病者即索秽桶，小便先出，大便随之，顷刻泄下半桶，观者动色，竟称华佗再出，然亦非心服也。一月后，小患伤风，取药四剂，与荤酒杂投，及伤风未止，并谓治胀，亦属偶然，竟没其功。然余但恨不能分身剖心，指引迷津耳，实无居功之意也。

陆平叔文学，平素体虚气怯，面色萎黄，药宜温补不宜寒凉，固其常也。秋月犹患三疟，孟冬复受外寒，虽逗寒热一斑，而未至大寒大热，医者以为疟后虚邪，不知其为新受实邪也。投以参术补剂，转致奄奄一息，迁延两旬，间有从外感起见者，用人参白虎汤，略无寸效，昏昏默默，漫无主持，弥留之顷，

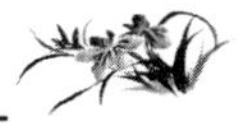

昆弟子侄，仓皇治木，召昌诊视，以决行期之早暮，非求治疗也。昌见其脉未大坏，腹未大满，小水尚利，但筋脉牵掣不停，因谓此病，九分可治，只恐手足痿废。仲景有云，经脉动惕者，久而成痿，今病已廿三日之久，血枯筋燥，从可识矣。吾今用法，治则兼治，当于仲景之外，另施手眼。以仲景虽有大柴胡汤两解表里之法，而无治痿之法，变用防风通圣散成方，减白术，以方中防风、荆芥、薄荷、麻黄、桔梗为表药，大黄、芒硝、黄芩、连翘、栀子、石膏、滑石为里药，原与大柴胡之制相仿，但内有当归、川芎、芍药，正可领诸药深入血分，而通经脉，减白术者，以前既用之贻误，不可再误耳。当晚连服二剂，第一剂殊若相安，第二剂大便始通，少顷睡去，体间津津有汗，次早再诊，筋脉不为牵制，但阳明胃脉洪大反加，随用大剂白虎汤，石膏、知母每各两许次加柴胡、花粉、芩、柏、连翘、栀子一派苦寒，连进十余剂，神识始得渐清，粥饮始得渐加，经半月始起坐于床，经一月始散步于地，人见其康复之难，咸忧其虚，抑且略一过啖，即尔腹痛便泄，俨似虚证。昌全不及顾，但于行滞药中加用柴胡、桂枝，升散余邪，不使下溜，而变痢以取惫，然后改用葳蕤、二冬，略和胃气，间用人参不过五分，前后用去，一一不违矩矱，乃克起九死于一生也。门人不解，谓先生治此一病，藉有天幸。《内经》曰：盛者责之，虚者责之。先生今但责其邪盛，而不责其体虚，是明与《内经》相背也。余笑曰：吾非骛末忘本，此中奥义，吾不明言，金针不度也。缘平叔所受外邪，不在太阳，而在阳明，故不但不恶寒，且并无传经之壮热，有时略显潮热，又与内伤发热相仿，误用参术补之，邪无出路，久久遂与元气混合为一，如白银中倾入铅铜，则不能成银色，所以神识昏惑，嘿嘿不知有人理耳。又阳明者，十二经脉之长，能束筋骨而利机关，阳明不治，故筋脉失养，而动惕不宁耳。然经虽阳明，而治法迥出思议之表，仲景云：阳明居中土也，万物所归，无所复传，又云：伤寒欲再传经者，针足阳明，使邪不传则愈，凡此皆指已汗、已下、已传经之邪为言，故中土可以消受，若夫未经汗下，未周六经，方盛之邪，中土果能消之否耶。所以仲景又云：阳明中风，脉弦浮大而短气，腹都满，胁下及心痛，久按之气不通，鼻干不得汗，嗜卧，一身及面目悉黄，小便难，有潮热，时时哕，耳前后肿，刺之小差，外不解，病过十日，脉续浮者，与小柴胡汤，脉但浮无余证者，与麻黄汤，若不尿腹满，如哕者不治。平叔之脉，弦浮大而短气，鼻干不得汗，嗜卧，一身及面目悉黄，过经二十余日不解，悉同此例。第其腹未满，小水尚利，则可治无疑，然治较此例倍难者，以非一表所能办也。今为子辈畅发其义，夫天包地外，地处天中，以生以长，以收以藏，玄穹不尸其功而功归后土，故土膏一动，百草莫不蕃茂，土气一收，万物莫不归根，仲景之言中土，但言收藏而生长之义，在学者自会。设偏主收藏，则是地道有秋冬，无春夏，能化物而不能造物矣。治病之机亦然，平叔之病，举外邪而溷诸中土，则其土为火燔之焦土，而非膏沐之沃土矣；其土为灰砂打和之燥土，而非冲纯之柔土矣。焦土燥土，全无生气，而望其草木之生也得乎吾乘一息生机，大用苦寒引北方之水，以润泽其枯槁。连进十余剂，其舌如不向唇外吮咂，所谓水到渠成，乃更甘寒一二剂，此后绝不置方者，知其饮食入胃，散精于脾，如霖雨霢霂，日复一日，优渥沾足，无借人工灌溉，而中土可复稼穑之恒耳。必识此意，乃吾知前此滥用苦寒，正以培生气也，生气回而虚者实矣。夫岂不知素虚，而反浚其生耶。

肿 胀

从来肿病，遍身头面俱肿尚易治，若只单单腹肿则为难治，此其间有所以然之故，不可不辨也。盖传世诸方，皆是悍毒攻

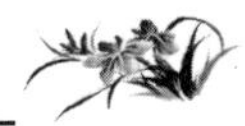

劫之法，伤耗元气，亏损脾胃可一不可再之药，纵取效于一时，倘至复肿，则更无法可疗，此其一也。且遍身俱肿者，五脏六腑各有见证，故泻肝、泻肺、泻膀胱、泻大小肠之药间，有取效之时；而单单腹肿，则中州之地，久窒其四运之轴，而清者不升，浊者不降，互相结聚，牢不可破，实因脾气之衰微所致，而泻脾之药，尚敢漫用乎？此又其一也。其肿病之可泻者，但可施之西北壮盛，又田野农夫之流，岂膏粱、老少之所能受。设谓肿病为大满大实，必从乎泻，则病后肿与产后肿将亦泻之耶？此又其一也。且古方原载肿病五不治：唇黑伤肝，缺盆平伤心，脐出伤脾，背平伤肺，足底平满伤肾，此五者不可治矣。是其立方之意，皆非为不可治之证而设。后人不察，概从攻泻者何耶？惟理脾一法，虽五脏见不治之证，而能治者尚多，此又其一也。张子和以汗吐下三法，劫除百病，后人有谓子和之书，非子和之笔，乃麻徵君之文者，诚为知言。如常仲明云：世人以补剂疗病，宜乎不效，此则过信刘张之学，而不顾元气羸劣耳。所以凡用劫夺之药者，其始非不遽消，其后攻之不消矣，其后再攻之如铁石矣。不知者见之，方谓何物邪气，若此之盛，自明者观之，不过为猛药所攻，即以此身之元气，转与此身为难者，实有如驱良民为寇之比。所谓赤子盗兵，弄于潢池，亶其然哉。明乎此，则有培养一法，补益元气是也；则有招纳一法，升举阳气是也；则有解散一法，开鬼门洁净府是也。三法虽不言泻，而泻在其中矣，无余蕴矣。

痢

胡太夫人偶然肚腹不宁，泻下数行，医以痢疾药治之，其利转多。更因通因通用之法，用九蒸大黄丸三钱下之，遂扰动胃气胀痛，全不思食，有似闭口痢状。余诊之，见六脉皆沉而伏，应指模糊，亟曰：此非痢疾之证，乃误治之证也。今但安其胃，不必治痢，而痢自止；不必治胀痛，而胀痛自止。于是以四君子汤为主治，少加姜蔻暖胃之药，用之二剂，痢果不作，但苦胃中胀痛不安，本欲加入行气之药，以冀胀消痛止，而速得进食。余固争曰：宁可缓于食，不可急于药，盖以前因误治，引动胃气作楚，若再加行气，则胀痛必无纪极。坚持前说，即用橘皮和中，亦须炒而又炒，绝不惹动其气，凡五日未得大便，亦不惹动其便，听其缓缓痛止胀消，食进便利，共七日全安，浑然不见药之功，其实为无功之功也。又张仲仪初得痢疾，三五行，即请余诊，行动如常，然得内伤之脉，而夹少阴之邪。余诊毕即议云：此证仍宜一表一里，但表药中多用人参，里药中多用附子，方可无患，若用痢疾门诸药，必危之道也。仲仪以平日深信，径取前药不疑，然疾势尚未著也。及日西忽发大热，身重如巨石，头在枕上，两人始能扶动，人事沉困，举家惶乱，茫茫服完表里二剂，次早诊时，即能起身出房，再与参附药三剂全安。若不辨证用药，痢疾门中，几曾有此等治法乎？况于疾病未著而早见乎？又周信用七十三岁，平素体坚，不觉其老，秋月病痢，久而不愈，至冬月成休息痢，一昼夜十余行，面目浮肿，肌肤晦黑，求治于余。诊其脉沉数有力，谓曰：此阳邪陷入于阴之证也，吾当以法治之，尚可痊愈。明日吾携自药来面治，于是以人参败毒散本方煎好，用厚被围椅上坐定，置火其下，更以布条卷成鹅蛋状，置椅褥上垫定肛门，使内气，不得下走，然后以煎药滚热与服，良久又进前药，遂觉皮间有津津微润，再溉以滚汤，教令努力忍便，不得移身。如此约二时之久，皮间津润总未干，病者心躁畏热，忍不可忍，始令连被卧于床上，是晚止下痢二次，以后改用补中益气汤一昼夜，止下三次，不旬日而全愈。盖内陷之邪，欲提之转从表出，不以急流挽舟之法施之，其趋下之势，何所底哉。闻王星宰世兄，患久痢，诸药不效，苏秦老医进以人参败毒散，其势差减，大有生机，但少此一段斡旋之法，竟无成功。故凡遇阳邪，陷入

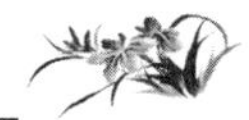

阴分，如久疟久痢久热等证，当识此意，使其缓缓，久久透出表外，方为合法，若急而速，则恐才出又入，徒伤其正耳。又朱孔阳年二十五岁，形体清瘦，素享安佚，夏月因构讼，奔走日中，暑湿合内郁之火，而成痢疾，昼夜一二百次，不能起床，以粗纸铺于褥上，频频易置，但饮水而不进食，其痛甚厉，肛门如火烙，扬手踢足，躁扰无奈。余诊其脉，弦紧劲急，不为指挠。谓曰：此证一团毒火，蕴结在肠胃之内，其势如焚，救焚须在顷刻，若二三日外，胃肠朽腐矣。于是大黄四两，黄连、甘草各二两，入大沙锅内煎，随滚随服，服下人事稍宁片刻，少顷仍前躁扰，一昼夜，服至二十大碗，大黄俱已煎化，黄连、甘草俱煎至无汁。次日病者再求前药，余诊毕，见脉势稍柔，知病可愈，但用急法，不用急药，遂改用生地、麦门冬各四两，另研生汁，而以天花粉、牡丹皮、赤芍、甘草各一两，煎成和汁，大碗咽之，以其来势暴烈，一身津液，随之奔竭，待下痢止，然后生津养血，则枯槁一时难回。今脉势既减，则火邪俱退，不治痢而痢自止，岂可泥滞润之药，而不急用乎？服此药果然下痢尽止，但遗些少气沫耳。第三日思食豆腐浆，第四日略进陈仓米清汁，缓缓调至旬余，方能清谷，亦见胃气之存留一线者，不可少此焦头烂额之客耳。又陈汝明病痢，发热如蒸，昏沉不食，重不可言，至第三日危急将绝，方请余诊。其脉数大空虚，尺脉倍加洪盛，谓曰：此两证而凑于一时之证也，内有湿热，与时令外热相合，欲成痢证尚不自觉，又犯房劳，而为骤寒所乘，以故发热身重，不食昏沉，皆属少阴肾经外感，少阴受邪，原要下痢清白，此因腹中湿热，已蒸成猪肝鱼脑败浊之形，故色虽变而下痢则同也。再用痢疾门药一剂，即刻不救矣。遂忙以麻黄附子细辛汤一剂与之，表散外邪，得汗后热即微减，再以附子理中汤连进二剂，热退身轻能食，改用黄连理中汤丸，服至旬日全安。又叶茂卿幼男痢病，噤口发热十余日，呕哕连声不断，诊其关脉上勇而无根，再诊其足脉，亦上勇而无根，谓其父曰：此非噤口痢之证，乃胃气将绝之证也。噤口痢者，虚热在胃，壅遏不宣，故觉其饱而不思食，治宜补虚清热两法，此伤于苦寒之药，不能容食，治惟有专专温补一法而已。于是以理中汤连投二剂，不一时痢下十余行，遍地俱污，茂卿恐药不对证，求更方。余曰：吾意在先救胃气之绝，原不治痢即治痢，人之大小肠盘叠腹中甚远，虽神丹不能遽变其粪，今藉药力催之速下，正为美事，焉可疑之。遂与前药连服三日，人事大转，思食不饱，痢势亦减，四日后，止便糟粕，以补中益气汤调理旬日全安。此可见小儿之痢，纵啖伤胃者多，内有积热者少，尤不宜轻用痢疾门中通套治法也。又浦君艺病痢疾，初起有表邪未散，而误用参术固表，使邪气深入，又误服黄连凉解，大黄推荡，治经月余，胃气不运，下痢一昼夜百余行。一夕呕出从前黄连药汁三五碗，呕至二三次后，胃与肠遂打为一家，中幽门阑门洞开无阻，不但粥饮直出，即人参浓膏才吞入喉，已汩汩从肠奔下。危急之中，诸昆玉及内戚俱探余曰，此证可无恐乎？余曰：在此用药，便有可恃，吾岂不知病势之危，但无别人可任，姑以静镇之，而殚力以报知己耳。于是以大剂四君子汤，煎调赤石脂、禹余粮二味，连连与服，服后其下奔之势少衰，但腹中痛不可忍。君艺曰：前此下痢虽多，然尚不痛，服此药而痛增，未可再服矣。余曰：此正所谓通则不痛，痛则不通之说也，不痛则危，痛则安，何乐而不痛耶。仍以前药再进，俟势已大减，才用四君子倍茯苓，十余剂全安。

便后寒热

李先生玉体清瘦，淡泊宁静以御神，病邪无从窃入，虽食饮素约，然三日始一更衣，出孔比入孔尤约，故精神有余，足以虑周当世，而中外倚毗壮猷也。偶因大便后寒热发作有时，

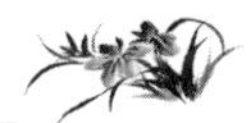

颇似外感，其实内伤非感也，缘素艰大便，努挣伤气，故便出则阴乘于阳而寒，顷之稍定，则阴复胜阴而热也。若果外感之寒热，何必大便后始然耶？此时但宜以和平之剂，治内伤，补养元气为上，加入外感药，驱导兼行，必致内伤转增。奈何先生方欲治肠中之燥，医家又欲除内蕴之湿，不思臊燥为相之恒，可以不治，即治之不过润肠生血，亦无不可，若乃见为湿热，而用滑利之药以驱导之，则误甚矣。益瘦人身中，以湿为宝，有湿则润，无湿则燥，今指燥为湿，是指火为水也。且膀胱者水道也，大肠者谷道也。以三日一便之肠，误用滑药，转致澼出无度，犹不悔悟，每一大遗，辄矜祛湿之力，世间岂有湿从谷道而出之理哉？不过因主人暂快大肠之润，而谬饰其词耳。讵知沧海不足以实漏卮而元气日削乎？始知阴阳交胜者，渐至交离，而阴从泻伤，阳从汗伤，两寸脉浮而空，阳气越于上，关尺脉微而细，阴气越于下，不相维附，势趋不返矣。然汗出尚有时，而下痢则无时，究竟阴阳之气，两竭于下，便出急如箭，肛门热如烙，此时尚以滑石、木通、猪苓、泽泻等，分利小水以止泄，不知阴虚自致泉竭，小便从何得来？止令数十年大肠之积蓄尽空，仰给于胃脘，食入毋俟停留，已挈柄而浥之下注，久久胃不能给，遂将肠中自有之垢，暗行驱下，其臭甚腥，色白如脓，垢尽而肠气亦不留。只是周身元气至宝，坐耗于空虚之府，非不服人参大补。然药力入胃则肠空，入肠则胃空，便出则肠胃俱空，由是下空则上壅，胸膈不舒，喉间顽痰窒塞，口燥咽干，彻夜不寐，一切食物，惟味薄质轻者，胃中始爱而受之。此时尚图养血安神，调脾祛痰，旷日缓治，其不达时宜也，甚矣。夫宣房瓠子之决，天子公卿，咸轻掷金马壁鸡奠之，以策群力，而襄底定，请以朝廷破格之法，而通于医药可乎？草野罔识忌讳，或者可与图功耳。方用人参、白术、甘草、山茱萸、五味子、宣木瓜、白芍药、升麻、赤石脂、禹余粮、人参、白术、茯苓、甘草为四君子

汤理脾胃之正药也，而不用茯苓者，以其淡渗，恐伤阴也。而用山茱萸以收肝气之散，五味子以收肾气之散，宣木瓜以收胃气之散，白芍药以收脾气及脏气之散，合之参术之补，甘草之缓，升麻之升，阴阳两和，俾元气上者下而下者上，团聚于中不散，斯脉不至上盛，腹不至雷鸣，汗不至淋漓，肛不至火热，食饮自加，便泄自止。是收气之散，而吃紧关头，故取四味重复藉其专力，至于用涩以固锐，药味多般不同，此用禹余粮、石脂者，取其专固下焦之脱也。沉肠胃之空，非二味不填，肠垢已去，非二味不复，其粘着之性，所谓下焦有病人难会，须用禹余粮、赤石脂者，以是故也。又况误以石之滑者伤之，必以石之涩者救之，尤有同气相求之义耶。所以必用大剂药料煎浓膏，调二味服下，恐药力转薄，不遂其留恋，故以啜羹之法用之，取其久停；又以饮酝之法用之，取其缓入，非谓一饮尽剂，强以所难也。先生弗解其意，见药剂过重，谓为难用；医者见二味涩药，从旁破为不可用，不知十剂中涩居其一，如七曜经天，何可少一曜耶？且石脂不过土之赤者也，余粮不过土之外刚内柔者也。中州土病，而引土为治，尚谓不宜，则诸草木之根荄，更无取矣。东海西海，天下后世，有明者出焉，理自相同，光不自掩，必求行其所知，则贱者售而病乃殆矣。谓之何哉？先生闻名而请，极其敬重，及见议病议方，反多疑意，不才即于方末，慨叹数语，飘然而别。次日先生语戚友云：昨之论辨甚明，但石脂、余粮生平未曾服过，即娄中医者亦未曾用过，只得附未达不敢尝之义。华天御孝廉荐治陈彦质之病，比先生更重几倍，石脂、余粮而收成功，具案其存，可覆阅也。其后往郡迎医，用补剂稍效，然不善于补，转致夜间健食，脾气泄露无余，肛门火烙，阳气下陷，久而不升，遂成肾痈。竟付外科治瘘，吁嗟！先生独何不身事视国也哉。

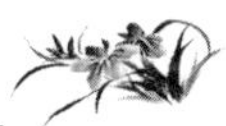

血 症

陈彦质患肠风下血，近三十年，体肥身健，零星去血，旋亦生长，不为害也。旧冬忽然下血数斗，益谋虑忧郁，过伤肝脾，肝主血，脾统血，血无主统，故出之暴耳。彼时即宜大补急固，延至春月则木旺土衰，脾气益加下溜矣。肝木之风，与肠风交煽，血尽而下尘水，水尽而去肠垢，垢尽而吸取胃中所纳之食，汩汩下行，总不停留变化，直出如前，以致肛门脱出三五寸，无气可收，每以热汤浴之，睁叫托入，顷之去后，其肛复脱；一昼夜下痢二十余行，苦不可言，面色浮肿，夭然不泽，唇焦口干，鼻孔黑煤，种种不治，所共睹矣。仆诊其脉，察其证，因为借箸筹之，得五可治焉。若果阴血脱尽，则目盲无所视，今双眸尚炯，是所脱者下焦之阴，而上焦之阴犹存也，一也；若果阳气脱尽，当魄汗淋漓，目前无非鬼像，今出汗不过偶有，而见鬼亦止二次，是所脱者脾中之阳，而他脏之阳犹存也，二也；胃中尚能容谷些少，未显呕吐哕逆之证，则其连脏腑，未至交绝，三也；夜间虽艰于睡，然交睫时亦多，更不见有发热之时，四也；脉已虚软无力，而激之间亦鼓指，是禀受原丰，不易摧朽，五也；但脾脏大伤，兼以失治旷日，其气去绝不远耳。经云：阳气者如天之与日，失其所，则折寿而不彰。今阳气陷入阴中，大便热气从肛门泄出，如火之烙，不但失所已也。所以犹存一线生意者，以他脏中未易动摇，如辅车唇齿，相为倚藉，供其绝之耳。夫他脏何可恃也，生死大关，全于脾中之阳气复与不复定之，阳气微复，则食饮微化，便泄微止，肛门微收；阳气全复，则食饮全化，便泄全止，肛门全收矣。然阴阳两竭之余，偏驳之药，既不可用，所藉者必参术之无陂，复气之中，即寓生血，始克有济，但人参力未易辨，况才入胃，即从肠出，不得不广服以继之，此则存乎自裁耳。

于是以人参汤调赤石脂末，服之稍安，次以人参、白术、赤石脂、禹余粮为丸，服之全愈。其后李萍槎先生之病，视此尚轻数倍，乃见石脂、余粮之药，骇而不用，奈之何哉？奈之何哉！

黄湛侯素有失血病，一晨起至书房，嚏爆一日，倾血一盆，喉间气涌，神思飘荡，壮热如蒸，颈筋粗劲，诊其脉尺中甚乱。曰：此昨晚太犯房劳，自不用命也。因出验血，见色如太阳之红，其仆云：此血如宰猪后半之血，其来甚远，不识痴人有此确喻。再至寝室，谓曰少阴之脉，系舌本。少阴者，肾也。今肾中之血，汹涌而出，舌本已硬，无法可以救急。因谛思良久，曰：只有一法，不得已用丸药一服，坠安元气，若气转丹田，尚可缓图。因煎人参浓汤下黑锡丹三十粒，喉间汩汩有声，渐下入腹，顷之舌柔能言，但声不出。余急用润下之剂，以继前药，遂与阿胶一味，重两许，溶化，分三次热服，溉以热汤，半日服尽，身热渐退，颈筋渐消，进粥与补肾药，连服五日，声出喉清，人事向安。但每日尚出深红之血盏许，因时令太热，遵《内经》热淫血溢，治以咸寒之旨，于补肾药中，多加秋石，服之遂愈。

闻君求有失血疾，时一举发，其出颇多，咳嗽生痰，上气，面青少泽，其脉厥阴肝部独伤，原于忿怒之火无疑，合色脉谛详，总是阴血不足也。但从前所用之药，本以生血，反滋其痰；本以驱痰，转耗其血，似是而非，谁其辨之。夫脉之充也，色之华也，皆气与血为之也。以脱血故，致令气亦易脱，每每上升，胸膈喘促胀闷，不利于语言行持，虽举发有时，然非细故矣。乃用行气药以取快，何异操刀使割耶？诚欲气不上升，无过于血日滋长，暗将浮游之气，摄入不息之途，乃为良治。然胸膈肺胃间顽痰胶结，既阻循环，又难培养，似乎痰不亟治，别无生血之法矣。不知此证而欲治痰，痰未必除，气已先尽，不得之数也。从来痰药入腹，其痰不过暂开复闭，劳而无功。吾于此每用乘机利导之法，先以微阳药开其痰，继以纯阴峻投，

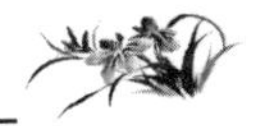

如决水转石，亟过痰之关隘，迨至痰之开者复闭，所用生血之药，早已从天而下，日绩一日，久久而血生，血生而气返血室，如浪子归家，转能兴家，所藉以骗胶结之痰者，即此气也。此际始加除痰之药，庶几痰去气存，累年之疾，至是始得安痊耳。然饮食最宜致慎，不但肥甘生痰，厚味伤阴已也。人身自平旦至日中，行阳二十五度，饮食易消，故不成痰，自日中至合夜，行阴二十五度，饮食不消，故易成痰。释教以过午戒食，其大药王护身之一则欤。进之调摄，尤为紧关。盖贤人尝以秋冬养阴，秋者于时为收，冬者于时为藏，法天地之收藏，而宁茹勿吐，宁拒勿迎，宁早卧，毋早兴，蛰虫尚知闭户，岂君子可无居室之功耶。况乎欲血不再脱，尤贵退藏于密耶；又况乎厥阴肝木受病，其憔悴之色，见于三时者，犹可诿之病色，至春月发荣之时，更何诿耶。然春月之荣，不至春月始也，始于秋冬收藏之固。设冬月水脏所储者少，春月木即欲发荣，其如泉竭，不足以溉苞稂何，故失此不治，至春病危始图之，则万无及矣。

顾枚先年二十余岁，身躯肥大，平素嗜酒，迩来鳏居郁郁。壬午孟夏，患失血证，每晚去血一二盏，至季夏时，去血无算。面色不见憔悴，肌肉不见消瘦，诊其脉亦不见洪盛，昼夜亦不见寒热，但苦上气，喘促，夜多咳嗽，喉间窒塞，胸前紧逼，背后刺胀，腹中闷痛躁急。多怒医以人参、阿胶治血失成法，用之月余，逾增其势，更医多方，以图用膏子之润上，而气时降也，用牛膝、黄柏之导下，而血时息也，及服酒研三七少许，则血止而咳亦不作，但未久，血复至，咳复增，又以为龙雷之火所致，思用八味丸中之些微附桂，以引火归原，总由未识病情也。请因是证，而益广病机焉。人身血为阴，男子不足于阴，故以血为宝，是以失血之证，阴虚多致发热，面色多致枯黑，肌肉多致消瘦。今病者不然，岂其有余于血哉？以病为饮醇伤胃，胃为水谷之海，多气多血，二十余年，水谷充养之精华，以渐内亏，而外不觉也。胃脉从头至足，本下行也，以呕血之故，逆而上行，则呼吸之者，必至喘急矣。胃之气传入大小肠膀胱等处，亦本下行也，以屡呕之故，上逆而不下达，则肠腹之间，必致痛闷矣。胃气上奔，呕逆横决，则胸中之气必乱，至于紧逼痛楚，则乱之甚矣。胃中之位舍有限，已乱之气，无处可容，势必攻入于背，以背为胸之府也。至于肩髃骨空，钻如刀刺，则入之深矣。故一胃耳，分为三脘，上脘气多，下脘血少，中脘气血俱多，今胃中既乱，气血混矣。不但胃也，胃之上为膈，其心烦多怒者，正《内经》所谓血并于膈之上，气并于膈之下，自然血倒矣。所以《内经》又言血并于阳，气并于阴，乃为热中。又言瘅成为消中，瘅即热也。消中者，善食多饥，而饥肉暗减也。病者之嗜饮，为热积胃中，其不病消中，而疾呕血者何耶？《内经》又胃脉本宜洪盛，反得沉细者，为胃气已逆，若人迎脉盛，则热聚于胃，而内生痈。今胃脉已见沉细，其不成胃痈，而成呕血者，又何耶？不知病者呕血之源，与上二者同出异名耳。热积于中即为消，血积于中即为痈，而随积随呕，则为此证，揆其致此之由，必以醉倒入房而得之。盖人身气动则血动，而构精时之气，有乾坤鼓铸之象，其血大动，精者血之所化也。灌输原不止胃之一经，独此一经所动之血，为醉饱之余所阻，不能与他经之血，缉续于不息之途，是以开此脱血一窦，今者竟成熟路矣。欲治此证，不如此其分经辨证，何从措手乎？岂惟经也。络亦宜辨，胃之大络，贯膈络肺，不辨其络，亦孰知膈间紧迸，肺间气胀痰胶，为胃病之所传哉。当此长夏土旺，不惟母病，而子失养，抑且母邪尽传于子，至三秋燥金司令，咳嗽喘满之患必增，不急治之，则无及矣。今岁少阴司天，少阴之上，热气主之，运气热也，夏月适当暑热，时令热也，而与胃中积热，合煽其虐，不治其热，血必不止，然不难血之止也。第患其止而聚也，聚于中为虫为瘕，犹缓也；聚于上为喘为厥，则骤也。惟遵《内经》热淫血溢，治以咸寒之旨为主治，咸能走血，寒可胜热，庶于消渴痈疽两

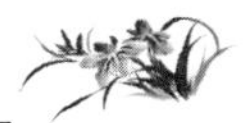

患，可无妨碍。然必先除经病，务俾经脉下走，经气下行，后乃可除络中之病，譬沟渠通而行潦始消也，未易言也。病者呕血经久，无法可止，父兄敦请仆往救治，告以必须议定病，不议药方，能用予，乃定是案。用玄明粉化水煮黄柏，秋石化水煮知母，以清解蕴热而消瘀化疽，加甘草以调其苦，独取咸寒气味，进四剂而血止，可谓神矣。医者果然破药性太寒，渠家果不终其用。延至八月，病者胸胁高肿数围，肺内生痈，寒热大作，喘咳不休，食饮不入，俯几不敢动移，以致瘠肉磨穿，危在呼吸，百计强与医治，断不应命。父兄因生仇恨，再求为其所难，以曲尽人情，只得极力治之，变证蜂出，通计免于五死而得五生，病者不可兼啖生冷，肺复生痈，一夕呕痰，如猪胆状者，百十余枚，一脏两伤，竟至不起，仆焦劳百日，心力俱殚，第无如末流难挽何哉。

顾季掖乃室，仲夏时孕已五月，偶尔下血，医以人参、阿胶勉固其胎。又经一月身肿气胀，血逆上奔，结聚于会厌，胸膈间食饮才入，触之痛楚，转下艰难，稍急即连粒呕出，全如噎证。更医数手，咸以为胎气上逼，脾虚作肿而成膈噎也。用人参之补，五味之收为治，延至白露节，计孕期已八月，而病造极中之极，呼吸将绝，始请余诊。毫不泄露病状，其脉尺部微涩难推，独肺部洪大无伦，其喘声如拽锯，其手臂青紫肿亮，若殴伤色。余骇曰：似此凶证，何不早商？季掖曰：昨闻黄咫旭乃室，有孕而膈噎，得遇良治而愈，是以请救，但内子身肿气急，不识亦可疗否。余曰：此证吾视若悬鉴，不必明言，以滋惊恐，以善药一二剂，其下闭上壅可也。季掖必求病名，余曰：上壅者以肺脉之洪大，合于会厌之结塞，知其肺当生痈也；下闭者以尺脉之微涩，合于肉色之青肿，知其胎已久坏也；善药者，泻白散加芩桔之苦以开之，不用硝黄等厉药也。服一大剂，腹即努痛，如欲产状，季掖曰产乎？余曰：肺气开而下行，数时闲拒，恶秽得出可也。奚产之云：再进一剂，身肿稍退，上气稍平，下白污如脓者数斗，裹污胎而出，旬余尚去白污，并无点血相间，可知胎污腹中，已近百日，荫胎之血，和胎俱化为脓也。病者当时，胸厌俱开，连连进粥，神思清爽。然污胎虽去，而秽气充斥周身，为青腥者未去也；胸厌虽宽，而肺气壅遏，为寒热咳嗽者未除也。余认真一以清肺为主，旬余果获全痊。

姜宜人得奇证，简《本草经疏》治交肠用五苓散之说，以为神秘。余见之辨曰，交肠一证，大小二便，易位而出，若交肠然，古用五苓治之，专为通前阴而设也。若此证闭在后阴，二便俱从前阴而出，拟之交肠，诚有似是而非者。况交肠乃暴病骤然而乱气于中，此证乃久病，以渐而血枯于内，有毫厘千里之不同，安得拟之？原夫疾之所始，始于忧思，结而伤脾，脾统血者也。脾伤则不能统摄而错出下行，有若崩漏，实名脱营，脱营病宜大补急固。乃误认为崩漏，以凉血清火为治则脱出转多，不思天癸已尽，潮汛已绝，万无是病，其年高气弱，无血以实漏卮者，毫不念也。于是胞门子户之血，日渐消亡，势不得不借资不仰给矣。借资于大肠，转将大肠之血，运输而渗入胞囊，久之大肠之血亦尽，而大肠之气，附血而行者，孤而无主，为拳为块，奔疼涣散，与林木池鱼之殃祸同矣。又如救荒者，剥邻国为立尽之墟，所不顾矣。犹未也，仰给于胃脘，转将胃脘之血，吸引而渗入胞囊，久之胃脘之血亦尽，下脱之血，始无源自止。夫胃脘之血，所以荣周身而灌百脉者，今乃暗归乌有，则苞稂失润，而黍离足忧，血尽而止，较之血存而脱，又倍远矣。故血尽然后气乱，气乱然后水谷舍故趋新，舍宽趋隘，江汉两渠，并归一路，身中为之大乱，势必大肠之故道复通，乃可拨乱返治，与五苓一方全无干涉，又况水谷由胃入肠，另有幽门，泌别清浊。今以渗血之故，酿为谷道，是幽门辟为坦径矣。尚可用五苓再辟之乎？又况五苓之劫阴为亡血家所深戒乎？今之见一病辄有一药横于胸中，

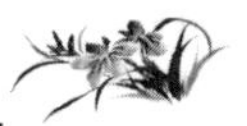

与夫执成方奉为灵秘者，大率皆误人者也。若宜人之病，余三指才下，便问曰：病中多哭泣否？婢媪曰：时时泣下。乃知脏躁者多泣，大肠方废而不用也，交肠云乎哉？今之大肠之脉累累而现于指，可虞之时，其来春枣叶生乎，枣叶生而言果验。

肺痈

陆令仪尊堂，平日持斋，肠胃素枯，天癸已尽之后，经血犹不止，似有崩漏之意。余鉴姜宜人交肠之流弊，急为治之，久已痊可。值今岁秋月，燥金太过，湿虫不生，无人不病咳嗽，而尊堂血虚津枯之体，受伤独猛，胸胁紧胀，上气喘急，卧床不宁，咳动则大痛，痰中带血而腥，食不易入，声不易出，寒热交作。而申酉二时，燥金用事，诸苦倍增，其脉时大时小，时牢时伏，时弦紧，服清肺药，如以勺水沃焦，无俾缓急，诸子彷徨无措，知为危候。余方明告以肺痈将成，高年难任，于是以葶苈大枣泻肺汤，先通其肺气之壅，即觉气稍平，食稍入，痰稍易出，身稍可侧，大有生机。余曰未也，吾见来势太急，不得已而取快于一时，究竟暂开者，易至复闭，迨复闭则前法不可再用，迄今乘其暂开，多方以图，必在六十日后，交冬至节，方是愈期。盖身中之燥，与时令之燥，胶结不解，必是燥金退气，而肺金乃得安宁耳。令仪昆季极恳专力治之，此六十日间，屡危屡安，大率皆用活法斡旋，缘肺病不可用补，而脾虚又不能生肺，肺燥喜于用润，而脾滞又艰运食。今日脾虚之极，食饮不思，则于清肺药中，少加参术以补脾，明日肺燥之极，热盛咳频，则于清肺药中少加阿胶以润燥，日续一日，扶至立冬之午刻，病者忽然云，内中光景大觉清爽，可得生矣。奇哉！天时之燥去，而肺金之燥遂下传于大肠，五六日不一大便，略一润肠，旋即解散，正以客邪易去耳。至小雪康健加飧，倍于曩昔，胃中空虚已久，势必加飧，复其水谷容受之常，方为全愈也。令仪昆季咸录微功，而余于此证有退思焉。语云：宁医十男子，莫医一妇人，乃今宁医十妇人，不医一男子矣。

膈

李思萱室人有孕，冬日感寒，至春而发，初不觉也。连食鸡面鸡子，遂成夹食伤寒，一月才愈，又伤食物，吐泻交作，前后七十日，共反五次，遂成膈症，滴饮不入。延诊时其脉上涌而乱，重按全无，呕喘连绵不绝，声细如虫鸣，久久方大呕一声。余曰：病者胃中全无水谷，已翻空向外，此不可救之症也。思萱必求良治，以免余憾。余筹划良久，因曰万不得已，必多用人参。但才入胃中即从肠出，有日费斗金，不勾西风一浪之譬，奈何。渠曰：尽在十日之内，尚可勉备，余曰足矣。乃煎人参汤，调赤石脂末以坠安其翻出之胃，病者气若稍回，少顷大便气即脱去。凡三日，服过人参五两，赤石脂末一斤，俱从大便泻出，得食仍呕，但不呕药耳。因思必以药之渣滓，如粥粟之类与服，方可望其少停胃中，顷之传下，又可望其少停肠中，于是以人参、陈橘皮二味，剪如芥子大，和粟米同煎作粥，与服半盏不呕，良久又与半盏，如是再三日，始得胃舍稍安。但大肠之空，尚未填实，复以赤石脂末为丸，每用人参汤吞两许，如是再三日大便亦稀，此三日参橘粥内，已加入陈仓米，每进一盏，日进十余次，人事遂大安矣。仍用四君子汤丸调理，通共去人参九两全愈，然此亦因其脂尚未坠，有一线生气可续，故为此法以续其生耳，不然者用参虽多，安能回元气于无何有之乡哉？后生一子小甚，缘母疾百日失荫之故，叶氏妇亦伤寒将发，误食鸡面鸡子，大热喘胀，余怜其贫甚，病正传阳明胃经，日间与彼双表去邪，夜间即以酒大黄、玄明粉，连下三次。大便凡十六行，胎仍不动，次早即轻安，薄粥将养，

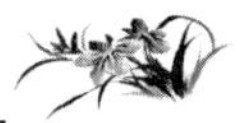

数日全愈。此盖乘其一日骤病，元气太旺，尽驱宿物以免缠绵也。设泥有孕，而用四物药和合下之，则滞药反为食积树党矣。

恩旭乃室病膈气，二十余日，饮粒全不入口，延余诊时，尺脉已绝而不至矣。询其二便，自病起至今，从来一通，止是一味痰沫上涌，厌厌待尽，无法以处，邑庠有施姓者，善决生死，谓其脉已离根，顷刻当坏。余曰：不然。《脉经》明有开活一款云，上部有脉，下部无脉，其人当吐，不吐者死，是吐则未必死也，但得天气下降，则地道自通，故此症倍宜治中，以气高不返，中无开合，因成危候，待吾以法缓缓治之，自然逐日见效。于是始独任以观验否，乃遂变旋覆、代赭成法，而用其意不泥其方，缘女病至尺脉全无，则莫可验其受孕，万一有而不求，以赭石、干姜辈伤之，呼吸立断矣。姑阙疑以赤石脂易赭石，煨姜易干姜，用六君子汤，加旋覆花煎调服下，呕即稍定。其岳父见用人参，以为劫病而致憾。余曰：无恐也。治此不愈，愿以三十金为罚，如愈，一文不取。乃全神照应，药必亲调，始与服之，三日后渐渐不呕，又三日后，粥饮渐加，举家称快，但病者全不大便，至是已月余矣。一则忧病之未除，再则忧食之不运，刻刻以通利为嘱。余曰：脏气久结，食饮入胃，每日止能透下肠中一二节，食饮积之既久，脏气自然通透，原议缓治何得即图耶。举家佥以余为不情，每进诊脉，辄闻病者鼻息之扬，但未至发声相詈耳。盖余以归地润肠之药，恐滞膈而作呕，硝石、大黄通肠之药，恐伤胎能殒命，姑拂其请，坚持三五日，果气下肠通而病全瘳矣。病瘳而其家窃议曰：一便且不能通，曷贵于医耶。月余腹中之孕，果渐形著。又议曰：一孕且不能知，安所称高耶？吁嗟！余之设诚而行，以全人夫妻子母，而反以得谤也，岂有他哉？惟余得谤当世之所谓医者，然后乃得名耳。

倪庆云病膈气十四日，粒米不入咽，始吐清水，次吐绿水，次吐黑水，次吐臭水，呼吸将绝，医已歇手。余适诊之，许以可救，渠家不信。余曰：尽今一昼夜，先服理中汤六剂，不令其绝，来早转方，一剂全安。渠家曰：病已至此，滴水不能入喉，安能服药六剂乎？余曰：但得此等甘温入口，必喜而再服，不须过虑。渠诸子或庠或弁，亦知理折。佥曰：既有妙方，何不即投见效，必先与理中，然后乃用，此何意耶？余曰：《金匮》有云：病人噫气不除者，旋覆代赭石汤主之。吾于此病分别言之者，有二道：一者以黑水为胃底之水，臭水为肠中之水，此水见出，则胃中之津液，久已不存，不敢用半夏以燥其胃也；一者以将下之气，止存一丝，以代赭堕之，恐其立断，必先以理中分理阴阳，俾气易于降下，然后代赭得以健奇奏绩，一时之深心，即同千古之已试，何必更疑。及简仲景方，见方中用煨姜，而不用干姜，又谓干姜比半夏性更燥而不敢用。余曰：尊人所噫者，下焦之气也；所呕者，肠中之水也，阴乘阳位，加以日久不食，诸多蛔虫，必上居膈间，非干姜之辣，则蛔虫不下转，而上气亦必不下转，妙处正在此，君曷可泥哉？诸子私谓言却大而非夸者，此公颇似，姑进是药，观其验否。进后果再索，药三剂后，病者能言，云内气方接，但恐太急矣，天明再服后，且转方为妥。至次早未及服药，复请前医参酌，众医交口诽谤，渠家并后三剂，不肯服矣。余持前药一盏，勉令服之。曰：吾即于众医前，立地转方，顷刻见效，再有何说？乃用旋覆花一味煎汤，调代赭石末二茶匙与之，才一入口，病者曰好药，吾气已转入丹田矣，但恐此药难得。余曰：易耳。病者十四日，衣不解带，目不交睫，惫甚，因图脱衣安寝，冷气一触，复呕，与前药立止；思粥，令食半盏，渠饥甚，竟食二盏，少顷已食六盏，复呕，与前药立止；又因动怒以物击婢，复呕，与前药立止；已后不复呕，但困倦之极，服补药二十剂，丸药一斤，将息二月，始能远出，方悔从前少服理中之剂耳。

过饮滚酒，多成膈症，人皆知之，而所以然之理不达也。盖膈有二种，一者上脘之艰于纳，一者下脘之艰于出耳。因人

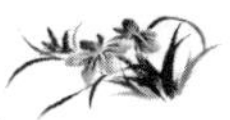

之胃中，全是一团冲和之气，所以上脘清阳居多，不觉其热，下脘浊阴居多，不觉其寒，即时令大热，而胃中之气不变为热，时令大寒，而胃中味气不变为寒，气味冲和，故但能容物不能化物，必藉脾中之阳气入胃，而运化之机始显，此身中自然之造化也。麦蘖之性，极能升腾，日饮沸酒不辄，势必将下脘之气，转升于中上二脘，而幽门之口，闭而不通者有之，且滚酒从喉而入，已将上脘炮灼，渐有腐肉之象，而生气不存，窄隘有加，止能咽末，不能纳谷有之，此其所以多成膈证也。若夫药热之性，其伤人也必僭，以火曰炎上也；寒药之性，其伤人也必滥，以水曰润下也。不僭不滥，而独伤中焦冲和之气者，必无之理也。设果服附子，能成膈患，去年劝勿饮热酒时何不蚤言，而治钱州尊失血，大剂倍用，又何自戾耶赤土不容朱砂，巧于用僭，此方之不我彀者，岂偶哉。

耳鸣

人身有九窍。阳窍七，眼耳鼻口是也；阴窍二，前后二阴是也。阳气走上窍，而下入于阴位，则有溺泄腹鸣之候。阴气走下窍，而上入于阳位，则有窒塞耳鸣之候。故人当五十以外，肾气渐衰于下，每每从阳上逆。而肾之窍开于耳，耳之聪司于肾，肾主闭藏，不欲外泄。因肝木为子疏泄母气，而散于外，是以谋虑郁怒之火一动，阴气从之上逆，耳窍窒塞不清，故能听之近不碍，而听远不无少碍。高年之体，大率类然，然较之聋病，一天一渊。聋病者，窍中另有一膜，遮蔽外气不得内入，故以开窍为主。而方书所用石菖蒲、麝香等药，及外填内攻等法者，皆为此而设。至于高年阴气不自收摄，越出上窍，此理从无一人会及，反以治少壮耳聋药，及发表散气药，兼带阴虚为治，是以百无一效。不知阴气至上窍，亦隔一膜，不能越出窍外，止于窍中，汩汩有声，如蛙鼓蚊雷，鼓吹不已。以故外入之声，为其内声所混，听之不清。若气稍不逆上，则听稍清，风全不逆上，则听全清矣。不肖悟明此理，凡治高年逆上之气，屡有奇效。方中大意，全以磁石为主，以其重能远下，性主下吸，又能制肝木之上吸故也。而用地黄、龟胶群阴之药补之，更用五味子、山茱萸之酸以收之，令阴气自旺于本宫，不上触于阳窍，由是空旷无碍。耳之于声，似谷之受响，万籁之音，尚可细聆，岂更与人声相拒，艰于远听耶。此实至理所在，但医术浅薄之辈，不能知之。试观人之收视而视愈明，反听而听愈聪者，然后知昌之所言非臆说也。后至冬初以脾约便艰，再召诊视，进苁蓉、胡麻、山药、首乌等，四剂则润。盖缘肠中少血多风，与药适宜，故效敏耳。自是益加信悦，时沐枉驾就间，披衷相示。冬尽偶因饱食当风，忽然一吐，倾囊而出，胃气大伤，随召诊问，体中微似发热，左关之脉甚大，自云始先中脘不舒，今觉气反攻左，始用梨汁不投，今用蔗浆稍定，不知此何症也？昌因断曰，此虚风之候也。以胃中所受之水谷，出尽无留，空虚若谷，而风自内生，兼肠中久蓄之风，乘机上入，是以胃中不安。然风入于胃，必左投肝木而从其类，是以气反攻左，而左脉即为之大且劲。《内经》云，风淫于内，治以甘寒。梨汁蔗浆俱甘寒对症之物，而一效一不效者，又可知胃中气虚已极，不耐梨性之达下，而喜蔗性之和中也。于是以甘寒一派之药定方，人参、竹沥、麦冬、生地黄之属，众议除参不用，服后腹中瓜瓜有声，呕出黄痰少许，胸中遂快，次早大便赤通，症似向安。然有可怪者，本是胃经受病，而胃脉反不见其病，只是上下两傍，心肾肝肺之脉，时时另起一头，不安其常，因为剖心争论，谓此非上下两旁之见病端也，乃中央气弱不能四迄，如母病而四子失乳，故现饥馁之象耳。观公祖自云：口中之味觉淡，又云：水到喉管，即往往不肯下行，明明是胃中之气，不转宿水留住喉间，不能更吞新水耳。宜急用四君子汤，以理胃气，则中央之枢轴转，而四畔之机关尽利，

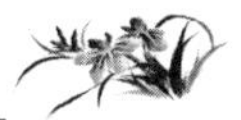

喉管之水气不逆，而口中之淡味亦除矣。如不见信，速请明者商之，不便在此羁时误事也。然而言过激烈，反怪为故意惊骇。改召二医，有谓中风者，有谓伤寒者，见各不同，至于人参之不可用则同声和之，谓症之轻而易疗，则同力担之；征用发表之药，即汗出沾濡，又同口赞之。曾不顾已竭之胃气，追之实难，反开关而纵之去，于是气高神荡，呃逆不休矣。再侥幸而投黄连一剂，将绝之系，加极苦以速其绝，二医措手不及，复召昌至，则脉已大乱，如沸如羹，频转频歇，神昏不醒，身强莫移，年寿间一团黑滞，其气出则顺，而入必哕，通计昼夜一万三千五百息，即得一万三千五百哕矣。二医卸祸，谓昌前所议四君子汤，今始可用，吁嗟！呼吸存亡，尚图雍容樽俎乎。据理答之曰：气已出而不入，再加参术之腻，阻立断矣。惟有仲景旋覆代赭石一方可收神效于百一，进一剂而哕势稍减，二剂加代赭石至五钱，哕遂大减，连连进粥，神清色亮，脉体复转，再用参、苓、麦冬、木瓜、甘草，平调二日，遂康复如初，此盖祖翁少时纯朴不凋，故松柏之姿，老而弥劲，非尽药之功能也。即论药亦非参之力，乃代赭引参下行之力也。祖翁病剧，问昌何为不至，及病间见昌进药，即鼓勇欣尝，抑何见知之深耶，而昌亦得藉汤药以行菽水之奉，快矣快矣。

痿痹

徐岳生躯盛气充，昔年因食指微伤见血，以冷水濯之，遂至血凝不散，肿溃出脓血数升，小筋脱出三节，指废不伸。迩来两足间才至秋月，便觉畏冷，重绵蔽之，外拊仍热，内独觉其寒。近日从踵至膝后，筋痛不便远行，云间老医，令服八味丸，深中其意。及仆诊，自云：平素脉难以摸索，乃肝肺二部，反见洪大。大为病进，况在冬月，木落金寒时，尤为不宜，方来之势，将有不可响迩者。八味丸之桂附，未可轻服也。何也？

筋者肝之合也，附筋之血，既经食指之挹取，存留无几，不能荣养筋脉；加以忿怒，数动肝火，传热于筋，足跗之大筋得热而短，是以牵强不便于行也。然肝之所主者惟肺，木性畏，金禀令拥戴，若君主然，故必肺气先清，周身气乃下行。今肺脉大，则肺气又为心主所伤，壅窒不清，是以阳气不能下达而足寒也。然则所患虽微，已犯三逆，平素脉细，而今脉大，一逆也。肝脉大而热下传，二逆也。肺脉大而气上壅，三逆也。设误以桂附治之，热者愈热，壅者愈壅，即日便成痿痹矣。此际用药渊乎微乎，有寻常不能测识者。盖筋脉短劲，肝气内锢，须亟讲于金伐木荣之道，以金伐木而木反荣，筋反舒，匪深通玄造者，其孰能知之。然非金气自壅，则木且奉令不暇，何敢内拒？惟金失其刚，转而为柔，是以木失其柔，转而为刚。故治此患，先以清金为第一义也。然清金又先以清胃为第一义，不清其胃，则饮酒焉，而热气输于肺矣；厚味焉，而浊气输于肺矣。药方几何，能盛清金之任哉。金不清，如大敌在前主将懦弱，已不能望其成功，况舍清金而更加以助火烁金，倒行逆施以为治耶，必不得之数矣。翁见药石之言，漫无忌讳，反疑为张大其说，而莫之信，竟服八味丸，一月后，痿痹之情悉著，不幸所言果验。乃卧床一载，必不令仆一见闻，最后阳道尽缩，小水全无，乃肺金之气，先绝于上，所以致此。明明言之，而竟蹈之，奈何奈何！

足　患

钱叔翁太老先生，形体清瘦，平素多火少痰，迩年内蕴之热，蒸湿为痰。辛巳夏秋间，湿热交胜时，忽患右足麻木，冷如冰石。盖热似寒，如暑月反雨冰雹之类，医者以其足跗之冷也。不细察其为热极似寒，误以牛膝、木瓜、防己、加皮、羌、独之属温之，甚且认为下元虚惫，误用附桂河车之属补之，以

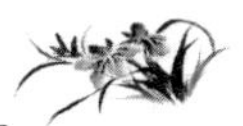

火济火，以热益热。由是肿溃出脓水，浸淫数月，踝骨以下，足背指肿，废而不用，总为误治，而至此极耳。其理甚明，无难于辨。若果寒痰下坠，不过坚凝不散止耳，甚者不过痿痹不仁止耳，何至肿而且溃，黄水淋淋，腐肉穿筋耶。太翁不知为医药所误，乃委咎于方偶神煞所致，岂其然哉。此其伤寒坏证，热邪深入经络而为流注，无少异也。所用参膏，但可专理元气，而无清解湿热之药以佐之，是以未显厥效，以元老之官，不可以理烦剧，设与竹沥同事，人参固其经，竹沥其络，则甘寒气味，相得益彰矣。徐太掖先生，服人参以治虚风，误佐以附子之热，迄今筋脉短缩，不便行持，亦由不识甘寒可通经络也。且太翁用参膏后，脾气亦既大旺，健运有加矣。此时倘能樽节饮食，使脾中所生之阳气，得专力以驱痰驱热，则痰热不留行，而足患并可结局，乃日食而外加以夜食，虽脾气之旺，不为食所伤，然以参力所生之脾气，不用之运痰运热，止用之以运食，诚可惜也。今者食入亦不易运，以助长而反得衰，乃至痰饮胶结于胸中，为饱为闷为频咳，而痰不应，总为脾失其健，不为胃行津液，而饮食反以生痰，渐渍充满肺窍，咳不易出。虽以治痰为急，然治痰之药，大率耗气动虚，恐痰未出，而风先入也。要惟是以甘寒之药，杜风消热润燥补虚豁痰，乃为合法，至于辛热之药，断断不可再误矣。医者明明见此，辄用桂附无算，想必因脐水易干，认为辛热之功，而极力以催之结局耳。可胜诛哉！

喘　病

人身难治之病有百证，喘病其最也。喘病无不本之于肺，然随所伤而互开，渐以造于其极，惟兼三阴之证者为最剧。三阴者，少阴肾、太阴脾、厥阴肝也。而三阴又以少阴肾为最剧。经云：肾病者善胀，尻以代肿，脊以代头。此喘病兼肾病之形也。又云：劳风发在肺下，巨阳引精者三日，中年者五日，不精者七日，当咳出青黄浓浊之痰，如弹子大者，不出者伤肺，伤肺者死也。此喘病兼肾病之情也。故有此证者，首重在节欲，收摄肾气，不使上攻可也。其次则太阴脾、厥阴肝之兼证亦重，勿以饮食忿怒之故，重伤肝脾可也。若君艺之喘证，得之于髫幼，非有忿怒之伤，止是形寒饮冷，伤其肺耳。然从幼惯生疮疖之后，复生牙痈，脾中之湿热素多，胃中之壮火素盛，是肺经所以受伤之原，又不止于形寒饮冷也。脾之湿热胃之壮火，交煽而互蒸，结为浊痰，溢入上窍，久久不散，透出肺膜，结为窠囊。清气入之，浑然不觉，浊气入之，顷刻与浊痰狼狈相依，合为党羽，窒塞关隘，不容呼吸出入。而呼吸正气，转触其痰，鼾齁有声，头重耳响，胸背骨间，有如刀刺，涎涕交作，鼻额酸辛若伤风状。正《内经》所谓心肺有病，而呼吸为之不利也。必俟肺中所受之浊气解散下行，从前后二阴而去，然后肺中之浓痰，咯之始得易出，而渐可相安。及夫浊气复上，则窠囊之痰复动，窒塞仍前复举，乃至寒之亦发，热之亦发，伤酒伤食亦发，动怒动气亦发，所以然者，总由动其浊气耳。浊气本居下体，不易犯入清道，每随火势而上腾，所谓火动则气升者，浊气升也。肾火动则寒气升，脾火动则湿气升，肝火动则风气升也。故以治火为先也。然浊气既随火而升，亦可随火而降。乃凝神入气，以静调之，火降而气不降者何耶？则以浊气虽居于下，而肺中之窠囊，实其新造之区，可以侨寓其其中，转使清气逼处不安，亦若为乱者然。如寇贼依山傍险，蟠据一方，此方之民，势必扰乱而从寇也。故虽以治火为先，然治火而不治痰，无益也；治痰而治窠囊之痰，虽治与不治等也。治痰之法，曰驱、曰导、曰涤、曰化、曰涌、曰理脾、曰降火、曰行气，前人之法，不为不详。至于窠囊之痰，如蜂子之穴于房中，如莲子之嵌于蓬内，生长则易，剥落则难。由其外窄中宽，任行驱导涤涌之药，徒伤他脏，此实闭拒而不纳耳。究而

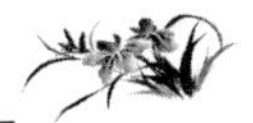

言之，岂但窠囊之中，痰不易除，即肺叶之外，膜原之间，顽痰胶结多年，如树之有萝，如屋之有游，如石之有苔，附托相安，仓卒有难于划伐者。古今之为医者多矣，从无有为此渺论者。仆生平治此症最多，皆以活法而奏全绩。盖肺中浊痰为祟，若牛渚怪物，莫逃吾燃犀之照者，因是旷观病机，异哉。肺金以脾土为母，而肺中之浊痰，亦以脾中之湿为母，脾性本喜燥恶湿，迨夫湿热久锢，遂至化刚为柔，居间用事。饮食入胃，既以精华输我周身，又以败浊填彼窍隧，始尚交相为养，最后挹彼注此，专为外邪示恺弟，致使凭城凭社辈得以久遂其奸。如附近流寇之地，益以巨家大族，暗为输导，其滋蔓难图也。有由然矣。治法必静以驭气，使三阴之火不上升，以默杜外援；又必严以驭脾，使太阴之权有独伸，而不假敌忾。我实彼虚，我坚彼暇，批暇捣虚，迅不掩耳，不崇朝而扫清秽浊。乃广服大药，以安和五脏，培养肺气，肺金之气一清，则周身之气，翕然从之下降，前此上升浊邪，允绝其源，百年之间，常保清明在躬矣。此盖行所当然，不得不然之法，夫岂涂饰听闻之赘词耶。君艺敦请专治，果获痊瘳，益见仆言非谬矣。

泻　利

吉长乃室，新秋病洒淅恶寒，寒已发热，渐生咳嗽，然病未甚也。服表散药不愈，体日瘦羸，延至初冬，饮以参术补剂，转觉厌厌欲绝，饮食不思，有咳无声，泻利不止，危在旦暮。医者议人参五钱，附子三钱，加入姜、桂、白术之属，作一剂服，以止泻补虚，而收肾水之捷。吉长彷徨无措，延仆诊毕，未及交语，前医自外亟至，见仆在坐，即令疏方，仆飘然而出，益以渠见既讹，难与语至理耳。吉长辞去前医，坚请用药，仆因谓曰：是病总由误药所致，始先皮毛间洒沥恶寒发热，肺金为时令之燥所伤也。用表散已为非法，至用参术补之，则肺气闭锢，而咳嗽之声不扬，胸腹饱胀，不思食饮，肺中之热无处可宣，急奔大肠；食入则不待运化而直出，食不入则肠中之垢污，亦随气奔而出，是以泻利无休也。今以润肺之药兼润其肠，则源流俱清，寒热咳嗽泄泻，一齐俱止矣。但取药四剂，服之必安，不足虑也。方用黄芩、地骨皮、甘草、杏仁、阿胶，初进一剂，泻即少止，四剂毕，而寒热俱除，再数剂而咳嗽俱全愈矣。设当日与时辈商之，彼方执参、附为是，能从我乎。又乡中王氏妇，秋月亦病寒热，服参术后，亦厌厌一息，但无咳嗽，十余日不进粒米，亦无大便，时时晕去，不省人事。其夫来寓中详述其症，求发补剂归服。余以大黄、芒硝、石膏、甘草四味，为粗末与之，彼不能辨，归而煎服。其妻云：此药甚咸。夫喜曰：咸果补药，遂将二剂连服，顷之腹中弩痛，下结粪数块，绝而复苏，进粥二盏，前病已如失矣。乡人致谢忱始知之，凡此素有定见于中，故不为临歧所炫也。姑存是案，为治病者广其识焉。

痔漏

旧邻治父母张受先先生，久患穿肠痔漏，气血大为所耗。有荐吾乡黄先生善敷割者，先生神其术，一切内治之药并取决焉。不肖昌雅重先生文章道德之身，居瀛海时，曾令门下往候脉息，私商善后之策，大意谓先生久困漏痔，一旦成平，精气内荣，自可百年无患。然新造之区，尚未坚固，则有侵淫之虞；脏气久虚，肠蓄易澼，则有转注之虞。清气久陷，既服甘温升举矣，然漏下已多，阴血暗耗，恐毗于阳；水谷易混，既用养脏厚肠矣，然泄剂过多，脾气易溜，恐毗于阴。且漏孔原通精孔，精稍溢出，势必旁渗，则豢精一如豢虎；厚味最足濡脾，味稍不节，势必走泄，则生阴无取伤阴。盖人身脾气，每喜燥

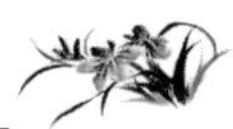

而恶湿，先生漏孔已完，而败浊下行者，无路可出，必转渗于脾，湿固倚之，是宜补脾之阳，勿伤脾之阴，以复健运之常，而收和平之功云云。及至娄中，应召往诊，指下轻取，鼓动有力，重按若觉微细，是阳未及不足，阴则大伤矣。先生每进补阴之药，则夜卧甚宁，肠澼亦稀。以故疡医妄引槐角、地榆治肠风下血之法治之，亦不觉其误。其实漏病，乃精窍之病。盖构精时，气留则精止，气动则精泄。大凡强力入房者，气每冲激而出，故精随之横决四射，不尽由孔道而注，精溢于精管之外，久久渐成漏管。今漏管虽去，而肉中之空隙则存，填窍补隧非此等药力所能胜也。不肖姑不言其非，但于其方中去槐角、地榆等，而加鹿角霜一味，所谓惟有斑龙顶上珠，能补玉堂关下缺者是也。况群阴之药，最能润下，不有以砥之，则肠中之水，更澼聚可虞耶。然此特微露一斑耳。疡医不解，已阻为不可用。因思吾乡之治漏者，溃管生肿外更有二神方，先以丸药半斤服之，令人阳道骤痿，俟管中肉满，管外致密后以丸药半斤服之，令人阳道复兴。虽宜于少，未必宜于老，然用意亦大奇矣。不肖才欲填满窍隧，而黄生阻之，岂未闻此人此法乎。特表而出之。

疝　病

养中胡太老先生，精神内守，百凡悉处谦退，年登古稀，面貌若童子，盖得于天全而不受人损也。从来但苦脾气不旺，食饮厚自樽节。迩年少腹有疝，形如鸡卵，数发以后，其形渐大而长，从少腹坠入睾囊甚易，返位甚难。而下体稍受微寒则发，发时必俟块中冷气，渐转暖热，始得软溜而缩入，不然则鼓张于溢口，不能入也。近来其块益大，发时如卧酒瓶于胯上，半在少腹，半在睾囊，其势坚紧如石，其气迸入前后腰脐，各道筋中，同时俱胀。由是上攻入胃，大呕大吐；由是上攻巅顶，

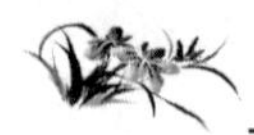

战栗畏寒，安危正关呼吸。去冬偶见暴发光景，知为地气上攻，亟以大剂参附姜桂投之，一剂而愈。已后但遇举发，悉用桂附速效。今五月末旬，值昌他往，其证连日为累，服十全大补汤，二十余剂，其效甚迟。然疑症重，不疑药轻也。值年家俞老先生督饷浙中，进议此证，亦谓十全大补，用到百剂自效。乃决意服至仲秋，其症复发，发时昌乃用姜桂参附投之。令郎谏议卣翁老先生两疑，而莫所从也。昌请纵谈其理焉。夫人阳不足则用四君，阴不足则用四物，阴阳不足，则合四君四物而加味为十全大补，此中正和平之道也。若夫浊阴之气，结聚少腹，而成有形，则阴盛极矣，安得以阴虚之法治之，助邪而滋疾乎？何以言之，妇女有娠者之病伤寒，不得已而用麻桂硝黄等伤胎之药，但加入四物，则厉药即不能入胞而伤胎。岂欲除块中之邪，反可用四物护之乎？此一征也；凡生癥瘕痞块者，驯至身羸血枯，百计除之不减，一用四物，则其势立增。夫四物不能生血活血，而徒以增患，此又一征也。人身之血脉，全赖饮食为充长，四物之滞脾，原非男子所贵。既以浊阴极盛时，至横引阴筋，直冲阳络，则地气之上陵者，大有可虑。何得以半阴半阳之药，漫而图之，四物之不当用无疑矣。即四君亦元老之官，不可以理烦治剧。必加以姜桂附子之猛，始克胜病。何也？阴邪为患，不发则已，其发必暴。试观天气下降则清明，地气上升则晦窒，而人身大略可睹然。人但见地气之静，而未见地气之动也。方书但言阴气之衰，而未言阴邪之盛也。医者每遇直中阴经之病，尚不知所措手，况杂证乎？请纵谭天地之道以明之。天地之道，元会运世一书，论之精矣。至于戊亥所以混茫之理，则置之不讲，以为其时，天与地混而为一，无可讲耳。殊不知天不混于地，而地则混于天也。盖地气小动，尚有山崩川沸，陵迁谷变之应，况于地气大动，其雷炮迅击之威，百千万亿，遍震虚空，横冲逆撞，以上加于天，宁不至混天为一耶。必至子而天开，地气稍下而高覆之体始露也；必至丑而地阔，

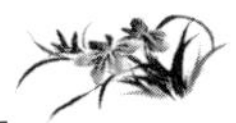

地气始返于地，而大空之体始廓也。其时人物尚不能生者，则以地气自天而下，未至净尽。其青黄赤紫红白碧之九气而外，更有诸般旱疾之气，从空注下者，动辄绵亘千百丈，如木石之直坠，如箭弩之横流，人物非不萌生其中，但为诸多暴气所催残，而不能长育耳。必至寅而驳劣之气，悉返冲和，然后人物得遂其生，以渐超于繁衍耳。阴气之惨酷暴烈一至于此，千古无人论及，何从知之耶。大藏经中，佛说世界成毁致详，而无此等论说者，盖其已包括于地水火风之内，不必更言也。夫地水火风，有一而非阴邪也哉，群阴之邪酿成劫运，昌之所谓地气之混于天者，非臆说矣。堪与家尚知趋天干之吉，而避地支之凶，奈何医之为道，遇地气上奔之证，曾不思避其凶祸耶。汉代张仲景，特著卒病论十六卷，禄山兵火以后，遂湮没不传，后人无由获见。昌因悟明地气混天之理，凡见阴邪上冲，孤阳扰乱之证，陡进纯阳之药急驱阴气，呱呱有声，从大孔而出，以辟乾坤而揭日月，功效亦既彰彰。如太翁之证，屡用姜附奏绩者，毋谓一时之权宜，实乃万世经常之法也。但悍烈之性，似非居恒所宜服，即举发时服之，未免有口干舌苦之过，其不敢轻用者孰不知，而不知不得不用也。即如兵者，毒天下之物，而善用之则民从，不善用之则民叛。今讨寇之师，监而又监，制而又制，强悍之气，化而软戾，不得不与寇为和同，与所过之地，抢劫一空，荆棘生而凶年兆，尽驱良民而为寇矣。庙堂之上，罢兵不能，用兵无策，大略类然。昌请与医药之法，互相筹酌。夫坚块远在少腹，漫无平期，而毒药从喉入胃，从胃入肠，始得下究，旧病未除，新病必起矣。于此而用治法，先以姜附肉桂为小丸，晒令干坚，然后以参术厚为外廓，俾喉胃间知有参术，而不知有姜桂附子，遽送达于积块之所，猛烈始露，庶几坚者削，而橐囊可尽空也。今监督之旄，充满行间，壮士金钱饱他人腹，性命悬他人手，其不能办寇固也。而其大病，在于兵护监督，不以监督护兵，所以迄无成功耳。诚令我兵四面与寇相当，而令监督于附近贼界，坚壁清野，与土著之氏，习且耕且战之法，以厚为我兵之外廓，则不至于縈骐骥而缚孟贲，我兵可以贾勇而前，或击其首尾，或捣其中坚，或昼息夜奋，以乱其乌合，而廓清之功自致矣。况有监督以护之于外，诸凡外人之兵，不敢越伍而哗，庶几民不化为寇，而寇可返为民耳。山泽之叟，何知当世，然聊举医法之一端，若有可通者，因并及之。卣臣先生问曰：外廓一说，于理甚长，何以古法不见用耶？答曰：古法用此者颇多，如用朱砂为衣者，取义南方赤色，入通于心，可以护送诸药而达于心也。如用青黛为衣者，取义东方青色，入通于肝，可以护送诸药而达于肝也。至于攻治恶疮之药，包入葱叶之中，更嚼葱厚罨而吞入，取其不伤喉膈，而直达疮所也。即煎剂亦有此法，如用大剂附桂药煎好，再投生黄连二三分，一滚即取起，俟冷服之，则热者内行下行，而生者上行外行，自非外廓之意耶。仲景治阴证伤寒，用整两附子煎熟，而入生猪胆汁，几滴和之，可见圣神用药，悉有法度也。卣臣先生曰：善。

痰 饮

尚翁老先生，脉盛体坚，神采百倍，从无病邪敢犯。但每早浴面，必呕痰水几口，胸前惯自摩揉，乳下宗气，其动应衣，若夜睡宁，水道清，则胸中爽然。其候似病非病，遍考方书，广询明医，不得其解。昌谓是痰饮结于胸膈，小有窠囊，缘其气之壮盛，随聚随呕，是以痰饮不致为害，而膻中之气，因呕而伤矣。夫膻中者，与上焦同位，《灵枢经》云：上焦如雾，言其气之氤氲如雾也。又曰：膻中者，臣使之官，言其能分布胸中之气，而下传也。今以呕之故，而数动其气，则氤氲变为急迫上奔，然稍定则仍下布，亦不为害也。大率痰为标，气为本，治标易而治本则难矣。非治本之难，以往哲从未言其治法，

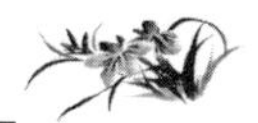

而后人不知所治耳。昌试论之。治气之源有三：一曰肺气，肺气清则周身之气，肃然下行，先生之肺气则素清也。一曰胃气，胃气和则胸中之气，亦易下行，先生之胃气则素和也。一曰膀胱之气，膀胱之气，一则能吸引胸中之气下行，先生青年善养膀胱之气，则素旺也。其膻中之气，乱而即治，扰而即恬者，赖此三气暗为输运，是以不觉其累，即谓之无病也可。若三气反于胸膈之中，其为紧为胀，可胜道哉。故未形之病，可以不言，而屡动之气，不可不亟反于氤氲。先生但觉为痰饮所苦，昼日常鼓呼吸之气，触出胸膈之痰，而不知痰不可出，徒伤气也。盖夜卧则痰聚于胃，辰起自能呕出，日间胃之津液四达脏腑，即激之出不出耳。然而痰消则气自顺，是必以治痰为急，而体盛痰不易除，又必以健脾为先。脾健则新痰不生，其宿痰之在窠囊者，渐渍于胃，而上下分消，于是无痰则不呕，不呕则气不乱，则自返于氤氲矣。虽然尚有一吃紧关头，当并讲也。人身胸中，空旷如太虚地，气上则为云，必天气降而为雨，地气始收藏不动。诚会上焦如雾，中焦如沤，下焦如渎之意，则知云行雨施，而后沟渎皆盈，水道通决，乾坤有一番新景象矣。此义首重在膀胱一经，《经》云：膀胱者，州都之官，津液藏焉，气化则能出矣。如人之饮酒无算，而不醉者，皆从膀胱之气化而出也。盖膻中位于膈内，膀胱位于腹内，膀胱之气化，则空洞善容，而膻中之气，得以下运。若膀胱不化，则腹已先胀，膻中之气，安能下达耶。然欲膀胱之气化，其权尤在于葆肾，肾以膀胱为府者也。肾气动必先注于膀胱，屡动不已，膀胱满胀，势必逆奔于胸膈，其窒塞之状，不可名言。肾气不动，则收藏愈固，膀胱得以清静无为，而膻中之气，注之不盈矣。膻中之气，下走既捷，则不为牵引所乱，而胸中旷若太空。昌更曰：气顺则痰不留，即不治痰而痰自运矣。谨论。胡卣臣先生问曰：痰在膈中，去喉不远，每早必痛呕始出者何耶？曰：道不同也。胸膈之间，重重膈膜遮蔽，浑无空隙，痰从何出？

所出者胃中之痰耳。曰：然则膈中之痰不出耶？曰：安得不出，但出之曲耳。盖膻中之气，四布于十二经。布于手足六阳经，则其气从喉吻而上出；布于手足六阴经，则其气从前后二阴而下出。然从下出者无碍，从上出者，亦必先下注阳明，始得上越，是以难也。曰：若是则所论膀胱气化一段，渊乎微矣。但呼引之机权，从不见于经典，岂有所自乎。曰：《内经》有巨阳引精之义，缘何注解人不能会。巨阳者，太阳膀胱经也。谓膀胱能吸引胸中之气下行，而胸中之胀自消，此足证也。曰胸中窠囊之说，确然无疑，不知始于何因，结于何处，消于何时也。曰人身之气，经盛则注于络，络盛则注于经。窠囊之来，始于痰聚胃口，呕时数动胃气，胃膈动则半从上出于喉，半从内入于络。胃之络贯膈者也，其气奔入之急，则冲透膈膜，而痰得以居之。痰入既久，则阻碍气道，而气之奔入者，复结一囊，如蜂子之营穴，日增一日，故治之甚难。必先去胃中之痰，而不呕不触，俾胃经之气，不急奔于络，转虚其胃，以听络中之气，返还于胃，逐渐以药开导其囊，而涤去其痰，则自愈矣。此昌独得之见，屡试之法也。曰：所言身内病情消息，如宝鉴列眉，令人钦服。生平读医书，于五脏位置不能无疑，请并明之。人身戴九履一，左三右七，五居中宫，则心南肾北肝东肺西，乃定位也。乃肾不居正北，而分隶东北西北者何耶？曰：肾有两，故分隶两傍，而虚其在中之位以为用，所谓两肾中间一点明，正北方水中之真火，而为藏精宅神之本。其体虽分左右，而用实在中。故心肾交媾之所，各该三寸六分。设从两肾岐行而上，其去中黄，不大远乎。凡内观五脏，当观其用也。曰肺为一身之华盖，如莲花舒叶于心之上，位正乎中，何以定其位于西南耶？诚如两肾之例，则西南可位，岂东南独不可位乎？曰：肺居心上，其募不与左连，但从右达，其用亦在西也。曰：其不与左连者，何也？曰：地不满东南，其位常空隙不用，设肺募得与左连，地无缺陷矣。曰：然则天不满西北，何以右

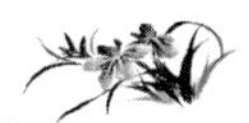

肾居之耶？曰：两肾之用在中，此不过其空位耳。惟右肾为空位，故有三焦之有名无形者相配，而三焦则决渎之官，水道由之而出，正以天不满西北也。曰：然则脾胃居右，其用亦在右耶？曰：胃居中，脾居右，胃中所容之水谷，全赖脾以运行，而注其气以输周身，其用即在中也。其用在中，故西方可容肺脾二藏，若脾之用在右，则置肺之用于何所乎？曰：然则肝之用何在耶？曰：肝木居于正东，东南为地之空位，其气既无主，东北为左肾之本位，其用又不存，故肝之气得以彻上彻下，全运于东方，其为用也大矣。曰：然则心之用何在耶？曰：心之外有包络，包络之外曰膻中，心者君主之官，膻中者臣使之官，是膻中为心之用也。曰：心之神明其用何在耶？曰：神明之用，无方无体，难言也。《道经》云，太玄无边际，妙哉大洞经。曰太玄，曰无边际，曰妙哉，影容殆尽矣。禅机云，赤肉团上有一无位真人。旨哉斯言，惟无位乃称真人，设有位则仍为赤肉团矣。欲窥其倪，惟在感而遂通之界。先生曰：吾浅言之，人能常存敬畏，便可识神明之所起。曰：此尧兢舜业，而为允执者也。昌多言反晦，先生一言逗出，诚为布鼓过雷门矣。因并记之。

痞

顾鸣仲有腹疾，近三十年，朝宽暮急，每一大发，腹胀十余日方减，食湿面及房劳，其应如响。腹左隐隐微高，鼓呼吸，触之汩汩有声。以痞块法治之，内攻外贴，究莫能疗。余为悬内鉴之照，先与明之，后乃治之。人身五积六聚之证，心肝脾肺肾之邪，结于腹之上下左右，及当脐之中者，皆高如覆盂者也。但胃大小肠，膀胱命门之邪，各结于其本位，不甚形见者也。此证乃肾藏之阴，气聚于膀胱之阳经，似有于痞块耳。何以知之，肾有两窍，左肾之窍，从前通膀胱，右肾之窍，从后通命门。邪结于腹之左畔，即左肾与膀胱为之府也。六腑惟胆无输泻，其五腑受五脏浊气，传入不能久留，即为输泻者也。今肾传其于膀胱，膀胱溺其输泻之职，旧邪未行，新邪踵至，势必以渐透入膜原，如革囊裹物者然。《经》曰：膀胱者州都之官，津液藏焉，气化则能出矣。然则肾气久聚不出，岂非膀胱之失其运化乎。夫人一团之腹，大小肠膀胱，俱居其中，而胞又居膀胱之中，惟其不久留输泻，是以寞乎若有余地。今肾之气不自收摄，悉输膀胱，膀胱蓄而不泻，有同胆府之清净无为，其有理乎，宜其胀也。有与生俱焉者矣。《经》曰：肾病者善胀，尻以代踵，脊以代头，倘膀胱能司其输泻，何致若此之极耶。又曰：巨阳引精者三日，太阳膀胱经吸引精气者，其胀止于三日。此之为胀，且数十年之久，其吸引之权安在哉。治法补肾水而致充足，则精气深藏，而膀胱之胀自消；补膀胱而令气旺，则邪不蓄而输化之机自裕。所以然者，以肾不补不能藏，膀胱不补不能泻肾。然补肾易而膀胱则难，以本草诸药多泻少补也。《经》于膀胱之子不足者，断以死期。后人莫解其故，吾试揣之，岂非以膀胱愈不足则愈肚胀，极势必逆传于肾，肾胀极势必逆传于小肠，小肠胀极，势必逆传于脾，乃至通身之气散漫而无统耶。医者于未传之先，早见而预图之，能事殚矣。

袁聚东年二十岁，生痞块，卧床数月，无医不投，日进化坚削痞之药，渐至枯瘁肉脱，面黧发卷，殆无生理。买舟载往郡中就医，因虑不能生还而止，然尚医巫日费。余至则家计已罄，姑请一诊，以决生死远近耳，无他望也。余诊时，先视其块，自少腹至脐傍，分为三歧，皆坚硬如石，以手拊之，痛不可忍，其脉止两尺洪盛，余微细。谓曰：是病由见块医块，不究其源而误治也。初起时，块结必不坚，以峻猛药攻之，至真气内乱，转护邪气为害。如人撕打，扭结一团，傍无解散，故逆紧不放。其实全是空气聚成，非如女子冲任血海之地，其月

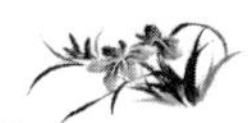

经凝而不行，即成血块之比。观两尺脉洪盛，明明是少阴肾经之气，传于膀胱，膀胱之气本可传于前后二便而出，误以破血之药，兼破其气，其气遂不能转运，而结为石块，以手摩触则愈痛，情状大露。若是血块得手，则何痛之有。此病本一剂可瘳，但数月误治，从上至下，无病之地，亦先受伤，姑用补中药一剂，以通中下之气。然后用大剂药，内收肾气，外散膀胱之气，以解其相撕相结，约计三剂，可全愈也。于是先以理中汤，少加附子五分，服一剂，块已减十之三。再用桂附药一大剂，腹中气响甚喧，顷之三块一时顿没，戚友共骇为神。再服一剂，果然全愈。调摄月余，肌肉复生，面转明润，堆云之发，才剩数茎而已。每遇天气阴寒，必用重裀厚被盖覆，不敢起身。余谓病根尚在，盖以肾气之收藏未固，膀胱之气化未旺，兼之年少新婚，倘犯房室，其块复作，仍为后日之累。更用补肾药，加入桂附而多用河车为丸，取其以胞补胞而助膀胱之化源也。服之竟不畏寒，腰围亦大，而体加充盛，年余又得子。感前恩而思建祠肖像以报，以连值岁凶，姑尸祝于家庭焉，亦厚之道矣。

肠澼

沈若兹乃郎，因痘后食物不节，病泻，泻久脾虚；病疟，遂尔腹痛胀大。三年来服消导药无算，腹胀及泻利总不愈。去岁迎医，服参苓白术稍效，医去仍复如故。病本腹胀，更兼肠澼者，大肠之气，空洞易走，胃中传下之物，总不停留，澼出无度，腥水不臭，十中五死五生之症也。今则病势转深，又兼四逆矣。暮热朝凉，一逆也；大渴引汤救急，二逆也；气喘不能仰睡，三逆也；多汗烦躁不宁，四逆也。无病人腹中之气运转收摄，是以身体轻快，大便省约。今为久泻，遂至气散不收，腹之胀，肠之鸣，便出之不自知，皆此故也。气既散而不收，又服行气利水之药，不愈增其散乎。无病人身中营卫两无偏胜，故阳胜则发热，阴胜则恶寒。病疟之时，寒热交作，犹是阴阳互战，迨泻久亡阴，整夜发热，一线之阴，为阳所乘，求其相战不可得矣。内水亏竭，燎原之火自焚，不得不引外水以济急。然有形之水不足以制无形之火，徒增胀泻，而重伤其阴气耳。医不清其源，以香燥之药助火劫阴，如官桂、肉豆蔻等类，用之误矣。夫男子气海在于脐下，乃元气之舍，性命之根也。久泻则真气亦散，势必上干清道，而不下行，鼻中鼾鼾有声，不能仰卧，是其征也。夫此已散之气，必不能复归其处，但冀未散之气，不致尽散则可耳。屡服木香、槟榔、大腹皮、厚朴等降气之药，尤误之误矣。至于汗出烦躁，则阴气虚尽，孤阳亦不能久留之兆也。总如岁运，有温热无寒凉，有生长无收藏，人物能免夭亡疵疠乎。于此而图旋转之功，亦难之难矣。若见兹案，转托戚友强恳用药，因以清燥肺为主，阿胶、地黄、门冬等类，同蜜熬膏三斤。渠男三年为药所苦，得此甘味，称为糖也。口争十余次服之，半月药尽，遂至大效，身安气平，不渴不烦不泻，诸症俱退，另制补脾药末善后痊愈。

经　闭

杨季登二女，俱及笄将字，长女病经闭年余。发热食少，肌削多汗而成痨怯，医见汗多，误为虚也，投以参术，其血愈涸。余诊时见汗出如蒸笼气水，谓曰：此症可疗处，全在有汗。盖经血内闭，止有从皮毛间透出一路，以汗亦血也。设无汗而血不流，则皮毛干槁而死矣。宜用极苦之药，以敛其血入内，而下通于冲脉，则热退经行，而汗自止，非补药所能效也。于是以龙荟丸，日进三次，月余忽觉经血略至，汗热稍轻，始减前丸，只日进一次。又一月经血大至，淋漓五日，而诸病全瘳矣。第二女亦病多汗，食减肌削，诊时手间筋掣肉颤，身倦颤

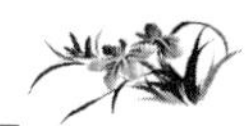

怯。余曰：此大惊大虚之候，宜从温补者也。遂于补剂中多加茯神、枣仁，投十余剂，全不对病。余为徘徊治法，因自计曰：非外感也，非内伤也，非杂症也。虚汗振掉不宁，能受补药，而病无增减；且闺中处子，素无家难，其神情渐似丧败之余，此曷故耶？忽而悟曰：此必邪祟之病也。何为其父不言，甚有可疑。往诊间，见其面色时赤时黄，余曰：此症确有邪祟附入脏腑，吾有神药可以驱之。季登才曰：此女每晚睡去，口流白沫，战栗而绝，以姜汤灌至良久方苏，挑灯侍寝防之，亦不能止，因见所用安神药甚当，兼恐婿家传闻，故不敢明告也。余曰：何不早言，余一剂可愈。乃以犀角、羚羊角、龙齿、虎威骨、牡蛎粉、鹿角霜、人参、黄耆等药合末，令以羊肉半斤，煎取浓汁三盏，尽调其末，一次服之，果得安寝，竟不再发，相传以为神异余。盖以祟附于身，与人之神气交持，亦逼处不安，无隙可出。故用诸多灵物之遗形，引以羊肉之膻，俾邪祟转附骨肉，移从大便而出。仿上古遗精变气祝由遗事，充其义耳。吾乡熊仲舒先生，其幼男去疾，髫龄患一奇症，食饮如常，但脉细神呆，气夺色夭。仲翁曰：此何病也？余曰：病名淹牒，《左传》所谓近女室晦，即是此病。彼因近女，又遭室晦，故不可为；令郎受室晦之邪，而未近女，是可为也。即前方少加牛黄丸，服旬日而安。今壬午去疾，已举孝廉矣。

失　血

筠枝长郎病失血，岁二三发，其后所出渐多，咳嗽发热，食减肌削，屡至小康，不以为意。夏秋间偶发寒热，如疟状每夜达曙，微汗始解，嗣后寒热稍减，病转下利，医谓其虚也。进以参术，胸膈迷闷，喉音窒塞，服茯苓、山药，预收红铅末，下黑血块数升，胸喉顿舒，面容亦转，筠翁神之，以为得竹破竹补之法也。加用桂附二剂，于是下利一昼夜十余行，饮食难

入，神识不清，病增沉剧。仆诊其脾脉大而空，肾脉小而乱，肺脉沉而伏。筠翁自谓知医，令仆疏方，并问此为何症，仆曰：此症患在亡阴，况所用峻热之药，如权臣悍师，不至犯上无等不已，行期在立冬后三日，以今计之，不过信宿，无以方为也。何以言之?《经》云：暴病非阳，久病非阴。则数年失血，其为阳盛阴虚无疑。况食减而血不生，渐至肌削而血日槁，虚者益虚，盛者益盛，势必阴火大炽，上炎而伤肺金，咳嗽生痰，清肃下行之令尽壅。由是肾水无母气以生，不足以荫养百骸，柴枯瘦损，每申酉时，洒淅恶寒，转而热至天明，微汗始退。正如夏日炎蒸，非雨不解，身中之象，明明有春夏，无秋冬。用药方法，不亟使金寒水冷，以杀其热，一往不返矣。乃因下利，误用参术补剂，不知肺热已极，止有从皮毛透出一路，今补而不宣，势必移于大肠，传为肠澼者是也。至用红铅末下黑血者，盖阳分之血，随清气行者，久已呕出，其阴分之血，随浊气行至胸中，为膜原所蔽，久瘀膈间者，得经水阴分下出之血，引之而走下窍，声应气求之妙也。久积顿宽，面色稍转，言笑稍适者，得其下之补力，非得其补之药力也。乃平日预蓄此药，必为方士所惑，见为真阳大药，遂放胆加用，桂附燥热，以尽劫其阴，惜此时未得止之。今则两尺脉乱，火熘而泉竭，脾胃脉浮，下多阴亡，阳无所附，肺脉沉伏，金气缩敛不行，神识不清，而魄已先丧矣。昔医云，乱世溷浊，有同火化。夫以火济火，董曹乘权用事，汉数焉得不终耶。

酒　积

钱小鲁，弈秋之徒也，兼善饮，每弈必饮，饮必醉，岁无虚日。辛巳秋，浩饮晚归，呕吐寒热兼作，骨节烦疼。医以时行感冒表散药治之不愈，更医知为酒毒，于寒凉药中用热药为向导，治之亦不愈。卧床二十余日。始请余诊。其脉洪大急促，

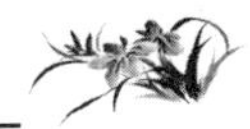

身腰着席，不能动展，左腿痛如刀刺，鼻煤从病起至是，总不大便，此痈疽之候也。归语两门人，王生欣然有得曰：迄今燥金司令，客酒素伤湿热，至此而发。金盛则木衰，是以筋骨疼痛，而不能起于床；脏燥而腑亦燥，是以津液干枯，而大肠失润，其以清金润燥治之可矣。吴生曰：不然。酒毒大发，肠胃如焚，能俟掘井取水乎？是必以大下为急也。余曰：下法果胜，但酒客胃气，素为多呕所伤，药入胃中，必致上壅不能下达，即敷脐导肠等法，无所用之。掘井固难，开渠亦不易，奈何奈何！吾为子辈更开一窦。夫酒者清冽之物，不随浊物下行，惟喜渗入者也。渗入之区，先从胃入胆，胆为清净之府，同气相交故也。然胆之收摄无几，其次从胃入肠，膀胱渗之，化溺为独多焉。迨至化溺，则所有者酒之余质，其烈性实惟胆独当之。每见善饮者，必慢斟缓酌，以俟腹中之渗，若连飞数觥，有倾囊而出耳。是以酒至半酣，虽懦夫有挥拳骂座之胆，虽窭人有千金一掷之胆，虽狷士有钻穴窬墙之胆，甚至凶人有抚剑杀人之胆，以及放浪形骸之流。且有一饮数斛，不顾余生之胆。以小鲁之赤贫，而胆不丧落者，夫非藉赀于酒乎？其受病实有较他人不同者。盖胆之腑，原无输泻，胆之热，他人可移于脑，浊涕从鼻窍源源而出，亦少杀其势。若小鲁则阳分之阳过旺，阳分之阴甚衰，发鬓全无，直似南方不毛之地，热也极矣。肯受胆之移热乎？幸其头间多汗，脑热暗泄，不为大患。乃胆热既无可宣，又继以酒之热，时之燥，热淫内炽，脉见促急，几何不致极惫耶。故胆之热，汁满而溢出于外，以渐渗于经络，则身目俱黄，为酒瘅之病，以其渗而出也。可转驱而纳诸膀胱，从溺道而消也。今独攻环跳之穴，则在胆之本属可无驱矣，且其步履素为此穴所苦也。受伤已久，气离血散，热邪弥满留连，服药纵多，有拒而不纳耳。何能取效？即欲针之，此久伤之穴，有难于抉泻者，设遇良工如古人辈，将何法以处此乎，然吾更有虑焉。有身以后，全赖谷气充养，谷气即元气也。谷入素少之人，又即藉酒为元气，今以病而废饮，何所恃为久世之资耶？吾谛思一法，先搐脑中黄水出臭，次针胆穴之络脑间者数处，务期胆中之热，移从脑鼻而出。庶乎环跳穴中，结邪渐运，而肠胃之枯槁渐回，然后以泻胆热之药入酒中，每日仍痛饮一醉，饮法同而酒性异，始得阴行而妙其用，盖其以生平之偏，造为坚垒，必藉酒为向导，乃克有济也。岂清金润燥与下夺之法能了其局乎？两生踊跃曰：蒙诲治法，令人心地开朗，请笔之以志，一堂授之快，录此付渠子，令送商顾幼疏孝廉求救。小鲁竟阻之，或以言为不然耶。

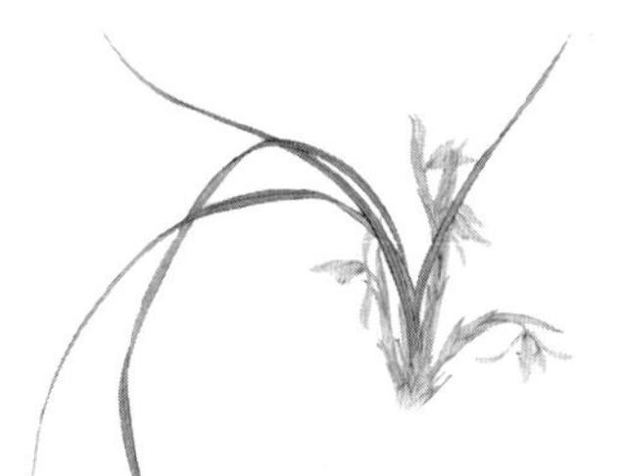

魏玉璜医话精华

上海秦伯未编纂　普宁方公溥参校

魏玉璜（之琇），又号柳州，钱塘人。少孤贫，于街市间操作自给，既而执业质肆。昼劳所职，夜篝灯读书，久之豁然贯通。家本业医，兼攻医籍，遂归悬壶，名播四方。著有《续名医类案》。

伤 风

孙敦夫女十岁许，冬日感冒寒嗽，专科与发散太过，反致身热不退，更医投六君子加炮姜五味一剂热退矣。而咳嗽转甚，下利频并，里急后重，中有白脓，医以退热为药对证，再与之则面赤口燥，恶食不眠。余过诊，其大父因求视，脉之虚而驶。曰：四剂可愈，然必少衄血，与生熟地、杞子各四钱，天麦冬、蒌仁各钱半。乃诧曰：今病已泄泻，又从而滑利之，宁不增剧乎？余笑曰：第服之病自减，乃始进半盅，觉咳嗽稍瘥，遂连进二剂，果愈四五；再以前方加酒芩、酒芍各一钱，不二剂衄血一小盏全安。或问故。曰：儿禀素弱，所病即俗名火伤风也，不治亦愈。乃以荆防广半芎苏前桔诸燥药鼓动三焦之火，至阳扰而热盛，后医谓虚是矣。宜以甘寒润泽与之则证自平，乃用六君燥补，加以炮姜之辛温，五味之酸敛，藉人参之力而热退，其内燔之火，尽入干肺，若伤寒传里，然肺热甚则下迫大肠而为痢矣。其中白脓，乃燥金壅热所化，与痢疾正同，兹但养其荣气，润燥清热，病自愈也。又问何以知其当衄？曰：初时下痢，则火从下泄，痢止余热反走诸络而上溢，否则炮姜、五味之性，何由稍释其衄也。亦犹伤寒阳明热邪，得红汗而解矣。

热 病

表侄凌二官年二十余，丙子患热证初愈，医即与四君、干姜、巴戟，诸气分温补药，久之益觉憔瘦，状若颠狂，当食而怒，则啮盏折筋，不可遏抑，所服丸药，则人参养荣也。沉绵年许，其母问予，予曰：此余证未清，遽投温补所致，与甘露饮方，令服十余剂遂痊。甲申夏，复患热证，呕恶不眠，至七

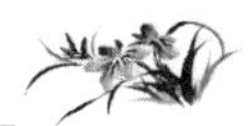

日拟用白虎汤，以先日服犀角地黄而吐，疑为寒，不敢服。延一卢姓医至，诊其脉伏，按其腹痛，谓此疝证，非外感也，脉已全无，危险甚矣。姑与回阳，脉复乃佳，所用胡卢巴、吴茱萸、肉桂、干姜、木香、小茴香、丁香、青皮、橘核等，约重三两余，令急煎服。盖是日夜半当战汗，故脉伏而厥痛，彼不审，以为寒证也。乃用此方，黄昏服下，即燥拨烦渴，扬手掷足，谵语无伦，汗竟不出，盖阴液为燥热所劫，不能蒸发矣。侵晨再亟诊脉已出，且洪数，而目大眦及年寿间皆迸出血珠，鼻煤唇焦，舌渐黑，小便全无。令以鲜地黄四两捣汁一茶杯，与之饮下，即熟睡片时，醒仍燥扰；再与白虎汤，加鲜地黄二两煎服，热渐退，神渐清，次日渐进粥；二白睛赤如鸠目，继而口鼻大发疮疡，改与大剂甘露饮；二十余日，始便黑粪甚多，犹时时烦扰。服前方五十余日，忽大汗自顶至足，汗极臭，自是全瘳。

厥症

鲍绿饮妹病厥，昏不知人，目闭鼻煽，年寿环口皆青，手足时时抽掣，自夜分至巳牌，汤水不入，脉之大小无伦次。谓此肺金大虚，肝火上逆，火极似风之候，惟独参汤可愈，他药不必受也。参已煎，或阻之，遂不敢与。一医用菖蒲、远志，以开心气，茯神、枣仁以安神，麦冬、贝母以清痰，辰砂、铁锈水以镇坠，奈药从左灌入，即从右流出，绝不下咽。群视束手，时已过晡，则面额间，渐变黑色，令急灌参汤犹可活，乃以茶匙注之，至六七匙，喉间汩然有声，已下咽矣。察其牙关渐开，再以米饮一盏，和参汤灌下，遂目开身动，面额青黑之气，豁然消去。徐饮薄粥一瓯，起坐而愈。后尝复厥，但不甚，惟与地黄、沙参、麦冬、杞子即瘥。

呕吐

鲍绿饮年二十余，以夏月肩舆反歙，途次受热，鼻衄盈盆。愈后偶啖梨，遂得吐证，盖肝火而胃寒也。百治无效，闻道吐字，则应声而呕，以故家人咸戒之。后至吴门，就叶氏诊，以其脉沉细，令服附子理中汤，人参姜附俱用三钱。服后出门，行及半里，觉头重眩，急归寓，及门而仆。幸其尊人雅谙药性，谓必中附毒，亟煎甘草汤灌之，良久乃苏。后去附子，仍服三剂，吐转剧，再往诊，仍令服前方，遂不敢试。改就薛氏，告以故。薛用六君子汤，服四剂无验。再求诊，适薛他往，薛婿令照方加益智仁一钱，再服亦不应。又求诊于孙某，其方用甘草八钱，不下咽即吐，因不复求治而返。偶以冬月送殡，感寒增咳，缠绵至夏。余偶访则病剧，询知为向患吐，近复二便俱秘，已七八日不食，惟渴饮茶水。更医数人，或令以艾灸脐，俱不应，请诊之。见其面色青悴，脉弦伏而寸上溢，谓此缘脾阴大亏，木火炽盛；又因久嗽肺虚，肝无所畏，遂下乘脾而上侮胃，致成关格，幸脉不数，易已也。宜先平肝，俾不冲而吐止，斯肺得下降而便行。令以黄连、肉桂各五分，隔汤蒸服，饮下觉吐稍止，即能食糕数块，然二便胀不可支，令以大田螺一枚，独蒜一枚，椿烂罨于丹田，以物系之，不逾时，二便俱行，所下皆青色，遂霍然而愈。时甲戌五月二十七日也。后与六味加减入沙参、麦冬等，咳嗽亦止，向后常服养荣之剂，吐不作矣。按叶氏为天士之后人，乃名医之子，不辨诊候，孟浪从事，可为一叹。

叶太史古渠，在上江学幕中，患吐证久不愈。凡学使按临之郡，必召其名医诊治。两年余，更医十数，病日甚。岁暮旋里，或与二陈，加左金川连吴萸俱用五六分，服下少顷吐血碗许，脉之不数，第两寸俱上鱼际，左尺微不应指。彼欲言病源，

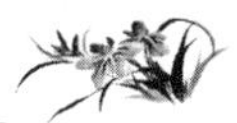

及所服方药，余曰：悉知之矣。第服余方五十剂，乃得痊。计熟地当用三斤许，乃讶然莫喻，问所患究何病？曰：彼上江名医，不过谓病痰饮耳，所用方不过用四君、六君已耳。遂拍按笑曰：一皆如言。但非痰饮何以多酸苦涎沫？今饮食日减，何以反重用熟地？曰：此证由于肾虚，肝失其养，木燥生火，上逆胃络，肺金亦衰，饮食入胃，不能散布通调，致津液停蓄脘中，遇火上冲，则饮食必吐而出也。四君、二陈、香砂类皆香燥之品，以之为治，犹抱薪救火，反助之然，必滋水生木，润肺养金庶可获效。第阴药性缓，病既久非多剂不瘳也。用熟地、杞子、沙参、麦冬、石斛等，出入加减，初服吐自若，十剂外吐递减，食渐增，果至五十剂而愈。

倪首善年未二十，禀赋甚弱，早婚得吐病，或与二陈、香砂等剂，转甚，有用桂附者，服一剂觉不安，乃止。有教单食猪油者，初颇效，后亦不应。脉之虚弦略数，与生熟地、沙参、麦冬、川连、蒌仁四剂后，连去，又三十余剂而痊。

高氏女七八岁时，即病头痛而呕，或酸或苦，百治不效。其父询余，余曰：此肝火上逆耳，与生地、杞子、沙参、麦冬，二三剂即愈。后及笄，于春尽病复作，其父已殁，乃兄延数医治之。所用皆二陈六郁、香砂丁桂之类，经半年杀青，股无肉。其母泣令延余，仍以前方，每剂熟地一两，二十余剂乃愈。

金氏妇患吐证，盖十余年矣。所服香燥不可胜计，后左胁渐痛有块，经水不行，脉涩数，善怒，延诊辞不治。延不已，勉与六味加减服之，颇有验，然一怒即发，越半年而卒。

福建罗二尹悔斋，久病足痿。于去年春，尝呕而头汗大出，医疗无效，乃不药数月，渐可。随于夏间，又患不眠，治亦无痊，至秋后乃痊。今年春因公事寓杭，求针科治足疾。又为灸中脘、气海等穴十余壮，步稍良而呕证大作，食入即吐，绝粒数日；又不眠，服姜附萸桂二术二陈等，觉有烟辣之气上冲。诊之六脉，大如筋头，两寸皆溢出鱼际，舌瘦小，伸之极尖，且舌颤黄，苔边红瘰，额色赭石，鼻色熏焦，小便清白，大便常五日一行，谓此营气大亏。肝肾之火，上逆胃络则呕吐，浮入心胞则不眠，与养心汤，加川连、牛膝、米仁，嘱其验小便，黄则病退。一剂即不呕能食，小便果黄色，二剂得眠，舌苔淡红瘰消，唯两胁如有物，动辄牵引，加山栀、川楝，二剂，左胁之物即坠下；又加枇杷叶、熟地、蒌仁，去山栀、川楝、黄连、牛膝，二剂，右膝之物亦坠下。脉亦稍敛，大便二日一行，以期迫嘱其照方服，至舌不颤乃可；或足疾再甚，慎进风燥之剂。所以云者，知其针之得泻而暂愈耳。

泄 泻

宋复华兄尊堂年七十，体素肥，长夏病泄泻。诊之曰：此肝木乘胃也，宜养肝肾则愈，勿治脾，与数剂，病已略减。会复华以事入都，家人另延医，投以苍白术、补骨脂、肉豆蔻、丁香、缩砂仁、建莲、扁豆之类，频服至百余日，肌肉枯削，动则忡惕眩晕，食入即呕，而下利益频，始谢去。再延余，但与重剂，杞子、地黄、沙参、麦冬、米仁、山药，初加黄连三分，四剂遂减去，加人参一钱，四五剂亦减去，后加肉苁蓉四钱，四剂。凡服药一月而安，类皆甘寒润滑之品。有泥景岳之说，谓吐泻皆属脾胃虚寒者，宜变通焉。

痢 疾

张龙文年三十来，九月患痢，至十二月未瘥，已无腹痛后重。服补中益气则不及至圊，且下转数，延予治。与熟地、杞子、白芍、枣仁、米仁等，初甚逆，膈胀而痢且五色，幸彼能守药弗更张，再进而痢递减矣。洎岁暮已向愈，脉之两关滑大，重按则弦，戒之曰：药未可停，恐立春后病再发。已而果然。

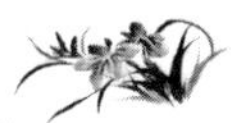

其邻医就余方加补骨脂、砂仁、木香、广皮之类，与之了不应，且昏睡而多汗。至四月中再求诊，则以前方加沙参、麦冬、蒌仁、黄芩，未二剂而痊愈。后环跳穴及趾踵痛，流注无定，所状如痢后风，仍以前方加知柏川连，数剂而安。

濮氏子，住涌金门外，甚贫窘，患久痢脱肛，诸治不效，乃入城就予诊。虽相去二三里，途中必数登厕，肛既不收，行步殊苦。与补中益气汤，加熟地一两，炮姜一钱，服二剂竟愈。

范秀才年近七旬，戊子二月，患寒热，原有痢病，至是胸胁少腹无不痛楚，下痢红白。一名医治之有年，其邀余诊，盖乘便耳。其脉弦数，所喜者滑，询其小便短赤，此纯属肝火下迫，似痢而非痢也。必多服香窜，又值君火司天，少阳当令，于是乘其所胜，而侮其所不胜，所下皆太阴血津，阳明脂膏也。与生女贞、沙参、麦冬、川连、蒌仁，一剂已逾半，而名医曰：七十之年，可服黄连之苦寒，蒌仁之滑泄乎？今下痢，而不与调气健脾，而反用滋阴润肺，此何治邪？范乃拘儒，复听之治，又一月，将毙矣。再延诊，仍前方加杞子、白芍、甘草，数剂痢止，痛除而愈。

疟疾

施涣之予之至交也，夏秋间自都至吴门就婚横塘。初冬以弥月亲戚会饮，饮散而病寒热头痛，自服芎苏饮一剂不愈，即进理中汤转甚。盖以新婚，故自疑为阴证也。自是所延医咸以温补进，日益困亟，使诣杭招予，比至已十余日矣。入门见煎药未退，诊之脉沉弦而数，且六七至，舌虽胎黑而燥。自言服温补后寒热已退，唯大便不行，小便频数，夜间尤甚，几五六十次，隔间时有冷气上冲，日唯进粥瓯许，奄奄危殆，未审何故。曰：此伏气为疟也；小便频数者，内热下迫也。其出必点滴，其色必赤浊，验之果然。至冷气上冲，乃热郁中宫，犹火焰之上，必有冷气也。其大便不行，则内热而燥结，不待言矣。夫邪伏既深，其发乃止，何得遽用温补，幸壮年脏阴未竭，急投凉解，得寒热再作，乃可无虞。叩所煎药，则人参、白术、附、桂、姜、萸、枣仁、五味等。云：昨已服一剂，病势不减，今用参三钱，桂附俱用钱半；乃考前方，皆二陈四君子桂姜萸之属，曰今日再进参术桂附，则不可为矣。以小柴胡、小陷胸合白虎作一剂与之，其友婿惶惑无措，坚不肯从。盖洞庭医者，主于其家，就中为难耳。曰：既不相信，请即原舟告辞。虽谊属至友，来为治病，非送殓也。涣之闻，乃恳留治。乃令以药具相付，亲与调煎服，后小便遂不频数，次日粥加进；再与前方，则寒热大作，而舌黑渐退，神气渐爽；又去白虎二剂，寒热减，小便长；又二日，大便去黑燥甚多，改用甘露饮，加减数剂而安。

汪绍兄室人年五十余，新秋患淋秘小愈，即勿药。初冬即自汗两日，遂寒热成胎疟。医略与消散不效，将半月复增滞下，腹痛后重，日一二十行。因见其脉如蛛丝，声微气乏，疑属虚寒，乃用二陈汤，香砂苍朴，温胃燥脾之剂。十余日，舌胎尽黑，多汗不眠，遂辞去。诊之脉果沉微，语殊轻怯，然小便热短，胸膈痞闷。疟则热多于寒，痢则红少于白，此伏气所发，陈莝郁积大肠为病也。在《金匮》法宜下之，但其禀赋甚弱，三阴素亏，不可峻治。且前所服，类皆温燥，故令积滞不行，宜以润滑甘寒之品导之，用生地、杞子、麦冬、蒌仁、当归、木通、白芍、黄芩、枳壳、桔梗，数剂觉去宿垢甚多，又数剂而痢止。疟仍间日一作，加痰嗽甚频，此肠胃既通，余热挟虚上窜也。前方去枳壳、当归、木通，加沙参、熟地、地骨、首乌之属十余剂，黑胎始尽而寒热除，又数剂痰嗽亦止。后因劳疟复作，用补中益气，去人参，内熟地一两，一剂而愈。愈后左关尺仍细弱，向若峻下，必生变矣。当病甚时，一专科与木香、白术、炮姜、补骨脂等，亦幸而未服。

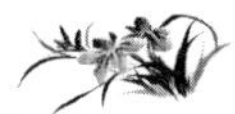

消渴

胡天叙年五旬，素豪饮而多思虑，自弱冠后即善病。轻则两足及臂，常时痹痛，甚则肝肾之气上逆，或致晕厥，汗出不寐，齿痛龈露，夜卧阳事暴举，时时梦遗，面有油光，揩去复尔。脉之两手俱豁大，关前搏指。据证脉，乃二阳之发心脾，今已传为风消矣。询其小便，云颇清白，令以器贮，逾时观之，果变稠浆，面结腐皮。遂恐甚，告以平昔洪饮纵欲劳神，数十年所服桂附纯阳之药，不可胜计，未知尚能愈否。曰：幸未至息贲，但能断饮绝欲，多服养荣之剂，尚可为也。今病但有春夏而无秋冬，非兼清肃之治不可。乃与生熟地、杞子、麦冬、沙参、地骨、知母、黄柏、黄连、石膏，出入增减，十余剂，诸证渐平。惟齿痛转甚，自制玉带膏贴之而愈。次年因诊其媳产病，告以前方，出入常服，计用石膏，不下四五斤矣。此则初为寒中，后为热中之变证也。然初之桂附，未为痈疽，岂非天幸乎。

内伤

王某膏粱子也，年弱冠，好角力，因举石井栏，致劳伤。久而哺热咳嗽，胁痛面青白，目下胞青紫，诸治不效。诊之脉弦略数，右尺弱兼涩。曰：肾为作强之官，因劳而伤，肺为肾母，因子病而耗及母气；肝为肾子，母病而子失其养，乃金不生水，水不滋木，木燥则生火，上侮金而下乘土，故目胞青紫，咳嗽诸证作也。与生熟地、杞子、沙参、麦冬、地骨皮、女贞等四剂，忽盗汗如雨，疑药之误。曰：此佳兆也。夫火燥为患，津液久亏，得纯阴之剂以濡之，犹釜中有水，熏蒸而益润也，由是郁热除，而血脉复矣。问可敛乎？曰不可。若敛之，则火仍内伏，第再养金水，使阴平阳秘，则汗自止，而病自瘳矣。如言而愈。

江氏姊年五十余，因子病伤寒，二十余日，焦劳过甚，及子愈，而已病作。寒热头疼，面赤，满口舌发疱，目不交睫者数夜。一老医谓少阳阳明热证，与小柴胡合竹叶石膏汤，脉之豁大无伦。乃力断为劳伤，虚火上浮，戴阳假热之证，若误药立见危殆。乃与熟地一两，肉桂一钱，炙甘草一钱，麦冬二钱，归身三钱一剂，即熟睡，比觉口舌之疱尽消，遂霍然矣。当是时，余初临证，由今思之，则但与养清汤为至常也。后六旬外，复患虚证，误服黄芪煮枣单方，月余忽遍身浮肿，动即气急，后服熟地数斤乃愈。

膈 症

陈二尹溶上，家吴门，年近五旬，平日隼颊微赤，体略肥，抱刘伶癖，日喜火酒数杯。昔在都，与余甚相得。近授卢陵丞乘便过访，因答候，见服膏子药，问：何恙？曰：近颇眩晕，由痰饮所致耳。请脉之，乃笑曰：君近亦能医乎？曰：第略晓。诊得两寸搏指，左关弦尺弱，六部略数，此阴不足，阳有余。证属燥火，非痰饮也。语之故，但唯唯。索其方，则二陈、白术、香附、远志、益智、菖蒲，诸辛燥芳香之品，告以药非对证，久服恐生他变。亦唯唯。别去以五月抵任，至九月忽归，寓湖上，则以病也。延往，告以才到官即头汗出，眩晕益甚，食渐减，每饭入停膈中难下，良久乃吐出。后只进粥，粥又不受，乃进面，面亦不受。两月来唯日啖馒头一枚，必自晨细咽至暮，略急则呕矣。大便十余日始一行，坚黑如弹丸。更医数人，服药数十剂，用参亦数两，欲检方相示，曰：无庸。知所用必皆前膏子方中诸品耳，乃果然。此病由燥火，又误服香燥之药，劫其津液致两阳明枯槁，今已成关格。幸大便未如羊矢，

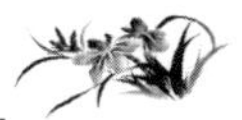

则下焦之阴，犹未告竭，急饮润剂，犹可为也。遂与生熟地、天冬、肉苁蓉、北沙参、当归、牛膝等四剂，大便略润，可饮粥一瓯矣。又四帖，粥渐加，乃用麻黄拌饭，进一瓯无碍。再四帖，大便调，饮食如旧，则以前方加减，令服百帖，乃还苏只服其半。后三年病复作，急至杭求诊，就如前方加减，令服五十帖，遂至今无恙。

余孝廉香圃，母夫人年七十七，膈间不调，已二年矣。春尽食愈减，至仲秋渐呕不能食，或作脾胃虚寒，与二陈、二术、补骨脂、吴茱萸、姜、桂诸辛香燥热，几数十剂，遂至汤饮不下。勉进一盏则呕必倍之，所出皆黄涎，而挟腥气，已绝意医药，勉召诊。两手俱无脉，足冷渐过膝，手亦过肘，舌白胎而地则紫，惟神气颇清，起居尚能自主。断为老年三阴血少，相火上逆之证。四肢冷者，误药而热盛作厥也；两手无脉者，荣气衰不能戴卫上朝寸口也；舌胎白而地紫者，肝火上乘肺金不下降也；与生地、杞子、沙参、麦冬、蒌仁、牛膝、米仁、川楝。或问众作寒治，而君谓火，何以验之？曰：第询病人小便可也。既而曰点滴而已，又问昔人谓下有热，则为关，上有寒，则为格，君但主热，得无偏乎？曰：若然，则前方姜桂何以不效？乃进药，遂不呕。数剂后，忽掌心手背绽出青筋累累，盖肝主筋，木得养而骤舒也。入川连三分，四肢渐暖，小便渐长，青筋亦隐；再加熟地五七钱，十余剂，全愈。后指端生一疖，问故，曰：其辛香燥热之所酿乎，然得此无患矣。

吾宗德吾翁，年七十五，多郁而喜饮。夏间时呕随愈，初秋感寒复作，服辛燥少愈，季秋复感寒遂大作。凡食即呕，日呕涎沫数盆，汤饮不下者几十日。前医一以二陈、姜、桂，转服转剧，计所呕不下担石矣。脉之洪大搏指，面额作赭石色，《经》曰：诸逆冲上，皆属于火，又素性速，故食入即呕也。与重剂，杞、地、沙参、麦冬、米仁，入川连三四分，一剂知，二剂减。问荸荠可食否？曰可。顿食斤许，又减，遂不服药。

半月后复作轻，令以前方重加熟地而痊。或问老人阳气衰微，君常与黄连，得毋过乎？曰：老人阳虚，出自何说，乃默然。

胡氏妇年五十来，常患胁痛有块，时当心而痛，甚则呕。其子医以二陈，加左金郁金、香附，初稍愈，后不应。一老医与丁香、肉桂、延胡索、小茴香之类，初亦应，再发再与，则呕增剧。延诊则已数日，不食，将成膈矣。幸大便不秘且溏，小便则短涩，口苦而燥，脉左关又弦小而数，两寸鼓，与生地、杞子、沙冬、麦冬、酒连，数剂而愈。

喘症

朱武章年三十八，客姚江。仲冬左额患疔，七八日，微喘，疔溃后大喘，疔愈喘甚，坐不能卧，医与降气清金不效，已二旬。归而渡江，比到岸，两脚赤肿如灯笼，不能扱履矣。舁负至家，一月更延七医。其宽胸者，重投厚朴；泻肺者，峻用葶苈。有谓表邪未清者，有谓脚气上攻者，有谓水肿入腹者，有谓疔毒入肺者，杂治肿渐及囊。一医谓其虚也，与八味反增谵语。诊之两关模糊，左尺不应，余部微数而洪。面有红光，倚息不寐，小便浓浊，掌心热炙，臀部起映疮，以久坐也。其舌，左边赤紫，四沿凸凹而左为甚，鼻孔干燥，能俯不能仰。曰：此肝肾大伤之候，初时之疔，亦肝火炽盛而作，治得其宜，数剂可愈。朴苈既非，桂附亦误，今兼治药，必三十剂乃可。与熟地、天麦冬、沙参、枸杞子、蒌仁、米仁，四剂，肿渐消，谵亦止；十剂便清，肿退可卧矣。唯仰卧及侧，向右则喘嗽不宁。又十剂，已能应酬宾客，但卧仍宜向左，乃加熟地至一两，入五味三分，蛤蚧一具，一剂而安，四剂全愈。

吴性全幼即病喘，儿医与枳桔橘半桑杏前苏之属，伤其肺气，遂成痼疾。每发必沉绵床笫，淹旬浃月，年十七。余诊之，令服重剂肝肾药，加沙参、蒌仁、麦冬之类，自是发渐轻，或

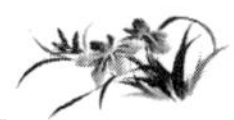

数月一次。仍以前方加减，不过数剂，即霍然，近则终年亦罕作。余治喘多矣，多以此法取效。盖虚喘者，十之九，实喘者十之一也。

金太孺人，四旬之外，病喘。以攻伐之过，坐致痼疾。已近七旬，忽一医，与三子汤加葶苈，服下胁痛，厥逆欲脱。余以大剂杞子、地黄入川楝一枚得瘳。兰亭其四君也，亦病喘，面色皖白，发必数日卧床，与以滋水生肝养金之剂，后发渐少而轻。自言得狗宝服之而愈。此证凡遇面夭白，皮急，痰腥秽而小便点滴者，不可治。盖证非肺痈，而肺叶坏也。肺为水源，既败则小便必少耳。

音 瘖

严铁桥天姿英迈人也，豪于诗酒，风雅出群。自前夏忽患失音，咳嗽时作，守不药之戒。至八月初余偶过斋头，谈次有小青衣持药瓯至，余曰：君谓不药，今乃药乎，第医作何治，所用何药。出方验之，乃前胡、桔梗、杏仁、苏子等伤风剂也。曰：君病岂宜服此，世安有伤风百日者乎？肝肾久病，相火刑金，惟集灵左归、六味为对证耳。幸勿误，再就二人诊，则皆劝服六味。后服至三四十剂，忽发肛痔，痔发而音复。盖肺藏之病传大肠腑也，是为佳兆。唯痔痛剧，宛转床第数月余，亦以服药太迟，且六味不宜依古方也。病愈数年，豪饮如故，后登贤书。明年远馆于闽，患疟疾，既数月始得归，已成损证，遂不起。自失音至是凡十年，年三十七，惜哉。

宋辉章翁年六十余，素有豪饮，咳嗽失音，医作伤风治转剧。余与生熟地、麦冬、沙参、瓜蒌仁、杞子，服二十余剂，亦发肛痔，而咳嗽失音皆愈。后数年以事入都，于山左遇大水上至腹，行水中数里。初病愈其痔遇劳则发，否亦时有脓水，至是痔忽顿愈，而咳嗽失音复作。屡经治疗不瘳，归而延诊，其脉弦涩而数。语之曰：初病以发痔而愈，藏传府也为顺，今痔愈而传发，则府传藏矣为逆，逾数月而终。

血 症

杨氏子年二十余岁，病鼻衄如涌。有令以黑山栀末吹者，有令以湿草纸熨脑门者，有令以热酒浸脚者，憧憧扰扰，一日夜不得止。令觅有乳妇人，以乳对鼻孔挤乳，乳入必止，止后候鼻血干燥宜挖去之，如法立愈。

赵正为室人，年近四旬，便血面黄肢肿。凡补气补血，及气血两补，升提固涩，凉血温中之剂，莫不备尝，而归脾为多，均罕验。方书谓粪前血，其来近；粪后血，其来远，今则二者兼有。脉之关前盛关后衰，且弦且数，曰：此非脾不统血也，乃肝木挟火，上乘于胃，血因之上逆，以病人肺气强，不为呕血，反倾溢入于大肠，而为便血。故有时血先注，渣滓后注，则便前有血。是时渣滓先注，血后注，则便后有血。有时渣滓前后与血俱注，则便前后俱有血。盖阳明为多气多血之府，血去虽多，而不甚困也。第峻养其肝，使不挟火上逆，血自止矣。与生地黄、熟地炭、白芍、枣仁、杞子各五钱，炙甘草、酒黄芩各五分，川楝肉一钱，八剂全安。

黄 疸

徐环薇年二十余，病疸服山栀茵陈五苓六一之剂，将两月不效。脉之弦细而驶，面目爪甲，俱淡黄，言语迟倦。谓之曰：君以黄疸求治，此其余证耳。今病成劳损矣。乃竦然曰：诚有之。近来夜卧不宁，晚即发热，黎明始退，咳嗽痰稀，腰膝疼痛，然治之当奈何？曰：病缘阴虚火盛，肝热久郁，移其所胜，

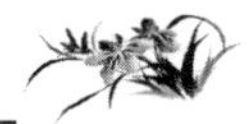

故食少便溏，发为黄证。与酒谷诸疸，为湿热熏蒸者不同，乃服苦寒渗利，重伤其阴，致成劳损。今宜峻养肝肾，俾嗽止热退食进便调，而黄自消矣。与集灵膏加减，十余剂诸证渐退，黄亦退矣。

痿症

张玉书子，年近三十，忽寒热头痛，时师谓伤寒也。蛮治月余，后竟不知为何病，唯昼夜喊叫痛极。延诊，问何迟？曰：人皆谓先生专用补，渠系伤寒，故不敢请。颔之入视，见病人尸卧在床，发长覆额，面垢鼻煤，皮枯肉腊，状如奇鬼。脉之弦而坚，左关尺殊涩数。询其痛处起自臂侧，下连趾踵肩背，头脑亦时抽痛僵直莫能动，动则欲死。乃谓其父曰：此筋骨兼痿之候也。若早补何至此极。此由少年不慎，接内之后，即远行劳役，三阴受伤。今痛自环跳穴，下连大敦、隐白、涌泉。盖三穴为肝脾肾所主，至连肩背头脑皆掣痛，督脉亦伤矣。其母私问之，果以接内后，因事疾走江干，归而病发。其父曰：洵如是，已误治许时，今奈何？曰：幸少年血气易复，第需服药百剂。否则，虽愈必跛也。与肉苁蓉、生熟地、杞子、米仁、当归、牛膝、红花、丹皮、蒌仁、麦冬之属，十剂能起坐，又十剂可杖而行。其父素慳吝，见病已起遂勿药，后果一足筋短一二寸，至今行路倾欹。

吴太宜人，年六旬外。病筋络抽掣，上连颠顶肩项，下至腰腹肠胁，莫不牵痛，背胀头昏，口燥心忡，便数食减，两手极热，常欲冷水浸之。诊得脉弦急而疾，曰：证即多端，均由肝火盛而血液亏，筋燥失养，久之则成痿矣。但濡以润之，可立愈也。与养清汤，加米仁、蒌仁、当归、女贞等十剂而全。

汗 症

詹渭丰母年六旬外，素有肝病，因患疟自五月至九月疟愈，而他证蜂起。自汗如洗，彻夜不眠，食少便溏，胁痛齿痛，口淡恶心，恶风畏寒，头顶皮帽，身袭皮衣，重帏夹幔，犹慄栗不胜，诊时以止汗为嘱。脉之弦小急，知为阴虚火盛，疟邪未清，误作阳虚，多与补气敛汗之剂而然。叩之果服归脾、五味子、麻黄节、浮麦、龙骨甚多，乃与生地、杞子、地骨、钗斛、首乌、鳖甲、黄连、蒌仁。渭丰曰：诸医咸谓头为诸阳之首，恶寒若此，又自汗而喜热饮，明属阳虚，今方中唯与养阴，又口淡便溏恶心，皆属脾胃虚寒，黄连、蒌仁安可用？至疟疾已愈，何必用首乌、鳖甲，再所重在汗多，而又全不治汗，其故何也。曰：此证乃火郁之极，内真热而外假寒也。疟本胆腑之邪，因肝虚而腑传脏，故寒热止而变为诸证，故以生地、杞子、地骨、钗斛养肝治其本，黄连清伏暑，蒌仁散郁热以治标，首乌、鳖甲入肝而去疟邪。盖肝火炽盛逆胃，胃络上蒸则为汗，下迫则为泻。若见汗则固涩，一药肆人足矣。医云乎哉。如方服之，数剂而愈。《内经》云：治病必求其本，今观此症，益可信矣。

何某年七旬矣。偶于冬间，苦盗汗，乃水衰肝火内炽，当闭藏之候，反蒸郁之为汗也。或教以黄芪煮黑枣服之，四五日汗果止而咳嗽作。或以为伤风，与前胡、桔梗、杏仁、苏子、秦艽、防风之类；或以为痰火，与二陈、姜汁、竹沥；或以为血虚，与四物、知母、黄柏咸不效，已半年。诊其脉，则弦数而促。其证则痰多食少，天柱已倾，双足浮肿。投以生地、麦冬、杞子、地骨、沙参、女贞，四剂无进退，已召画工传真矣。告曰：某本籍越中，今病已膏肓，量不可起，治任欲归，第乞疏一方，俾可服多剂者，以希万一耳。仍前方加熟地、蒌仁与之。后二年，偶遇之客坐，彼前致谢甚殷，余茫然。叩其故，

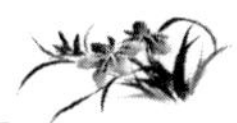

曰：某何姓，昔患咳嗽几毙，蒙惠方，渡江后服二十余剂，竟获全愈，此再造之德也。视其容貌，充腴迥非畴曩，其病之痊，殊意外矣。书此以为轻信单方，并见汗治汗之戒。

杨元植年四旬外，早衰须发尽白，素患肝肾病。客吴门病疟，疟愈而汗出不止。凡生脉饮六黄汤，牡蛎、龙骨、五味、黑豆，一切敛汗之药，莫不尝之矣。吴医技穷，乃遄归，就予诊。脉但虚数，与熟地一两，杞子五钱，枣仁五钱，麦冬二钱，蒌仁一钱，胡黄连四分，地骨皮三钱，一服减，二服瘥。

赵坤维令正，病自首至胸，汗出如淋，动则尤甚。颇能食，然食入则满面淋漓，衣领尽透，医与玉屏风散、当归六黄汤，俱不效。延诊右关寸数大，问面浮及齿痛否？曰：然。此少厥二阴之火，上逆胃络也。与重剂玉女煎，入杞子五钱，川连少许，二帖而瘳。

杨兆成病疟，疟愈大汗如雨，一日夜约斗余，医尽力与固表收涩，反较麻黄、羌活为甚。延诊脉洪数有力，日啖粥十数瓯，犹觉饥。盖疟时多服半夏、豆蔻、苍术、厚朴、藿香、橘皮诸燥烈之剂，扰动胃火而然。若与六黄汤，则汗止而疟必更作。乃用生地一两，石膏五钱，黄连八分，麦冬三钱，蒌仁一钱半，一服减，二服瘥。疟亦不作。

张玉书年近六旬，素患阴虚火甚，两手脉上溢入掌心。夏月偶不快，就混堂澡浴，以图汗解。归而寒热大作头痛，两耳后焮肿，上连承灵，下至天牖。急邀余视，余适他出，别延外科，谓当成耳枕痈，势甚危。投以搜风败毒之剂，脑后肩甲筋络益抽掣急绊，燥渴躁闷，小便淋沥如火。迨余至，困惫不支矣。脉之洪数异常，知其中热，邪在阳明少阳，以阴虚过汗，火就升上，又为风药所鼓而然。不可与柴胡，乃君以黄芩、石膏，臣以鲜干两地黄，佐以滑石、生甘草，使以连翘、木通，大剂饮之。次日肿痛减，肿处尚赤色，前方入绿豆一合，肿痛全消。再与导赤散合六一散，而愈。

诸 痛

范康侯年弱冠，患胁痛已六七年，更医既屡，转益羸瘠，食少而气馁，言懒而神疲，稍远行则心下怦怦然，遇劳则膈间如裂。就予诊，告以初时，但腹胁痛，医与逍遥散，暂愈，再发再服不应矣。医投四磨饮，亦暂愈，再发再投，亦不应矣。又更医，用五香散、越鞠丸，则愈而即发。自是腹中忽有块，再更医以为痞积，进青皮、厚朴、五灵脂、延胡索之类，块益多，时隐时现，上下左右，约六七枚，如拳如掌，往来牵痛。近有老医，谓为虚也，用当归、白芍、香附、郁金之类，服之了无进退。予曰：似君之疾，遍宇内矣。误治而毙者，可胜道哉。盖古来方书，于此证殊无肯綮，无怪乎世之梦梦也。原其误人之始，只肝无补法四字。遂使千万生灵，含冤泉壤。或以疏散成劳，香燥成膈，或以攻伐成鼓，或以辛热成痈，其于变证，笔难尽述。幸子青年，禀赋厚而未婚，故仅若此，否则不可言矣。今据脉已细数弦涩，脏气已亏，幸不数，且无咳嗽夜热，犹可为也。第服予剂，只可希远效，而不可求近功耳。与生熟地、沙参、麦冬、沙子、枣仁等剂，略安。至数十剂块渐减，遂以方为丸，服数年益就痊可，今已娶，第能撙节，庶无后患也。盖此证惟两仪膏最妙，然有力者，始能用之。

方某年三十余，因析居阋墙，胁痛左胁下有块如盘，按之坚硬，食下则胀痛，甚不能卧侧，百治莫应，枯瘁如柴矣。偶于药肆遇人，谓之曰：此病唯淳佑桥魏某能治。因就诊，脉之弦且急曰：肝举证也。肝叶右四左三，血足则润而下垂。今怒火伤阴，其叶燥硬，故举而不下也。《经》曰：肝病则迫胃逆咽，故左叶张，则支腋而不可侧卧；右叶张，则侵脘而不能容食。昧者不知，投以香散，则如火上添油耳。与生熟地、沙参、麦冬、蒌仁、米仁、川楝子十余剂，其病如失。

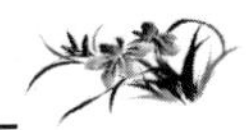

陆茂才父，年七十素有肝病。偶于春分日，玉皇山顶烧香，玉皇之高为湖上众山之最，晨而往，晡而归，足力可云健矣。至夜忽腰大痛，不可转侧，或以为劳伤，兼感冒，宜先表散。与羌活、秦艽等一剂，痛益剧，脉之弦硬，三五不调，二便俱秘，面黯囊缩，日夜不得眠日，此肝肾大伤，疏泄太过，证濒危矣。岂可再投风药，以养青汤，加牛膝、当归痛略减。二便仍秘，且呕恶发呃，此地气不得下行，而反上攻也。前方重用熟地，外以田螺、独蒜捣烂系脐下，二便既行，呕呃遂止。痛忽移于少腹，控引睾丸，前方杞子至重二两，再入白芍、甘草数剂而瘥。乃畏药停数日，觉复甚，又与数剂而安。

七　窍

沈晋培年三十许，患鼻渊，黄浊如脓，时医以为风热，上淫干脑，与薄荷、辛夷、川芎、苍耳、白芷、蔓荆古方，治之不效，反增左边头痛，所下涕亦唯左鼻孔多。就诊曰：此肝火上炎为疾耳，与生熟地、杞子、沙参、麦冬，十余剂而愈。是证由伤风，用力去涕，而得者易愈。若因火盛而成，必由水亏而致。盖肝脉上络巅顶，督脉会脑为髓海，为龙火郁蒸，故脓浊腥秽源源而下，有若渊然。久之督脉之髓，亦随输泄，致成劳损者有之。医学自立斋以前，宋元明初诸公，未详肝肾之治。至国朝诸老渐讲明，然多杂耆术桂附，惟集灵膏一方最善。治法汇载之，但云：吴中一医用之，所向神效，是亦知其然而未知其所以然也。故守兔园一册，其覆悚多矣。

朱余二女，中表姊妹也，年十六七。朱则耳痛，常患瘾疹，因感冒痛暴甚，耳门连顶皆肿，以养清汤加黄芩、羚羊、蒌仁二剂而愈。余则耳痛，常流脓水，因患瘄，医与荆防发之，遂出血不止，膈间曹辣。前方去羚羊，加知母、赤芍二剂，血止，数剂脓水干。二人脉皆关弦寸鼓，乃肾与肝胆之火也。

余某早失怙恃，困苦颠连，年十四，就西溪吴氏，质库食力。值冬月查盘，提唱劳剧，忽右耳暴痛不可忍，如刺以锥。约一日夜，内起一疱，迸出黄水，涓滴不绝，数日乃干。第水出则痛减，水干则痛除，自后过劳即发，其痛至欲求死，如是者年必数次。偶问一医，彼见少年得此，谓由暴怒伤肝，瘀血为患，教服抵当丸。不知此属劳伤肾肝，龙雷之火上攻而然。幸合药时，肆中无虻虫、水蛭，竟因循不服。后年二十余，右耳渐聋，病遂不作。盖此中经络枯绝，火亦不能透达也。

疝　气

汪氏甥，素有疝证。发则囊如盛二升栗，憎寒壮热，或与小茴香、青皮、木葫芦巴等服之，囊肿赤而痛甚，势将成痈。次日仍与前药，诊之脉数大无伦，面赤黯，亟用熟地二两，杞子一两，川楝一枚，一剂而愈。后与人斗，颠顶著棒，闷绝而苏。次日阴囊肿大如疝，发时于是颠痛甚，则囊痛减，囊痛甚则颠痛减，寒热往来，专科递治无效。盖厥阴肝脉，下络纂上行颠，故上下相连，而其痛则互为消长也。与前方数剂，上下皆愈。凡疝治之失宜，过服香辛燥烈之剂，遂成劳损者多矣。

鲍二官六七岁时，忽腹痛发热，夜则痛热尤甚。或谓风寒，发散之不效；又谓生冷，消导之不效。诊之，面洁白，微有青气，按其虚里，则筑筑然跳动。问其痛，云在少腹；验其囊，则两睾丸无有。曰：此疝痛也。与生地、甘杞、沙参、麦冬、川楝、米仁，二剂全愈。凡疝证虽有寒湿痰气之殊，余所愈多以此方，捷如桴鼓。盖证虽不一，而病属厥阴则一也。要之肝木为病，大抵燥火多而寒湿绝少也。余鉽儿十岁时，忽蹲地以拳柱其腹，宛转不能语，察其面青，知疝发也。亟以杞子一两，川楝一枚，煎服，下咽立愈。

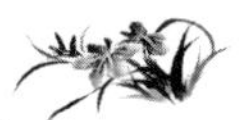

调　经

徐德滋女，年近二十，素有胁痛肝病，常时月事先期而至，近忽逾数日。脉之两关躁疾，两寸上溢。察其面有如疹者数十点，其色或紫或青，询其身亦有，至舌上亦有数点，绝类阳气热证。然并无头痛寒热，且能进饭二瓯。良由肝火内炽，上乘肺胃而然。与生地、杞子、麦冬、丹皮、山栀、当归、生芍、甘草、元参，令服一剂。次日晡后始至，见其偃卧，上半俯著床沿，呕血盆许。询之，则自巳牌血出如涌，既而心下，若有一块上攻，故必偃伏，以床沿抵住稍可，否则上顶闷绝。脉之若有若无，意其经水过期，乘肝火上逆而出，即俗云倒经是也。然则急暴如此，兼之地气上攻，其证危矣。非大剂纯阴，何以挽回。与熟地二两，杞子一两，令连进二服，服下即能仰卧，血止脉回。次日忽咳嗽无痰，此肺金燥而肝火未平也。前方减半，加麦冬、沙参、蒌仁、生地，八剂而愈，愈后面上之疹乃消，舌上之疹褪下如痘靥云。又顾卜周内人失血，奄奄垂毙，亦以前药数剂而愈。

范氏女年及笄矣，忽病夜卧，小便自遗，晨起昏昏如醉。神气与人，了不相当，晡后始清爽，皮肤瘾疹，胸膈迷闷，食亦少，初起觉咽痛头晕，已十余日矣。诊之脉弦而小数，此属血虚火盛。询其天癸若何，则自前月大行，去血甚多，至七日乃止。谓为肝火过盛，克脾侮胃，乘肺而然。克脾则脾不摄血，故经水去多，侮胃则胃之络溢，故胀闷食减；乘肺则肺热，故瘾疹咽痛。又肝藏魂，肺藏魄，二藏不和，是以小便自遗，而神气昏昧也。与生地、杞子、羚羊角、黑山栀、麦冬、蒌仁、黄连、丹皮、沙参、牛蒡之属，出入加减，六帖而安。后经水数月不行，则以前者去血过多也。仍用生地、杞子、当归、白芍、丹皮、麦冬，少加红花八剂，而月事下。

刘氏媪，年七十，病血行如壮年，月经久之淋漓不断，两月余耳鸣心跳，头晕目眩，恶食罕眠，奄奄待毙。医者不一，有与归脾补中者，六味四物者，十全八珍者，诸治未为无见。然服归脾补中，则上膈胀而面肿，似不宜于补气。服六味四物，则少腹胀而足肿，似不宜于补血。服八珍十全，则中脘胀而气急，似气血兼补，又不宜。延诊，先告以不宜用补，以证皆缘补而增也。脉之沉小而涩，两关尤甚，且无神。曰：此肝脾两伤之候也。以七旬之年，两月之病，非补何以能瘳？第余之补异乎人之补，无虑也。与熟地二两，以一两炒炭，杞子一两，白芍炒，枣仁炒各五钱，酒连三分，四剂而淋漓止。去连四剂，而肿胀诸病证亦愈。

姚氏妇早寡，年三十余，因月事暴至，遂崩漏不止，势甚猛。脉之两寸上溢，两尺甚弱。据脉不可与补中益气，据证又不可不暂升提，以挽其下陷。先与熟地、杞子、白芍、枣仁，重剂服之果不应。急以草蓖仁十数粒，去壳研，入麝香一分，捏作饼子，用绿云膏贴脐上，再服前药，血去渐缓，少顷再服药，觉血不行，即令揭去之。又服数剂全愈。

胎　产

凌表侄妇，素怯弱，孕数月，几成损证，以重剂滋养而愈，已十月因时感发瘖，专科投荆防枳桔等二剂，其师黄澹翁力止之。乃但服头煎，已而干咳咽痛，面赤口燥，夜热盗汗。因饮生梨数片，遂泄泻如痢，腹痛后重，日夜十余行。或曰：立斋云梨者利也，凡病后及孕产，皆不可食。今腹痛下痢，非伤生冷而何。诊之，脉洪数左寸鼓指曰：钱仲阳谓疹子无他证者，但用平药。今病人阴虚多火，滋养犹恐不及，乃用香窜以鼓之，致三阴之火乘虚上冲，肺既热甚，势必下迫，大肠便为痢，于梨何与。盖立斋之言，言其常耳，今脉与证，犹当以凉润取效

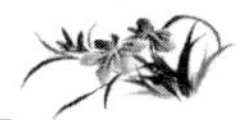

也。询其小便热短而口臭，用生地、杞子、沙参、麦冬、川连、蒌仁、元参、牛蒡二剂痢止，后重除，忽肛门肿痛，谓欲作痔。曰：非也，此肺火下传，病将愈耳。去黄连加黄芩数剂，诸证全愈。

汪陛堂邻居也，其室人病痢已久，未曾药。初下红白，后单下红，每甚于夜，腹痛后重。渠岳翁乃儒而医者，与归脾合补中益气，持方问余。余曰：此古人成法也，第虑服之转剧耳。不信，服二剧果下益频，乃延诊。脉沉细且驶，与枣仁、山药、杞子、地黄、当归、白芍、甘草、黄芩，六剂全愈。因问曰：君向谓归脾补中，服之必增剧，已而果然，比何故也？余曰：久痢亡阴，耆术升柴，令阳愈升，则阴必愈降，理所必然。又问：腹尚痛，而后重未除，乃不用香砂，此又何说？余曰：用香砂亦无大害，第不能速愈耳。

唐赤城内人，年二十余，孕月喜瓜果。夏间，肠痛下痢，以为胎气。冬尽已分娩，而痛痢不减。一老医谓产后虚寒且久痢，与白芍、炮姜、建莲、扁豆、香附、砂仁、木香、远志诸温燥健脾，痢转甚，又加补骨脂、肉豆蔻，痢益频。每粥食才下咽，粪秽即下出，不及至圊，视之乃完谷不化。佥谓肠胃已直泻若竹筒，病必不起，将治木。诊之，脉细数而涩，额颊娇红，舌胎燥黑，曰：此痢疾也。第服药二剂必见红白，因告以向医谓为虚寒将败之证，今以为痢再下红白，宁望生乎。曰：病缘过伤生冷，滞于回肠，久从热化，产后腹空，其积将下，乃为燥热所劫，致积反留，而真阴愈伤，内热愈炽，今之频并急速，乃协热下痢之痢，非虚寒下脱之痢也。试观其面红，阴虚可知，舌黑内热可知，但先助其阴，则其下必缓，而积滞见矣。与熟地、杞子各一两，枣仁五钱服下，面红顿减，舌黑渐退，食入遂不下迫；再服则里急后重，红白兼行，仍与前方，入连芩芍归甘草，出入加减十余剂，已愈八九矣。以岁除停药，新正邀诊，已饮食如常，起居复故，惟便后微有淡血水，此脾络受伤之余证也。前方去芩连，加乌梅二剂可愈。乃云：舍亲谓先生用补药太早，致成休息痢。盖前医是其至戚，特令其邀予一次，以相嘲耳。予因谓曰：与其为直肠泻，毋宁为休息痢乎，一笑而别。

许竹溪室人，产后数日，发热自汗，面赤头痛，恶食不眠，恶露虽极少而淡，腹时胀痛，脉则洪大而数，曰此血虚也。腹胀面赤，其势欲崩，宜峻补，或问故？曰：面赤者阳上越也，腹胀者阴下陷也，阳上飞则阴下走，势所必然。以熟地一两，杞子、枣仁各五钱一剂，次日小腹之右，忽有一块如盘，且硬，按之痛甚，于是疑为瘀而误补，欲更张。幸病人素服予药，姑再延。曰：其块骤起即大如诊，虽瘀滞亦无如是之甚也。此正肝脾失血，燥而怒张，得补犹然，否则厥而崩矣。今脉大渐敛，面赤渐退，非药之误，乃药之轻也。令前方加倍，再入炒白芍五钱，炙甘草一钱，一服块渐平，再服块如失。前方减半，数剂，诸证全安。此证若作瘀治，断无幸矣。

施介繁室人，年三十余，忽有孕，又孪生，产后颇健，能食鸡啖饭，数日来，渐发热胀满。诊之，脉浮按滑疾，沉按结涩。询至恶露已一日不行，谓为瘀也，宜通之乃可。与生地、牛膝、益母、红花、桃仁泥、当归尾、丹参、瓦楞子，畏不敢服，延专科。曰：此年过壮而初产育，气血俱伤，属虚也。与焦术、炮姜、归、芍、茯神、枣仁等一剂，热益甚，再剂遂谵评，更一专科，其说同，其药仿。又二剂，日夜不眠昏狂，不省人事，时忽高声歌唱，与伤寒阳明失下无异。再延诊，曰：产数日，恶露即停，虽执途人而语之，亦必知为瘀滞，若欲其生，亟进前方可耳。不得已乃服，黄昏进药，至夜分恶露始行，黎明复下一物，已焦黑，乃胞衣也。盖产时隐婆只收其一，谓二人同胞，不知其一，犹在腹也，遂贻患乃尔。胞衣去，恶血行，其病如失。然予初亦不知其为胞未下也，医诚难哉。

姚葭田室人，年三十余，颀而肥白，前二子皆殒，后孕而

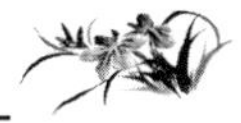

胎堕。今又恶阻甚逆，脉之虚软而大，与杞子、地黄、沙参、麦冬、川连等渐得安。又腰腹腿足时痛，或加当归、白芍，或加山药、枣仁、熟地，用至两许；或下坠，则以补中益气一二剂，以熟地、山药代参术；或时胸腹胀痛，稍用香砂、橘、术，则中气便觉冲惕。良由久虚荣弱，香燥毫不相宜。彼执方治病者可与言治法乎哉？后服药几百帖，足月生男。

胡乾若室人，年二十余，婚数年无生育，因诊，翁便求诊曰：孕也。然三阴俱不足，曰孕或未然。今所患夜热咳嗽，腹痛便溏，左足不良于步。询其腹痛必内外牵引，腰亦必痛，足之筋则短而不舒，又下午则肿否？曰：皆如所言。然则三阴虚损无疑矣。与杞地归芍沙参麦冬等，令服五十剂，临月再服二十剂，乃无后患。又服十余剂，病已痊，遂不药。后临产晕厥，产后复厥。专科以其寒热往来，则投柴胡、桂枝，腹痛便溏；则与炮姜、白术，致身发白痱，细者如芝麻，粗者如绿豆。腹痛甚则偃卧，以蒲团著腹，左右旋转稍可。脉之弦急而数，舌黑而燥，此肝火乘三阴大伤为患也。令以前方，加熟地、川连、白芍、甘草数剂，而愈。次年患痢，医以痢药愈之，又明年腹痛便溏，与前年初孕证同，召前医，则仍以为痢也。恪与攻伐，遂胎堕而死。又张氏姐妹三人，每胎皆腹痛泄利，产后乃止，此虽胎气，亦由肝木乘脾所致。

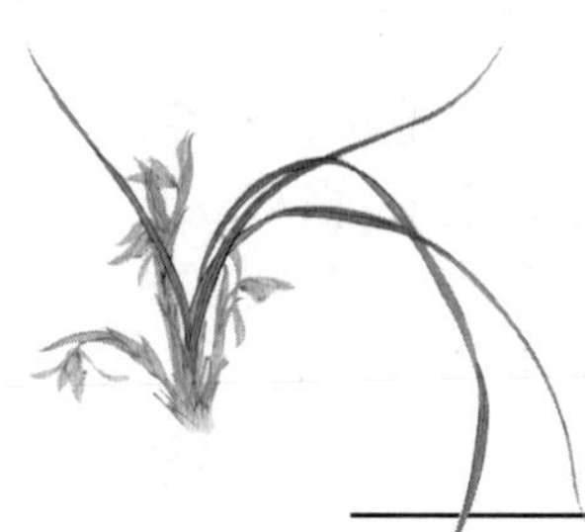

张石顽医话精华

上海秦伯未编纂　普宁方公溥参校

张路玉（璐），又号石顽，吴江人。学医读书至精博，而服膺于薛己、张介宾辈学说。著有《张氏医通》《伤寒缵论》《伤寒绪论》《本经逢原》《诊宗三昧》等书，医林中几人手一编焉。

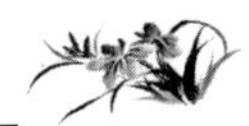

中 风

春榜赵明远，平时六脉微弱，己酉九月，患类中风，经岁不痊，邀石顽诊之。其左手三部弦大而坚，知为肾藏阴伤，壮火食气之候。且人迎斜内向寸，又为三阳经满，溢入阳维之脉，是不能无颠仆不仁之虞。右手三部浮缓，而气口以上微滑，乃沫痰涌塞于膈之象。以清阳之位，而为痰气占据，未免侵渍心主，是以神识不清，语言错误也。或者以其神识不清，语言错误，口角常有微涎，目睛恒不易转，以为邪滞经络，而用祛风导痰之药。殊不知此本肾气不能上通于心，心藏虚热生风之证，良非风燥药所宜。或者以其小便清利倍常，以为肾虚，而用八味壮火之剂。殊不知此证虽虚，而虚阳伏于肝藏，所以阳事易举，饮食易饥，又非益火消阴药所宜。或者以其向患休息久痢，大便后常有淡红渍沫，而用补中益气。殊不知脾气陷于下焦者，可用升举之法，此阴虚久痢之余疾，有何清气在下可升发乎？若用升柴，升动肝肾虚阳，鼓激膈上痰饮，能保其不为喘胀逆满之患乎？是升举药不宜轻服也。今举河间地黄饮子，助其肾，通其心，一举而两得之。但不能薄滋味，远房室，则药虽应病，终无益于治疗也。惟智者善为调摄为第一义。

御前侍卫金汉光如夫人，中风四肢不能举动，喘鸣肩息，声如拽锯，不能著枕，寝食俱废者半月余，方邀治于石顽。诊其脉右手寸关数大，按久无力，尺内愈虚，左手关尺弦数，按之渐小，惟寸口数盛。或时昏眩，或时烦乱，询其先前所用诸药皆二陈导痰，杂以秦艽、天麻之类，不应。又与牛黄丸，痰涎愈逆，危殆益甚。因疏六君子，或加胆星、竹沥，或加黄连、当归，甫四剂而喘息顿除，再三剂而饮食渐进，稍堪就枕。再四剂而手足运动，十余剂后，屏帏之内，自可徐行矣。因思从前所用之药，未常不合于治。但以痰涎壅盛，不能担当，峻用参术，开提胃气，徒与豁痰，中气转伤，是以不能奏绩耳。

汉川令顾莪在夫人，高年气虚痰盛，迩因乃郎翰公远任广西府，以道远抑郁。仲春十四夜，忽然下体堕床，便舌强不语，肢体不遂。以是日曾食湿面，诸医群议消导，消导不应，转增困惫，人事不省，头项肿胀，事在危急，急邀石顽诊之。六脉皆虚濡无力，诸医尚谓大便六七日不通，拟用攻下。余谓之曰：脉无实结，何可妄攻？莪在乔梓，皆言素有脾约，大便常五七日一行，而艰苦异常。乃令先小试糜饮，以流动肠胃之枢机，日进六君子汤，每服用参二钱，煎成顿热，分三次服，四剂后自能转侧，大便自通。再四剂手足便利，自能起坐，数日之间，倩人扶掖徐行。因切嘱其左右谨防，毋使步履有失，以其气虚痰盛，不得不防杜将来耳。

松陵沈云步先生，解组归林，以素禀多痰，恒有麻木之患，防微杜渐，不无类中之虞，乃谋治于石顽。为疏六君子汤服之，颇验。而性不喜药，入秋以来，渐觉肢体不遂，复邀诊治。脉得软滑中有微结之象，仍以前方除去橘皮，加归芪巴戟，平调半月而安。然此证首在节慎起居，方能永保贞固，殊非药力可图万全也。

时　邪

湖广礼部主事范求先讳克诚，寓金阊之石窝庵，患寒伤营证。恶寒三日不止，先曾用过发散药二剂，第七日躁扰不宁，六脉不至，手足厥逆。其同寓目科方耀珍，邀石顽诊之。独左寸厥厥动摇，知是欲作战汗之候，令勿服药，但与热姜汤助其作汗，若误服药，必热不止。后数日枉驾谢别，询之果如所言，不药而愈。

一童姓者，伏气发于盛暑，其子跪请求治。诊时大发躁扰，

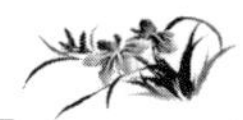

脉皆洪盛而躁。其妇云：大渴索水二日，不敢与饮，故发狂乱。因令速与，连进二盏稍宁，少顷复索，又与一大盏，放盏通身大汗，安睡热除，不烦汤药而愈。同时有酒客二人寓毛家，亦患此证，皆与水而安。

文学范铉甫孙振麒，于大暑中患厥冷自利。六脉弦细芤迟，而按之欲绝。舌色淡白，中心黑润无胎，口鼻气息微冷，阳缩入腹，而精滑如冰。问其所起之由，因卧地昼寝受寒，是夜连走精二度，忽觉颅胀如山，坐起晕倒，便四肢厥逆，腹痛自利，胸中兀兀欲吐，口中喃喃妄言，与湿温之证不殊。医者误为停食感冒，而与发散消导药一剂，服后胸前头项汗出如漉，背上愈加畏寒，而下体如冰，一日昏愦数次。此阴寒挟暑，入中手足少阴之候，缘肾中真阳虚极，所以不能发热，遂拟四逆加人参汤。方用人参一两，熟附三钱，炮姜二钱，炙甘草二钱，昼夜兼进，三日中进六剂，决定第四日寅刻回阳。是日悉摒姜附，改用保元，方用人参五钱，黄芪三钱，炙甘草二钱，加麦门冬二钱，五味子一钱，清肃膈上之虚阳，四剂食进。改用生料六味，加麦冬、五味，每服用熟地八钱，以救下焦将竭之水，使阴平阳秘，精神乃治。

徐君育素禀阴虚多火，且有脾约便血证。十月间患冬温，发热咽痛，里医用麻黄、杏仁、半夏、枳橘之属，遂喘逆倚息不得卧，声飒如哑，头面赤热，手足逆冷。右手寸关虚大微数，此热伤手太阴气分也。与葳蕤、甘草等药不应，为制猪肤汤一瓯，令隔汤顿热，不时挑服。三日声清，终剂而痛如失。

国学郑墨林夫人，素有便红，怀妊七月，正肺气养胎时，而患冬温咳嗽。咽痛如刺，下血如崩，脉较平时，反觉小弱而数，此热伤手太阴血分也。与黄连阿胶汤二剂，血止，去黄连加葳蕤、桔梗、人中黄四剂而安。

太仓州尊陈鹿屏夫人，素患虚羸骨蒸，经闭少食，偶感风热咳嗽，向来调治之医，误进滋阴清肺药二剂，遂昏热痞闷异常，邀石顽诊之。脉见人迎虚数，而气口濡细，寸口瞥瞥，而两尺搏指。此肝血与胃气皆虚，复感风热之象。与加减葱白香豉汤，一服热除痞止，但咳则头面微汗，更与小剂保元汤调之而安。

同道王公峻子，于四月间患感冒，昏热喘胀，便秘腹中雷鸣，服硝黄不应，始图治于石顽。其脉气口弦滑，而按之则芤，其腹胀满，而按之则濡，此痰湿挟瘀，浊阴固闭之候。与黄龙汤去芒硝，易桂、苓、半夏、木香，下瘀垢甚多。因宿有五更咳嗽，更以小剂异功加细辛调之。大抵腹中奔响之证，虽有内实当下，必无燥结，所以不用芒硝而用木香苓半也。用人参者借以资助胃气，行其药力，则大黄辈得以振破敌之功，非谓虚而兼补也。当知黄龙汤中用参，则硝黄之力愈锐，用者不可不慎。

贰尹闵介眉甥媳，素禀气虚多痰。怀妊三月，因腊月举襄受寒，遂恶寒不食，呕逆清血，腹痛下坠，脉得弦细如丝，按之欲绝。与生料干姜人参半夏丸二服不应，更与附子理中加苓半肉桂调理而康。门人闻曰：尝闻桂附半夏孕妇禁服，而此并行无碍，何也？曰：举世皆以黄芩、白术为安胎圣药，桂附为陨胎峻剂，孰知反有安胎妙用哉？盖子气之安危，系乎母气之偏胜，若母气多火，得芩连则安，得桂附则危；母气多痰，得苓半则安，得归地则危；母气多寒，得桂附则安，得芩连则危。务在调其偏胜，适其寒温。世未有母气逆而胎得安者，亦未有母气安而胎反堕者。所以《金匮》有怀妊六七月，胎胀腹痛，恶寒少腹如扇，用附子汤温其藏者。然认证不果，不得妄行是法，一有差误，祸不旋踵，非比芩术之误，犹可延引时日也。

馆师吴百川子，年二十余，素有梦交之疾。十月间患伤寒，头疼足冷，医用发散消导，屡汗而昏热不除，反加喘逆。更一医用麻黄重剂，头面大汗，喘促愈甚。或者以为邪热入里，主用芩连；或者以为元气大虚，议用冬地。争持未决，

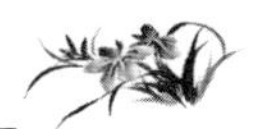

始求治于石顽。诊之六脉瞥瞥，按之欲绝，正阳欲脱亡之兆，急须参附，庶可望其回阳。遂疏回阳反本，汤加童便以敛阳，一剂稍宁，三啜安卧。改用大剂独参汤加童便，调理数日，频与稀糜而安。

洪德敷女，于壬子初冬发热头痛，胸满不食，已服过发散消导药四剂，至第六日周身痛楚，腹中疼痛，不时奔响，屡欲圊而不可得。口鼻上唇，忽起黑色成片，光亮如漆，与玳瑁无异。医者大骇辞去，邀石顽诊之。喘汗脉促，而神气昏愦，虽证脉俱危，喜其黑色四围，有红晕鲜泽，若头疮之根脚，紧附如线，他处肉色不变，许以可治。先与葛根黄芩黄连汤加犀角、连翘、荆、防、紫荆、人中黄，解其肌表毒邪，俟其黑色发透，乃以凉膈散加人中黄、紫荆、乌犀，微下二次，又与犀角地黄汤加人中黄之类，调理半月而安。此证书所不载，惟庞安常有玳瑁瘟之名，而治法未备，人罕能识。先是牙行徐顺溪患此，误用发散消克药过多，胃气告匮，辞以不治。又绸铺王允吉侄患此，濒危始邀予往，其口目鼻孔皆流鲜血，亦不能救。一月间亲历此证十余人，大抵黑色枯焦不泽，四围无红晕，而灰白色黯者，皆不可救。其黑必先从口鼻至颧颊、目胞、两耳及手臂、足胫，甚则胸腹俱黑，从未见于额上肩背阳位也。

有武员随任家丁黄姓者，患伤寒半月，道经吴门，泊舟求治。询其同伴云：自渡淮露卧受寒，恣饮烧酒发热，在京口服药，行过两次，热势略减。而神昏不语，不时烦扰，见其唇舌赤肿燥裂，以开水与之则咽，不与则不思。察其两寸瞥瞥虚大，关寸小弱，按久六脉皆虚。曰：此热传手少阴心经也，与导赤泻心汤一啜神识稍宁，泊舟一日夜，又进二贴，便溺自知。欲早解维，复延往诊，而脉静神安，但与小剂五苓去桂易门冬二贴，嘱其频与稀糜，可许收功也。

钱顺所素有内伤，因劳力感寒，发热头痛。医用表散药数服，胸膈痞闷不安，以大黄下之，痞闷益甚。更一医，用消克破气药，过伤胃气，遂厥逆昏愦，势渐濒危。邀石顽诊之，六脉萦萦如蜘蛛丝，视其舌上焦黑燥涸异常，此热伤阴血，不急下之，真阴立槁，救无及矣。因以生地黄黄连汤去黄芩、防风加人中黄、麦门冬、酒大黄，另以生地黄一两酒浸捣汁和服，夜半下燥矢六七枚，天明复下一次，乃与生脉散二贴，以后竟不服药，日进糜粥调养。而大便数日不行，魄门迸迫如下，令用导法通之。更与异功散调理而安。

陈瑞之七月间，患时疫似疟。初发独热无寒，或连热二三日，或暂可一日半日。发热时烦渴无汗，热止后则汗出如漉。自言房劳后乘凉所致，服过十味香薷，九味羌活，柴胡枳桔等十余剂，烦渴壮热愈甚，因邀石顽诊之。六脉皆洪盛搏指，舌胎焦枯，唇口剥裂，大便五六日不通。病家虽言病起于阴，而实热邪亢极，胃府剥腐之象。急与凉膈加黄连、石膏、人中黄，得下三次，热势顿减。明晚复发热烦渴，与白虎加人中黄、黄连，热渴俱止。两日后左颊发颐，一晬时即平，而气急神昏，此元气下陷之故，仍与白虎加人参、犀角、连翘；颐复焮发，与犀角、连翘、升麻、甘桔、鼠粘、马勃二服；右颐又发一毒，高肿赤亮，另延疡医治其外，调理四十日而痊。同时患此者颇多，良由时师不明。此为湿土之邪，初起失于攻下，概用发散和解，引邪泛滥而发颐毒。多有肿发绵延，以及膺胁肘臂数处，如流注溃腐者，纵用攻下解毒，皆不可救。不可以为发颐小证而忽诸。

山阴令景昭侯弟介侯，辽东人，患时疫，寒热不止，舌胎黄润，用大柴胡下之，烦闷神昏。杂进人参白虎、补中益气，热势转剧，频与芩连知母不应。因遣使兼程过吴，相邀石顽到署诊之。左脉弦数而劲，右脉再倍于左。而周身俱发红斑，惟中脘斑色皎白。时湖绍诸医群集，莫审胸前斑子独白之由，因论之曰：良由过服苦寒之剂，中焦阳气失职，所以色白，法当透达其斑，兼通气化，无虑斑色不转也。遂用犀角、连翘、山

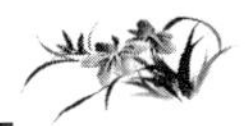

栀、人中黄，昼夜兼进二服，二便齐行，而斑化热退，神清食进，起坐徐行矣。昭侯曦侯同时俱染其气，并进葱白、香豉、人中黄、连翘、薄荷之类，皆随手而安。

吴介臣伤寒，余热未尽，曲池壅肿，不溃不消，日发寒热。疡医禁止饮食两月余，日服清火消毒药，上气形脱，奇息不得卧。渴饮开水一二口，则腹胀满急，大便燥结不通。两月中用蜜导四五次，所去甚艰，势大濒危，邀石顽诊之。其脉初按绷急，按之绝无，此中气逮尽之兆，岂能复胜药力耶。乃令续进稀糜，榻前以鸭煮之，香气透达，徐以汁啜之，是夕大便，去结粪甚多，喘胀顿止，饮食渐进，数日后肿亦渐消。此际虽可进保元独参之类，然力不能支，仅惟谷肉调理而安。近松陵一人，过饵消导，胃气告匮，闻谷气则欲呕，亦用上法，不药而痊。

徽商黄以宽，风温十余日，壮热神昏，语言难出，自利溏黑，舌胎黑燥，唇焦鼻煤。先前误用发散消导药数剂，烦渴弥甚，恣饮不彻，乃求治于石顽。因谕之曰：此本伏气郁发，更遇于风，遂成风温。风温脉气本浮，以热邪久伏少阴，从火化发出太阳，即是两感，变患最速。今幸年壮质强，已逾三日六日之期，证虽危殆，良由风药性升，鼓激周身元气，皆化为火，伤耗真阴，少阴之脉，不能内藏，所以反浮。考诸南阳先师，元无治法，而少阴例中，则有救热存阴，承气下之一证，可惜此以迅扫久伏之邪。审其鼻息不鼾，知肾水之上源未绝，无虑其直视失溲也。时歙医胡晨敷在坐，相与酌用凉膈散加人中黄、生地黄，急救垂绝之阴，服后下溏黑三次，舌胎未润，烦渴不减，此杯水不能救车薪之火也。更与大剂凉膈，大黄加至二两，兼黄连、犀角，三下方得热除。于是专用生津止渴大剂投之，舌胎方去，而津回渴止。此证之得愈者，全在同人契合，无分彼此，得以挽回。设异论纷纭，徒滋眩惑，安保其有今日哉。

疟疾

广文张安期夫人，先是其女及婿与婢，数日连毙三人，其仆尚传染垂危。安期夫人因送女殓，归亦病疟，杂治罔效，遂成坏病，勉与生姜泻心汤救之。故友李怀兹乃郎幼韩，触邓氏疫疟之气，染患月余不止。且左右之人，失于调理，以致愈而复发，加以五液注下，疟痢兼并，水谷不入者，半月有余。当此虽有合剂，亦难克应，乃携归斋中，日与补中益气兼理中六君萸桂之属，将养半月而康。贰守金令友之室，春榜蒋旷生之妹也。旷生桥梓，见其亢热昏乱，意谓伤寒，同舟邀往，及诊视之，是疟非寒，与柴胡桂枝汤，四剂而安。贰尹吴丹生湿盛体肥，呕逆痞胀，寒热昏眩，与凉膈散加黄连下之，五日而止。越半月复发，亦五日而止。贰守汤子端恶寒发热，面赤足冷，六脉弦细而数，自言不谨后受寒，以为伤寒阴证。余曰：阴证无寒热例，与柴胡桂姜汤二服而痊。文学顾若雨之女与甥女，先后病疟，皆先热后寒，与桂枝白虎汤而瘥。太学郑墨林夫人，怀孕七月，先疟后痢，而多鲜血，与补中益气如吴茱萸、制川连而愈。每见孕妇病疟胎陨，而致不救者多矣。乡饮张怡泉恒服参附鹿角胶等阳药，而真阴向耗，年六十五，七月下澣病疟。时医误进常山止截药一剂，遂致人事不省，六脉止歇，按之则二至一止，举指则三五至一止。惟在寒热之际，诊之则不止歇，热退则止歇如前。此真气衰微，不能贯通于脉，所以止歇不前，在寒热之时，邪气冲激经脉，所以反得开通，此虚中伏邪之象。为制一方，用常山一钱酒拌，同人参五钱焙干，去常山但用人参，以助胸中大气，而祛逐之。当知因常山伤犯中气而变剧，故仍用常山为向导耳。昼夜连进二服，遂得安寝。但寒热不止，脉止如前，乃令日进人参一两，分二次进，并与稀糜助其胃气，数日寒热渐止，脉微续而安。玉峰春榜顾玉书疟，发即昏热呓

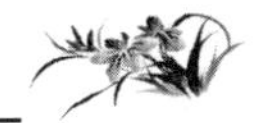

语，痞胀呕逆，切其气口独见短滑，乃有宿滞之象，与凉膈散易人中黄加草果仁，一剂霍然。督学汪缄庵之女患前证，以桂枝白虎汤易人中黄加葱豉四服而安。中翰金淳还乃郎，八月间患疟，发于辰戌丑未，至春子午卯酉每增小寒热，直至初夏。始延治于石顽，诊其六脉如丝，面青唇白，乃与六君子加桂附，四服不应。每服加用人参至一两，桂附各三钱，又四服而辰戌丑未之寒热顿止，子午卯酉之寒热更甚，此中上有权，而邪并至阴也。仍与前药，四服而色荣食进，寒热悉除，后与独参汤送八味丸调理而安。文学顾大来年逾八旬，初秋患瘅疟，昏热谵语，喘乏遗尿。或者以为伤寒谵语，或者以为中风遗尿，危疑莫定。予曰：无虑，此三阳合病，谵语遗尿，口不仁而面垢，仲景暑证中原有是例。遂以白虎加人参，三啜而安。同时文学顾次占夫人，朔客祈连山，皆患是证。一者兼风，用白虎加桂枝；一者兼湿，用白虎加苍术，俱随手而瘥。若以中风遗尿例治，则失之矣。是日坐间有同道，问及今岁疟脉不弦之故。予谓之曰：疟属少阳经证，其脉当弦，而反不弦如平人者，以邪气与正气，浑合不分，故绝不显弦象。《金匮》有云：温疟者其脉如平，身无寒但热骨节烦疼，时呕，白虎加桂枝脉主之。曷知脉既不弦，便非风木之邪，即不当用柴胡等少阳经药，岂可以常法施治乎。

虚　损

牙行陶震涵子，伤劳欬嗽失血，势如泉涌，服生地汁、墨汁不止，余及门周子，用热童便二升而止。邀石顽诊之，脉得弦大而虚，自汗喘乏，至夜则烦扰不宁，与当归补血汤四贴而热除。时觉左胁刺痛，排之漉漉有声，此少年喜酒负气，尝与人斗犯所致。与泽术麋衔汤加生藕汁调服，大便即下累累紫黑血块，数日乃尽。后与四乌鲗骨一芦茹为末，分四服，入黄牝鸡腹中者啖，留药蜜丸，尽剂而血不复来矣。

颜汝于女，病虚羸寒热，腹痛里急，自汗喘嗽者，三月余。屡更医药不愈，忽然吐血数口，前医转邀石顽，同往诊候。其气口虚涩不调，左皆弦微，而尺微尤甚，令与黄芪建中加当归细辛。前医曰：虚劳失血，曷不用滋阴降火，反行辛燥乎？余曰：不然。虚劳之成，未必皆本虚也，大抵多由误药所致。今病欲成劳，乘其根带未固，急以辛温之药，提出阳分，庶几挽回前失，若仍用阴药，则阴愈亢而血愈逆上矣。从古治劳，莫若《金匮》诸法。如虚劳里急诸不足，用黄芪建中，原有所祖，即腹痛悸衄，亦不出此。更兼内补建中之制，加当归以和营血，细辛以利肺气，毋虑辛燥伤血也。遂与数贴血止，次以桂枝人参汤，数服腹痛寒热顿除，后用六味丸以枣仁易萸肉，或时间进保元异功当归补血之类，随证调理而安。余治虚劳，尝摒绝一切虚劳之药，使病气不致陷入阴分，深得《金匮》之力也。

痞满

内兄顾九玉颁诏假道归吴，大暑中患胸痞颅胀，脉得虚大而濡，气口独显滑象，此湿热泛滥于膈上也。与清暑益气二剂，颅胀止而胸痞不除；与半夏泻心汤减炮姜，去大枣，加枳实，一服而愈。

家弟曾余，虽列贤书，最留心于医理；弟妇郑氏，乃世传女科中山之女，昆弟俱为时医。戊申夏患呕逆不食者月余，服宽膈理气药二十余剂，几至绝粒，而痞胀异常，邀余诊之。脉得虚大而数，按仲景脉法云：大则为虚，数则为虚，此胃中阳气大虚，而浊阴填塞于膈上也。因取连理汤方，用人参三钱服之，四剂而痞止食进，后与异功散调理，数日而康。

别驾吴蛟水公祖夫人患痞眩呕逆。向因下体畏寒，肢肘

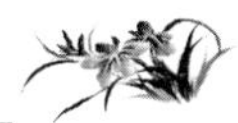

麻瞀，久服八味、参附不彻。六脉弦滑，而按之则濡，此中焦素蕴痰湿，阳气不能周于四末之象。得桂痞辛热之力，有时虽可暂开，究非真阳之虚，且有地黄之滞，所以痞晕漫无止期。遂疏局方七气汤加沉香，一服豁然，再剂神爽食进而安。

内翰缪钧闻尊大人子长老先生，青年罢职，乐志林泉，偶因小愤，遂眩晕痞闷。三月来服豁痰利气药不应，反觉疲倦，饮食日减，下元乏力。至七月下瀚，邀石顽诊之。六脉似觉有余，指下略无冲和之气，气口独滞不调，时大时小，两尺俱濡大少力。此必多痰湿，渐渍于水土二经，复加剥削之患，屡犯中气，疲倦少食，迨所必至。法当先调中气，输运水谷之精微，然后徐图温补下元，为疏六君子汤，加当归兼调营血，庶无阳无以化之虞。其如夫人久患崩淋，徧服诸血药罔效，以补中益气加制香附、乌梅，升举其阳，兼调其气。所谓病在下，取之上端，不出古圣之则耳。

太史钱宫声媳，去秋疟久大虚，饮食大减，经水不调，季冬略行一度。今春时发寒热，腹满不食，服宽胀利水药不应，拟进破血通经之剂，邀石顽相商。其脉左寸厥厥动摇，右关与两尺虽微弦，而重按久按却滑实流利。惟右寸左关虚濡而数，寻之涩涩少力，此阴中伏阳之象，询为胎脉无疑。良由中气虚乏，不能转运其胎，故尔作胀。前医曰：自结褵迄今距十二载，从来未曾受孕，病后元气大虚，安有怀娠之理？石顽曰：向之不孕，必有其故，今病后余热，留于血室，因而得妊，亦恒有之。细推病机，每粥食到口，辄欲作呕，惟向晚寒热之际，得热饮入胃，其寒热顿减，岂非胃气虚寒，水精不能四布，留积而为涎液，汪洋心下乎？俗名恶阻是也。其腹满便难之虚实，尤须明辨。《金匮》有云：趺阳脉微弦，法当腹满，不满必便难，乃虚寒从下上也，当以温药服之。况大便之后，每加胀急，以里气下通，浊阴乘机上扰，与得下暂时宽快，回殊其治。虽当安胎为主，但浊阴之气，非藉正温不能开导其结。遂疏四君子汤益以归芍，以收营血之散，稍借肉桂为浊阴之向导，使母气得温中健运之力，胎息无浊阴侵犯之虞。桂不伤胎，庞安常先有明试，余尝屡验之矣。服后寒热渐止，腹胀渐宽，饮食渐进，胎息亦渐形著，而运动于脐上。至仲夏因起居不慎而胎漏下血，前医犹认石瘕，而进破积之方。乃明谕脉证左寸动滑，断属乾象，而与扶脾药得安。后产一子，举家称快。设不审而与通经破血，能保子母双全之庆乎。

肿　胀

文学顾若雨鼓胀喘满，昼夜不得寝食者，二十余日。吾吴名医，用大黄三下不除，技穷辞去。更一医先与发散，次用消克破气，二十余剂，少腹至心下遂坚满如石，腰胁若胗中皆疼痛如折，亦无措指而退。彼戚王墨公邀余往诊，脉得弦大而革，按之渐小，举指复大，询其二便，则大便八九日不通，小便虽少而清白如常。此因克削太过，中气受伤，浊阴乘虚僭据清阳之位而然。以其浊气上通，不便行益气之剂，先与生料六味丸，加肉桂三钱，沉香三分，下黑锡丹二钱，导其浊阴。是夜即胀减六七，胸中觉饥，侵晨便进糜粥。但腰胯疼软，如失两肾之状。再剂胸腹全宽，少腹反觉微硬，不时攻动，此大便欲行，津液耗竭，不能即去故也。诊其脉仅存一丝，改用独参汤加当归、枳壳，大便略去，结块腰痛稍可，少腹遂和。又与六味地黄，仍加肉桂、沉香，调理而安。

痰　饮

周又韬张使本燕人，体肥痰盛，善肉善饭，而患痰鸣喘嗽。食伤恒发，发则六脉迟滑，时见歇止，声如泄锯，遍地皆痰。

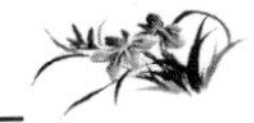

每岁或一二发，或三五发，深秋初冬尤甚。遂用倒仓法，自言肢体皆轻，前证遂不复作。二年后因不禁牛肉复发，然其势较前不过十一，是亦不慎口腹所致耳。

咳　嗽

吴江邑侯华野郭公，仲秋喘嗽气逆。诊之两尺左关弦数，两寸右关涩数。弦者肾之虚，涩者肺之燥，夏暑内伏，肺络遇秋燥收之令，而发为咳嗽也。诊后公详述病情，言每岁交秋则咳，连发四载。屡咳痰不得出则喘，至夜坐不复卧，咳剧则大便枯燥有血。先曾服令高徒施元倩越婢汤，嗽即稍可。数日间堂事劳心，复咳如前。时元倩君归松陵，诸医治之罔效，因求洞垣之鉴，起我沉疴。答曰：公本东鲁，肾气数强，因水亏火旺，阴火上烁肺金，金燥不能生水，所以至秋则咳。咳剧则便燥有血，肺移热于大肠之明验也。合用千金麦门冬汤，除去半夏生姜之辛燥，易以葳蕤白蜜之甘润，藉麻黄以鼓舞麦冬、生地之力，与越婢汤中麻黄石膏分解五结之燥热，同一义也。郭公曰：松陵诸医，咸诋麻黄为发汗之重剂，不可轻试，仅用杏仁、苏子、甘桔、前胡等药服之，其咳转甚何也？答言麻黄虽云主表，今在麦门冬汤中，不过借以开发肺气，原非发汗之谓。麻黄在大青龙汤、麻黄汤、麻杏甘石汤方，其力便峻，以其中皆有杏仁也。杏仁虽举世视为治嗽之通药，不问虚实浑用，然辛温走肺，最不纯良，耗气动血，莫此为甚。熬黑入大陷胸丸，佐甘遂等搜逐结垢，性味可知，公首肯以为然。连进二剂，是夜便得安寝，次早复诊，其脉之弦虽未退，而按之稍软，气口则虚濡乏力。因与六味生脉，加葳蕤白蜜作汤，四服其嗽顿减。郭公复云：向闻元倩有言，六味、八味丸中不可杂用参术，而先生居之不疑，用之辄应，其义云何？答曰：六味为填补真阴药，与人参同用，原非正理，此兼麦冬、五味，缘合肺肾金水相生，当无留中恋膈之虑。善后之策，即以此方制丸，三时恒服不彻，至秋庶无复嗽之虞。先是公子柔屋，予用桂枝汤及六味作汤，咸加蝎尾服之而痊。其后夫人素有败痰失道，左右两胁，俱有结块，大如覆盆，发则咳嗽喘逆，腹下掣痛。六脉上促，而按之少力，余用六君子加胆星、枳实、香附、沉香二剂服之。大吐稠痰结垢一二升，因呕势太甚，中夜渡湖速往，黧明至署候之，呕止嗽宁，脉息调匀，不必更进他药矣。

通政劳书绅太夫人，年五十余，素禀气虚多痰。数日来患风热咳逆，咳甚则呃，呃欲吐。且宿有崩淋，近幸向安。法当先治其咳，因以桔梗汤加葳蕤、白薇、丹皮、橘皮、蜜煎生姜，四剂撤其宿证。次与六君子加葳蕤以安其胃气，继进乌骨鸡丸方，疗其痼疾。而夫人以久不茹腥，不忍伤残物命，改用大温经汤，加麋茸角腮作丸药，虽异而功则一也。

肺痿

陆去非肺痿声飒吐痰，午后发热自汗，左脉细数，右脉虚濡，平昔劳心耽色所致。先与生脉散合保元汤，次与异功散加黄芪，并加姜枣，与都气丸，晨夕兼进，调补半月而热除痰止，月余方得声清。

孙起柏肺胀，服耗气药过多，脉浮大而重按豁然，饮食不入。幸得溺清便坚，与局方七气，每剂用人参三钱，肉桂、半夏曲、炙甘草各一钱，生姜四片，四剂霍然。盖肺胀实证居多，此脉虚大，不当以寻常论也。

一尼肺胀，喘鸣肩息，服下气止嗽药不应，渐至胸腹胀满。脉得气口弦细而涩，此必劳力血上，误饮冷水伤肺，肺气不能收敛所致也。遂与越婢汤减麻黄，加细辛、葶苈，大泻肺气而安。

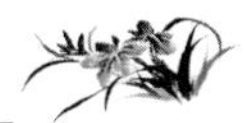

呕 吐

汤伯乾子年及三旬，患呕吐经年。每食后半日许吐出原物，全不秽腐，大便二三日一行，仍不燥结，渴不喜饮，小便时白时黄。屡用六君子、附子理中、六味丸皆罔效，日濒于危，逮后延余诊之。其两关尺弦细而沉，两寸皆涩而大，此肾藏真阳大亏，不能温养脾土之故。遂以崔氏八味丸与之，伯谓附子已经服过二枚，六味亦曾服过，恐八味亦未能克效也。余曰：不然。此证本属肾虚，反以味附白术伐其肾水，转耗真阴。至于六味虽曰补肾，而阴药性滞，无阳则阴无以生，必于水中补火，斯为合法。服之不终剂而愈。

吐 血

刑部汤元洲，年八十二，而痰中见血，服诸宁嗽止血药不应。脉得气口芤大，两尺微紧，面色槁白，屡咳痰不得出，咳甚方有黄色结痰。此精气神三者并亏，兼伤于热，耗其津液，而咳动肺胃之血也。因其平时多火，不受温补，遂以六味丸合生脉散加萎蕤煎膏服之，取金水相生，源流俱泽，而咳血自除。不必用痰血药也。

钱曙昭久咳吐血，四五日不止。不时哄热面赤，或时成盆成碗，或时吐粉红色痰，至夜则发热自汗，一夕吐出一团，与鱼肠无异，杂于鲜血之中。薄暮骤涌不已，神气昏昏欲脱，灌童子小便亦不止，同道相商无策。因思瘀结之物既去，正宜峻补之时，遂猛进独参汤稍定。缘脉数疾无力，略加肉桂、炮姜、童便少许，因势利导，以敛虚阳之逆。一夜中尽参二两，明晨其势稍定，血亦不来，米粥渐进，脉息渐和，改用六味丸作汤，调补真阴，半月而安。同时有胡又曾亦患虚劳吐血，一夕吐出如守宫状者一条，头足宛然，色如樱桃，不崇朝而毙。

陆晦庵曰：昔余患吐血，暴涌如潮，七八日不已，吾吴诸名家，莫能救止。有云间沈四桂寓吴中，延请调治，慨然担当，求其定方，用人参三两，附子一两，肉桂一钱，举家惶惑，未敢轻用。越二日其血益甚，更请诊视，求其改用稍缓之方。彼云：病势较前更剧，前方正欲改定，始克有济，更加人参至五两，附子至二两，亲戚见之愈惊。彼曰：喘呕脱血，数日不止，且头面哄热，下体厥冷，正阳欲脱亡之兆，命在呼吸，若今日不进，来日不可为矣。子侄辈恳其稍裁参附，彼坚持不允，力论放胆煎服，仆当坐候成功。亲友见子势急，且见其肯坐候进药，料可无虞，遂依方求服。彼欣出熟附二十余块，授咀而称二两，同人参五两，煎成，入童便、地黄汁一大碗调肉桂末冷服。服后少顷，下体至足微汗，便得熟睡，睡觉血止喘定，周身柔和，渐可转侧。因馈十二金来，其收功不受，加至二十金始受。愈后盛见垣先生见其一剂而效，心甚疑骇，询其居常无病时，恒服人参两许无间。今虽五两峻补，止煎数沸，其味未尽，犹可当之。至于血证用附子二两，从古未闻，因密贻其制药者云：惯用附子汁，收入甘草，其附已经煎过十余次，虽用二两，不抵未煎者二三钱，始知方士之术如此。

苏天若乃郎宾旭新婚后，于五月中暴吐血数升，昏夜邀视，汤药不及，命煎人参五钱，入童便与服。明晨诸医咸集，以为人参补截瘀血，难以轻用，议进生地、山栀、牛膝等味。予曰：六脉虚微而数，无瘀可知，血脱益气，先圣成法若谓人参补瘀，独不思血得寒则凝，反无后患耶。今神魂莫主，转侧昏晕，非峻用人参，何以固其元气之脱乎。遂进参一两，二服顿安。次与四君、保元、六味等间服，后以乌骨鸡丸调理而痊。

诸痛

沈云步媳常有腰疼带下之疾，或时劳动，日晡便有微热。

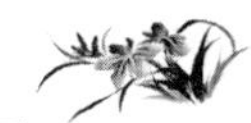

诊其两尺皆弦，而右寸关虚濡少力，此手足太阴气衰，敷化之令不及也。合用异功散加当归、丹皮，调补胃中营气，兼杜仲以壮关节，泽泻以利州都，则腰疼带下，受其益矣。

礼科姜如晨次媳，春初患发热头疼腹痛，咳逆无痰，十指皆紫黑而痛，初用发表顺气，不效，延余诊之。脉来弦滑而数，右大于左，曰：此怀抱不舒，肝火郁于脾土而发热，热蒸于肺，故咳。因肺本燥，故无痰。脾受木克，故腹痛。阳气不得发越，故头疼。四支为诸阳之本，阳气不行，气凝血滞，故十指疼紫。其脉弦者肝也，数者火也，细者火郁于血分也。遂以加味逍遥散加桂枝，于土中达木，三剂而诸证霍然，十指亦不疼紫矣。

脚　气

文学褚廷嘉精脱气伤，喘汗体热如沐。六脉浮芤，按之乏力，势不得不从事温补。遂猛进黄芪建中汤桂心加人参，数贴而安。因有脚气痼疾，恒服肾气丸不彻，六七年来宿患未除。坚恳石顽铲绝病根，乃汇取术附、桂附、芪附、参附等法，兼采八风散中菊花，龟甲汤中龟甲、贝齿、羚羊、犀角，风引汤中独活、防己，竹沥汤中姜汁、竹沥为丸，共襄祛风逐湿之功。服后必蒸蒸汗出，不终剂而数年之疾顿愈。非深达法存千金妙义，乌能及此。

眩　晕

司业董方南夫人，体虽不盛，而恒有眩晕之疾。诊其六脉皆带微弦，而气口尤甚。盖缘性多郁怒，怒则饮食不思，恒服消导之味，则中土愈困，饮食皆化为痰，痰从火化而为眩晕矣。岂平常肥盛多湿之痰可比例乎？为疏六君子方，水泛为丸服之，以培中土，中土健运，当无敷化不及，留结为痰，而成眩晕之虑。所谓治病必求其本也。

朔客梁姓者，初至吴会，相邀石顽往诊。时当夏月，裸坐盘餐，倍于常人，而形伟气壮，热汗淋漓于头项间，时诊不言所以。切其六脉沉实，不似有病之脉，惟两寸略显微数之象。但切其左，则以右掌抵额；切其右则易左掌抵额。知其肥盛多湿而夏暑久在舟中时，火鼓激其痰而为眩晕也。询之果然，因与导痰汤加黄檗、泽泻、茅术、厚朴，二服而安。

松陵吴友良，年逾古稀，头目眩晕。乃弟周维素擅岐黄，与补中益气数服，始用人参一钱，加至三钱，遂痞满不食，坐不得卧，三昼夜喃喃不休。仲君孝廉谦六，相延石顽往候，见其面赤，进退不常，左颊聂聂瞤动。诊其六脉皆促，或七八至一歇，或三四至一歇。询其平昔起居，云是知命之年，便绝欲自保，饮啖自强。此壮火烁阴，而兼肝风上扰之兆。与生料六味，除去茱萸，易入钩藤，大剂煎服，是夜即得酣寝。其后或加龟甲，或加龙齿，或加枣仁。有时妄动怒火，达旦不宁，连宵不已，则以秋石汤送灵砂丹，应如桴鼓。盛夏酷暑，则以小剂生脉散代茶，后与六味全料调理，至秋而安。

惊悸

河南督学汪缄庵媳，产后病虚无气，洒洒然如惊，常时咳青黑结痰，欲咳则心中憺憺大动，咳则浑身麻木，心神不知所之。偶闻一声响则头面哄热，微汗神魂如飞越状。专事妇科者，屡用补养心血之剂，罔效，虚羸转剧，邀石顽诊之。脉浮微弦而芤，独左寸厥厥动摇，此必胎前先伤风热，坐草时迸力过甚，痰血随气上逆，冲过膈膜而流入心包也。朝用异功散加童便煅焠蛤粉，以清理痰气；夕用大剂独参汤下来复丹，以搜涤瘀积。盖瘀在膈膜之上，非焰硝无以透之；血在膈膜之上，非五灵无以浚之。然非借人参相反之性，不能

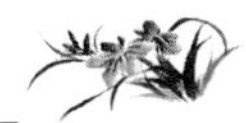

激之使出也。服数日，神识渐宁，形神渐旺，改用归脾汤加龙齿、沉香，调理而康。

吴昭如室年壮体丰，而素有呕血腹胀，脾约便难之恙。两遭回禄，忧恚频承。近于失血之后，忽然神气愦乱，口噤目瞠。乃尊周渭文秉烛相邀，诊其气口数盛而促，人迎弦大而芤，形神不能自主，似有撮空之状。渭老以为证犯条款，不出五日当毙。予谓不然。若是撮空，必然手势散漫，今拈着衣被，尽力扯摘，定为挟惊挟怒无疑。爪者筋之余，非惊怒而何，况脉来见促，当是痰气中结，殊非代脉之比。询其病因，惊怒俱有。遂勒一方，用钩藤钩一两煎成，入竹沥半盏，姜汁五匕，连夜制服。明日复延往候，云：服药后即得安寐，六脉亦已稍平，但促未退。仍用前方减半，调牛黄末一分，其夕大解三度，共去结粪五六十枚。腹胀顿减，脉静人安，稀糜渐进，数日之间，平复如常。

老僧悟庵心悸善恐，遍服补养心血之药不应，天王补心丹服过数斤，悸恐转增，面目四肢，微有浮肿之状，乃求治于石顽。察其形肥白不坚，诊其脉濡弱而滑，此气虚痰饮浸渍于膈上也。遂以导痰汤，稍加参桂通其阳气，数服而悸恐悉除。更以六君子加桂水泛作丸，调补中气而安。

痢　疾

春榜项鸣先尊堂下痢，血色如苋汁，服消克苦寒芩连大黄之类愈甚，不时发热痞闷。六脉瞥瞥虚大，右关独显弦象，然按之则芤，此气虚不能统血之候，与补中益气加炮姜、肉桂，四剂而安。又治郭然明之室，患五色痢，昼夜数十次，兼带下如崩。误服大黄、黄连之属，十余剂遂隔塞不通。口噤不食者半月余，至夜必大发热，躁渴，六脉弦细而疾，此足三阴俱虚之候。与理中加桂苓木香乌梅以调其胃，次与加减八味作汤，导其阴火而痊。

刑部郎中申勖蓭高年久痢，色如苋汁，服芩连芍药之类二十余剂，渐加呃逆，乃甥王勤中邀石顽往诊。六脉弦细如丝，惟急进辛温峻补，庶合病情。遂疏理中加丁香、肉桂方。诸医咸谓血痢无用姜桂人参之理，迟疑不敢服，仍啜芩连芍药。迁延五日，病愈甚，而骤然索粥。举家及诸医皆以能食为庆，复邀石顽相商，而脉至如循刀，此中气告竭，求救于食，除中证也。世人但知下痢能食为向愈，曷知其有除中之例乎。因表出以为后学之鉴。

褚某之尊堂深秋久痢，口噤不食者半月余。但饮开水及瓜瓤汁，啜后必呕胀肠鸣，绞痛不已，烦渴闷乱，至夜转剧，所下皆脓血，昼夜百余次，小水涓滴不通。诸医束手告辞，始邀石顽。切其六脉皆弦细乏力，验其积沫皆瘀淡色晦，询其所服皆芩连槟朴之类。因谓之曰：所见诸证俱逆，幸久痢虚弱，尚宜温补。姑勒一方，用理中加桂苓紫菀调之，服后小便即通，便得稍寐，三四日间糜粥渐进，痢亦渐减。更与理中倍参，伏龙肝汤泛丸，调理而痊。

同川春榜陈颖患河鱼腹疾，半月以来，攻克不效，遂噤口粒米不入。且因都门久食煤火，肩背发出不赤不疼，陷伏不起，发呃神昏，势日濒危。内外医科互相推委，因命楫相邀石顽，就榻论之。六脉弦细欲绝，而有戴阳之色。所下之物，瘀晦如烂鱼肠脑，证虽危殆，幸脉无旺气，气无喘促，体无躁扰，可进温补。但得补而痈肿焮发，便可无虞。遂疏保元汤，每服人参三钱，生黄芪二钱，甘草、肉桂各一钱，伏龙肝汤代水煎服。一啜而稀糜稍进，再啜而后重稍轻，三啜而痈毒贲起。另延疡医敷治其外，确守前方，服十余服而安，前后未尝更易一味也。

一大兵船上妇胎前下痢，产后三日不止，恶露未行，发热喘胀，法在不救。有同道误许可治，与药一服，次早反加呃逆，

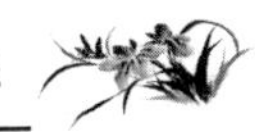

计无所施。乃同兵丁托言货船，拉石顽往诊。其脉三至一代，直以难治辞之。彼则留住前医，不使上涯，方知其意，原欲巧卸，恐余不往，故不明言其故。当此急迫之际，不与解围，必致大伤体面。因谓之曰：此证虽危，尚有一线生机，必从长计议，庶可图治。彼闻是言，始放其医抵家，而求药于余。遂与盏一枚，钱数文，令买砂糖熬粘白汤调服，既可治痢，又能下瘀，且不伤犯元气，急与服之。彼欣然而去，其医得脱，闭户挈家而遁。直至数日，大兵去后，前医即过我而谢曰：若非金蝉脱壳，不免为螳臂所执也。

朱元臣子患五色痢二十余日，胸膈胀满，而粥饮不进，服药罔效。别延两医诊视，一用大黄，一用人参，元臣不能自主，因执治于予。予曰：用大黄者，因其胀满脉大也；用人参者，因其痢久不食也。痢久不食，大黄断断难施；膈满作胀，人参亦难遽投。今拟伏龙肝为君，专温土藏，用以浓煎代水。煎焦术、茯苓、甘草、广藿、木香、炒乌梅，一剂痢减食进，再剂而止，遂不药调理而起。

淋　浊

内阁文湛持夏月热淋，医用香薷饮、益元散，五日不应，淋涩转甚，反加心烦不寐。乃弟广文产可相邀往诊，见其唇赤齿燥，多汗喘促，不时引饮，脉见左手微细，右手虚数，知为热伤元气之候。遂疏生脉散方，频进代茶，至夜稍安，明日复苦溲便涩数，然其脉已向和。仍用前方，不时煎服，调理，五日而痊。

大史沈韩倬患膏淋，小溲频数，昼夜百余次，昼则滴沥不通，时如欲解，痛如火烧，药虽频进，而所解倍常，溲中如脂如涕者甚多，服消胀清热利水药半月余，其势转剧，面色痿黄，饮食难进，延石顽诊之。脉得弦细而数，两尺按之益坚，而右关涩大少力，此肾水素亏，加以劳心思虑，肝木乘脾所致。法当先实中土，使能提水则阴火不致下溜，清得以上升，气化通而疼涩瘳矣。或云：邪火亢极，反用参芪补之，得无助长之患乎？曷知阴火乘虚下陷，非开提清阳不应，譬诸水注，塞其上孔倾之，涓滴不出，所谓病在下取之上，若用清热利水，则气愈陷，精愈脱，而溺愈不通矣。遂疏补中益气方，用人参三钱，服二剂痛虽稍减，而病者求其速效，或进四苓散加知母、门冬、沙参、花粉，甫一服彻夜痛楚倍甚。于是端服补中益气兼六味丸，用紫河车熬膏代蜜调理补中，原方服至五十剂，参尽斤余而安。

遗　溺

吴兴闵少江年高体丰，患胞痹一十三年，历治罔效。一日偶述其证于张涵高，涵高曰：此病隐曲难明，非请正于石顽张子，不能测识也。少江素参交知，因是延余，倍陈所患。凡遇劳心嗔恚，或饮食失宜，则小便频数，滴沥涩痛不已。至夜略得交睫，溺即渗漉而遗，觉则阻滞如前。十三年来服人参、鹿茸、紫河车无异，然皆平箕无碍，独犯牡丹、白术即胀痛不禁，五犯五剧，究竟此属何疾？余曰：病名胞痹，惟见之于《内经》，其他方书不载。是以医不加察，并未闻其病名，此皆高粱积热于上，作强伤精于下，湿热乘虚结聚于膀胱之内胞也。《素问》云：胞痹者，小腹膀胱按之内痛，若沃以汤，涩于小便，上为清涕，详此节经文。则知膀胱虚滞，不能上吸肺气，肺气不清，不能下通水道，所以涩滞，不以得汤热之助，则小便涩涩微通，其气循经蒸发，肺气暂开，则清涕得以上泄也。因举肾沥汤方服之，其效颇捷。但原其不得宁寝，寝则遗溺，知肝虚火扰而致，魂梦不宁，疏泄失职，所以服牡丹疏肝之药则胀者，不胜其气之窜以击动阴火也。服白术补脾之药亦胀者，

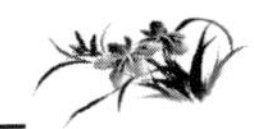

不胜其味之浊以壅滞湿热也。服人参、鹿茸、河车温补之药平稳无碍者，虚能受热，但补而不功于治也。更拟加减桑螵蛸散及羊肾汤泛丸服，庶有合于病情。然八秩年高，犹恃体丰，不远房室，药虽中款，难保前证不复也。

徽友黄元吉年六十余，因丧明续妾，而患小便淋涩。春间因频仆昏愦遗尿，此后遂不时遗溺，或发或止。至一阳后其证大剧，昼日溺涩不通，非坐于热汤，则涓滴不出，交睫便遗之不禁，因求治于石顽。其脉或时虚大，或时细数，而左关尺必显弦象，此肾气大亏，而为下脱之兆也。乃与地黄饮子，数服溺涩稍可，遗亦少间；后与八味丸去丹皮、泽泻，加鹿茸、五味、巴戟、远志，调理而痊。

陕客亢某年壮色苍，体丰善啖，患胞痹十余年，诸省名医，俱药之不应，亦未有识其病名者。癸丑夏泊吴求治，其脉软大而涩涩不调，不时蹲踞于地，以手揉其茎囊，则溲从谷道点滴而渗。必以热汤沃之，始得稍通，寐则有时而遗。其最苦者中有结块，如橘核之状，外裹红丝，内包黄水，杂于脂腻之中，与向所治高参议田孟先无异。此因恣饮不禁，酒湿乘虚袭入髓窍，故有是患。因令坚戒烟草、火酒、湿面、椒蒜、糟醋、鸡豕、炙煿等味，与半夏、茯苓、猪苓、泽泻、萆薢、犀角、竹茹作汤，四剂不应，省其故，以西北人惯食等味，不能戒口，所以不效。乃令其坚守勿犯，方与调治。仍用前药四剂，势减二三次，与肾沥汤加萆薢数服，水道遂通，溲亦不痛，但觉食不甘美，后以补中益气加车前、木通调之而安。此与高参议田孟先证虽同而治稍异，高则因远游恣药妓馆致病，故用肾沥汤加减八味丸收功；田因阴虚多火，故用肾沥汤、生脉散合六味丸收功。若萆薢分清渗水伤精之味，咸为切禁。此则肥盛多湿，故先与清胃豁痰之药，然后理肾调脾为治，不得不异耳。

御前侍卫金汉光年逾花甲，初夏误饮新酒，致病前有淋沥涩痛，后有四痔肿突，此阴虚热陷膀胱也。先与导赤散，次进补中益气，势渐向安。惟庭孔涩痛未除，或令服益元散，三服遂致遗溺不能自主，投剂不应。直至新秋，脉渐软弱，因采肾沥之义，以羯羊肾制补骨脂，羊脬制菟丝子浓煎，桑根皮汁制螵蛸，甫进三日，得终夜安寝，涓滴靡遗矣。

消瘅

太学赵雪访消中善食，日进膏粱数次，不能敌其饥势，中夜必进一次，食过即昏昏嗜卧，或时作酸作甜，或时梦交精泄，或时经日不饮，或时引饮不彻，自言省试劳心所致。询其先前所服之药，屡用安神补心，滋阴清火，俱不应。延至麦秋，其证愈剧，始求治于石顽。察其声音浊而多滞，其形虽肥盛色苍，而肥肉绵软。其脉六部皆洪滑而数，惟右关特甚，其两尺亦洪滑，而按之少神。此肾气不充，痰湿挟阴火泛溢于中之象。遂与加味导痰加兰香，数服其势大减，次以六君子合佐金枳实汤泛丸，服后以六味丸去地黄加鳔胶、蒺藜，平调两月而康。

朔客白小楼中消善食，脾约便艰。察其形瘦而质坚，诊其脉数而有力，时喜饮冷气酒，此酒之湿热内蕴为患。遂以调胃承气三下，破其蕴热；次与滋肾丸数服，涤其余火而安。又治粤客李之藩上消引饮。时当二伏，初时自汗发热，烦渴引饮，渐至溲便频数，饮即气喘，饮过即渴。察谋脉象，惟右寸浮数动滑，知为热伤肺气之候。因以小剂白虎加人参，三服其热顿减，次与生脉散，调理数日而痊。

薛廉夫子强中下消，饮一溲二。因新娶继室，真阴灼烁，虚阳用事，阳强不倒，姿肆益甚。乃至气息不能相续，精滑不能自收，背曲肩随，腰胯疼软，足膝痿弱，寸步艰难。糜粥到口即厌，惟喜膏粱方物。其脉或时数大少力，或时弦细

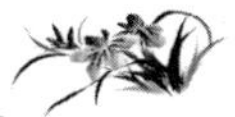

数疾，此阴阳离决，中空不能主持，而随虚火辄内辄外也。峻与八味、肾气、保元、独参调补经年，更与六味地黄久服而瘥。

邵渭宾仲夏与一婢通，因客至惊恐，精气大脱，即凛凛畏寒，翕翕发热，畏食畏饮，小便淋沥不禁。邀石顽诊之，六脉弦细如丝，责责如循刀刃，此肾中真阳大亏之兆，令服生料六味，稍加桂附以通阳气。其左右亲戚咸谓夏暑不宜桂附，另延一医。峻用人参、附子，月余饮食大进，犹谓参附得力，恣饵不彻。遂至日食豚蹄鸡鸭七八餐，至夜顽治熟食，听其饱餐二次，如此又两月余，形体丰满备常。但苦时时嘈杂易饥，常见青衣群鬼，围绕其侧，遍祷不灵，复邀石顽诊治。其脉皆滑数有力，而右倍于左。察其形色多滞，且多言多笑，而语多不次，此味痰壅塞于中，复加辛热助其淫火，始本阴虚，末传中消之患也。不急祛涤，必为狂痴之病，为制涌吐之剂，迟疑不进。未几忽然大叫发狂，妄言妄见，始信余言之非谬也。

胎　产

一妇怀孕六月，因丧子悲哭动胎，医用黄芩、白术辈安胎药，二服不应，改用枳壳、香附、紫苏、砂仁理气一服，胎遂上通心下，胀闷喘急，口鼻出血。第三日午后来请石顽，薄暮往诊，其脉急疾如狂风骤雨，十余至则不至，顷之复至如前。因谕之曰：此孕本非好，胎安之无益，不若去之，以存母命。因思此胎必感震气所结，震属木，惟金可制。令以铁斧烈火烧红醋淬，乘热调芒硝末一两灌之。明日复来请云，夜半果下异胎，下后脉息微和，神思恍惚，所去恶露甚多。又与安神调血之剂，数服而安。

郝媳怀孕九月，患疟三四发后，即呕恶畏食。诊其脉气口涩数不调，左关尺弦数微滑。此中脘有冷物阻滞之候，以小柴胡去黄芩加炮姜、山楂，四服稍安思食。但性不嗜粥，连食肺鸭之类，遂疟痢兼并，胎气下坠不安。以补中益气去黄芪，加香砂乌梅，五服而产，产后痢疟俱不复作矣。其仆妇产后数日，亦忽下痢脓血，至夜微发寒热，小腹胀痛。与千金三物胶艾汤去榴皮，加炮黑山楂，六服而瘳。

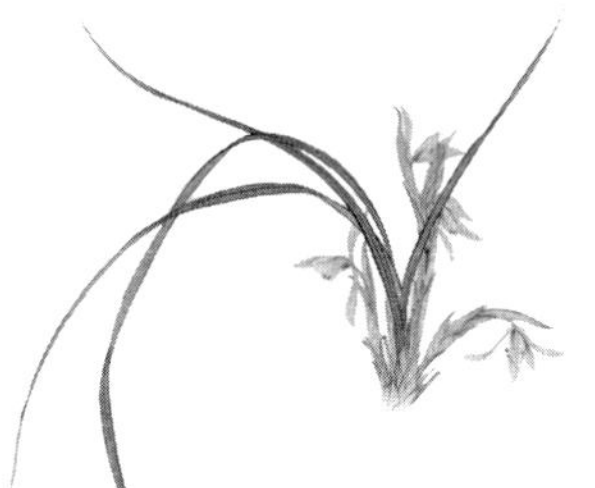

徐灵胎医话精华

上海秦伯未编纂　普宁方公溥参校

徐灵胎（大椿），晚号洄溪老人，吴江人。生有异禀，聪强过人，百家诸子、星经地志、音律武技，无不研究。医术尤精，视疾能洞彻病原，故用药有神施鬼设之妙，晚年名望益隆。著有《徐氏医书十三种》。

中 风

葑门金姓，早立门首，卒遇恶风，口眼㖞邪，噤不能言。医用人参桂附诸品，此近日时医治风证不祧之方也。邀余视之，其形如尸，面赤气粗，目瞪脉大。处以祛风消痰清火之剂。其家许以重赀，留数日，余曰：我非行道之人，可货取也。固请。余曰：与其误药以死，莫若服此三剂，醒而能食，不服药可也。后月余，至余家拜谢，问之果服三剂而起，竟不敢服他药，惟腿膝未健，手臂犹麻，为立膏方而全愈。此正《内经》所谓虚邪贼风也。以辛热刚燥治之固非，以补阴滋腻治之亦谬。治以辛凉，佐以甘温，《内经》有明训也。

运使王公叙揆，自长芦罢官归里，每向余言，手足麻木，而痰多。余谓公体本丰腴，又善饮啖，痰流经脉，宜撙节为妙。一日忽昏厥，遗尿口噤，手拳痰声如锯，皆属危证。医者进参附熟地等药，煎成未服。余诊其脉，洪大有力，面赤气粗，此乃痰火充实，诸窍皆闭，服参附立毙矣。以小续命汤，去桂附加生军一钱，为末，假称他药纳之，恐旁人之疑骇也。戚党莫不哗然，太夫人素信余，力主服余药，三剂而有声，五剂而能言。然后以消痰养血之药调之，一月后步履如初。

张由巷刘松岑素好饮，后结酒友数人，终年聚饮。余戒之不止，时年才四十，除夕向店沽酒秤银手振，秤坠而身亦仆地，口噤不知人，急扶归。岁朝遣人邀余，与以至宝丹数粒，嘱其勿服他药，恐医者知其酒客，又新纳宠，必用温补也。初五至其家，竟未服药。诊其脉弦滑洪大，半身不遂，口强流涎，乃湿痰注经传腑之证。余用豁痰驱湿之品，调之月余而起，一手一足，不能如旧，言语始终艰涩。初无子，病愈后，连举子女皆成立，至七十三岁而卒。谁谓中风之人，不能永年耶！凡病在经络筋骨，此为形体之病，能延岁月，不能除根。若求全愈，

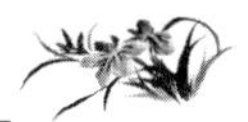

过用重剂，必至伤生。富贵之人闻此等说，不但不信，且触其怒，于是谄谀之人群进温补，无不死者，终无一人悔悟也。

西门外汪姓，新正出门遇友于途，一揖而仆，口噤目闭，四肢瘫痪，舁归不省人事。医亦用人参、熟地等药，其母前年曾抱危疾，余为之治愈，故信余求救。余曰：此所谓虚邪贼风也，以小续命汤加减。医者骇，谓壮年得此，必大虚之证，岂可用猛剂？其母排众议而服之。隔日再往，手揽余衣，两足踏地，欲作叩头势。余曰：欲谢余乎，亟点首，余止而慰之，且谓其母曰：风毒深入，舌本坚硬，病虽愈，言语不能骤出，毋惊恐而误投温补也。果月余而后能言，百日乃痊。

东山席以万，年六十余，患风痹，时医总投温补，幸不至如近日之重用参附，病尚未剧。余诊之，脉洪而气旺，此元气强实之体，而痰火充盛耳。清火消痰以治标，养血顺气以治本。然经络之痰，无全愈之理，于寿命无伤，十年可延也。以平淡之方，随时增损，调养数载，年七十余始卒。此所谓人实证实，养正驱邪，以调和之，自可永年，重药伤正，速之死耳。

叔子静素无疾，一日，余集亲友小酌，叔亦在座吃饭，至第二碗仅半，头忽垂，箸亦落。同坐问曰：醉耶！不应，又问骨哽耶！亦不应。细视之，目闭而口流涎。群起扶之别座，则颈已歪，脉已绝，痰声起，不知人矣。亟取至宝丹灌之，始不受，再灌而咽下。少顷开目，问扶者曰：此何地也？因告之故，曰：我欲归。扶之坐舆内以归，处以驱风消痰安神之品。明日已能起，惟软弱无力耳，以后亦不复发。此总名卒中，亦有食厥，亦有痰厥，亦有气厥，病因不同，如药不预备，则一时闭塞，周时而死。如更以参附等药助火助痰，则无一生者。及其死也，则以为病本不治，非温补之误，举世皆然也。

湖州副总戎穆公廷弼，气体极壮，忽患牙紧不开，不能饮食，绝粒者五日矣。延余治之，晋接如常，惟呼饥耳。余启视其齿，上下只开一细缝，抚其两颊，皮坚如革，细审病情，莫解其故。因问曰：此为恶风所吹，公曾受恶风否？曰：无之。既而恍然曰：诚哉！二十年前，曾随围口外，卧帐房中，夜半怪风大作，帐房拔去，卒死者三人，我其一也。灌以热水，二人生而一人死，我初醒，口不能言者二日，岂至今复发乎？余曰：然。乃戏曰：凡治皮之工，皮坚则消之，我今欲用药消公之颊皮也。乃以蜈蚣头、蝎子尾及朴硝、硼砂、冰麝等药，擦其内，又以大黄、牙皂、川乌、桂心等药涂其外。如有痰涎，则吐出。明晨余卧未足，公启户曰：真神仙也，早已食粥数碗矣。遂进以驱风养血膏而愈。盖邪之中人，深则伏于藏府骨脉之中，精气旺，则不发，至血气既衰，或有所感，虽数十年之久，亦有复发者，不论内外之证尽然，亦所当知也。

周痹

乌程王姓，患周痹证，遍身疼痛，四肢瘫痪，日夕叫号，饮食大减，自问必死。欲就余一决，家人垂泪送至舟中，余视之曰：此历节也。病在筋节，非煎丸所能愈，须用外治。乃遵古法敷之、拓之、蒸之、熏之，旬日而疼痛稍减，手足可动，乃遣归，月余而病愈。大凡荣卫藏府之病，服药可至病所。经络筋节，俱属有形，煎丸之力，如太轻则不能考邪，太重则恐伤其正。必用气厚力重之药，敷拓蒸薰之法，深入病所，提邪外出，古人所以独重针灸之法。医者不知，先服风药不验，即用温补，使邪气久留，即不死，亦为废人在在皆然，岂不冤哉。

痱症

新郭沈又高，续娶少艾，未免不节。忽患气喘厥逆，语涩神昏，手足不举。医者以中风法治之，病益甚。余诊之曰：此《内经》所谓痱证也。少阴虚而精气不续，与大概偏中风、中

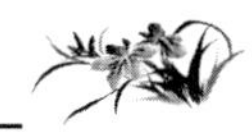

风、痰厥、风厥等病，绝不相类。刘河间所立地黄饮子，正为此而设，何医者反忌之耶。一剂而喘逆定，神气清，声音出，四肢震动，三剂而病除八九，调以养精益气之品而愈。余所见类中而宜温补者，止此一人。识之以见余并非禁用补药，但必对证乃可施治耳。

伤　寒

苏州柴行倪姓，伤寒失下，昏不知人，气喘舌焦，已办后事矣。余时欲往扬州，泊舟桐泾桥河内，适当其门，晚欲登舟，其子哀泣求治。余曰：此乃大承气汤证也，不必加减，书方与之。戒之曰：一剂不下，则更服，下即止。遂至扬月余而返，其人已强健如故矣。古方之神效如此，凡古方与病及证俱对者，不必加减。若病同而证稍有异，则随证加减，其理甚明。而人不能用，若不当下者，反下之，遂成结胸，以致闻者，遂以下为戒。颠倒若此，总由不肯以仲景《伤寒论》潜心体认耳。

嘉善黄姓，外感而兼郁热，乱投药石，继用补剂，邪留经络，无从而出，下注于足，两胫肿红，大痛，气逆冲心，呼号不寐。余曰：此所谓刖足伤寒也，足将落矣。急用外治之法，薰之蒸之，以提毒散瘀。又用丸散内消其痰火，并化其毒涎从大便出。而以辛凉之煎剂，托其未透之邪，三日而安。大凡风寒留于经络，无从发泄，往往变为痈肿。上为发颐，中为肺痈、肝痈、痞积，下为肠痈便毒，外则散为斑疹疮疡，留于关节，则为瘘痹拘挛，注于足胫，则为刖足矣。此等证，俱载于《内经》诸书，自内外科各分一门，此等证遂无人知之矣。

淮安大商杨秀伦，年七十四，外感停食。医者以年高素封，非补不纳，遂致闻饭气则呕，见人饮食辄叱曰：此等奥物，亏汝等如何吃下。不食不寝者匝月，惟以参汤续命而已。慕名来聘，余诊之曰：此病可治，但我所立方，必不服，不服则必死。

若徇君等意以立方亦死，不如竟不立也。群问当用何药，余曰：非生大黄不可。众果大骇。有一人曰：姑俟先生定方再商。其意盖谓千里而至，不可不周全情面，俟药成而私弃之可也。余觉其意，煮成亲至病人所强服，旁人皆惶恐无可。止服其半，是夜即气平得寝，并不泻；明日服全一剂，下宿垢少许，身益和；第三宿侵晨，余尚卧室中未起，闻外哗传曰：老太爷在堂中扫地。余披衣起询，告者曰：老太爷久卧思起，欲亲来谢先生。出堂中，因果壳盈积，乃自用帚掠开，以便步履。旋入余卧所久谈，早膳至，病者观食，自向碗内撮数粒嚼之，且曰：何以不臭。从此饮食渐进，精神如旧，群以为奇。余曰：伤食恶食，人所共知，去宿食则食自进，老少同法。今之医者，以老人停食不可消，止宜补中气以待其自消，此等乱道，世反奉为金针，误人不知其几也。余之得有声淮扬者，以此。

西塘倪福徵患时证，神昏脉数，不食不寝。医者谓其虚，投以六味等药，此方乃浙中医家，不论何病，必用之方也。遂粒米不得下咽，而烦热益甚。诸人束手，余诊之曰：热邪留于胃也。凡外感之邪，久必归阳明，邪重而有食，则结成燥矢，三承气主之。邪轻而无食，则凝为热痰，三泻心汤主之。乃以泻心汤加减，及消痰开胃之药两剂而安。诸人以为神奇，不知此乃浅近之理，伤寒论具在，细读自明也。若更误治，则无生理矣。

祟病

同里朱翁元亮，侨居郡城。岁初，其媳往郡拜贺其舅，舟过娄门，见城上蛇王庙，俗云烧香能免生疮肿，因往谒焉。归即狂言昏冒，舌动如蛇，称蛇王使二女仆一男仆来迎。延余诊视，以至宝丹一丸，遣老妪灌之。病者言此系毒药，必不可服。

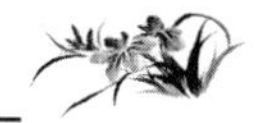

含药喷妪，妪亦仆，不省人事，舌伸颈转，亦作蛇形。另易一人，灌药讫，病者言一女使被烧死矣。凡鬼皆以朱砂为火也。次日煎药内用鬼箭羽，病者又言，一男使又被射死矣。鬼以鬼箭为矢也。从此渐安，调以消痰安神之品，月余而愈。此亦客忤之类也，非金石及通灵之药，不能奏效。

林家巷周宅看门人之妻，缢死遇救得苏。余适寓周氏，随众往看，急以紫金锭捣烂水灌之而醒。明日又缢，亦遇救。余仍以前药煎之。因询其求死之故，则曰：吾患心疼甚，有老妪劝我将绳系颈，则痛除矣，故从之，非求死也。余曰：此妪今安在，则曰在床里，视之无有，则曰：相公来已去矣。余曰：此缢死鬼，汝痛亦由彼作祟，今后若来，汝即嚼余药喷之。妇依余言。妪至曰：尔口中何物，欲害我耶，詈骂而去。其自述如此，盖紫金锭之辟邪神效若此。

瘟　疫

雍正十年，昆山瘟疫大行。因上年海啸，近海流民数万，皆死于昆，埋之城下，至夏暑蒸，尸气触之成病，死者数千人。汪翁天成亦染此症，身热神昏，闷乱烦躁，脉数无定。余以清凉芳烈，如鲜菖蒲、泻兰叶、薄荷、青蒿、芦根、茅根等药，兼用辟邪解毒丸散进之，渐知人事。因自述其昏晕时所历之境，虽言之凿凿，终虚妄不足载也。余始至昆时，惧应酬，不令人知，会翁已愈，余将归矣。不妨施济，接踵而求治者，二十七家。检其所服，皆香燥升提之药，与证相反。余仍用前法疗之，归后，有叶生为记姓氏，愈者二十四，死者止三人。又皆为他医所误者，因知死者皆枉。凡治病，不可不和运气之转移，去岁因水湿得病，湿甚之极，必兼燥化，《内经》言之甚明。况因证用药，变化随机，岂可执定往年所治祛风逐湿之方，而以治瘟邪燥火之证耶？

暑

同学赵子云，居太湖之滨，患暑痢甚危，留治三日而愈。时值亢旱，人忙而舟亦绝少，余欲归不能。惟邻家有一舟，适有病人气方绝，欲往震泽买棺，乞借一日不许。有一老妪指余曰：此即治赵某病愈之人也。今此妇少年，恋生甚，故气不即断，盍求一诊，余许之。脉绝而心尚温，皮色未变，此暑邪闭塞诸窍，未即死也。为处清暑通气方，病家以情不能却，借舟以归。越数日，子云之子来询之，一剂而有声，二剂能转侧，三剂起矣。

余寓郡中林家巷时，值盛暑，优人某之母，忽呕吐厥僵，其形如尸，而齿噤不闭，已办后事矣。居停之仆，总优求救于余，余因近邻往诊。以箸启其齿，咬着不能出，余曰：此暑邪闭塞诸窍耳。以紫金锭二粒，水磨灌之得下，再服清暑通气之方。明日余泛舟游虎阜，其室临河，一老妪坐窗口榻上，仿佛病者。归访之，是夜黄昏即能言，更服煎剂而全愈。此等治法，极浅极易，而知者绝少。盖邪逆上，诸窍皆闭，非芳香通灵之药，不能即令通达。徒以煎剂灌之，即使中病，亦不能入于经窍。况又误用相反之药，岂能起死回生乎？

芦墟迮耕石，暑热坏证，脉微欲绝，遗尿谵语，寻衣摸床，此阳越之证，将大汗出而脱，急以参附加童便饮之，少苏而未识人也。余以事往郡，戒其家曰：如醒而能言，则来载我。越三日来请，亟往果生矣。医者谓前药已效，仍用前方煎成未饮，余至曰：阳已回，火复炽，阴欲竭矣。附子入咽即危，命以西瓜啖之。病者大喜，连日啖数枚，更饮以清暑养胃而愈。后来谢述昏迷所见，有一黑人立其前，欲啖之，即寒冷入骨。一小儿以扇驱之曰：汝不怕辟历耶。黑人曰：熬尔三辟历，奈我何。小儿曰：再加十个西瓜何如。黑人惶恐而退。余曰：附子古名

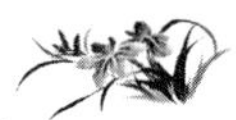

霹雳散，果服三剂，非西瓜则伏暑何由退。其言皆有证据，亦奇事也。

毛履和之子介堂，暑病热极大汗不止，脉微肢冷，面赤气短，医者仍作热证治。余曰：此即刻亡阳矣。急进参附以回其阳。其祖有难色，余曰：辱在相好，故不忍坐视，亦岂有不自信而尝试之理，死则愿甘偿命。乃勉饮之，一剂而汗止身温得寐，更易以方，不十日而起。同时东山许心一之孙伦五，病形无异，余亦以参附进，举室皆疑骇。其外舅席际飞笃信余，力主用之，亦一剂而复。但此证乃热病所变，因热甚汗出而阳亡。苟非脉微足冷，汗出舌润，则仍是热证。误用即死，死者甚多，伤心惨目。比等方非有实见，不可试也。

阊门内香店某姓，患暑热之证，服药既误，而楼小向西，楼下又香燥之气，熏烁津液，厥不知人，舌焦目裂。其家去店三里，欲从烈日中抬归以待毙。余曰：此证固危，然服药得法，或尚有生机，若更暴于烈日之中，必死于道矣。先进以至宝丹，随以黄连香薷饮，兼竹叶石膏汤，加芦根诸清凉滋润之品，徐徐灌之。一夕而目赤退，有声，神气复而能转侧；二日而身和，能食稀粥，乃归家调养而痊。

常熟席湘北患暑热证已十余日，身如炽炭，手不可近，烦躁昏沉，聚诸汗药，终无点汗。余曰：热极津枯，汗何从生？处以滋润清芳之品，三剂头先有汗，渐及手臂，继及遍身而热解。盖发汗有二法，湿邪则用香燥之药，发汗即以去湿；燥病则用滋润之药，滋水即以作汗。其理易知，而医者茫然，可慨也。

洞庭后山席姓者，暑邪内结，厥逆如尸，惟身未冷，脉尚微存，所谓尸厥也。余谓其父曰：邪气充塞，逼魂于外，通其诸窍，魂自返耳。先以紫金锭磨服，后用西瓜、芦根、萝卜、甘蔗打汁，时时灌之。一日两夜，纳二大碗而渐苏。问之，则曰：我坐新庙前大石上三日，见某家老妪，某家童子，忽闻香气扑鼻，渐知身在室中。有一人卧床上，我与之相并，乃能开目视物矣。新庙者，前山往后山必由之路，果有大石，询两家老妪童子，俱实有其事。此类甚多，不能尽述，其理固然，非好言怪也。

阊门龚孝维，患热病，忽手足拘挛，呻吟不断，瞀乱昏迷。延余诊视，脉微而躁，肤冷汗出，阳将脱矣。急处以参附。方亲戚满座，谓大暑之时，热病方剧，力摒不用。其兄素信余，违众服之，身稍安。明日更进一剂，渐苏能言，余乃处以消暑养阴之方而愈。

热呃

东山席士俊者，暑月感冒，邪留上焦，神昏呃逆。医者以为坏证不治，进以参附等药，呃益甚。余曰：此热呃也，呃在上焦，今食西瓜。群医大哗。病者闻余言，即欲食。食之呃渐止，进以清降之药，二剂而诸病渐愈。又有戚沈君伦者，年七十，时邪内陷而呃逆。是时余有扬州之行，乃嘱相好尤君在泾曰：此热呃也，君以枇杷叶、鲜芦根等清降之品饮之，必愈。尤君依余治之，亦痊。盖呃逆本有二因，由于虚寒，逆从脐下而起，其根在肾，为难治；由于热者，逆止在胸臆间，其根在胃，为易治。轻重悬绝，世人谓之冷呃，而概从寒治，无不死者。死之后，则云凡呃热者，俱为绝证。不知无病之人，先冷物，后热物，冷逆相争，亦可呃逆。不治自愈，人所共见，何不思也。

疟

洞庭姜锡常长郎佩芳，体素弱，而患久疟。时余应山前叶氏之招，便道往晤。佩芳出诊，色夭脉微，而动易出汗。余骇曰：汝今夕当大汗出而亡阳矣。急进参附，或可挽回。其父子

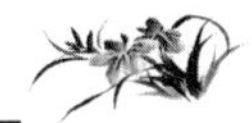

犹未全信，姑以西洋参三钱，偕附子饮之，仍回叶宅。夜二鼓，叩门声甚急，启门而锡常以肩舆来迎。至则汗出如膏，两目直视，气有出无入，犹赖服过参附，阳未遽脱。适余偶带人参钱许，同附子、童便灌入，天明而汗止阳回，始知人事。然犹闻声即晕，倦卧不能起者两月，而后起坐。上工治未病，此之谓也。知此危急之证，不但误治必死，即治之稍迟，亦不及挽回。养生者，医理不可不知也。

痢

崇明施姓，迁居郡之盘门，其子患暑毒血痢，昼夜百余行，痛苦欲绝。嘉定张雨亭，其姻戚也，力恳余诊之。余曰：此热毒蕴结，治之以黄连、阿胶等药，一服而去十之七八矣。明日再往，神清气爽，面有喜色。余有事归家，约隔日重来。归后遇风潮，连日行舟断绝，三日后，乃得往诊。病者怒目视，余问以安否，厉声而对曰：用得好药，病益重矣。余心疑之，问其父曾服他人药否，隐而不言。余甚疑之，辞出。有二医者入门。因托雨亭访其故，其父因余不止，延郡中名医，仍进以人参、干姜等药，给病者曰：视汝脉者，此地名医，而药则用徐先生方也。及服而痛愈剧，痢益增，故恨余入骨耳，岂不冤哉！又闻服药之后，口干如出火，欲啖西瓜。医者云：痢疾吃西瓜必死，欲求凉水，尤禁不与。因给其童取井水嗽口，夺盆中水饮其半，号呼两日而死。近日治暑痢者，皆用《伤寒论》中治阴寒入脏之寒痢法，以理中汤加减，无不腐脏惨死，甚至有七窍流血者。而医家病家，视为一定治法，死者接踵，全不知悔，最可哀也。

东山叶宝伦，患五色痢，每日百余次。余照治痢之法治之，五六日疾如故，私窃怪之。为抚其腹，腹内有块大小各一，俨若葫芦形。余重揉之，大者裂破有声，暴下五色浓垢斗许，置烈日中，光彩眩目，以后痢顿减，饮食渐进。再揉其小者，不可执持，亦不能消，痢亦不全止。令其不必专力治之，惟以开胃消积之品，稍稍调之。三四月而后块消痢止，大抵积滞之物，久则成囊成癖，凡病皆然。古人原有此说，但元气已虚，不可骤消，惟养其胃气，使正足自能驱邪，但各有法度，不可并邪亦补之耳。

东山姜锡常，气体素弱，又患疟痢，每日一次，寒如冰而热如炭，随下血痢百余次，委顿无生理。因平日相契，不忍委之，朝夕诊视，为分途而治之。寒御其寒，热清其热，痢止其痢，俱用清和切病之品，以时消息。而最重者，在保其胃气，无使生机又绝。经云：食养尽之，无使过之，伤其正也。减证以次，渐减而愈，或谓如此大虚，何以不用峻补？余曰：寒热未止，必有外邪，血痢未清，必有内邪，峻补则邪留不去，如此虚人，可使邪气日增乎？去邪毋伤正，使生机渐达，乃为良策。锡常亦深会此意，而医理渐明。嗣后家中人遇有小病，皆自治之，所谓三折肱者也。

畏寒

洞庭卜夫人，患寒疾，有名医进以参附，日以为常。十年以来，服附子数十斤，凉寒愈剧，初冬即四面环火，绵衣几重，寒栗如故。余曰：此热邪并于内，逼阴于外。《内经》云：热深厥亦深。又云：热极生寒，当散其热，使达于外。用芦根数两，煎清凉疏散之药饮之，三剂而去火，十剂而减衣。常服养阴之品而身温，逾年附毒积中者尽发，周身如火烧，服寒凉得少减。既又遍体及头面口鼻俱生热疮，下体俱腐烂，脓血淋漓。余以外科治热毒之法治之，一年乃复。以后年弥高而反恶热，与前相反，如不知其理，而更进以热药，则热并于内，寒并于外，阴阳离绝而死。死之后，人亦终以为阳虚而死也。

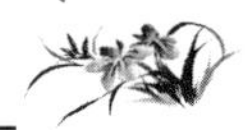

畏　风

嘉善许阁学竹君夫人，抱疾。医过用散剂以虚其表，继用补剂以固其邪。风入荣中，畏风如矢，闭户深藏者数月，与天光不相接，见微风，则发寒热而晕。延余视，余至卧室，见窗桶皆重布遮蔽，又张帷于床前暖帐之外。余被邀请，诊其脉，微软无阳。余曰：先为药误，而避风太过，阳气不接，卫气不闭，非照以阳光不可，且晒日中，药乃效。阁学谓见日必有风，奈何？曰：姑去其瓦，令日光下射晒之何如。如法行之，三日而能启窗户，十日可见风，诸病渐愈。明年阁学挈眷赴都，舟停河下，邀余定常服方。是日大风，临水窗候脉，余甚畏风，而夫人不觉也。盖卫气固，则反乐于见风，此自然而然，不可勉强也。

痰

嘉兴朱宗周，以阳盛阴亏之体，又兼痰凝气逆。医者以温补治之，胸膈痞塞，而阳道痿。群医谓脾肾两亏，将恐无治，就余于山中。余视其体丰而气旺，阳升而不降，诸窍皆闭，笑谓之曰：此为肝肾双实证，先用清润之品，加石膏以降其逆气；后以消痰开胃之药，涤其中宫；更以滋肾强阴之味，镇其元气，阳事即通。五月以后，妾即怀孕，得一女，又一年，复得一子。惟觉周身火太旺，更以养阴清火丸膏为常馔。一或间断，则火旺随发，委顿如往日之情形矣。而世人乃以热药治阳痿，岂不谬哉。

苏州府治东首杨姓，年三十余，以狎游，私用父千金，父庭责之。体虚而兼郁怒，先似伤寒，后渐神昏身重，医者以为纯虚之证，惟事峻补。每日用人参三钱，痰火愈结，身强如尸，举家以为万无生理，余入视时，俱环而泣。余诊毕，及按其体，遍身皆生痰核，大小以千计，余不觉大笑，泣者尽骇。余曰：诸人之泣，以其将死耶。试往府中借大板重打四十，亦不死也。其父闻之，颇不信，曰：如果能起，现今吃人参费千金矣，当更以千金为寿。余曰：此可动他人，余无此例也，各尽其道而已。立清火安神极平淡之方，佐以末药一服，三日而能言，五日而能坐，一月而行动如常。其时牡丹方开，其戚友为设饮，花前以贺，余适至。戏之曰：君服人参千金而几死，服余末药而愈，药本可不偿乎。其母舅在旁曰：必当偿，先生明示几何。余曰：增病之药值千金，去病之药，自宜倍之。病者有惊惶色，余曰：无恐，不过八文钱，买卜子为末耳。尚有服剩者，群取视之，果卜子也，相与大笑。其周身结核，皆补住痰邪所凝成者，半载方消。邪之不可留如此，幸而凝在肤膜，若入脏，则死已久矣。

喘

松江王孝贤夫人，素有血证，时发时止，发则微嗽。又因感冒，变成痰喘，不能着枕，日夜俯几而坐，竟不能支持矣。是时有常州名医法丹书调治无效，延余至。余曰：此小青龙证也。法曰：我固知之，但弱体而素有血证，麻桂等药可用乎？余曰：急则治标，若更喘数日，则立毙矣。且治其新病，愈后再治其本病可也。法曰：诚然。然病家焉能知之？治本病而死，死而无怨；如用麻桂而死，则不咎病本无治，而恨麻桂杀之矣。我乃行道之人，不能任其咎，君不以医名，我不与闻，君独任之可也。余曰：然服之有害，我自当之，但求先生不阻之耳。遂与服，饮毕而气平，就枕终夕得安。然后以消痰润肺养阴开胃之方，以次调之，体乃复旧。法翁颇有学识，并非时俗之医，然能知而不能行者。盖欲涉世行道，万一不中，则谤声随之。

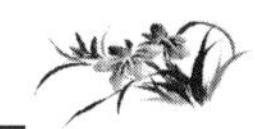

余则不欲以此求名，故毅然用之也。凡举事一有利害关心，即不能大行我志，天下事尽然，岂独医也哉。

苏州沈母，患寒热痰喘，浼其婿毛君延余诊视。先有一名医在座，执笔沉吟曰：大汗不止，阳将亡矣奈何，非参、附、熟地、干姜不可。书方而去。余至不与通姓名，俟其去，乃入诊。脉洪大，手足不冷，喘汗淋漓，余顾毛君曰：急买浮麦半合，大枣七枚，煎汤饮之可也。如法服而汗顿止，乃为立消痰降火之方，二剂而安。盖亡阳亡阴相似，而实不同。一则脉微，汗冷如膏，手足厥逆，而舌润；一则脉洪，汗热不粘，手足温和而舌干。但亡阴不止，阳从汗出，元气散脱，即为亡阳。然当亡阴之时，阳气方炽，不可即用阳药，宜收敛其阳气，不可不知也。亡阴之药宜凉，亡阳之药宜热，一或相反，无不立毙。标本先后之间，辨在毫发，乃举世更无知者，故动辄相反也。

观察毛公裕，年届八旬，素有痰喘病，因劳大发，俯几不能卧者七日，举家惊惶，延余视之。余曰：此上实下虚之证，用清肺消痰饮，送下人参小块一钱，二剂而愈。毛翁曰：徐君学问之深，固不必言，但人参切块之法，此则聪明人以此炫奇耳。后岁余，病复作，照前方加人参煎入，喘而逆愈甚，后延余视。述用去年方而病有加，余曰：莫非以参和入药中耶。曰：然。余曰：宜其增病也。仍以参作块服之，亦二剂而愈。盖下虚固当补，但痰火在上，补必增盛，惟作块，则参性未发，而清肺之药已得力，过腹中而人参性始发，病自获痊。比等法，古人亦有用者，人自不知耳。于是群相叹服。

饮　癖

洞庭席载岳，素胁下留饮，发则大痛呕吐，先清水，后黄水，再后吐黑水，而兼以血，哀苦万状，不能支矣。愈则复发，余按其腹有块，在左胁下，所谓饮囊也。非消此，则病根不除，法当外治。因合蒸药一料，用麵作围，放药在内，上盖铜皮，以艾火蒸之，日十余次。蒸至三百六十火而止，依法治三月而毕块尽消，其病永除，年至七十七而卒。病此极多，而医者俱不知，虽轻重不一，而蒸法为要。

翻 胃

嘉兴朱亭立，曾任广信太守，向病呕吐，时发时愈。是时吐不止，粒米不下者三日，医以膈证回绝。其友人来邀诊，余曰：此翻胃证，非膈证也。膈乃胃腑干枯，翻胃乃痰火上逆，轻重悬殊，以半夏泻心汤加减治之，渐能进食。寻复旧，从此遂成知己。每因饮食无节，时时小发，且不善饭，如是数年，非余方不服，甚相安也。后余便道过其家，谓余曰：我遇武林名医，谓我体虚，非参附不可，今服其方，觉强旺加餐。余谓此乃助火以腐食，元气必耗，将有热毒之害。亭立笑而腹非之，似有恨不早遇此医之意。不两月，遣人连夜来迎，即登舟，抵暮入其寝室，见床前血污满地，骇问故。亭立已不能言，惟垂泪引过，作泣别之态而已。盖血涌斗余，无药可施矣。天明而逝，十年幸活，殒于一朝。天下之服热剂而隐受其害者，何可胜数也。

娄门范昭素患翻胃，粒米不能入咽者月余，胸中如有物蠢动，余曰：此虫膈也，积血所成。举家未信。余处以开膈末药，佐以硫黄，三剂后，吐出瘀血半瓯。随吐虫二十余枚，长者径尺，短者二寸，色微紫，其肠俱空，乃药入而虫积食之，皆洞肠而死者。举家惊喜以为病愈，余曰：未也。姑以粥与之，连进二碗，全然不呕，更觉宽适。顷之粥停不下，不能再食。余曰：胃腑已为虫蚀，无藏食之地，无救也。辞不复用药，不旬日而卒。

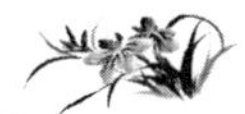

癃

学宫后金汝玉，忽患小便不通，医以通利导之，水愈聚而溺管益塞，腹胀欲裂，水气冲心即死，再饮汤药，必不能下，而反增其水。余曰：此因溺管闭极，不能稍通也。以发肿药涂之，使溺器大肿随以消肿之药解之，一肿一消，溺管稍宽，再以药汤洗少腹而挤之，蓄溺涌出而全通矣。此无法中之法也。

木渎叶小便闭七日，腹胀如鼓，伛偻不能立，冲心在顷刻矣。就余山中求治。余以鲜车前根捣烂，敷其腹；用诸利水药内服，又煎利水通气药，使坐汤中，令人揉挤之。未几溺迸出，洒及揉者之面。溺出斗余，其所坐木桶几满。腹宽身直，徜徉而去。

消

常熟汪东山夫人，患消证，夜尤甚，每夜必以米二升，煮薄粥二十碗，而溲便不异常人，此乃为火所烁也。先延郡中叶天士，治以乌梅、木瓜等药，敛其胃气，消证少瘥，而烦闷羸瘦，饮食无味。余谓此热痰凝薄，未有出路耳。以清火消痰，兼和中开胃调之。病情屡易，随证易方，半年而愈。

虫痛

苏州黄四房女，年十二，患腹痛，愈医愈甚。余偶至其家，昏厥一夕方苏，舌俱咬破，流血盈口，唇白而目犹直视，脉参错无常。余曰，此虫痛也，贯心则死，非煎药所能愈。合化虫丸与之，痛稍缓，忽复更痛，吐出虫二十余条，长者径尺紫色，余长短不齐，淡红色，亦有白者。自此而大痛不复作，小痛未除，盖其窠未去也。复以杀虫之药，兼安胃补脾之方，调之而虫根遂绝。盖此证甚多，医者既不能知，惟认为寒与食，即以为虫，又无杀虫之方。在精力强旺者，久能自化，其不足者，变为丁奚劳怯痞膨等证，至死而人不能知，亦可哀也。余治此证不一，姑举其最剧者以明治法。

常州蒋公讳斌之孙，患心腹痛，上及于头，时作时止，医药罔效，向余求治。余曰：此虫病也。以杀虫之药，虫即远避，或在周身皮肤之中，或在头中，按之如有蠕动往来之象。余用杀虫之药为末，调如糊，到处敷上，而以热物熨之。虫又逃之他处，随逃随敷，渐次平安，而根终不除，遂授方令归。越二年书来，云：虫根终未尽，但不甚为害耳，此真奇疾也。

怔忡

淮安巨商程某，母患怔忡，日服参术峻补，病益甚，闻声即晕，持厚聘邀余。余以老母有恙，坚持不往，不得已，来就医诊视。见二女仆从背后抱持，二女仆遍体敲摩，呼太太无恐，吾侪俱在也，犹惊惕不已。余以消痰之药去其涎，以安神之药养其血，以重坠补精之药纳其气，稍得寝。半月余，惊恐全失，开船放炮，亦不为动，船挤喧嚷，欢然不厌。盖心为火藏，肾为水藏，肾气挟痰以冲心，水能克火，则心振荡不能自主，使各安其位，则不但不相克，而且相济，自然之理也。

长兴赵某，以经营过劳其心，患怔忡证，医者议论不一，远来就余。余以消痰补心之品治其上，滋肾纳气之药治其下，数日而安。此与程母病同，而法稍异。一则气体多痰，误服补剂，水溢而火受克之证；一则心血虚耗，相火不宁，侵犯天君之证，不得混淆也。

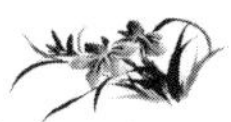

亢　阳

姻戚殷之普，年近八旬，素有肠红证。病大发，饮食不进，小腹高起，阴囊肿亮，昏不知人。余因新年贺岁候之，正办后事。余诊其脉，洪大有力。先以灶灰、石灰作布袋，置阴囊于上，袋湿而囊肿消，饮以知母、黄柏泻肾之品。越三日，余饮于周氏，周与至戚，相近半里，忽有叩门声，启视之，则其子扶病者至，在座无不惊喜。同问余曰：何以用伐肾之药而愈？余曰：此所谓欲女子而不得也。众以为戏言，翁曰：君真神人也。我向者馆谷京师，患亦相似。主人以为无生理也，遂送我归，归旬日即痊。今妻妾尽亡，独处十余年，贫不能蓄妾，又耻为苟且之事，故病至此。既不可以告人，亦无人能知之者。言毕凄然泪下，又阅五年而卒。盖人之气禀各殊，亢阳之害与纵欲同，非通于六经之理，与岐黄之奥者，不足与言也。

吐　血

平望镇家张瑞五，素有血证。岁辛丑，余营葬先君，托其买砖灰等物，乡城往返，因劳悴而大病发，握手泣别，谓难再会矣。余是时始合琼玉膏，未试也，赠以治病而去，自此不通音问者三四载。一日镇有延余者，出其前所服方，问何人所写，则曰张瑞五，曰今何在，曰即在馆桥之右。即往候之，精神强健，与昔迥异。因述服琼玉膏后，血不复吐，嗽亦渐止，因涉猎方书，试之颇有效，以此助馆谷所不足耳。余遂导以行医之要，惟存心救人，小心敬慎，择清淡切病之品，俾其病势稍减，即无大功，亦不贻害。若欺世徇人，止知求利，乱投重剂，一或有误，无从挽回，病家纵不知，我心何忍。瑞五深以为然，后其道大行，遂成一镇名家，年至七十余而卒。琼玉膏为治血症第一效方，然合法颇难。其时不用人参，只用参须、生地，则以浙中所出鲜生地，打自然汁熬之，不用干地黄，治血证舍此，无有无弊者。

洞庭吴伦宗夫人，席翁士俊女也。尚患血症，每发，余以清和之药调之，相安者数年。郡中名医有与席翁相好者，因他姓延请至山，适遇病发，邀之诊视，见余前方，谓翁曰：此阳虚失血，此公自命通博，乃阴阳不辨耶。立温补方加鹿茸二钱，连服六剂，血上冒，连吐十余碗，一身之血尽脱，脉微目闭，面青唇白，奄奄待毙。急延余治，余曰：今藏府经络俱空，非可以轻剂治，亟以鲜生地十斤，绞汁煎浓，略加人参末，徐徐进之。历一昼夜，尽生地汁，稍知人事，手足得展动，唇与面红白稍分。更进阿胶、三七等养阴之品，调摄月余，血气渐复。夫血脱补阳，乃指大脱之后，阴尽而阳无所附，肢冷汗出，则先用参附以回其阳，而后补其阴。或现种种虚寒之证，亦当气血兼补。岂有素体阴虚之人，又遇气升火旺之时，偶尔见红，反用大热升发之剂，以扰其阳而烁其阴乎。此乃道听途说之人，闻有此法，而不能深思其理，误人不浅也。

嘉兴王蔚南，久患血证，左胁中有气逆冲喉旁，血来有声如沸。戊子冬，忽大吐数升，面色白而带青，脉微声哑气喘不得卧，危在旦夕。余以阿胶、三七等药保其阴而止其血，然后以降火纳气之品，止其冲逆。复以补血消痰，健脾安胃之方，上下分治，始令能卧，继令能食，数日之后，方能安卧。大凡脱血之后，断不可重用人参，升气助火，亦不可多用滋腻，以助痰滞胃。要知补血之道，不过令其阴阳相和，饮食渐进，则元气自复。非补剂入腹，即变为气血也。若以重剂塞其胃口，则永无生路矣。况更用温热重剂，助阳烁阴而速之死乎。

洞庭张姓，素有血证，是年为女办装，过费心力，其女方登轿，张忽血冒升余，昏不知人。医者浓煎参汤服之，命悬一息，邀余诊视。六脉似有如无，血已脱尽。急加阿胶、三七，

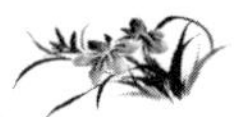

少和人参以进，脉乃渐复，口开能言，手足展动。然后纯用补血之剂以填之，月余而起。盖人生不外气血两端，血脱则气亦脱。用人参以接其气，气稍接，即当用血药，否则孤阳独旺，而阴愈亏。先后主客之分，不可不辨也。

背痛

乌镇莫秀东患奇病，痛始于背，达于胸胁，昼则饮食如常，暮则痛发呼号，彻夜邻里惨闻。医治五年，家资荡尽，秀东欲自缢。其母曰：汝有子女之累，尚须冀念，不如我死，免闻哀号之声，欲赴水，其戚怜之，引来就医。余曰：此瘀血留经络也。因谓余子爔曰：此怪病也。广求治法以疗之，非但济人，正可造就己之学问。因留于家，用针灸熨拓煎丸之法，无所不备，其痛渐轻，亦渐短，一月而愈。其人感谢不置，余曰：我方欲谢子耳。凡病深者，须尽我之技，而后奏功。今人必欲一剂见效，三剂不验，则易他医。子独始终相信，我之知己也，能无感乎。

肠红

淮安程春谷，素有肠红证。一日更衣，忽下血斗余，晕倒不知人，急灌以人参一两，附子五钱而苏，遂日服人参五钱，附子三钱，而杂以他药，参附偶间断，则手足如冰，语言无力。医者亦守而不变，仅能支持，急棹来招。至则自述其全赖参附以得生之故。诊其六脉，极洪大而时伏，面赤有油光，舌红而不润，不自交睫者旬余矣。余曰：病可立愈，但我方君可不视也。春谷曰：我以命托君，止求效耳，方何必视。余用茅草根四两作汤，兼清凉平淡之药数品，与参附正相反，诸戚友俱骇。春谷弟风衣，明理见道之士也。谓其诸郎曰：尔父千里招徐君，信之至；徐君慨然力保无虞，任之至，安得有误耶。服一剂，是夕稍得寝，二剂手足温，三剂起坐不眩，然后示之以方。春谷骇叹，诸人请申其说，余曰：血脱扶阳，乃一时急救之法，脱血乃亡阴也。阳气既复，即当补阴，而更益其阳，则阴血愈亏。更有阳亢之病，其四肢冷者，《内经》所谓热深厥亦深也。不得卧者，《内经》所谓阳胜则不得入于阴，阴虚故目不瞑也。白茅根交春透发，能引阳气达于四肢，又能养血清火，用之使平日所服参附之力，皆达于外，自能手足温而卧矣。于是始相折服，凡治血脱证俱同此。

血　痢

洞庭葛允诚，患血痢五年，日夜百余次，约去血数石，骨瘦如柴，饮食不进，举家以为必无生理。余友姜君锡常，次子荨芳，从余学医于山中，病者即荨芳妻弟也。锡常怜之，令同荨芳寄膳余家，朝夕诊视。余先用滋补之剂，以养其血脉，复用开胃之药，以滋其化源，稍健而能食。久痢至五载，大肠之内，必生漏管，遂以填补之品塞其空窍。痢日减，饭日增，不半年，而每食饭必六七碗，至冬病全愈，丰肥强壮。归至家，亲戚俱不相识认，无不叹以为奇。

崩

徽州盐商汪姓，始富终贫。其夫人年四十六，以忧劳患崩证，服参附诸药，而病益剧。延余治之，处以养血清火之剂，而病稍衰，盖此病本难除根也。越三年夫卒，欲往武林依其亲戚，过吴江来，方且泣曰：我遇先生而得生，今远去，病发必

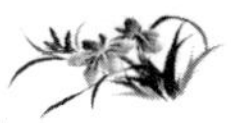

死耳。余为立长服方，且赠以应用丸散而去。阅十数年，郡中有洋客请治其室人，一白头老妪出拜，余惊问，曰：我即汪某妻也，服先生所赠方药，至五十二而崩证绝。今已六十余，强健逾昔，我婿迎我于此，病者即我女也。不但求治我女，必欲面谢，故相屈耳。盖崩证往往在五十岁以前，天癸将绝之时，而冲任有火，不能摄纳，横决为害。至五十以后，天癸自绝，有不药而愈者；亦有气旺血热，过时而仍有此证者。当因时消息，总不外填阴补血之法。不知者，以温热峻补，气愈旺而阴愈耗，祸不旋踵矣。此极易治之病，而往往不治，盖未能深考其理，而误杀之耳。

血　厥

东山水利同知，借余水利书，余往索，出署。突有一人拦舆喊救命，谓我非告状，欲求神丹夺命耳。其家即对公署，因往视，病者死已三日，方欲入棺，而唇目忽动，按其心口尚温，误传余能起死回生，故泥首哀求。余辞之不获，乃给之曰：余舟中有神丹可救。因随之舟中，与黑神丸二粒，教以水化灌之，非能必其效也。随即归家，后复至山中，其人已生。盖此乃瘀血冲心，厥而不返。黑神丸以陈墨为主，而以消瘀镇心之药佐之，为产后安神定魄，去瘀生新之要品。医者苟不预备，一时何以奏效乎。

胎　产

南门陈昂发夫人，怀娠三月，胎气上逆，舌肿如蛋，牙床紫黑，粒米不能下，医者束手，延余治。余曰：此胎中有毒火冲心。舌为心苗，故毒聚于舌，肿塞满口，则饮食绝矣。乃用珠黄散，及解毒软坚之药，屡涂其舌，肿渐消而纳食，复用清凉通气之方，消息治之。或谓解毒清火，与胎有害。余曰：不然。胎气旺甚，愈凉愈安，但热毒伤阴，当滋养其血气耳。乃专服余药，孪生二子。后询其得病之故，乃曾听邪人之言，服不经之药，几致伤生，可为戒也。

烂溪潘开子表弟，其夫人怀娠患痢，昼夜百余次，延余视。余以黄芩汤加减，兼养胎药饮之，利遂减，饮食得进。而每日尚数十次，服药无效，余曰：此不必治，名曰子利，非产后则不愈，但既产，恐有变证耳。病家不信，更延他医，易一方，则利必增剧，始守余言。止服安胎药少许，后生产果甚易，而母气大衰，虚象百出。适余从浙中来，便道过其门，复以产后法消息治之，病痊而利亦止。盖病有不必治而自愈，强求其愈，必反致害，此类甚多，不可不知也。

余往候族兄龙友，坐谈之际，有老妪惶遽来曰：无救矣。余骇问故，龙友曰：我侄妇产二日不下，稳婆已回绝矣。问何在，曰即在前巷。余曰：试往诊之。龙友大喜，即同往。浆水已涸，疲极不能出声，稳婆犹令用力迸下。余曰：无恐，此试胎也，尚未产，勿强之。扶令安卧，一月后始产，产必顺，且生男。稳婆闻之微哂，作不然之态。且曰：此何人，说此大话，我收生数十年，从未见有如此而可生者。其家亦半信半疑。余乃处以养血安胎之方，一饮而胎气安和，全无产意，越一月，果生一男，而产极易，众以为神。龙友请申其说。曰：凡胎旺而母有风寒劳碌等感动，则胎坠下如欲生之象，安之即愈。不知而以为真产，强之用力，则胎浆破而胎不能安矣。余诊其胎脉甚旺，而月分未足，故知不产。今已摇动其胎，将来产时必易脱，故知易产。左脉甚旺，故知男胎。此极浅近之理，人自不知耳。

西濠陆炳若夫人，产后感风热，瘀血未尽。医者执产后属虚寒之说，用干姜、熟地治之，且云必无生理，汗出而身热于炭，唇燥舌紫，仍用前药。余是日偶步田间看菜花，近炳若之

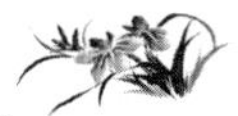

居，趋迎求诊。余曰：生产血枯火炽，又兼风热，复加以刚燥滋腻之品，益火塞窍，以此死者，我见甚多。非石膏，则阳明之盛火不解，遵仲景法，用竹皮、石膏等药。余归而他医至，笑且非之，谓自古无产后用石膏之理，盖生平未见仲景方也。其母素信余，立主服之，一剂而苏。明日炳若复求诊，余曰：更服一剂，病已去矣，无庸易方，如言而愈。医者群以为怪，不知此乃古人定法，惟服姜桂则必死。

苏州顾某继室，产后恶露不出，遂成血膨，医者束手。顾君之兄掌夫，余戚也。延余治之，余曰：此瘀血凝结，非桃仁等所能下，古法有抵当汤，今一时不及备，以唐人法，用肉桂、黄连、人参、大黄、五灵脂成剂，下其瘀血。群医无不大笑，谓寒热补泻并相犯之药合而成方，此怪人也。其家因平日相信，与服。明日掌夫告余曰：病不可治矣。病者见鬼窃饮所服药，乃大呼曰：我不能食鬼之所吐也。先生可无治矣。余往验之，药本气味最烈之品，尝之与水无二，怪之。仍以前方煎成，亲往饮之。病者不肯饮，以威迫之，惧而饮。是夕下瘀血升余，而腹渐平思食。余以事暂归，隔日复往。其门首挂榜烧楮，余疑有他故。入门见者皆有喜色，询之，则曰先生去之夕，病者梦其前夫人怒曰：汝据余之室，夺余之财，虐余之女，余欲伤汝命。今为某所治，余将为大蛇以杀汝，即变为大蛇，大惊而醒，故特延僧修忏耳。盖前夫人以产后血臌亡，病状如一，而医者治不中病，遂致不起。盖人一病有一病治法，学不可不博也。

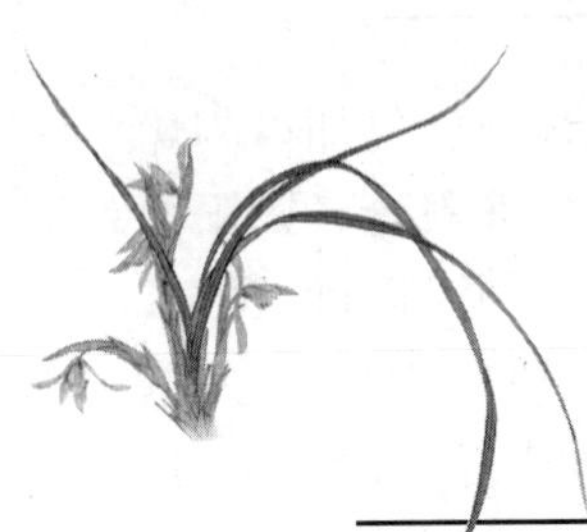

何鸿舫医话精华

上海秦伯未编纂　普宁方公溥参校

何鸿舫（长治），青浦人。家本世医，益以力学，故学识经验高人一筹，随机应变有得，其环中超乎象外之妙，负盛名凡三十年。尤擅书法，得平原山谷神髓，为世所珍视。

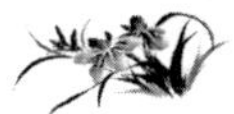

时　邪

癸巳夏，钱塘张东甫明府，莅任疁城，与山人有旧，数相往来。明年四月中，其太夫人适遘时疾，身发热无汗，饮食无味，大便不解。明府最善谈医书，家有病人，每自处方。太夫人素服滋补之剂，明府诊其脉，认为阴虚致热，以干地黄、当归、龟版等药进，无效，复按之，曰误矣。此外感寒，内停食症也。改用桂枝、厚朴、陈皮、生姜诸药，嘱其内眷速煎以奉，而乘舆出迎制府于安亭江上，连日不归。病势垂殆，幕友龚素山修书遣急足邀山人往，时病逾旬日，不纳不解。切其脉沉细微数，神倦口渴，舌绛裂，至不能言其所苦。山人曰：此危候矣。年届七旬气阴并亏，时邪感于外，宿滞停于内，阳明表里兼证，而又误投辛热刚燥之品，以劫其阴，能无增剧乎。无已，则有甘凉清润一法，速进或有济，迟恐无及矣。明府之戚杨君，白山人意于内眷，立求施方。随用人参一钱，先煎汤，与石膏、知母、鲜地黄、甘草、人中黄等药同进，薄暮服竟，戌刻倦极思寐，至丑寅之交，大便畅下，周体得汗，所谓中通则表解也。而神思顿觉清爽，惟舌滑少津，脉象未得流利耳。遂接用人参、地黄、麦冬、知母、当归诸味，助其元气以滋其阴液。两日之间，危者就安。明府事毕回署，母子相庆，喜溢眉宇。于是深服山人，叩首致谢，不复自诩其医药。

温　病

徐芳圃方伯之篷室某夫人，守节抚孤，松生主事即其所腹出也。年五十余，于深秋发病，周体灼热如燔，口渴思饮。西席陈君知医理，宗景岳甘温化火之法，以人参、炮姜、熟地黄、炙甘草诸味进，服未竟而热势益炽。家设乩坛，松生虔叩吉凶并方药。乩书云：此证不须多药，以鲜地黄、芦根煎汤代茶饮，一二日后可愈也。陈君方非是，可延何某治之。松生于是招山人往诊。按脉洪大而数，右寸关呼吸八至，面发赤，舌绛，渴饮不已，曰：此温邪陷蕴于阳明，肺津熏灼被耗，误投温补而加剧，非甘凉之剂不可。即为处方至四五味，见旁观者相顾惊诧曰：此仙方也。山人不解所谓，是晚药入口，三刻得少寐，四鼓后，热退神清，脉数亦缓。盖方中所用第一味即鲜地黄，第二为羚羊角，第三即芦根也。与乩方适合，松生之信山人自此始。

热　病

吴江之东北乡善湾唐生年三十余，于秋初患热症，旬日矣。口渴神烦，唇焦黑如墨，齿肉尽腐，喉间哽塞，欲言而不能出声，急甚。前医用犀角地黄汤加黄连不效而止。山人至，细察其脉，洪大有力，左寸关尤甚，谓病者曰：此邪热伤阴，而心包被蒙也。虽危尚可治，立进紫雪丹一钱，少顷又进一钱，是晚即得安卧，醒时语言如常。明日即以前所用方投之，不三日而瘳。病有缓急，药有次序，不开其清窍而但治其热，岂惟无益于病哉？

感　暑

同郡徐明府奕韩之长嗣水西文学，为赘婿于吾邑金氏。夏日感暑发热，神瞀谵语，手舞足蹈，日夜不少息。其内兄碧山，造门邀山人往，至则见水西卧竹榻上，突然而起，握两手不放曰：余疾非君不治，余心疾非君不知。时明府没于黔中，未得归榇故也。细察其脉，六部俱沉，重按之，其细如线，左寸关微弦而不甚数，所谓阳症见阴脉，邪传厥少二阴，极危之

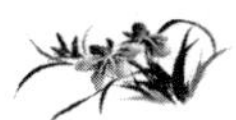

候。然水西碧山，皆为山人友，义无可辞。为处黄连泻心汤试之，其昏谵如旧，再进之，少得安静，而大便不通，已逾旬日。视其舌无苔，覆按之，右关或见实象，因重用黄连而加瓜蒌、枳实。是晚假寐至四鼓，忽欲如厕，少顷下黑粪如灰色蛇者一长条，于是神始清，而倦极欲卧矣。此证热邪传里，而脉不数，处方时颇费踌躇。若误认阴虚，而投以滋补之剂，所关岂浅鲜哉。

疟疾

秦珠厓之母夫人，春秋七十矣。夏日撄暑病疟，疟止而热不已，口渴烦躁，病旬余未得汗。众医者皆以为少阳症，叠投小柴胡汤不效，珠厓忧甚，嘱其妹婿沈君邀视。山人切其脉，数而有次，右大于左，舌微白，曰阳明伏邪未泄也。当进人参白虎汤，珠厓以石膏太凉，恐非老年人所宜。山人曰：石膏为阳明表症主药，有人参以助其气而达其邪，何虑之有。是夕遂留宿，视其煎而进之，及东方明，遍体大汗，而热亦全退。

包山吴姓者，年五十三，向为富家司会计。精力倦怠，不思饮食，举动须人扶掖。山人视其舌光滑无津，脉沉而濡，两尺似有若无，曰：此思虑过度，精气耗竭，下元水火俱困，将有喘脱之虞，非用都气法加人参不可。病者曰：胃气久困，遽用附子、熟地黄无妨乎？山人曰：肾为胃关，治其上而不治其下，真火将灭，土亦何由而生。其戚扶病者出，山人阴嘱其速归，证垂殆而心犹豫，必至不治。遂力劝服之，照方以西党参代参进，两剂知粥味，日可二三碗。复诊始用人参益以干紫河车，不数日胃气大开，每食不能无鱼肉矣。

呕吐

刘塘镇王生，赴太仓试回，呕吐两日夜，形神顿瘁，水米不能入口。众医议进和胃止呕之法，随服随吐，几殆。其戚沈翁求往治，山人见其面容黯惨无人色，六脉细濡垂绝。此由入场心苦受饿，胃气伤而津液耗竭也。非甘酸济阴法不可，急进生脉散二剂而瘥。

泄　泻

前苏松太观察龚公暗斋之兄菊人明府，自粤东引疾归，相见于上海官廨，嘱山人诊其脉之虚实。山人曰：两尺空软无力，水火不相济也。而右脉尤弱，恐火不生土，则有脾泄肢肿之虞，须及早服药为妙。明府曰：余全家依弟于此，复可以医药累之乎。至明年春，泄泻骤作，日夜十余次。因忆山人言，力求处方。而神色脉象，迥不如前诊时，遂以桂附八味丸为主，以人参白术服之，无甚进退。山人密告其侄定庵舍人，劝其早归。定庵曰：吾伯贫甚，无可归，留此或可得先生大力拯之。山人直告之曰：此非鄙人所能也。时明府之从弟号砥斋者，在署，亦知医，欲献能于观察之前，指山人方曰：何某能用药，而不肯用力。此种病进人参三四两，而佐以附子，无有不愈者。于是重用人参每帖一钱，增至二钱，数日后泄减食进，颇有起色，而砥斋告别去。复邀山人诊之，观察曰：君所不能治者，余弟已治之效矣。山人曰：参力诚佳，第可支持目前耳。令兄年届六旬，全赖水火两藏涵濡而熏化之，今两尺虽起，而根抵不牢，右关应指，而浮微无力，是本实先拨矣。季夏天气暄热，得参附以助其阳，尚不至溃败，转瞬秋深气萧，火将熄而肾水不能收摄，肿势上升，发为喘促，又何方以治耶。既有名手能保万全，鄙人亦不复敢奏方，力辞而归。后闻服人参十余两，卒罔效，九月初，终于上海署中。

凡治病以脉为准，然亦有无脉可诊者。山人之孙，向赖陈

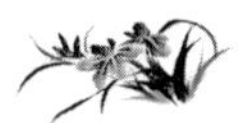

姓妪媬抱以长，一日携其次子，年二十余，求治患腹痛泄泻。按其脉，左右俱无，骇而问其平日如何。曰：自幼贫苦，未尝服药，脉之有无不知也。山人视其神色尚好，四肢不倦，以香砂枳实丸与之，越三日复来，病去大半，再切之，仍六脉俱无。因思古人有凭症不凭脉之说，殆为此。

林少穆中丞于壬辰夏，来抚吾吴，其冬十二月，以夫人病，遣辕弁招往诊苏公子小鳌口荐也。时风雪严寒，星夜飞擢而往揖之。公子导入内室，见夫人卧床呻吟，腹作痛而泄泻不禁。前一日有投以左金丸加味者，而痛益甚，中丞焦急，欲用补剂未决。山人诊其脉六部俱沉，左关微弦，右关尺细濡无力。就证而论，乃太阴脾土失司，肝木乘之为患，而下元命火，又不克熏蒸化谷，堤溃而痛且泻，理固然也，非大剂温补不可。中丞曰：服之果效乎？山人曰：不效即有损矣，乌可乎。遂以参术姜附等味进，明日泄减而痛未止，即原方重用参复加肉桂进之，病去七八。五日后往视，已全瘳矣。中丞手书楹联为赠，山人于是名噪吴中，奔走官廨，不胜劳瘁云。

虚寒热

邑中陈友芳孝廉，年六十余，家有二姬。初患勿寒勿热，继则微热不寒，舌白，眼有眵。前处方者以为阳明少阳伏邪，连进柴胡、葛根升散之法，病不退，而气发喘。孝廉为山人父执，以书招山，谓山人曰：余以两弟艰于嗣，故年周甲而未断房事。今事急矣，惟君言是听。山人切其脉，两尺涩不应指，舌白腻如积粉，而不思饮。全属下元水亏，虚阳上炎之象，气喘而不降，柴葛升提之害也。须宗都气法，加人参、附子庶有济。病者从之，三剂而起。后二年，有董翼堂文学，其病情舌色，与陈孝廉相似，误信乩方，投凉药而增剧。山人亦用此法以获效，甘温化火之说，不益信与。

同里有周道士者，年五十余，日为人诵经禳灾，出必五更，返必子夜。深秋患寒热，浃旬不已，有投小柴胡汤、平胃散等方者，病少闲，而朝热暮寒如故。其子哀恳山人，遂步而往，见其神色困惫，六脉细濡无力，而舌净微绛。谓病者曰：此尔积劳所致，非外因症也。经书曰：阳虚则恶寒，阴虚则生热，补其所虚，则阴阳和而寒热自已。与黄芪、炙甘草、潞党参、当归、白芍等味，不数日即瘥。

痞　气

同安苏公鳌石守松郡时，介李颖香学博，邀视其夫人之疾。夫人年近五旬，胸次忽觉结一块，按之有形，胀而减餐。云在京师时，以劳烦过度得来，已二三年矣。赴苏郡就医，初投旋覆花、当归须、郁金、橘络等以疏消之，不效，改用补中理气之法，又不效。山人至，苏公嘱必速效为妙。述其向日喜面食，多忧寡欢，于是细察其脉，六部中两关独弦，右尺不振。此木菀伤脾而成痞气，命火衰不克生土，脾阳失化使然。证可治，特非旦夕能瘳耳。第一方，用白术、苍术、香附、茴香、陈皮、白芍以疏其中焦之菀积；继则用肉桂、菟丝子、枸杞、九香虫以助其下焦之真火，至二十剂而痞渐消，三十余剂而大愈。苏公遂以山人为能医者，后迁擢他省，常贻书以志感念，并为延誉焉。

发　狂

里人徐姓者，年近五旬，贫窭无子，以卖油为业。一日掉扁舟出行，行三五里，酷暑倦甚，泊柳阴下，酣睡半日而归。是晚即发热，昏谵若狂，甚欲踰墙登屋。其弟名洪九，

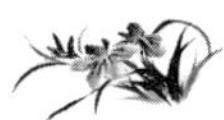

奔告山人。不呼舟而步往，见病者正夺门将出，山人力持之，不使之动。令其弟与侄各执一手，立而切其脉，左三部若无恙，较有力，右手则全伏不起。山人曰：此病在中焦气分，食与邪交结为患，可治也。以生大黄五钱为君，加枳实二钱，甘草一钱，煎服之。明旦下结粪一块如碗大，即瘥。盖其出门时，携冷饭一盂，于柳阴下以水浇而食之，旋即倦卧所致也。是为阳明里证，非用承气法不效，若投以大陷胸汤则误矣。于此可知治一病须有一度详察，否则未有不偾事者也。

金泽镇某生，年二十二未娶。忽发狂疾，昏瞀妄言，手舞足蹈，中夜不得合眼，见妇人辄趋而狎之。或闻其声，即破壁踰垣，不可禁遏，其兄若弟扶之就诊。六脉弦大无度，人迎尤旺。山人曰：此邪火乱性，厥阴心包之病也。以牛黄、黄连、羚羊角、天竺黄、元参、灯心等味治之。阴嘱其兄于煮药时，以女子亵衣覆其上，勿令人见。如法服两剂，其疾若失。门人疑而问之，山人曰：是即阴阳易之法，今果验矣。

酒膈

先君子尝谓及门曰：观色察言，乃临证第一要诀；望闻问而后切脉，其失十不二三矣。时虽未究心，亦闻而知之。一日有东乡人，短衣小帽，闯门而入。适山人为人处方，其猝然曰：先生名手，识我何病。山人见其形容癯瘦，鼻赤，目下视。问之曰：而患呕吐乎？曰：然。又问尔好饮酒乎？曰：然。然则尔已成膈，无庸药矣。其人悒然去，去未一月即死。他日门人偶询及之，山人笑曰：此病之显见者也。糟鼻目无神，是困于酒也；胃无谷气，则形容必枯槁，非膈疾而何。彼既无礼，即不为之切脉，奚歉焉。

喉肿

距善湾三四里，许庄陈生，年未三十，初患头痛喉肿，三日后肿益甚，颈大塞颔，至不能言语，鼻窍闭而流血不止。前医以羚羊角、鲜生地、黄知母等味投之，不得效，计无所出。其妇翁唐君南湖贻书招山人，即夕驰往，诊其脉，右大微数，气口不清析，知饥思食，苦不能下咽。山人曰：此太阳阳明失表症也，得汗为幸，否则危矣。南湖亟求方，为处泻黄法，以防风、薄荷、石膏、甘草诸味进，一剂即汗，两剂通体得汗。越二日复往视，则肿尽退而胃气如常矣。

胎疾

嘉善西塘镇倪某妇，怀妊八月，忽患时疫，但热不寒，烦躁殊甚。家弟小山适在彼处，以鲜地黄、黄芩、知母、丹皮等味治之，热少减而烦，渴如旧，胎动不安。妇家顾姓，邀山人往诊，脉洪大滑数，病状似与前方颇合。及开窗细视，舌根有微黄色，知是阳明里结症，欲用小承气汤。病妇之舅恐妨妊，不敢服。山人曰：胎系于子宫，疫邪受于膜原，不相涉也。如不放心，宗陶氏黄龙法，以人参五分煎汤，送服青麟丸一钱五分，此万安之策也。药入口，不逾时，即下黑柔粪两次而愈，胞竟无恙。

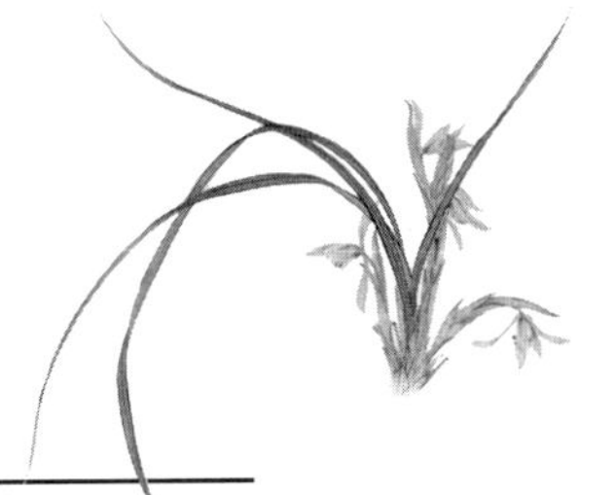

林羲桐医话精华

上海秦伯未编纂　普宁方公溥参校

林羲桐（佩琴），又号云和，丹阳人。好医，日课生徒，灯下披阅方书，以油尽为率。凡数十年，虽不业医，然为人诊治颇众。晚年将所处方剂，择其要者，附以证治，成《类证治裁》一书。

中风

杨君冬月办公，夜半猝倒榻下，不省人事，身热痰壅，口㖞舌强，四肢不收，脉左虚涩，右浮滑。先用姜汁热挑与之，痰顿豁。暂用疏风化痰药，宣通经隧，神识渐清，右体稍能转侧，但左体不遂，语言模糊。症属真阴素虚，以河间地黄饮子去桂、附、巴戟，加杞子、牛膝、酒蒸木瓜、何首乌，数十服诸症渐退，稍能步履，惟左手不遂，前方加桂枝、姜黄数剂，左腋时时微汗，不一月左手如常。按此症乃风自火出，火自阴亏，水不涵木，肝风内煽，痰火上乘，堵塞清窍，是以猝倒无知也。口㖞者，胃脉夹口环唇，寒则筋急，热则筋弛，或左急右缓，或右急左缓。舌强者，舌本心苗，肾脉系舌本，心火盛，肾水衰，故舌强。肝主筋，胃主四肢，肝胃血虚，则筋不荣而成痿软也。左脉涩则水亏，右脉滑则痰盛，此偏枯之象已具，但非暂进豁痰，则经隧不开，汤液难下，用地黄饮子减去阳药，正以五志过极而生火，法当滋阴而风火自熄。河间谓中风瘫痪，非肝木之风，亦非外中于风，乃心火暴盛，肾水虚衰，不能制之，而热气怫郁，心神昏冒，猝倒无知也。亦有因五志过极而猝中者，皆为热甚。俗云风者，言末而忘其本也。制地黄饮子，原主补肾之真阴。但阴虚有二，有阴中之水虚，有阴中之火虚，火虚者桂附巴戟可全用，水虚者非所宜也。

族某左体麻木，胫骨刺痛，腰膝痿软，能饮多痰，脉左大右濡，此阴虚生热而挟湿痰也。用薛氏六味地黄丸作汤剂，君茯苓，加生术、薏仁、牛膝、黄柏酒炒，十数服诸症悉退，步履如初。丹溪以麻为气虚，木为湿痰败血，其胫骨刺痛者，肾虚挟火也。腰膝痿软，肾将惫矣。法当戒饮，以六味汤滋化源，而君茯苓，佐术苡，用牛膝、黄柏，以泄湿热，利腰膝。不犯

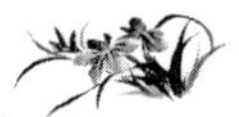

先哲类中禁用风燥之例。

李某右体不遂，艰于行步，已为三年痼疾，辞以难治。询所苦，曰大便甚难，但得爽利为幸耳。诊其脉右三部全伏，左三部洪大无伦。因思右枯既久，腑阳必衰，大肠曲折至右畔，传送自迟，宜从风秘法，以辛通濡润，如搜风顺气丸。但命火衰微，右体冰冷，先崔氏桂附八味丸作煎剂，二服便爽，右肢运动稍活。后于八味丸加苁蓉、当归，蜜丸服效。

孙某高年上盛下虚，头眩肢麻，耳鸣舌强。值少阳司命，肝风内震，脉象浮洪，消谷善饥，便溏汗泄，皆液虚风动之咎。交夏火旺，遂口㖞言蹇，此火风袭络，类中显然。最防倾仆痰涌，又午刻火升，头汗身热，其由来则本阴不交阳，无攻风劫痰之理。治以水涵木，兼摄虚阳，熟地五钱，五味子五分，麦冬钱半，茯神二钱，牡蛎醋煅研三钱，甘菊炒钱半，鲜石斛三钱，白芍二钱，川贝母钱半，丹皮一钱，阿胶二钱。三服诸症悉退，脉渐平，惟夜卧少安帖，此肝虚而魂失静镇也。原剂中加龙骨煅七分，接服勿间。另订膏方，即用前味加洋参、萸肉、莲实、桑枝熬膏，罯收贮退火气，每服五钱，能加意调摄，可望回春。

温　病

房师午园张公，高年上盛下虚，案牍劳神，冬春不寐，感温呛咳晕仆，两寸脉洪大。由平昔阳不交阴，内风上冒，兼引温邪，表里煽动。症见眩仆，喉痛声哑，舌如煤熏。夫心为君主，义不受邪，因春温伤肺，逆传心包，神明俱为震动。且素饵桂附，致炎阳独亢，营液内劫，此怔忡无寐根由。师言昔病足痹，徽医用祛风药兼桂附得效，近三年矣。愚谓风药多燥，况桂附乎？以脉症参时令，宜辛凉轻剂，于熄风润燥中，佐以滋阴安神，不过一剂，当夜自能成寐，再剂呛嗽除，悸眩止矣。

初剂鲜生地三钱，沙参、麦冬、淡竹叶、瓜蒌仁、甘菊、炒山栀、茯神各二钱，贝母、甜杏仁炒研各钱半，枣仁八分，蔗汁一杯；再剂天冬、玉竹、百合，减蒌仁，六七服诸症平，舌色复故。后用膏方，三才膏加五味子、核桃、牛膝、茯神、枣仁、柏子仁、白芍、玉竹、杞子，熬膏白蜜收，白汤化服。使阴阳和平，自然愈矣。盖诸品能交心肾，安神志，利腰膝，兼使金水相涵，自无上盛下虚之患也。

吴某邪入膻中，舌缩唇裂，目瞑神迷，沉昏不醒者七昼夜。脉沉数，此邪深将成内闭矣。勉用鲜佩兰、菖蒲、连翘、银花，以解秽通闭，鲜生地、麦冬、梨、蔗汁以生津，黄芩、知母、元参、石斛以彻热，兼下牛黄丸，二服神识渐清。因尿管热痛，去佩兰、菖蒲、黄芩，加甘草梢、车前穗，以利腑热而愈。

族子温邪郁而化热，头晕口干，舌燥唇血，右脉大，左模糊。有汗不解，胸腹闷，溺浑浊，热邪蒸湿，治宜上下分消。淡豉、蒌霜、羚羊角、丹皮、麦冬、山栀、赤苓、滑石、嫩桑叶、金银花露，二服热轻渴减，晕止舌润。但宵分谵语，溺管涩痛，齿燥，液虚热劫，鲜石斛、芦根、黑豆皮、花粉、天冬、元参、蔗汁，二服疹现稀红。肺卫之邪，已从外泄，仍用轻清透发，连翘、牛蒡、鲜生地、丹皮、赤芍、沙参、竹叶，疹色淡。忽又烦躁不寐，舌心灰燥而尖绛，邪入心营，恐其蒸痰蔽窍，急清营热兼豁痰。犀角尖、生地、鲜藕、元参、丹皮、竹茹、贝母、菖蒲，再服汗透而解。

何某气粗目赤，舌绛疹红，神机不发，脉洪数。宵烦无寐，邪已入营，急宜清透，若再消导劫津，必至液涸成痉。犀角汁、鲜生地、天冬、麦冬、元参、赤芍、丹皮、连翘、藕汁、菖蒲，日三服，汗沏热退，神识亦清。但右脉长大，胃火犹燔，用石膏、白芍、黄芩、知母、甘草，大便数次，脉较平。寐中手指微搐，乃液虚风动，欲成痉也。用阿胶、生地、钩藤、当归、白芍、石斛、枣仁，数剂症平。

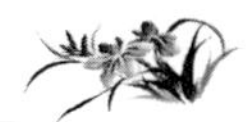

王某夏至前骤暍，邪从吸入据募原，热渴引饮，中脘格拒，热蒸湿腾，呕闷午烦，舌腻白，脉数溺浑是湿胜也。治先渗湿于热，下则热势孤矣。用藿梗、佩兰以逐秽，通草、滑石、芦根以驱湿，栝蒌、贝母以涤痰，羚羊角、山栀、丹皮以清胆火，鲜生地、连翘、麦冬以泻心火，日再服。汗出溺清，呕闷除，热渴减，然脉仍疾数，两寸大，时烦不寐，是欲发疹也。明晨疹出，舌胎转黄，是热胜也。治在透热于湿外，则湿不升矣。原方去藿兰、通草、滑石、芦根、羚羊等，加黄芩、梨汁以清肺，牛蒡、银花、连翘、赤芍以透疹，青蒿、石斛、知母、沙参以退热生津，二三服汗彻脉匀，舌黄退。日用大麦仁粥热啜，阴复全瘳。

王氏七旬有三。风温伤肺，头晕目瞑，舌缩无津，身痛肢厥，口干不饮，昏昧鼻鼾，语言难出，寸脉大。症属痰热阻窍，先清气分热邪。杏仁、象贝、花粉、羚羊角、沙参、嫩桑叶、竹茹、山栀，一服症减肢和。但舌心黑而尖绛，乃心胃火燔，惧其入营劫液，用鲜生地、犀角汁、元参、丹皮、麦冬、阿胶、蔗汁，三服舌润神苏，身凉脉静。但大便未通，不嗜粥饮，乃灼热伤阴，津液未复。继与调养胃阴，兼佐醒脾，旬日霍然。

汤某高年冬温犯肺，医用伤寒发表，致燥渴热烦。又进柴葛解肌，呛咳痰多，竟夜无寐。夫伤寒传足经，温邪直犯手经，原不同治，况温邪忌汗，表散即是劫津。诊脉虚数，目赤舌绛，温已化热，再令液涸，必延昏痉。宜甘润生津，苦辛降气，麦冬、杏仁、栝蒌仁、知母、贝母、桑皮、橘红，二服热减嗽定。因小溲赤涩，去桑皮，加沙参、赤苓、木通、百合煎汤，再经调理而康。

景氏冬温挟虚，灼热咳嗽，因误治邪陷营分。便血甚多，阴液内涸，舌黑齿焦，神机不发，脉左虚数，右浮疾，耳聋目瞑颊红，遗溺失禁，此阴欲竭而孤阳浮也。急救液以存阴，用生地、犀角汁、五味子、阿胶、沙参、麦冬、石斛、鸡子黄，三服能呻吟转侧。第脉虚全不受按，去犀角，加洋参、茯神、枣仁、白芍，再服舌润神清，不饥不食，此上脘热痰结也。再加川贝、蒌霜，嗣因肺虚气不化液，用复脉汤去姜、桂、麻仁，加归、芍，浊痰降，大便得见，脉匀有神，而纳谷颇少，此脾阳困而未苏也。改用潞参、茯神、炙草、白术、谷芽、归、芍、莲、枣而食进。

耿某深秋阴疟，冬初重感异气，寒热呕闷。医谓伤寒，发表不应，即用承气，更加苍朴，头晕壮热，烦渴下利。更医亦谓伤寒漏底症，属不治。延至目闭语谵，唇泡齿黑，舌干焦而缩。伊祖系予隔邑从姑丈，年八十，来曰：三子仅存此一线，今病至危，奈何？诊脉右虚数，左弦数。予谓此温邪，且病在上焦，只宜轻剂疏解气分。硝黄苦寒直降，与无形弥漫热邪何干，苍朴温燥，劫津助灼。今液涸神昏，邪入心包，急速生津清热，扫涤心包痰阻，庶望转机。犀角五分，鲜菖蒲三钱，山栀、连翘八分，鲜生地、鲜石斛五钱，沙参、蒌霜、麦冬、贝母二钱，竹茹三钱，一服舌润神苏热减。因小水短赤，原方加元参二钱，灯心、车前五分，再服热退索食。颐下肿痛，是名遗毒，由感症初失于疏理，仍须清解主治。用豆豉、桔梗、花粉、竹叶、牛蒡、贝母、翘、陈、归、草，数服而消。

袁某阴疟数年，既伤生冷，更感异气。始则寒热咳喘，继则谵烦不寐，上则唇燥舌灰鼻煤，中则咳呕胸胁牵痛，下则遗溺自利污溏，脉弦大数。医不识何症，漫言阴虚垂绝，举家哀恳，勉疏蛤粉、熟地补剂。予谓此温邪化燥，三焦皆受，岂堪涩腻壅邪。治以疏泄则愈，安得此脉便死耶？因思邪从上受取之上，用薄荷、山栀、桑皮、杏仁、蒌仁、贝母、橘红、石斛、梨皮、赤苓、灯心，明晨嗽烦悉定，胸胁痛平，舌胎浮润矣。越三日因心事怅触，午寒晡热，气粗语谵，脉弦大而浮，舌心干，唇齿燥。予谓脉易得汗，但须救液以清心胃燔灼，先用生地、天冬、麦冬、犀角、花粉、石斛、莲子心等。再诊胃脉大，

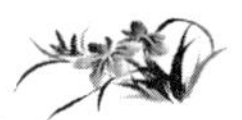

舌心无润，用石膏、知母、竹叶、白芍、二冬等，脉候乃平，汗出热退七八。逾日舌尖再见干绛，印堂发出红斑，仍属心阳炽盛，随用生地、鲜藕、阿胶、菖蒲、元参、丹参、天冬，防其热陷心营。二服舌尖润，红斑较淡。后用生地、阿胶、龟甲、丹皮、白芍、青蒿等，汗彻身凉，调理而平。

暑症

李某暑症，用伤寒六经治法，致壮热烦冤，头目重胀，喉梗气窒，呼吸不利，舌白不饥。夫暑暍所伤，必脉虚少气，自汗面垢，纵有兼症，大异伤寒浮紧脉象，岂堪例治，迨失治而症加重。本症尚自显然，何者？暑入心，故烦冤，暑挟湿，故重胀，暑犯肺，故气窒不利。叶氏所谓暑由鼻吸，必伤上焦气分，每引经义云：自上受者治其上，法宜辛凉微苦，廓清上焦气分自愈。黄芩八分，黑山栀、橘白、郁金各一钱，栝蒌仁、赤苓各二钱，薄荷梗八分，沙参、薏仁三钱，新荷梗五钱，二服头清咽爽，烦热大减。去黄芩、郁金，加麦冬、鲜藕，渴热退而思食矣。

族某有年力农，中暍恶热无汗，腹痛自利，唇干肌槁，舌焦而燥，脉小数，乃热烁肌消，阳津阴液俱涸也。《经》曰：热淫于内，治以咸寒，佐以苦甘，用花粉、麦冬、沙参、黄芩、枳壳、白术、丹皮、鲜石斛、甘草，三服舌润利稀腹不痛。身热减，去沙参、黄芩、枳壳，加青蒿、知母、滑石、赤苓、生地、车前子、灯心，数服热退利止。呃逆间作少寐，此胃虚有痰，用淡竹茹、杏仁、潞参、茯神、当归、白芍、柿蒂、橘红、枣仁，二服呃止熟寐，又调补乃平。

族某禀赋素弱，中年暑热伤气，神倦嗜卧，食少肢麻，闻腥欲呕，脉右虚左促。按东垣论长夏湿热，损伤元气，肢倦神少足痿软，早晚发寒厥，日午热如火，乃阴阳气血俱不足也。

此症虽未至甚，然热伤元气，久则水不胜火，发为骨痿。先服清暑益气汤，苍术改生白术，去泽泻、升麻、干葛，加归、芍、半夏、石斛、茯神。后服生脉散。又服大补元煎，加橘络桑枝膏，九服而安。

张某暑热作劳，汗泄面垢。初起吐蛔，厥阴受病，已非浅恙，消导表散。延至谵妄神昏，舌心灰而尖绛，齿燥鼻煤，津液告涸，脉虚细涩，数邪陷营络，治者知下焦火亢，用黄柏、知母，苦寒直降，与心包袭入暑邪，全不相涉。更医用羚羊角、陈海蛰，泄胆热而降肺火，究竟治不中病，使热邪漫布，神明渐昏。昔人治邪入心包，每用芳香宣窍逐秽，如至宝丹之类。若得痰热净扫，如清风卷雾，神识稍开，方不至内闭外脱。然症险难挽，姑据理论治而已。犀角尖、连翘心、赤芍、丹皮、佩兰叶、琥珀、石膏、蒲鲜、荷梗煎服，明晨颇觉神清气爽。更酌加梨皮、灯心、麦冬、银花，煎送至宝丹，乃穷乡一时竟同返魂香，无觅处矣。

幼儿伏暑秋发，头痛壮热，燥渴引饮，自汗，手足心如烙，脉洪而疾，溺赤而浊。由素禀阴虚，伏邪内烁。仲贤所谓阴气先伤，阳气独发，不寒但热，令人肌肉消烁者也。宜甘寒生津，以解热烦。用生地、知母、麦冬、石斛、丹皮、花粉、甘草、鲜芦根、鲜荷梗，一服汗彻身凉。越日再发，觉热气由腹背上蒸，顷刻如焚，一日夜渴饮唇干。前方去丹皮、荷梗加石膏，一服热退，越日又发。一日两夜汗出热不解，去石膏，加鲜地黄绿豆皮、车前穗，又服又退。越二日夜分又发，热势较轻，原方再加通草、滑石、青蒿，半夜热退，调理而安。按湿暑伤人，随发者浅，迟至秋后为伏气晚暑者深。其候脉色必滞，口舌必腻，或微寒，或单热，头重脘痞，渴烦溺浊。午则甚，暮尤剧，一次汗则邪一次散，比伤寒势较缓，比疟疾发无时。秋来此症最多，名曰伏暑晚发。不似风寒之邪，一汗辄解，温热之症，投凉即安也。

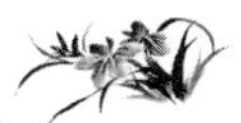

虚损

胡氏女寒热咳嗽，经断食少肌削，口干无寐，脉虚数，损象已具。《经》云：二阳之病发心脾，有不得隐曲，在女子为不月。二阳，足阳明胃也。胃虚则受谷少而血无由生，故症见心脾。心主血，脾统血，情志不遂，日为忧思烦扰以耗竭之，故月水枯也。故滋化源，仿立斋先生法，朝用归脾汤加柏子仁，夕用都气丸加栀子、白芍、枣仁、贝母。两月诸症悉退，后经自通而病霍然。

狄氏月闭劳热，医用通经之品，喘嗽气促，怔忡自汗。又用寒凉退热，食减肌削，乍寒乍热。诊其脉弱数而促，此下损及中也。急用潞参、茯神、黄芪、炙草、白芍、当归、五味、枣仁、银柴胡，四剂诸症渐减。加山药、熟地炭、莲枣，补心脾兼调肺肾，热嗽悉除，能进食矣。逾月后忽腰腹痛，下胎形三寸许，儿头已半损烂，予深自咎，临诊未审其母舌青黑与否。然计其经闭后已六阅月，乃知胞宫血涸，胎形不长，干热累月，必反枯瘠，深隐通经破血药数十剂，不能令堕，俟气血通调，瘀腐之隔膜者，乃去而不复留也。况血枯经闭，漫与三棱、莪术、牛膝、桃仁，不速之毙乎，志此为榨干汁者鉴。

李肩挑伤力，咳嗽胸痛，其损在肺，用黄芪、潞参、茯神、百合、贝母、杏仁、当归、白芍、甘草、红枣，二服即应。此从安肺汤加减，经所谓损其肺者，益其气也。

眭某肝肾阴虚，损久不复，冬至后痰咳粉红，嗽声子夜特甚。想虚阳失藏，龙火不伏，交子时阳气一动，炎灼上陵，浸至娇藏受戕。身热喘促，近又食减无味，午后颊红，时觉懔懔憎寒，是阴伤及阳，非萸地酸腻可效。必用甘药培元，佐以介属潜阳，冀其封固蛰藏。至立春前后，地气上腾，症不加重为幸。潞参、山药、百合、甘草、五味、白芍、牡蛎、淡菜、阿胶，数服渐平。

堂弟呛嗽气急，脉弦数，适逢秋令，予谓此火形金象也，当滋化源。以自知医，杂用梨膏止嗽，予谓非法。入冬寒热间作，厥气冲逆，灰痰带红，良由阳亢阴亏，龙雷并扰，冬藏不密。今近立春，地气上升，内气应之，喘嗽势必加重。拟方阿胶、山药各二钱，洋参、熟地、茯神、藕节各三钱，川贝母一钱，甜杏仁钱半，枣仁八分，五味五分，数服颇效。又五更服燕窝汤，晚服秋石汤，降虚火而喘定。

妹积年羸怯，经当断不断，热从腿膝上蒸。今岁厥阴风木司天，又值温候，地气湿蒸，连朝寒热烦渴，寤不成寐，悸咳善惊。总由阴亏心火燔灼，兼乘木火司令，气泄不主内守，阳维奇脉不振网维。越人云：阳维为病苦寒热。今藩卫欲空，足寒骨热，所固然已。先培元气，退寒热，待津液上朝，冀烦渴渐平，用潞参、茯神、麦冬、白芍、丹皮、龟板、熟地、柏子仁、红枣、蔗汁，三服寒热大减，烦渴渐止。但觉寒起足胫，原方去麦冬、龟板，加首乌、杞子、牛膝壮其奇脉，二服不寒但热。原方又去首乌、杞子、柏子仁，加莲子、龙眼肉，数十服遂安。

贡某弱冠未室，劳力伤阳，寒热痰红，咳则气促，呕沫头眩，食减色悴肌羸，半载不复。脉来虚数，右部尤少神，乃肺气受伤，脾元亦惫。理阳兼泄浊为宜，用六君汤加山药、莲子、南枣、淡姜煎服，四剂寒热止，浊逆平。去半夏，加贝母、茯神、五味，嗽稀而食进，脉数较减。又加薏米、芡实、黄芪、归、芍，煎丸兼服而瘳。后因自服地黄滋腻丸剂，食减便溏，饵牛肚泻痢不止。又迫于完姻，虚嗽声哑，午余寒热，旦夕利数行，脉益数。思食减脾损，痢久肾伤，阴阳告残，乃求挽救，用药颇难，且终罔济。姑与扶肺脾以摄肾，潞参、茯苓、炙草、白芍、山药、益智、诃子、五味、莲、枣，数服甚平。但气下陷则痢，迫体懔寒，手足心热，寐必口干，此阳虚生寒，阴虚

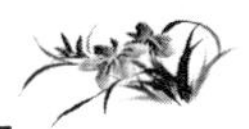

生热，而津不上朝也。朝用补中汤去柴胡，加益智、茯神，晚用熟地炭、五味、枣仁、白芍、贝母、薏米、麦冬，以蔗汁冲服，寒热轻，痢如故。与桃花汤加参、苓、五味、乌梅，温摄下焦，痢仍不减。由肠液滑泄已久，气虚不受温摄，而喉痛声嘶，咳吐白沫，因春分节后气温升泄故也。转方仍用参苓莲药补脾，五味、白芍敛肺，沙参、桔梗清咽，熟地炭、钗斛育阴，诃子、牡蛎涩下。

谢氏崩带后蒸热头晕齿痛，食后嗳腐痞恶，不时便泻。始由冲任经伤，阴虚生火。医用青铅镇摄，虚火愈炎，中气愈陷，反使发际汗多如水，下部泄气如风。不知症缘阴亏肝阳失制，上则为眩晕，下则为蒸泻，中则为浪翔浪掀，食入漾漾咳呕，治宜和阳熄风，佐以运脾。否则补虚添胀，滋肾碍脾，势必食减肌削，延成下损及中之咎。杞子炭、甘菊炭、牡蛎粉、白芍、山栀、神曲俱炒，半夏、茯神、丹皮、嫩桑叶、浮小麦煎汤，三服诸症渐平。原方去栀曲，加鳖甲、山药、熟地炭，蒸熟渐愈。

咳　嗽

杨氏秋间呛嗽，子午刻尤甚，咳则倾吐，晡后热渴面赤，经期错乱。此肺受燥邪，不司肃降为标，金受火克，不能生水为本。急则治标，先于润剂兼佐咸降，用杏仁、蒌仁、苏子、半夏、丹皮、麦冬、百合，三服咳吐已止，能纳食而虚火亦退。后用燕窝清补肺气，再用六味丸料加白芍、五味、淡菜，熬膏蜜收服愈。

钟某中年肝肾阴虚，尺脉偏旺，夜热咳嗽。医药数月，或以咳为肺有蓄水，或以嗽为外感寒邪，浸至头眩口干，下元乏力。又近憎寒减食，面色萎悴，足心如烙。据脉论症，必由梦泄伤精，渐成劳嗽无疑。今懔懔怯寒，食不甘味，毋使阴伤及阳，延成下损及中之咎。六味汤熟地炒用，加参味贝莲，七服热减嗽轻，又照六味汤去萸泻，加石斛、麦冬、贝母、五味、潞参、莲子，煎服数剂。接服丸方，用前药加鱼鳔、淡菜等，蜜丸而愈。

毛某久嗽夜甚，晨吐宿痰酸沫，脉右虚濡，左浮长，已似木气贯膈犯肺，乃因臂痛，服桂枝、川乌等药酒。肺为娇脏，不受燥烈，呛咳益加，喘急上气，此为治病添病，当主以辛润，佐以酸收。《经》所谓肺苦气上逆，以酸补，以辛泄也。清肺饮去桔梗，加白芍、苏子、桑皮，数服痰咳稀，喘亦定。但纳谷少，用培土生金法，去桑皮、五味，加山药、苡米、潞参、茯神、莲子、炙草、南枣、粳米，煎汤数服而食进。

王姓儿秋凉感风，夜热顿咳连声，卧则起坐，立则曲腰，喘促吐沫，汗出痰响。由风邪浸入肺俞，又为新凉所束，痰气交阻。法宜辛散，邪苦降逆，用桔梗、紫苏、杏仁、前胡、橘红、淡姜，热嗽减。一外科以为症感秋燥，用生地、五味、白芍、贝母等药。予曰：风邪贮肺，可酸敛乎？痰涎阻气，可腻润乎？即单用姜汁一杯温服可也。频以匙挑与而愈。

李某春温痰火壅肺，宵咳上气，卧不着枕，心神恍惚，脉浮洪舌绛，口干溺赤。治先肃清太阴，兼任除烦，杏仁、蒌仁、桔梗、贝母、豆豉、山栀、连翘、枇杷叶、蔗汁，二服嗽稀得寐。因远客劳神，心营耗损，参用养营安神，生地、百合、枣仁、杏仁、茯神、贝母、沙参、甘草，二服心神安，胃阴亦复。可冀加餮，嗣因内人语言振触，气郁生涎，改温胆汤而痊。

巫氏女甥年十四，干咳脉数，颊红，夜热无汗，此虚阳升动，肺金受烁。若不滋化源，阴日涸，损根伏矣。据述月事未至，白带频下，始信真元不固。乃以潞参、山药、茯神扶脾元，白芍、丹皮泻阴火，甜杏仁、百合止嗽，五味、诃子敛肺，炙草、红枣和中调营，一服嗽轻。加熟地、石斛而蒸热退，即用前药去百合、诃子、石斛，加芡实、莲子，蜜丸常服效。

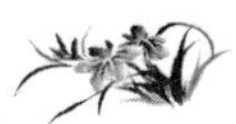

糜某六旬，素患失血，今冬温夹虚，痰嗽气阻。咳则胁痛汗出，热烦口干，脉歇止。医用消散，痰嗽益剧，更医乃用炒术、半夏、朴柴等味。余曰：术夏守而燥，朴柴温而升，此症所忌。况质本阴亏，温易化燥，宜辛润以利肺气则安，用杏仁、栝蒌、贝母、桑皮、橘皮、钗斛、前胡、赤苓，一服安寐，嗽去八九，胁痛顿减，脉亦和。乃用燕窝汤煎潞参、茯神、杏仁、贝母、山药、蒌仁、桑皮，再服更适，转侧如意矣。

郦某冬阳不潜，龙焰上扰灼肺，呛嗽带红，剧在宵分。少年气促，脉虚数，懔寒夜热，损怯已成。想诵读阳升，寐中必有遗泄，心肾不交，精关失固，且口不甘味，食减于前，下损及脾，无清嗽治消之理。燕窝清补，希冀嗽止痰消，恐初春气已交，懔寒必憎，安望嗽减。益脾肺，交心肾，调理如法，寒热可止，呛嗽可平。潞参、山药、茯神、生黄芪皮、桑皮、甜杏仁、五味、枇杷、莲子、枣仁、阿胶、龙骨，数服嗽减寒止，痰血若失。去枇杷叶、龙骨、阿胶，加炒熟地、丹皮，热渐退。嗣用潞参、熟地、山药、茯神、远志、黄芪、龙骨、白芍、枣仁、五味、龙眼肉，熬胶二料全愈。

失音

某肺受冬温，蕴而成热，脉洪搏指，痰阻喉痒，呛咳失音。与苦辛泄降痰火，清音自出，所谓金空则鸣也。用杏仁、桑皮、蒌皮、川贝、麦冬、橘红、竹叶，三服呛嗽平，惟间有寒热，前方加香豉、栀皮、赤苓，二服寒热除。膈间觉燥，去桑皮、香豉，加白蜜三匙和服，二剂音渐复。

族弟怯症，嗽久吐血，曾用地黄、阿胶、淡秋石、燕窝等药获愈。经十数载，至今秋寒热宵嗽，劳则喉痛欲裂，气急声哑，呼吸有音。气不归源，水亏火炎，实金畏火灼重症。古云：金碎不鸣，务滋肾阴，俾金水相涵，冀龙焰消息而已。仿大补元煎，熟地黄八钱，山药、白芍、百合各三钱，牛膝、五味各八分，洋参、枣仁、阿胶、贝母各二钱，龟板、女贞子各三钱，三十剂后精神稍复。人乳数月，喜其胃纳颇健，调理如法，可望延年。

族子因惊遗泄，呛嗽声哑，继乃寒热，喉痛梗碍妨食，口干脉细数。医与清金降火，屡服不效。予谓水涸于下，火炎于上，心肾诸脉，挟咽循喉，既非脉痹梅核，无清肺降痰之理。宜滋填镇摄，俾龙于伏潜，喉痛息，寒热渐止。方用熟地四钱，山药、龙齿、杞子、天冬、元参、女贞子各二钱，茯神三钱，丹皮、柏子仁各八分，五味四分，淡菜三钱，煎服甚适，时用白蜜及猪肤汤润喉，喉痛寒热若失。若精关扃固，月余不泄，即用原方去元参，加牡蛎、莲子炼蜜丸，竹叶汤下，庶望音复。后将煎剂去淡菜，加龟甲心、石斛、淡秋石，煎丸并服渐效。乃误信喉科铁烙喉，大痛晕绝，遂成不救，惜夫。

王氏室女久嗽失音，呼吸痰响，劳则发热颊红，干饭稍纳，粥入随出。肺气既失肃降，痰火升逆，扰及中宫，胃土运纳不安。然胃虚谷少，脉来微数，非降火涤痰，所得效治，以平气降逆，兼培胃气。倘痰火一清，声音可出，海浮石、苏子、贝母、前胡、茯苓、山药、炙草、姜汁、竹沥和服，呼吸利，痰嗽平。再去前胡，加诃子、蛤粉，数服哮止而音渐复。

喘

赵某衰年喘嗽痰红，舌焦咽燥，背寒耳鸣颊赤，脉左眩疾，右浮洪而尺搏指。按脉症系冬阳不潜，金为火烁，背觉寒者非真寒也。以父子悬壶，忽而桂附，忽而知蘗，忽而葶苈逐水，忽而款冬泄肺，致嗽血益加，身动即喘，坐则张口抬肩，卧则体侧喘剧，因侧卧则肺系缓而痰益壅也。思桂附既辛热助火，

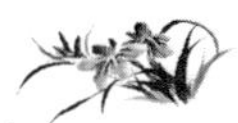

知蘗亦苦寒化燥，非水焉用葶苈，泄热何藉款冬。细察吸气颇促，治宜摄纳，但热蒸腻痰，气冲咽痛，急则治标，理先清降。用川百合、贝母、杏仁、麦冬、沙参、牡蛎、阿胶，加生地、竹茹、丹皮、元参、羚羊角早服；牡蛎、阿胶，加生地、竹茹、丹皮、元参、羚羊角午服，以清上中浮游之火；用熟地、五味、茯神、秋石、龟板、牛膝、青铅晚服，以镇纳下焦散越之气，脉症渐平。

贡某积年痰嗽，脉细形衰，动则疝气偏坠。病因肝肾久损，客冬心事操劳，身动即喘，痰嗽益剧，肉销骨立，是五液悉化为痰。偏卧不舒，是阴阳亦乖于用，所谓因虚致病，积损成劳候也。右脉沉数无力，左脉浮数无根，良由下元真气失纳，以致下引上急，吸入颇促而为短气，若不纳使归源，将下元根蒂都浮，喘嗽曷由镇静。况症本肾虚，水泛为痰，必非理嗽涤饮可效。奈何胆星、竺黄、芥子、芩蘗等，无理乱投，不知顾忌。昨议服摄固之品，痰气较平，而脉象未改，是损极难复，维系不固，有暴脱之忧。今酌定晨服都气丸加参、术、远志、故纸，晚服肾气汤去萸、泽、丹皮、桂、附，加茯神、五味、杞子、沙菀子、莲子、枣仁，冀其气平而痰嗽自定。

服侄初春脉左弦长，直上直下，喘嗽吐红，梦泄，冬阳不潜，足少阴经与冲脉同络，阴虚火炎，气冲为喘，络伤为血，乃元海根蒂失固。医者不知纳气归元，泛用归芪术草，症势加剧。寒热咳逆，血升气促，冲脉动，诸脉皆动，总由肺肾失交，急急收纳，务令阳潜阴摄。阿胶、牡蛎、龟板、龙骨、五味、山药、高丽参、茯神、枣仁、坎炁，数服嗽平血止，去坎炁加青铅，冲气亦定。

倪某年近七旬，木火体质，秋嗽上气喘急，痰深而黄，甚则不得卧息，须防晕厥。治先平气近喘，蜜桑皮、苏子、杏仁、川贝母、茯神、栝蒌、百合，二服后加白芍、麦冬。述旧服两仪膏，痰多食减。今订胶方减用熟地四两，高丽参一两，茯苓三两，甜杏仁五两，莲子八两，枣仁一两，枇杷膏四两，燕窝两半，橘红八钱，贝母一两，山药三两，阿胶一两，各味熬汁阿胶收，开水化服。

某肾不纳气，则喘息上奔，脾不输精，则痰气凝滞。今痰哮不利，呼吸颇促，病本在脾肾，而肺胃其标也。由冬延春，脉候若断若续，忽神烦不寐，语谵舌灰，虚中挟温，治先清降。杏仁、栝蒌、象贝、茯神、潞参、菖蒲汁冲服一剂，嗽定得寐，舌胎稍退，进粳米粥，喘息仍粗，脉见虚促，急用纳气归原，冀根蒂渐固。高丽参、五味、牛膝炭、远志、茯神、杞子、莲子、牡蛎粉六服，间用七味地黄丸而安。

吐衄

眭某初夏吐红，深秋未止，或主燥火刑金，或主龙雷亢逆。诊脉右寸短涩，左关沉弦，应主郁虑不舒，由气分伤及血络。自述每午后喉间气窒不利，则嗽作血腥。夫阳主开，阴主阖，午后属阳中之阴，主敛而气隧阻闭，非郁虑内因不至此。用桔梗、贝母、木香、栝蒌、茯神、当归、白芍、降香末，服二剂脘舒血止。去木香、降香，加郁金、熟地，二服脉平。又服归脾汤去耆、术，加熟地、贝母、白芍、莲子愈。

黎某立冬后阳伏地中，龙潜海底，今植冬至阳始生，而龙已不藏，致五夜阳升，灰痰带血，右尺不平，此知蘗八味丸症也。又夙有肝气，左胁刺痛，则龙雷交焰矣。初服壮水潜阳，痰血已减，继服加减归脾汤，左胁痛止，灰痰亦少，血丝淡而若无，脉症将愈兆也。昨诊惟肝脉稍弦，左尺强于右，是水尚能制火。从此平心静摄，戒怒节欲，明春木火不至偏旺，则痊平可冀。熟地、丹皮、泽泻、茯苓、山药、远志、白芍、女贞子、藕粉、淡菜、牡蛎，炼蜜丸服。

蒋氏小产后痰嗽带血，晡寒宵热，食减肌削，脉小弱。此

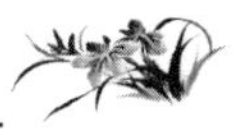

病损已久，胞系不固，胎堕后营卫益伤，宜仿立斋先生治法。以甘温补阳，则寒热可减。近人专事杏贝，希冀嗽止，恐寒凉损脾，反致不救。用潞参、山药、茯神、炙草、阿胶、白芍、五味、杞子、莲枣，数服颇安，再加黄芪、鹿角霜，数服诸症渐止，饮食渐加，又丸方调理得痊。

荆氏高年，食后触怒，气升血涌，洞泻稀水，身热背寒，心烦头眩。《经》云：怒则气逆，甚则呕血及飧泄，故令气上。症由肝阳郁勃，震伤血络，疏泄太甚，木必侮土，胃中水谷不化，更兼暑湿司令，地气泛潮，故下迫暴注，气上故中脘失宽。主以降逆，佐以除满，则血归经而胃自和。用厚朴、山栀、郁金、苏梗、茯苓、薏苡、砂仁、降香、枳壳，一啜微汗，前症若失。

王某淋症愈后，遂发漏疡，必固涩药用早。疡医用线药，脓管未拔，忽咯血块，左脉虚，右尺搏指，此龙火不潜。上为咯红，下为漏脓，劳则淋遗溺痛，非壮水制阳，漏卮何已。势将由下损上，为劳嗽，为衄吐，肛漏安可平也。暂服煎剂，仿虎潜丸加减，熟地、龟胶蜜为丸，加茯苓、山药、丹皮、牛膝，盐汤下，漏疡亦愈。

王某春初鼻衄，口干恶热。由努力伤络，血凝气聚，脐左板硬如掌，脘痞不容侧卧。脉左大右小，肝乘络伤，应地气上腾，直犯清道。先进缓肝降逆，俟衄止再商理瘀。黑山栀、郁金、蒌仁、白芍、阿胶、当归、麦冬、丹皮、炙草，一啜甚适，三服衄止。脉左敛，原方去芍胶归草，加牡蛎、降香、牛膝、归须、桃仁，二服便下瘀黑，脘腹俱宽。盖血以下行为顺，上行为逆，故降逆佐甘缓，理瘀佐软坚。

王某当春大衄，由情志拂逆，胆火上迫，致血直犯清道，昏眩不时。速用清降，以遏少阳升逆之威。羚羊角、黑山栀、丹皮、阿胶、生地、鲜桑叶，二服衄止。脉来小涩模糊，胸际隐痛，晡时足肿，由佣作伤阳，元气不振。惧其遇劳辄发，法宜和补脾阳，潞参、白术、炙草、茯神、白芍、当归、郁金，数服愈。

呕吐

叔父深秋吸受秽邪，呕吐不已。先服藿香正气散，入口即吐，身热足厥，面墨眶陷。或进导痰温胃饮，呕恶不纳。诊之脉虚少神，予谓此中宫虚极也。速用潞参、山药、茯苓、炙草、白术、橘白、苏子、莲子、红枣、煨姜、粳米煎，稍稍与服，竟不吐，思食粥矣。后加减数味，调理而康。

李某脉洪大搏指，口干烦咳，食后吐水，头目震眩而心悸。此劳力伤阳，阳化内风，上冒清道，风翻则水涌，胃虚则木乘，故呕眩不已。其水停膈间心必悸，津不上朝口必干，气不下降便乃秘。治先和阳降逆，山栀、甘菊花、冬桑叶、茯苓、苏子、杏仁、煅牡蛎、海浮石、淡竹茹、前胡等，三服而症平，其脉较敛，其神倦者，火风逆势已折也。减甘菊、桑叶，加白芍、茯神、栝蒌、半夏、潞参，和肝胃以清涤痰火遂愈。

族女情志怫悒，头眩颊赤，夏初食入即吐，脉虚小，经期错乱。由肝胆火风侮胃，不及传变，倾翻甚速。且胃虚作呃，木气乘土，久则冲脉失涵，络伤内溢，以冲为血海，隶在阳明也。先在苦以降逆，山栀、羚羊角、竹茹、旋覆花、半夏曲、柿蒂，三四服，眩吐止，去羚羊角、半夏曲，加阿胶、丹皮、白芍、茯苓、甘草，调养肝胃而经期顺。

噎膈

蒋某色苍形瘦，是体质本属木火，食入脘阻呕沫。《经》言：三阳结，谓之膈。夫三阳皆行津液，而肾实五液之主。有年肾水衰，三阳热结，腐浊不行，势必上犯，此格拒之由，香

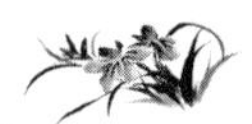

岩先生所谓阳结于上，阴衰于下也。通阳不用辛热，存阴勿以滋腻。一则瘦人虑虚其阴，一则浊沫可导而下。半夏、竹茹、蒌霜、熟地炭、杞子炭、牛膝炭、茯苓、薤白、姜汁，数服渐受粥饮，兼服牛乳，数月不吐。

陈某酒客中虚，气阻成噎，必有蒸湿酿痰。脉来迟弱，中脘阳衰，饮糜粥亦拒，得热酒辄行。明系阳微欲结，法宜通阳，则胸脘得展，湿痰得降，而运纳有权。潞参、茯神、茯苓、砂仁、丁香、姜半夏、广皮、姜枣煎，数服粥饮不拒矣。后再加干姜、益智仁，数服胸次舒而纳食。

钟氏脾胃阳衰，浊饮不降，食入胀痛，有吐逆翻胃之虞。右脉濡涩，左微弦，宜泄肝浊以通腑阳。厚朴五分，椒目六分，茯苓三钱，半夏钱半，苏子七分，枳壳、陈皮加姜，此三因七气汤加法，气降则饮降矣。再服呕胀减，而大便得通。嗣用温脾胃，兼辛通降逆。半夏、砂仁、韭子、益智仁、茯苓、石见穿、生姜，数服渐能纳谷食矣。

丁暮年丧子，悲惋成噎，脘痛吐食。此清阳不旋，逆气不降，宜善自排遣，达观随化，非药能愈之病。贝母、郁金、茯神、制半夏、栝蒌，韭白汁、苏子汁冲服，痛呕俱减。

族某客冬怫悒吐食，粒米不纳，仅进粥饮。今春怯寒吐沫，二便俱少，脉细涩模糊。浊逆阳微，肝肾不主吸气，岂容再服萸地酸腻。阅所服方竟不识辛通大旨，仿医通厥阴阳明主治为近理。苏子、杏仁、川贝、益智、橘白、潞参、茯苓、制半夏、姜汁，韭白汁冲服数剂，涎沫少，粥饮多进，间进牛乳亦不吐，用香粳米炒黄，九香虫煎汤煨药更适。转方用大半夏汤，谷食安而大便渐通。

某长夏吐食，症属胃翻，服四君、异功加炮姜、桂附不应。予谓五脏以守为补，六腑以通为补，此不易之经训。四君、异功本脾药，非胃药，胃腑宜通则和，一与守中，必致壅逆。白术、炮姜皆守剂，且阳土喜柔凉，忌刚燥劫液。久吐则胃阴伤，须辛通使胃气下行则效，韭子、杏仁、豆蔻衣、半夏、砂仁、太子参、姜汁粉、栝蒌仁，服颇适。戒毋谷食，暂用面食，盖谷性阴而滞，面性阳而通，加意调养，竟以此收功。

毕某嗜饮翻胃，面食可安，谷食则越宿倾吐无余。此胃阳衰，酒食化痰，瘀浊不降故也。用通阳泄浊法，制半夏、茯苓、益智仁、干姜、陈皮、吴萸、砂仁，惜不能戒酒，故时发时愈云。

呃

潘某呃逆连声，日夜不止。医用丁香柿蒂散加白蔻、木香、刀豆荚之属，随止随发，闷绝而苏，坐不能卧。诊其脉虚浮而疾，逆气自丹田上升，直犯清道，此肝邪犯胃也。丁柿蔻香辛温助火，何济于事？用重以镇逆法，旋覆代赭汤去人参，加石决明、刺蒺藜以泻肝，青盐、制半夏以降痰，沉香以下气，一啜逆气镇定，神安熟寐。梦一老妪引小儿以手捋其左胁曰，愈矣。醒而呃逆大减，再剂若失。问其所梦何人，予曰：此乃镇肝而心脾之神得安也。盖脾之神贵婆，心之神婴儿云。

薛痰火呃逆，身热咳嗽，脉浮数。此肺受火灼，膈上痰结，遂失肃清下降之权。治用苦辛降逆，橘皮竹茹汤去参草，加山栀、杏仁、前胡、贝母、栝蒌、豆豉、郁金汁，再剂悉平。

潘某冬初寒热自利，烦渴不寐，呕吐浊痰。右脉小数模糊，左关弦而微劲，是协热下利，胃虚木欲乘土，必作哕逆。治先表里清解，仿景岳柴陈煎，柴胡、黄芩、半夏曲、茯苓、陈皮、栝蒌、枳壳、姜，寒热退，烦解渴而呃果作。此系浊痰不降，木气上升，宜降痰兼镇逆。用苏子、杏仁、橘红、竹茹、茯苓、赭石、石决明、姜汁，一服左关脉平，再服呃逆亦定。惟右关虚，乃商镇补中宫法，所谓胃虚则呃也。用山药、扁豆、薏仁、炙草、半夏、陈皮、茯苓、沉香汁，呃平。但宵分少寐，上脘

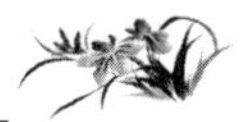

略闷，则痰沫随气上泛，呃仍间作，治用通摄，佐以运脾，所谓脾能为胃行其津液也。蒌仁、煨姜、薏米、茯神、橘白、砂仁、半夏、莲子，气平呃止思食。前方去蒌仁，加潞参、山药、枣仁，健饭如初。

包某呃逆呕沫，食后为剧，是肝胃病。据述阴虐愈后，夏秋浴池，兼啖生冷，遂致呕呃，不时寒凛。夫肺主皮毛，水寒外袭，感病在经，胃主通纳，生冷伤阳，气随浊逆。怯寒乃肺卫虚，非在经客邪，仲景以呕涎沫为肝病，肝病必犯阳明胃腑。先用温通泄浊，吴茱萸汤加半夏、椒目，呕逆止，再用旋覆代赭汤而呃平。

桂某病后，脉虚疾，左关尺尤驶，胃虚呃逆，必肝肾之气上奔，而阳明当其冲，因作呃也。化痰利气，是开其道矣。有年体虚，法宜镇摄，牡蛎三钱，石决明二钱，赭石钱半，茹竹二钱，潞参、降香末各三钱，一服止。再剂去石决明、赭石，加茯神、枣仁、远志、山药服，脉亦和。

肿 胀

族弟寒湿肿胀，水渍经隧，少腹阴囊腿足通肿，大腹按之硬，缺盆平，肢冷目黄，面颊俱浮，便滑溺少，脉沉迟而虚，背寒腹热，坐不得卧。病在水分，法先分消，佐以通阳，防己、木通、大腹皮、猪苓、茯苓、薏米、半夏、砂仁壳、附子、姜，三服肿退肢暖，命却咸食淡，然后主以健运，佐以淡渗。去防己、木通、腹皮、附子，加生术、鸡内金、半夏曲、杜仲，数服食进微汗出，囊湿便干。此经腑水湿，俱有出路。惟诊左尺虚，酌肾气汤桂心、牛膝、车前、茯苓、山药、椒目、茵陈、五加皮、薏米，十数服悉愈。后常用八味丸，调理得安。

王某阴疟，服劫药疟止，面色晦黑，决其后必病胀，不信。予曰：劫痰暂效，邪原未净，一也；今卯月中旬，木火司令，一逢辰上，湿痰内动，脾阳失运，必变中满，二也；毒品易犯食忌，三也；面黑无泽，肾水侮土，小便不利，四也。后果如言，视其目窠微肿，如新卧起状，知其裹水。先用实脾利水之剂，再用金匮肾气丸料煎汤，数十服肿胀悉退。药乍止，时交未月，湿土已旺，渐胀小溲不利。又服前丸，两月全愈。

族某躯长体壮，病肿胀。或用破气消滞之品，胀益剧，行立肠几裂出，脐突缺盆平，法本不治。诊其脉细如丝，度必劳力伤精，脾肾两惫之症。询所由，自言长途辇重池间，出浴酒后入房，忽觉溺涩，通是浊血，惊眩欲仆，食减腹膨绷急欲死。遂用肾气丸料，大剂煮服，减附子、丹、泽、熟地炒炭，用一剂腹有绉纹，再剂缺盆现，溺爽膈宽，又数服腹胀渐退。仍用加减肾气丸服，《经》言：用力举重，若入房过度，汗出浴水则伤肾，故与肾气方合。后不守禁忌，饱食山芋及未熟鸡蛋，胀复作，求治。予言前方必不验，卒如言。

陈某五旬以上，病单腹胀，食后作饱，得气泄略宽，明系胃病，服谬药浸至胁满跗冷。脉来沉濡，左关微弦。症由腑气久衰，疏泄失职，气分延虚，渐干水分，致嗌干口燥，小水不清，化源乏力矣。通阳佐以益肾，通阳则传送速，益肾则气化行，腹胀自宽。沙菀子、韭子、怀牛膝一钱五分，益智仁、橘白、砂仁壳各一钱，茯苓三钱，杞子、大腹皮各二钱，枳壳一钱二分，十服胀宽口润，便爽跗温，右脉渐起。惟两尺虚不受按，加补骨脂、核桃肉，去腹皮、枳壳，食宜淡，戒腥腻难化及一切壅气食物。再以猪肚纳卵蒜其中，扎定淡煮食之。腑气通则纳食不壅，服之甚通畅，胀去七八矣。又加沉香、牡蛎，十数服愈。

沈氏胎前腹满，产后面目肢体浮肿，咳频溺少。此肺气不降，水溢高原也。或劝用肾气汤，予力阻不可，一服而小水点滴全无，胀益甚，脉虚濡欲绝。用五皮饮、参茯苓导水汤，去白术、木瓜、槟榔、腹皮，加杏仁、苏梗、栝蒌、冬瓜皮、制

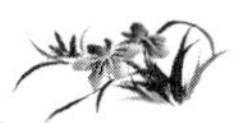

半夏，数服肿消腹渐宽矣。后用茯苓、半夏、生术、砂仁、薏仁、陈皮、苏子、木香、厚朴，水泛丸服，二料遂平。按肺为水之上源，主气。此症水阻气分，以肺不能通调水道，下输膀胱，故溢则水流而为胀。其症年余无汗，得苏杏微汗而肿消，得五皮行水而便利，兼仿《内经》开鬼门，洁净府遗法也。

姜氏五旬余腹膨，中外绷急，食入不加胀，头眩耳鸣，口干舌硬，溺赤沫，便艰足重坠，脉沉微，症属三焦湿郁生火。《内经》亦谓：诸腹胀大，皆属于热，诸病跗肿，皆于属火。若郁热不除，遂成鼓胀，不治。用山栀、大腹皮、黄柏、知母，俱酒炒，生地、麦冬、丹皮、赤苓、冬瓜皮、车前子，数服已效，后去黄柏、丹皮，加海金砂、萆薢，服甚安。

张某胁痛胀，少腹肿硬。误服攻荡劫剂，胀剧气注睾丸，脉沉小，右弦涩，乃肝失疏泄，气郁浊留。治先理肝以泄浊，厚朴、茴香、青皮、枳壳、茯苓、橘核、大腹皮、延胡、椒目、车前子，四服痛疝坠俱止。但腹右硬痛，不任偏卧，食不加胀，二便如常，按脉论症，单腹何疑。然病因脏损，治在通摄兼施，厚朴、枳壳、牡蛎、茯苓、归须、橘核、牛膝、桂心，四服症平。后仿肾气丸，用牛膝、车前、桂心、茯苓、山药、牡蛎、白芍、萸肉，蜜丸愈。

金氏中年经断，脘腹胀大，胁季紧制如束，食下满，逾时痛，便泻日数行，晡后股胫重坠，脉阳搏阴微。症由瘕聚胞宫，气闭衃留，可导使下。失治则冲病及带，腰围绷急，中下焦气机钝窒，运纳无权，满痛瘕泄，气虚下陷，由来渐矣。前年立法温通腑阳，胀宽能纳，今先主通降，胀缓再议。半夏曲、茯苓、煨草果、砂仁壳、苏子、橘白、大腹皮、川椒目、降香，三服满痛除。专调带络，为其气虚则绷急而陷下也。潞参、升麻、益智子、沙菀子、茯神、牛膝炭、当归须，三五服后腰胁松而股胫复常。

邹某六旬外，由泄泻渐次足肿，入腹为胀。延及通腹坚满，面浮肢肿，水湿不运，溏泻未止。若论平昔嗜饮便红，宜丹溪小温中丸分理湿热。然脉来沉小，两尺如丝，明系脾肾久衰，火土俱弱，致气钝湿壅，清浊混淆。此消导破气，决非治法，但温理脾肾，兼佐泄湿，自可向安。炮姜、肉蔻、神曲、益智仁、茯苓、牛膝、砂仁壳、大腹皮、车前子、橘白、冬瓜皮，倒蚀牛口籼稻草煎汤代水，数服肿退泻止。去蔻姜神曲，加沙苑子、半夏曲、粳米，数十服胀全消。匝月后因不节荤茹湿面，复胀溺少，仍用牛膝、车前、茯苓、益智仁、炮姜、莱菔子、砂仁、麦芽、鸡内金，胀消而健全。

韦某胸高突，腹肿硬，面黑鼻衄，足肿溺涩，夜分不寝，想成童后恣啖生冷。秋冬以来，邪痼气室，延春身热膝冷，食入胀加，脏腑经脉室痹。治先分理湿热，佐以软坚，栝蒌仁、山栀、茯苓、砂仁壳、大腹皮、车前子、牛膝、炒神曲、杏仁、生牡蛎、椒目，六七剂，胀宽肿软者十四五。知肝失疏泄，脾失运输，分消中宜佐畅肝运脾，用陈皮、郁金、苏梗、当归、石斛、山栀、茯苓、薏苡、炙鸡内金、牡蛎，表里分消，而溺利汗出矣。惟晡后阳升颊热，头眩溺色浑，行则气急，惧当春鼻仍易衄，治在降阳和阴。熟地炭、牛膝炭、丹皮、山栀、石斛、蔻、薏苡、赤苓、大腹皮、桑叶、灯心、小麦，溺清眩热已。惟宵则气急，寐不甚稳，去赤苓，加茯神、蒌霜、炙桑皮、防己、炙草，数服气舒而胸突渐平，腹宽而膝冷渐和。

癫 狂

某氏因惊致癫，向暗悲泣，坐卧如痴，十余年神衰肌削。此失心难治痼疾，非大补元气不为功。仿安志丸，人参、黄精、茯神、当归、远志、枣仁、菖蒲、乳香，用猪心切开，入朱砂，以线缚定，再箬裹扎紧，酒煮研烂。入各药末加煮，枣肉捣丸桐子大。另用朱砂为衣，每服六七十丸，参汤下。以无力用参而止，惜夫。

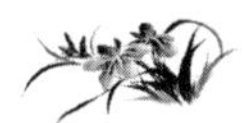

张氏恍惚狂妄，视夫若仇，持械弃衣，莫之敢近，脉滑而弦，用独圣散吐之，去粘涎宿沫颇多，捶胸言痛，诊脉稍平，然常独言独笑，知其痰沫去而心舍虚，神魂未复也，用栝蒌仁、贝母、橘红、胆星、菖蒲汁、郁金汁、姜汁、枳壳、茯苓，一剂胸痛定，乃仿龙齿清魂散，用煅龙齿茯神铁粉牡蛎乳香远志枣仁当归，二服如常。

包某因恐发狂，神扰语妄，脉右大左软。症由心虚受吓，惊痰乱其神明，非痫疾也。痫乃一时昏仆，醒即明了，既用胆星、川连等泄降痰火，月来神识稍清。宜用白金丸六服，再以清心温胆汤安神定志，可冀向安。潞党、淡竹茹、枳壳、橘红、茯神、生枣仁、栀心、远志、麦冬、莲子心、鲜菖蒲，冲汁三四剂已效，改汤为丸，服遂复常。

张某少年怀抱不遂，渐次神明恍惚，言语失伦，面赤眼斜，弃衣裂帐。曾服草药，吐泻痰火略定。今交午火升，独言独笑，半昧半明，左脉弦长。自嘱肝胆火逆，直犯膻中，神明遂为痰涎所蔽。《经》谓肝者谋虑所出，胆者决断所出，凡肝胆谋虑不决，屈何所伸，怒何所泄，木火炽煽，君主无权，从此厥逆不寐，重阳必狂。前已服牛黄清心丸，今拟平肝胆之火，涤心包之痰，暂服煎剂，期于清降火逆，扫荡粘涎。后服丸方，缓收其效。煎方龙胆草、山栀、郁金汁、贝母、连翘、茯神、天竺黄、知母、石菖蒲汁、橘红，金器同煎，五六服狂态大敛。谈及前辙，深知愧赧，一切如常。诊脉左右已匀，沉按有力。再疏丸方，胆南星、川贝各二钱，山栀五钱，郁金、龙齿各三钱，牛黄八分，羚羊角二钱，茯神五钱，生地一两，用淡竹沥为丸，朱砂为衣，开水下一料，遂不复发。

三　消

族女频食易饥，手足瞤动，此消中症。《经》云：瘅成为消中，以初病胃热，消谷而瘦，煎熬日久，胃脂内消，水液不为宣布，下注直降，势必延为燥涸，《局方》甘露饮宜之。

朱菜渴饮消水，日夜无度，自夏阅冬，视所服方，寒热互进，毫不一效。今饮一泄一，渴则饥馅。明系肾阴竭于下，虚阳灼于上，脉转沉迟，沉为脏阴受病，迟则热极反有寒象也。思壮火销铄肾阴，肾液既涸，必引水自救，症成下消。急滋化源，迟则难挽，仿《易简》地黄饮子加减。生地、熟地、人参、麦冬、石斛、花粉、阿胶、甘草，服之效，又令服六味丸加猪脊髓、龟胶、女贞、杞子、五味子，去泽泻、茯苓得安。

黄疸

石某阳黄，乃湿从热化，瘀热在里，蒸动胆液，泄而为黄，明如橘子。今目黄面色亮，头眩胸痞，不渴肢倦少力，手足心热，大肠结，遇劳则甚，脉右大左虚濡。虽系湿甚生热，然平人脉大为劳，且疸久不愈，乃劳力伤气之候。用补中渗湿法，潞参、茯苓、薏米、于术各钱半，鸡内金、茵陈、针砂各二钱，山栀、甘菊、丹皮各一钱，炙草五分，数服眩痞除，食颇加。去甘菊、山栀，加黄芪、白芍、莲子又数服，黄渐过。

某长夏暑湿外蒸，水谷内蕴，脾阳失运。头眩欲呕，面如熏黄，食入作胀，午候烦而溺赤，脉濡左略大。先宜分清法，羚羊角、山栀、茵陈、赤苓、薏仁、制半夏、砂仁壳、滑石、石斛、车前子、灯心，二服诸症已减。改用姜、厚朴、炒枳壳、炒陈皮、大腹皮、薄荷、茵陈，二服胀除黄未退。欲速更医，用沉香、焦术等燥品，忽发黴疸；又用犀角、黄连，午前后潮热；用生地、知母，黄势更剧，面晦黑，寒热额汗，腹满呕泻，舌苔腻白，膈有粘涎。复商治，予谓此湿胜也。湿壅则生热，治宜渗湿，用四苓散加半夏面橘白、薏仁、煨姜。午服后泻减呕沫，犹是暑炎交蒸，浊涎失降，脉见濡数，亦热从湿化象也。更用胃苓汤去白术，加制半夏、生薏仁、煨姜、苍术，锅巴汤

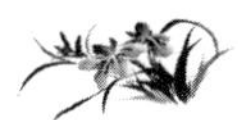

煎，呕止泻少，惟烦热之起伏，随太阳之升沉，午未特甚，则湿去而热留也。因用黄芩、丹皮、山栀、赤苓、地骨皮、栝蒌根汁，六一散一钱，冲服，泻热悉止。惟神倦嗜卧，卧觉口燥，津不上朝于肺，用参麦入加味逍遥散内，扶元生津，兼散郁蒸，脉息乃平。惟左关较大，仿《石室秘录》用白术五钱，茯苓三钱，薏仁一两，龙胆草、山栀、茵蓛各一钱，潞参、黄芪各二钱，燥脾湿，培真元，佐泻火。后仍欲速效，误服前医滋阴之剂，遂成不治。

薛某脾虚伤湿，病发阴黄。数年面足浮肿，头眩唇白，便后血，与调补药稍愈。近便血虽止，溏而不爽，小水短数，腹大而硬，身热体倦，脉细小濡数。与补中升提，佐以淡渗，腿足肿退，脉较有神。继与潞参、生术、赤苓、丹皮、黑山栀、茵陈、牡蛎、升麻，大便爽，热较轻，中脘偶痛。去丹栀升术，加木香、陈皮、白芍，痛除，改用肾气汤去山萸、泽泻附子，加泡姜，腹渐软。后因不慎于口，竟以胀终。

唐某童年面黄能食，目眩发热不时。由湿甚生热，热蒸变黄，胃热谷生，此为谷疸，宜猪肚丸。入秋食后胀眩便溏，脉虚小。热与湿搏，太阴不运，少阳化风，主理脾阳，佐以熄风，生白术、潞参、陈皮、薏仁、鸡内金、半夏曲、茵陈、赤苓、甘菊、天麻，服愈。

疟疾

毛某热症未愈，复因邪滞，恶寒怯风，胸满腹胀，午前寒热如疟，至夜乃汗，右关尺浮滑。症兼表里，治宜经腑疏解，用柴胡、半夏、薄荷、苏梗、陈皮、厚朴、赤苓、神曲、生姜，二服诸症退。去薄荷，加黄芩、砂仁壳、鸡内金，数服全愈。

王某咳嗽痰多，右膊痛，疟间日发，脉浮缓，此为肺疟。得之浴后当风，《经》所谓夏伤于暑，汗大出，腠理开发，因遇夏气凄沧之水寒，藏于腠理皮肤之中，秋伤于风，则病成也。肺主皮毛，故为肺疟，用柴胡汤合二陈，去黄芩，加防风、苏叶、桑皮、杏仁、姜，枣煎数服愈。

侄儿间日疟寒热俱重，头痛背寒，肢麻肋闷，呕恶痰多。由湿热阻遏气分，白蔻仁、厚朴、广皮、枳壳、半夏、茯苓、青蒿、杏仁、栝蒌、竹茹、煨姜，一服脘闷已展，呕恶亦除，痰降便通。湿热去，疟自止，杏仁、半夏、赤苓、蒌栝、枳壳、橘红、甘菊、蔻仁、竹茹、嫩桑叶，一剂疟止。前用温胆汤愈疟，尚不嗜食，大便难，脘中欠爽，病在左关不和，因之肠腑失降。用两和厥阴阳明，白芍、旋覆花、陈皮、半夏、栝蒌仁、牡蛎粉、杏仁、竹茹、枳实汁，再服悉平。今人一见疟症，不分病因，概治以小柴胡汤，多见其动手误人耳。

梁氏粤产地暖气泄，客居黄河以北，风土迥殊。今夏秋暑，雨蒸淫感，症成疟。寒热烦满微汗，以湿疟治。仿古柴平汤，用柴胡、黄芩、半夏、茯苓、枳壳、山栀、茅术、厚朴、陈皮、姜枣，二服汗透，寒热减。改用清暑退邪，前方去茅术朴枳，加青蒿、香薷、薄荷，再剂而愈。

毛某三疟早用截剧，寒热无定，头汗冷，呃逆吐沫青色，面惨黑，手足厥，脉沉数小。乃邪入厥阴，在里瘀浊，上犯清道。治先通阳泄浊，用吴茱萸汤加丁香、干姜、制半夏、青皮、茯苓，浊逆已止。嗣用四逆汤，肢和；疟二日发，用四兽饮；寒热渐轻，接服八珍丸料。服首乌、牛膝、砂仁、半夏、姜汁煎，枣肉为丸，病除。

朱某深秋疟发三阴，头眩泄甚，不渴溺痛，右脉较大，必系暑湿伏邪内蕴。昔人治疟，无汗须令有汗，乃邪从外泄。今值霜降气收肃，虽用辛解，邪不得越，尚难稳许愈期。紫苏、半夏、青蒿、石斛、生苡仁、当归、鲜何首乌、知母，数服微汗，寒热减。右脉平，两关稍见虚，治宜扶正兼去邪，六君汤加鲜何首乌、炙鳖甲、当归、知母以清透营分，加姜枣煎服

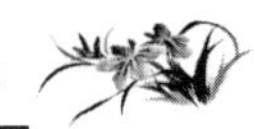

得痉。

钱氏怀妊六月余，客岁阴疟未止。因食牛脯，腹满不肌，谷食亦胀，致寒热沉绵，盛暑怯寒，衣絮无汗。此卫阳大衰，腑失通降，正虚邪锢，须防胎损。治宜温卫通腑，忌用芪术守补。潞参、鹿胶、当归、茯苓、草果、煨姜、炒楂肉、半夏、陈皮，六服疟止。

朱某三阴疟发日晏，脘痞呕酸，乃半夏泻心汤症耳。犹服知母、乌梅、穿山甲等苦酸透络截剂，遂令寒热无汗，三日两发。舌有蟹爪纹，是脾脏水寒，旁溢支络，别成巢臼，一增为两，求轻反重矣。宜六君汤温脾以运湿，水湿去则寒热轻，不致邪伤肝肾，延成羸怯。潞党参、于术、云苓、陈皮、半夏、砂仁、草果、煨姜，数服已去其一。仍二日一发，又数服发益早，即寒热亦微，以原方药制末，加牛膝去草果，用姜和枣肉为丸，服愈。

秦某阴疟误药，寒热缠绵无汗，面浮腹肿，眼色如金，肉黄便泻。脉左沉缓，右虚濡，水湿渍里溢肤，势成痞胀，用分消法。大腹皮、茵陈、制半夏、生苡仁、茯苓、苏梗、陈皮、谷芽、枳壳、砂仁、厚朴、姜、车前子，溺爽汗出，诸症俱退。去苏梗枳朴，加鸡内金于术，仿利水实脾法，得愈。

泄　泻

汤氏初秋寒热吐泻，或以为感暑，用香薷饮，或以为霍乱，用藿香正气散，其家两置之。诊其脉濡而弱，烦热无汗，自利呕渴。予谓湿甚则濡泻，今湿郁生热，热蒸更为湿，故烦而呕渴也，宜猪苓汤去阿胶主之。猪苓、茯苓、泽泻、滑石，加半夏、薄荷梗、薏仁、煨姜、灯心，一服呕止泄稀，去滑石、煨姜、半夏，再加麦冬、山栀、车前，二剂而安。

汤氏冒暑，重感新凉，寒热头晕，口干舌燥，呕泻不已，头汗剂颈而还。医用消导，转益烦渴，脉不数而滑大。此邪郁蒸痰，先挑姜汁止呕，用正气散加减。藿香、薄荷以辟恶，丹皮、栀芩以解热，夏曲、煨姜以除痰，赤苓、猪苓、薏仁以利湿，花粉、麦冬以生津，一服汗凉脉和舌润矣。因有年体弱，明晨怯寒，手足微凉，此脾阳虚也。用理中汤，炮姜改煨姜，加砂仁、苓、薏、炙草，一剂呕泻止，手足和。但气微坠，宵分少寐，原方去煨姜，加茯神、炙芪、枣仁、白芍、升麻，一服而安。

予馆新洲，江水泛潮，地最卑湿，长夏晨泄，每阴雨前尤验。痰多不渴，或吐白沫，清夏左胁气响，必阵泻稀水，此湿多成五泄也。胃苓汤加神曲、半夏、干姜，一则劫阳明之停饮以燥湿，一则开太阳之里气以导痰，故一啜辄止。良田长夏湿淫，水谷停湿，脾阳少运故也。嗣后去桂，加砂仁、小茴、二术生用，或苍术、姜曲煎服，亦止。

潘某色苍嗜饮，助湿酿热，濡泻经年，脉寸关实大，岂温补升提所得效。细询平昔吞酸，去秋连发腿疡，明系湿邪蕴热，流注经络所致。治者不察，当夏令主火，仍以四神丸加炮姜、乌梅，补中汤加吴萸、肉果，愈服愈剧。致头晕口燥，气壅里迫，溺涩肛痛，皆火性急速征据，必清理湿热之邪。乃为按脉切理，仍当戒饮，毋谓六旬外久泻延虚也。四苓散加薏仁、车前子、麦冬、山栀、灯心，二服已效；加神曲、砂仁壳、枳椇子，以理酒伤而泻稀；加黄芩、白芍而脉敛。后用参苓白术散加减而痊。

于某五泄无不由湿，寓居斥卤，水味咸浊，便泻三年不止。凡运脾和湿，温肾补土，及升提疏利固涩诸法，毫不一效。今夏诊右脉寸微关滑，乃湿中伏热，大小腑清浊不分，火性急速，水谷倾注无余。脾失输精，肺苦燥渴，气不化液，肾不司关，所下污液，自觉热甚，或痛泄，或不痛亦泄，日夕数行。口干溺少，时想凉润，略用守补，即嫌胀满，可知气坠全是腑症，

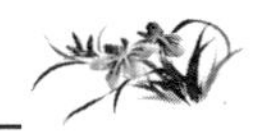

若清浊分则泄泻渐已。煎方：茯苓、猪苓、车前、山栀、神曲、薏苡、大腹皮、乌梅、黄连，午前服；丸方：益智仁煨、补骨脂、南烛子、诃子、茴香、茯苓、山药、广皮、砂仁、半夏曲、杜仲、首乌、莲子，蒸饼为丸，晚服，至秋渐愈。

痢　疾

堂弟初秋患痢，因热渴多服梨、藕、莱菔，上吐下痢，口噤不食，奄卧昏沉，脉细欲绝，肢厥目瞑齿噤，汤药难下。急用附子理中汤去参草，加制首乌、炮姜、制半夏、白蔻仁煎汤，用箸启齿，以匙挑与之，尽剂，手足渐温，与粥汤不吐矣。前方加陈皮、茯苓、炙草、谷芽，再剂痢止矣。嗣用香砂六君汤而安。

王某痢久鲜红，里忽肛坠，兼患三阴疟发，皆暑湿气之邪，留恋经腑。但久痢伤肾，久疟伤脾，痢疟合邪，足三阴交损，势必支离困顿。依经旨热淫于内，以酸收，以苦发。用制厚朴、酒黄连、乌梅、甘草、白芍、赤苓、陈皮、黑荆芥、鲜夜交藤，二服痢疟俱止。

朱某少年血痢，由初夏迄冬未瘳。阴络久损，中间秋凉感疟，经邪或夹食滞。治者不分经络，妄投大黄、枳实、延胡等，通降理瘀，元气益削，脉沉弱少神。今冬怯寒食少，日夜利血十数行，腹不痛而滑泄。治取温涩，以摄真元，潞参、茯苓、黑甘草、炮姜、肉蔻、牡蛎、山药、诃子肉，一服已减，十数服全止。

谭氏六旬外下痢旬余，犹然腹痛，后重溺涩，脉洪目赤颧红，寤烦口干。忽而香连丸，忽而粟壳汤，忽而大黄，忽而肉桂，用药前后不伦，失于疏理。先以荸荠粉、山栀、石斛、丹皮、赤苓、麦冬、白芍、木香汁、枳壳、地榆、灯心，一啜诸症减，纳粥糜矣。转方用煨木香、陈皮、白芍、当归、茯苓、地榆、车前子、甘草梢，痢大减。惟腹痛不定一处，则虚气滞也，用葱姜末炒麦麸，绢包热熨，痛已，服调理药而安。

痹　病

李某左臂自肩以下，骨节大痛，《经》所谓寒胜则痛也。来势甚骤，若游走上下骨骱，即俗谓白虎历节风，痛如虎咬，刻不可忍。此非万剂不除，投以川乌头、草乌头、油松节，一剂服后，饮酒以助药势达病所，夜半身麻汗出，平旦而病若失矣。此仿活络丹法。

张某五旬外，左臂素患肿痛，因涉江受风，一夜全身麻痹，脉虚濡，此真气虚而风湿为病，乃痱中根萌也。《经》曰：营虚则不仁，卫虚则不用，营卫失调，邪气乘虚，袭入经络，蠲痹汤主之，数服而效。《准绳》云：凡风痹偏枯，未有不因真气不周而病者，治不用黄芪为君，人参归芍为臣，桂枝、钩藤、荆沥、竹沥、姜汁为佐，徒杂乌、附、羌活以涸营而耗卫，未之能愈也。严氏蠲痹汤，用黄芪、炙草以实卫，当归、白芍、活血以调营，羌、防除湿疏风，姜黄理血中滞气，入手足而驱寒湿，用酒和服，专藉以行药力也。

王某伤酒涉水，湿袭阴络，右腿痹痛，由髀骨直至委中穴。参用三痹汤，内服桂心、茯苓、牛膝、杜仲、白术、苍术、当归、独活、桑枝煎汤，外用防风、桂枝、木瓜、当归、豨签、葱白煎葱重洗，汗出为度。夫湿痹重著，今腿痛已定，通移膝胫，仍以逐湿通痹法治。川乌、桂心、独活、牛膝、虎胫骨、归尾、没药，以溺少加茯苓、车前子，二服兼用洗药，痛止能行。数十日内戒酒肉、风冷、劳动。

王氏女风寒湿合而成痹，蕴邪化热，蒸于经络，四肢痹痛，筋骨不舒。盖邪中于经为痹，中于络为痿。《金匮》云：经热则痹，络热则痿。倘经府治失宣通，延为痿躄，杏仁、滑石、石

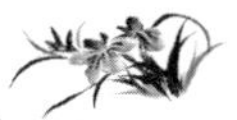

膏、赤苓、威灵仙、蚕沙、薏仁，数服痛减，乃用白术、薏仁、茯苓、桂枝、片姜黄、钗斛、归身、玉竹、五茄皮、桑枝煎汤数十服，肢体活动。又服丸剂平补肝肾，步履如常。

族妇右臂痛，手不能举，此为肢痹，用舒筋汤。片姜黄、当归、羌活、炙草、姜渣、海桐皮、寒桂枝，四五服为瘳。凡筋得寒则急，得热则纵，寒短为拘，弛长为痿。风寒湿三气杂至，合而成痹，风胜为行痹，寒胜为痛痹，湿胜为著痹，宜宣风逐寒燥兼湿通络。如臂痛服舒筋汤，必腋下漐漐汗出，则邪不滞于筋节而拘急舒矣。如气虚加参芪，血虚加芍地，肩背加羌活、狗脊、鹿胶，腰脊加杜仲、独活、沙苑子，臂指加姜黄、桂枝，骨节加油松节、虎膝，下部加牛膝、薏苡、五加皮、虎胫骨，经络加桑寄生、威灵仙、钩藤。久而不痊，必有湿痰败血，壅滞经络，加桂心、胆星、川乌、地龙、红花、桃仁，以搜逐之。

痿病

李某疟邪失汗误药，湿邪入络，四肢痿废，用除湿理络，手足能运。然值冬寒气血敛湿，少腹逼窄，背脊拘急，胫膝麻烦，步履歪倒。知其阴阳维不司约束，浸及任督俱病也。用杜仲、狗脊强筋骨而利俯仰，五加皮、牛膝益肝肾而治拘挛，当归、白芍以和营，茯苓、萆薢以逐湿，秦艽、独活以治痹，玉竹、桑枝以润风燥理肢节，加桑寄生通经络，煎服十数剂，诸症渐减。将前方参入鹿胶、沙苑子、小茴香以通治奇脉，丸服酒下获痊。

族儿脊骨手足痿纵，此督脉及宗筋病。《内经》治痿，独取阳明。以阳明为宗筋之会，阳明虚则宗筋失养，无以束筋骨，利机关也。童年坐卧风湿，虚邪袭入，遂致筋脉失司。欲除风湿，须理督脉，兼养宗筋乃效。方用归、芎、参、术、牛膝、鹿胶、茯苓、木瓜、寄生、桑枝、姜黄、威灵仙，十服肢体运动已活。去鹿胶、姜黄、川芎、木瓜、威灵仙，加杜仲、玉竹、杞子、虎胫骨，数十服行立复常。

张氏四肢痿弱，动履艰难，脉涩且弱，为营虚之候。《经》言天癸将绝，系太冲脉衰，乃阴吹带浊，宿恙频兴。因知冲为血海，隶于阳明，阳明虚则冲脉不荣，而宗筋弛纵，无以束筋骨，利机关，法当调补营血，以实奇经。人参、杞子、茯苓、牛膝、酒蒸熟地、当归、杜仲酒焙、山药、炒木瓜，姜枣水煎十数服渐愈。

痉

服致少阴伏邪，夏至后发，协热下利，口干脉数，舌绛目红，谵烦躁扰。服蔗梨西瓜等汁，转益狂躁，神昏不寐。症由心营受烁，势必液涸成痉，先用鲜菖蒲根汤下至宝丹，开窍涤痰，二服神识略清。但指臂动掣，胫膝不温，痉厥已露，宵分齿噤口㖞，摇头直视，此火风入筋，劫烁血液热深厥深之象。急救营液以熄火风，阿胶汁水化，生地、犀角、麦冬汁、钩藤、木瓜、山栀、石斛、生藕汁煎，日再服，症定脉数减。去犀角，加生鳖甲、龙胆草，专退肝胆风热渐平。同时一侄孙症同，脉更沉数，饮以腊雪汤、西瓜汁暂定。逾时辄复躁扰谵妄，服至宝丹渐静。予一见其舌干薄，齿如灰糕，决其肾水枯竭，勉用方诸水煎。生地、犀角、生鳖甲、元参、石斛等，热势辄定，然卒不救。可知温热症由伏邪内发者，多死于阴虚水涸之体也。

眩晕

褚氏高年头晕，冬初因怒猝发，先怔忡而眩仆，汗多如洗，夜不能寐，左寸关脉涌大无伦。此胆气郁勃，煽动君火，虚阳

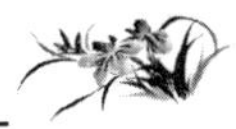

化风，上冒巅顶所致。用丹皮、山栀各钱半，甘菊、白芍俱炒各三钱，钩藤、茯神各三钱，柏子仁、枣仁生研各八分，桑叶二钱，浮小麦二两，南枣四枚，二服悸眩平，汗止熟寐矣。随用熟地、潞参、五味、茯神、麦冬、莲子、白芍，服尽全愈。凡营液虚，胆火上升蒙窍，须丹栀钩藤桑叶以泄热，炒菊芍以熄风和阳，再加茯神、枣仁、柏子仁、小麦以安神凉心。风静汗止，必收敛营液为宜。

丰氏眩晕痞呕，多酸苦浊沫，肝木土胃，乘虚食减，瘀浊不降，得虚风翔则倾溢而出。厥阳上冒，清窍为蒙，故眩晕时作，诊脉涩小数，两寸尤甚。先用降浊熄风，栝蒌霜、苏子、半夏、茯苓、杏仁、天麻、甘菊炭、钩藤、橘皮，诸症平，思纳食矣。照原方去苏子、杏仁、钩藤，加茯苓、莲子、钗石斛、荷叶，煎汤，十数服而安。

室人烦劳伤阳，无寐耳鸣，头眩欲呕，伏枕稍定，虚阳上巅，风动痰升，眩呕乃作。宜潜阳熄风，牡蛎煅研、白芍、五味、甘菊炭、天麻、煨半夏、青盐炒、生地炒、茯神、杏仁、桑叶，二服随愈。

萧某劳力，先曾失血数次。近日头眩耳鸣，目昏心悸脘闷，两尺浮大弦劲。相火易炎，龙雷失制，痰随火乘，上干清窍，所谓无痰不作眩悸也。养阴潜汤，淡菜、牡蛎、熟地炭、石斛、甘菊、橘白、贝母、茯神，数服得效，后服六味丸。

姜某弱冠，劳力伤阳，神疲头眩，发热口苦，食减呕浊，两寸脉数，厥气上冒胃，有风翔浪涌之势。治以镇阳泄浊，牡蛎、白芍、茯神、橘红、制半夏、吴萸、甘菊炭，金器同煎。二服浊降呕止，脉仍小数，头目不清，缘春温胆火上升。仿叶氏泄胆热法，丹皮、嫩桑叶、荷叶边、钩藤、白芍、生山栀、生地炭，数服眩除热减。去桑叶、生地炭，加玉竹、茯神、杞子、焙山药、熟地俱炒、潞参、莲枣，脉平。

萧某冒雨后湿郁成热，蒸而为黄，宿恙又经操劳，屡次失血。当春阳升动，咳而头眩，口干目黄，怔忡失寐。治先清泄火风，生地、石斛、山栀心、茯神、丹皮、羚羊角、杏仁、钩藤、甘菊炒，四服头目清，怔忡息，食进寐稳矣。但神疲力倦去生地，加参芍莲枣以扶脾元，数服更适。后去羚羊角、杏仁、钩藤、甘菊，加茵陈、松萝、茶叶，黄渐退。

淋 浊

丁某血淋溺痛，左寸脉洪数。此心移热于小肠，搏于血脉，入于胞中，与溲俱下，因瘀热迫注溺窍，并茎中亦痛也。当先清利火腑，用导赤散加赤苓、丹皮、麦冬、归尾、灯心、木通，一剂淋痛减。后用生地、茯苓、归身、丹参、远志、丹皮、侧柏叶、鲜藕数服寻愈。

王二给役书馆，夜私出，初便浊，秘不言，后乃不便自遗，瘦怯不任起立。常如欲溺状，或前欲溺而后亦不禁，此浊久气处下陷也。或以泻热之剂与服，病益剧。予用升举法，佐以利湿，升麻、茯苓、猪苓、白术、半夏、炙草、莲须、莲子，仿治浊固本丸意，滑泄自止。

贡某淋症，愈而忽发，色苍形瘦，食减便溏，咽干膝痛，脉沉濡，左寸稍大。是心移热于小肠，而与湿相搏，参萆薢分清饮。赤苓、生薏米各三钱，生白术、泽泻各八分，石斛、麦冬各二钱，防己、甘草各一钱，萆薢、通草各钱半，滑石飞三钱，数服淋愈。但脉来沉小，食少足酸，乃脾阳肾阴素亏，宜兼调为治。熟地、杞子、益智仁煨、茯神、甘草炙、薏米、山药、莲子俱炒、归身，同研末，加粳米屑调服、日二次，食进而足亦健步。

岳某劳淋是膀胱气分病。近日大便秘结，食顷必胀，足胫冷。诊脉弦而迟，乃阴结胃气不主下行，而膀胱之转输不利，乃为淋也。治宜温通，忽进止涩，川附、生术、缩砂壳、

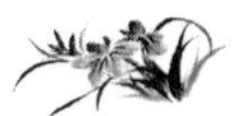

陈皮、白韭子、蒌仁、苏子俱炒研、茯苓、海金砂，四服逆气平，胀秘良已，脉亦和。去川附、蒌仁，加牛膝、莲子蒸服愈。

王某便浊而数且痛，午后寒热，不时头眩神倦，脉弱。自秋延春，兼溺血点，乃劳力伤阴，阴火迫注膀胱。先用分利法，导赤散加赤苓、莲须、归尾、赤芍、丹皮、栀子、灯草，二服眩痛止。去木通、竹叶，改熟地、归身，又加萆薢，三服诸症俱瘳。又令服六味丸愈。

陈某色苍体长，木火之质，阴分易亏。五旬外纳宠，月前因浊成淋，溺数而欠，着枕仍然遗泄，延至血水滴沥而痛，是为血淋。精室既伤，心火犹炽，诊两尺左弦右数，宜腰膝痿软，足心如烙也。夫不痛为溺血，痛为血淋，虽肾虚挟火，然导赤分清，如方凿圆枘，五苓八正，亦抱薪救焚。急用生料六味作汤，可济燃眉，熟地六钱，生地三钱，怀山药炒二钱半，茯苓三钱，丹皮、泽泻各一钱，生莲子不去心一两，莲须、麦冬各二钱，五味子五分，数服痛止淋减，汤丸兼进而安。

遗 精

吉某己巳同会，试前数日同寓，约观梨园，座中遗泄如注，归寓后寒热咳嗽吐痰，此阴虚兼外感也。令服补中汤寒热退，但脉虚而沉细欲绝，断为肾捐难治。粗毕场事，神愈疲乏，劳热喘促，痰嗽食减，乃脾肺虚而气不归源也，必用人参乃定。彼吝费，一友赠高丽参二钱，予谓代用效减，自须全投。书人参养荣汤，去熟地与桂，加茯神、山药、莲实，彼又将高丽参二钱分作四服，予哂之。服后喘热减，饮食颇加，又两剂，改用潞参而效更减矣。

吕某少年未室，每十日一梦泄，积久疲乏，面少神采。素服滋阴敛涩等药不效，改服镇心安神等剂亦不效。予谓肝肾脉虚，非相火为害，但精关久滑，气少固摄耳。询之果有时无梦亦泄，遂重用参芪，佐以五味、茯神、山药、莲子、菟丝、芡实、杞子，滑泄竟止，更用丸剂加鱼鳔炒研而固。

幼侄宵读，神劳即梦泄，夜热易饥，左关脉搏。按丹溪云：主闭藏者肾，司疏泄者肝，二脏皆有相火。而其系上属于心，心君火也。感物而动，君火动则相火随之，虽不交会，精亦暗流矣。又讱庵谓：肾之阴虚则精不藏，肝之阳强则气不固，故梦而精脱也。先用六味汤加减，熟地、山药、茯神、丹皮、远志、潞参、麦冬、芡实、莲心、石斛，数服而效，后加龙骨、白芍、五味炼蜜为丸，服愈。此补肝肾参养心之剂，君火安则神魂敛而龙雷不搅矣。

刘某试场，受惊心惕，精走于下，延为怔忡悸恐。心君虚不主令，相代其权，乃至有梦无梦皆遗，腰膝酸软乏力。诊左寸沉数，左关尺沉细如丝，右尺微弦，此心营损极，神不精摄，宜补养心神，固纳肾真。且情志之病，尤在静养善调，勿希速效。潞参、熟地、茯神各三钱，龙骨、山药各二钱，枣仁、远志、当归各钱半，金樱子一钱，五味子、柏子仁各六分，莲子十粒，二服甚适。诊左寸绵绵不绝，惟尺泽空，精腑少藏耳。若滋填精室，旬日内漏卮勿泄，尺脉可起。又夜半易饥便滑，前方去当归、柏子仁、熟地、山药，加鱼鳔三钱，菟丝饼二钱，十服神安精固。惟骨节时酸，胁肉时瞤，坐卧恍惚，如在波浪中，此病后神未复元，虚阳浮越也。宜招集散亡，封固管钥更用潜阳填髓丸，熟地八两，湖莲、芡实俱炒，线胶、淡菜、茯神、山药各四两，五味一两，龟板、远志、麦冬、朱砂拌炒各二两，猪脊髓熬为丸。又《经》云：精不足补之以味。午用猪心肾、海参煨食，晨用牛乳同糯米煎食，调理数月渐安。

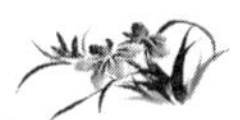

便血

夏某便红，遇劳辄甚，初服苦参子，以龙眼肉裹，开水送下十粒效，后屡试不验。予按东垣论脾为生化之源，心统诸经之血。思虑烦劳，致心脾不司统摄，宜用归脾丸，或暂服加味归脾汤，其血自止、如言而瘥。

张某辛苦佣作，日夜便血数次，由冬入夏未止，阴络已伤。渐至食减无味，神色惨悴，脉来沉细而数，势必寒热，延成损怯。勉用摄血，佐以益脾，以脾统血也。仿驻车丸，阿胶水化、炮姜、当归土炒、白芍、熟地、甘草俱炒黑、莲子炒、红枣、南烛子、茯神，三服红痢减，寒热亦止，口中和。据述腹中不痛，但里急必连便二次。此属气虚不摄，专用潞参、炙耆、茯苓、山药、地榆酒炒、赤石脂，便血遂止。

朱某春正痢血，一载未痊，阴络大伤，秋间三疟。历冬曾用常山劫剂未效，面浮足肿，食减神疲，懔寒宵热，脉虚近数，阴伤及阳，延成损怯矣。今痢纯红，日夜十数次，即培阳摄阴，尚恐不及。乃阅所服方，仍用制军辈，屡次通里，是欲竭其漏卮乎？毋怪愈治愈剧也。用潞参、茯苓、山药、白术炒、白芍、甘草、荆芥、乌梅、阿胶煨，一服血减，明日不甚怯寒矣。又加减十数剂，疟痢渐瘳。

癃闭

朱某八旬，公车抵都，途次委顿。浃旬苦不得便，脉洪大，右尺虚。予谓大肠主液，此阳明液干热秘象也，宜润肠丸。因高年血液燥热，仿东垣润燥汤，用生熟地黄、麻仁、桃仁、当归、红花，蜜冲服效。

李氏腑失传送，胁痛脘胀便艰，皆气机阻窒为患。宜先导其腑气，用杏仁、苏梗、厚朴、郁金、橘白、郁李仁、当归，四服痛胀止。兼令服牛乳，便亦通润。后左胁钻痛，得汤浴则止。乃肝气滞由脏及腑，用麸皮炒熨，兼用延胡酒炒、白芍炒、当归、金橘皮煎汤，降香、木香磨汁冲服而平。

邓氏阴虚阳搏，谓之崩，崩久成漏，冲任经虚可知。据述五月间，因悲思血下成块，以后红白相间，当仲冬后淋沥未止，服药不效。近又少腹重坠，两拗掣痛如束，小便至夜点滴不通。或以为气阻窒痛，用茜草、归须、桃仁等通络不应。又以为血虚滑脱，用蒲黄、石脂、石英等镇摄，淋痛更剧，脉沉弦。予谓此症乃漏久而膀胱气陷也。通络则漏卮益渗，镇摄则胞门益坠，法宜温而升之，固以涩之，于理为近。用升麻六分，菟丝饼、赤苓各三钱，延胡、当归俱醋炒各二钱，阿胶、棕灰各一钱半，茴香、补骨脂俱酒炒各一钱，沙苑子二钱，一服得溺而掣痛止，数服淋漏俱除。

崩　漏

杭氏崩漏日久，近添腹痛。医疑孀居，气悒失调，用失笑散破血中气滞，加阿胶、归、芍熄风和营，究竟腹痛未止，淋沥益加，血如豆汁，晡时神倦火升。阴络既伤，奇脉不固，虚阳易炎，左部虚不受按，右部浮大少力。治宜固摄冲任，兼镇虚阳，赤石脂二钱，五味五分，龙骨煅、丹皮各二钱，杜仲盐水炒、熟地、砂仁蒸、白芍、山药俱炒各二钱，钗石斛、茯神各三钱，莲子十五粒，鸡血藤膏二钱，四服淋痛已止。去石脂、龙骨，加杞子焙钱五分，龟甲心炙三钱，虚火亦除。冲任为奇经，崩久不止，必固奇经之药。鸡血藤膏用以引入阴络也。

贡氏小水闭涩，服导赤散加归尾、赤芍、赤苓、牛膝得利，尺脉犹坚搏，知必经闭血瘀为患。逾旬寒热腹痛，暴崩紫黑成块，继而鲜红如注，后则淡红如水，红或白相间。淋漓匝月不

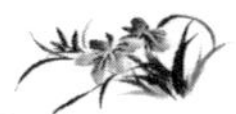

止，头晕脘痞，粥饮不入，神疲肢冷，脉细欲绝。此阳衰不能摄阴，滑而将脱也。急用四维散加半夏、砂仁、茯神，脉症乃定，后用大补汤而安。

吴氏胎漏半产已匝月，崩带未止，用补气摄血之剂，犹淋沥不断。延至怔忡不安，腰腿酸痛，《脉诀》所谓崩中日久为白带，漏下多时骨髓枯也。急须摄固奇经，仿徐之才涩以止脱意，用金锁匙丹，龙骨煅研、牡蛎醋煅研、茯神、远志、炒赤石脂研、杞子酒焙，加杜仲、枣仁俱炒、乌梅，一服漏止，怔忡亦减。又加减前方而安。

王氏七七之期，经断半载，忽又崩淋不已。虽血海亏虚，但宜续杜摄血，兼艾附调气足矣。医辄以棕灰、黑蒲黄止涩，乃至小腹胀满，硬痛拒按，头疼脘痞，热渴心烦，小水短涩，脉左弦右数。此络瘀阻痹攻痛，宜主理瘀，佐通络，乃奇经治法，非失笑散决津煎之比。五灵脂、郁金汁各八分，牛膝、栝蒌、橘络各钱半，延胡、桃仁、赤芍、木通各一钱，当归须、降香末各二钱，三服瘀行腹软。但口干微渴，色仍不清，必由液虚风动，改用阿胶、甘菊、炒麦冬、石斛、荆芥醋炒、枣仁、茯神、白芍、莲子、龙眼肉，血止诸症亦退。又下白带，为气虚陷，用党参、玉竹、茯苓、续断、杜仲盐水炒、生地炭、芡实、杞子俱焙，三服全愈。

许氏中年血脱，延为带浊，必冲任脉虚。夫冲为血海，任主担受，而冲脉隶于阳明，阳明先衰，胃纳不旺，致血海不固，担任失司，此淋漓根由也。近则食后脘腹不爽，或嗳腐胃胀，必由脾肾阳虚。治法摄阴先在益阳，以崇生气，以纳谷味，且脉来左右缓弱，温通为宜，制附子三分，益智仁煅八分，沙苑子、白芍、归身、制半夏各二钱，破故纸、杞子、乌贼骨、续断、胡桃肉二枚，煨姜白芍，三服漏止食进。去附子、故纸、半夏，加芡实、杜仲、菟丝子等俱炒，又数服乃固。

包氏经闭疑胎，血下每谓胎漏。忽然崩注，杂下脂膜甚多，身热头晕，面赤心烦，咳呕绿沫，上咳则下漏，呕作则晕频，汤饮不纳，急用煨姜汁止呕。咳逆定，神渐苏，脉虚小而数，沉候如无，两尺空空，显非胎象。良由起居不时，生冷失节，气血阻滞，一时暴下。阴虚阳失依附，变化内风，眩冒呕逆，如风翔浪翻。当知阴虚阳搏，崩漏乃成，血海空乏，虚阳升逆，乃气不摄血之咎。况阴从阳长，宜宗立斋、景岳两先生治法，敛阳以摄阴。用洋参焙、茯神、白芍炒各三钱，炮姜一钱，五味五分，制半夏、焦白术、甘草、续断、杜仲各二钱，二服漏止热退。稍恶寒，阳气尚虚，前方加制川附五分遂愈。

谢氏天癸当断之年，屡患崩漏。近兼利血白带，头震耳鸣，项麻面赤。症由任带两亏，火升风煽，致心神浮越，怔悸不安。治以镇阳摄阴，务使阳下交阴，阴上恋阳，震麻暂已，再血海存贮，阴络不伤，下元重振。专在静摄，勿以操持搅动厥阳，则宵寤汗泄渐安矣。熟地、山药、五味、杞子、龟板、龙骨、阿胶、牡蛎、杜仲、龙眼肉，数服甚适。去龙骨、牡蛎、杜仲，加羚羊角、丹皮、白芍、茯神、莲子、芡实、续断等熬膏，即用阿胶收，小麦煎汤和服，渐愈。

王氏崩漏成带，至小溲如泔如涕，髀骨痛楚膝酸，从未饵药，势必沥枯髓液，延成不治。近又春温气泄，身热食少，口渴颊红，液涸阳升，脉右弦左弱，急摄阴固下。熟地、炒阿胶烊、石斛各二钱，洋参三钱，麦冬、茯神、赤石脂各钱半，白芍、杜仲、甘杞子、续断各三钱，加莲枣煎数服，症渐减。去石脂再服，又去阿胶加芡实、山药各三钱，又数十服得效。

魏氏经阻暴崩，疑为胎漏，按脉无孕象，乃聚瘀日久致患，曾经调治得安。今暑湿令行，头晕呕恶，晡后骨蒸，寤不成寐。忽又暴崩，脉虚疾，症属内因。必由阳明脉亏，木火乘侮，是以贯膈犯巅，震及血海，血海一空，则骨骱生热。治宜和阳安

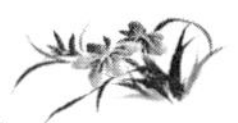

胃，佐以镇络，嫩桑叶、甘菊、天麻、白芍、石斛、枣仁、茯神、牡蛎、海螵蛸、橘红、半夏曲、炒续断，数服诸症悉平。惟左关尺芤弱，乃肝肾阴伤，用熟地、萸肉、山药、白芍、茯苓、杜仲、海螵蛸、鳖甲、阿胶烊，数十服得痊，又接服鸡血藤膏而经固。

胎产

石氏洒淅恶寒，呕吐绝谷，汤饮不下者，四旬余。奄奄沉困，身冷而阳垂绝，诊之脉伏，沉候似无。予断为胎，其家疑未信。予谓此恶阻之重者，胎无疑也。夫胞宫血聚，气不下行，必至浊阴上犯，阻塞阳和，呕逆厥冷，非姜附无以通阳泄浊。其翁惧热药胎堕，予曰：《经》云：有故无殒，保无忧也。先与热姜汁，继和以米汁，呕吐止。进附子理中汤加制半夏，二剂身温。嗣用异功散加砂仁、煨姜五服而安，至期产一女。

某氏经闭成块，疑为瘀，腹痛猝崩。医云瘀滞未净，用攻消药，淋胀日甚。予谓瘀血既行，理无作胀。诊脉阳虚而阴搏，知妊娠漏血。用七味阿胶散，加白芍、木香、杜仲、续断，血止胀消，后果孕产。此安胎止漏，兼畅脾摄血，胀痛自除。盖妊娠下血，名曰胎漏，多由闪挫捐伤胞络致之。若转用攻伐，再动新血，益加虚痛作胀，直至堕胎方悔耳。

魏氏经止两月，腹痛胀，食减夜热。医谓经闭，用通利药，血下不止。更医见亦同，用牛膝、红花、炮姜、枳壳，漏益甚，腹加痛胀，色晕腰疼，烦热不寐。予诊之，觉尺脉搏指，两寸独别，胎脉也。但热久攻伐药多，恐损动胎元，且致胞系不固耳。用香附、白芍行气和血以除痛胀，蒲黄、荆芥止血而除晕，杜仲、熟地、阿胶固肾以摄下，茯神、麦冬、枣仁安神以止烦，一服症减而思食，胎如指堕。前方去白芍、阿胶、蒲黄、麦冬，加楂肉、当归、炙草、莲子，数服乃安。

谢氏孕逾三月，男女分形，病者漫谓血症，治者误行攻伐，致血下注胎壅，身热汗烦，眩晕不寐。索方乃桃仁、牛膝、莪术、红花等剂，明晨更加生楂肉，予见骇甚。询之则曰：胎堕未便告知，婉云瘀血已行耳。医尚未知所下男胎也，因叹庸手杀人，殊堪发指。急以参、芪、茯神固摄元气，佐以炙草、荆芥、阿胶、麦冬、五味、牡蛎、龙眼肉、红枣，数服汗收血止。

鄞氏孕七月余，与夫口角，为曲杖所伤，左胁大痛，下部如裂，胎气上逼，撑拒欲死，服妇科药入咽格格不下，喘吼待毙而已。诊之脉洪数无论，体如烙，面如赭，察其唇舌，未变青紫，知胎未损，慰之曰：幸母子俱无恙也。用牛膝、苏梗、栝蒌、红花各二钱，归尾、枳壳各钱半，降香锉三钱，丹皮一钱，煎服喘痛止定，热退进粥碗许，随用顺气安胎之剂而平。

某氏过期不产，按月经行，事所或有。今述孕已两载，兼见乳汁，腹大不产，计欲攻堕，然细诊却非产脉。须知漏卮不塞，孕何由成，且万无攻坠之理。虽属怪症，应以常法主治，惟明理者知之。方用熟地、潞参、当归、白芍、白术、炙草、杜仲、杞子、续断、砂仁、广皮、莲枣，此以气摄血之剂，多服则漏止胎长。接服二十剂，又逾八九月而产。

包氏严寒坐蓐，肠出不收，身热面赤。思被冷无温，肠必干涩难上，如萆麻子捣涂发顶，法必不验。即冷水噀面，亦虑滋病。令煎芎归汤入净桶，著人扶坐桶上，以旧绢托肠，乘热熏之，肠得热气，自润而升，且托且送，待其将尽，趁手托入，如法而收，再服补剂热退。

陈氏产数日，浮肿身重，不能转侧，不食不语，脉虚缓。当由产后浴早，水湿乘虚袭入子宫，下部先肿，渐至通体重著，殆伤湿之见症也。开发腠理，逐去湿邪，宜羌活渗湿汤加陈皮、

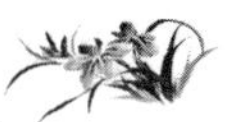

半夏、防己、茯苓皮，一啜湿从汗解，身可转侧，浮重渐退，再为健脾利湿，饮食亦进。以妇体素肥，气郁生涎，时或昏冒，用温胆汤调理而痊。

某氏露产冒暑，烦热汗出，直视不语，脉软数。医谓恶露未行，治宜逐瘀。予曰：直视者，足太阳经血虚筋急，牵引直上也。不语者，暑先入心，手少阴脉系舌本，络舌旁，邪入营分，舌系缩也。烦热则易郁冒，汗多亦虑液亡，失治必变昏痉危疴，用生脉散加生地、当归、石斛、连翘、丹皮、木瓜、甘草，藕汁冲服，诸症退能言。又加减前方，数十服得安。

张氏官署坐蓐，辄动乡思。经旬宵热如烙，脉虚疾，插髻银簪，一夕色黑，以纸拭去，明晨如漆，骇极。予云：此产后血虚火炎，汗泽所蒸耳。宜滋阴退热，以熟地、白芍、丹皮、当归、丹参、石斛、茯神、杞子、甘草，四服热退，簪色不变矣。去丹皮、丹参，加枣仁、山药、莲子，蜜丸服愈。此前取甘凉除热，后取酸涩安神也。

吴氏蓐损不复，寒热往来，自汗咳呕吐沫，心悸耳鸣，脉虚数。《经》言：阳维为病苦寒热，阳失维护，奇脉已损。况中宫少镇，致咳呕悸眩，肝阳升逆，面色忽青勿赤，延为难治。惟大便未溏，肾关未撤，尚堪借箸。拟晨服黄芪建中汤去姜，加参、苓、山药、橘白，卫外扶中，晚服熟地、杞子、牡蛎、枣仁、白芍、茯神、五味、莲子、小麦煎服，摄阴敛阳，症减。背时懔寒，晨服方中再加鹿角胶，外以白胡椒末掺布膏药，贴背脊第三椎至第七节。仍照前方，早晚各服五七剂乃安。

邹氏冬寒当产艰难，损动元气。嗣以月内便泄，交春寒热往来，痰嗽汗泄，晡时火升，颊红唇燥，食入呕满，小腹痛坠，泻利稀白无度，支离委顿。所服丸剂，一味混补，不顾滋腻，岂胃弱火衰，食已不化，小腹重坠，气更下陷。尚堪滑腻增泻，浸至蓐劳莫挽矣。急用温中运脾，痛利可减，呕满可除。炮姜、小茴、益智仁、茯苓、白术、半夏曲、谷芽、橘白，数剂利止，寒热减，食亦知味。去炮姜、小茴、谷芽、半夏曲、白术、橘白等，加砂仁、熟地、潞参、五味、丹皮、山药、莲子、钗斛，虚阳渐退。并去益智、茯苓，加甜杏仁、茯神、白芍、百合嗽止，调理而康。

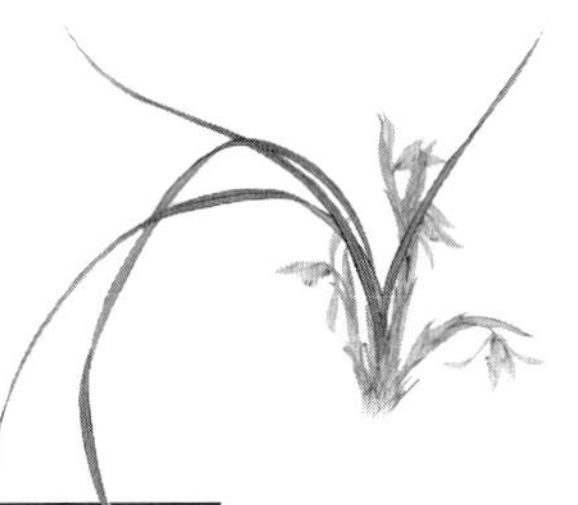

王孟英医话精华

上海秦伯未编纂　普宁方公溥校订

王孟英（士雄）又号潜斋，海盐人。曾祖学权，祖国祥，父升，三世均善医。孟英少孤贫，矢志向学，操术尤精，不慕荣利。时当洪杨之乱，往来苏浙间避难，所至有名，著述甚富，半毁于兵，今所存者，仅《潜斋医书五种》。

温 病

翁嘉顺室产后患风温，经孟英治愈，病染于姑。孟英诊曰：高年阴气太亏，邪气偏盛，《玉版论要》云：病温虚甚死。言人之真阴甚虚，曷足以御邪热而息燎原。可虞在两候之期乎？至十四天果殒，而嘉顺亦染焉。初发热即舌赤而渴，脉数且涩。孟英曰：非善证也。盖阴虚有素，值忧劳哀痛之余，五志内燔，温邪外迫，不必由卫及气，自气而营，急与清营，继投凉血，病不稍减，且家无主药之人，旁议哗然。幸其旧工人陈七，颇有胆识，力恳手援。孟英曰：我肠最热，奈病来颇恶，治虽合法，势必转重。若初起不先觑破，早已殆矣。吾若畏难推诿，恐他手虽识其证，亦无如此大剂，车薪杯水，何益于事。吾且肩劳任怨，殚心尽力以图之。病果日重，昏瞀耳聋，自利红水，目赤妄言。孟英惟以晋三犀角地黄汤加银花、石膏、知、斛、栀、贝、花粉、兰草、菖蒲、元参、竹沥、竹茹、竹叶、凫茈、海蛰等，出入互用。至十余剂，舌上忽布秽浊垢苔，口气喷出，臭难响迩，手冷如冰，头面自汗，咸谓绝望矣。孟英曰：生机也。彼阴虚热邪深入，予一以清营凉血之法，服已逾旬始得营阴渐振，推邪外出，乃现此苔。惟本元素弱，不能战解，故显肢冷，而汗仅出于头面，非阳虚欲脱也。复与甘寒频灌，越三日汗收热退，苔化肢温。自始迄终，犀角共服三两许，未犯一毫相悖之药，且赖陈七恪诚，始克起九死于一生，继以滋阴善后而康。

沈裕昆室偶发脘痛，范某与逍遥法，痛颇止，而发热咽疼。邀顾听泉视之，知感温邪，与清散法，疼已而热不退。七日后目闭鼻塞，耳聋肢搐，不言语，不饮食，顾疑证险，愿质之孟英。而沈之两郎，乃从王瘦石学，因请决于师，瘦石亦谓孟英识超，我当为汝致之。时已薄暮，乃飞刺追邀。比孟英往诊，

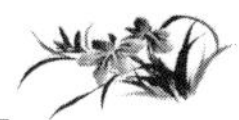

见其外候如是，而左手诊毕即缩去，随以右手出之，遽曰：非神昏也。继挖牙关，察其苔色白滑，询知大解未行。曰病是风温，然不逆传膻中，而顺传胃府，证可无恐。听泉学问胜我，知证有疑窦，而虚心下问，岂非胸襟过人处。但温邪传胃，世所罕有，而此证如是骇人者，因素有痰饮，盘踞胃中，外邪入之，得以凭藉，苔色之不形黄燥者，亦此故耳。不可误认为寒。夫温为热邪，脉象既形弦滑以数，但令痰饮一降，苔必转黄，此殆云遮雾隐之时，须具温太真燃犀之照，庶不为病所欺。且昔人于温证仅言逆传，不言顺传，后世遂执定伤寒在足经，温热在手经，不知经络贯串，岂容界限。喻氏谓伤寒亦传手经，但足经先受之耳。吾谓温热亦传足经，但手经先受之耳。一隅三反，既有其逆，岂无其顺。盖自肺之心包，病机渐进而内陷，故曰逆。自肺之胃府，病机欲出而下行，故曰顺。今邪虽顺传，欲出未能，所谓胃病，则九窍不和，与逆传神昏之犀角地黄汤证大相迳庭。郭云台云：胃实不和，投滚痰而非峻，可谓治斯病之真诠。遂疏小陷胸合蠲饮六神汤，加枳朴，以芦菔煮水煎药，和入竹沥一杯送下礞石滚痰丸四钱，沈嫌药峻，似有难色。孟英曰：既患骇人之病，必服骇人之药，药不瞑眩，厥疾勿疗。盍再质之瘦石听泉乎。沈颔之，王顾阅方，佥以为是，且云如畏剂重，陆续徐投可也。翌日孟英与听泉会诊，脉证不甚减，询知昨药分数次而服。孟英曰：是势分力缓之故也。今可释疑急进，病必转机，听泉深然之，病家亦胆壮矣。如法服下，黎明果解胶韧痰秽数升，各恙即减，略吐语言，稍啜稀粥，苔转黄燥，药改轻清，渐以向安。嗣与育阴柔肝而愈。

金禄卿室，沈裕昆之女也。患温，顾听泉连进轻清凉解而病不减，气逆无寐，咳吐黏痰，舌绛咽干，耳聋谵语。旬日外始延孟英诊焉。曰：体瘦脉细数，尺中更乱，竟是阴气先伤，阳气独发，所谓伤寒偏死下虚人。譬之火患将临，既无池井，缸贮又空，纵竭心力，曷能有济。再四研诘，乃知发热前一日，陡然带下如崩，是真液早经漏泄矣。否则药治未讹，胡反燎原益炽，痉厥之变，不须旋踵。禄卿坚恳勉图。孟英以西洋参、生地、二冬、二至、元参、犀角、黄连、鸡子黄、知母为方，另用石斛、龟板、鳖甲各四两，左牡蛎一斤煮汤代水煎药。顾听泉又加阿胶，且云我侪用此育阴镇阳，充液息风大剂，焉能津枯风动，痉厥陡生乎。服两剂果不能减，后惑旁言而祷签药，附桂干姜，罔知顾忌，径至四肢拘挛而逝，是误药速其毙而增其惨也。继而裕昆患湿温，亦犯重暍而亡。珠小耀太守令嫒，骤患颐肿，连及唇鼻，乃至口不能开，舌不得出。孟英视之曰：温毒也。用射干、山豆根、马勃、羚羊、薄荷、银花、贝母、花粉、杏仁、竹黄为剂，并以紫雪搽于唇内，锡类散吹入咽喉，外将橄榄核磨涂肿处，果吐韧涎而肿渐消，诘朝即啜稀粥，数日而愈。

王皱石广文令弟患春温，始则谵语发狂，连服清解大剂，遂昏沉不语，肢冷如冰，目闭不开，遗溺不饮，医皆束手。孟英诊其脉弦大而缓滑，黄腻之苔满布，秽气直喷，投承气汤加银花、石斛、黄芩、竹茹、元参、石菖蒲，下胶黑矢甚多，而神稍清，略进汤饮。次日去硝黄，加海蛰、芦菔、黄连、石膏，服二剂而战解肢和，苔退进粥，不劳余力而愈。继有张镜江邀治叶某，又钱希敏之妹丈李某，孟英咸一下而瘳。惟吴守旃之室暨郑又侨，皆下至十余次始痊。今年时疫盛行，医多失手，孟英随机应变，治法无穷，救活独多，不胜缕载。

季秋顾听泉邀孟英视康康侯副转之恙，切其脉滑数，而右歇左促，且肝部间有雀啄，气口又兼解索。望其面宛如熏黄，头汗自出，呼吸粗促，似不接续，坐卧无须臾之宁。便溺涩滞，浑赤极臭，心下坚硬拒按，形若覆碗。观其舌色，边紫苔黄，殊不甚干燥。问其所苦，曰：口渴甜腻，不欲饮食，苟一合眼，即气升欲喘，烦躁不能自持，胸中懊侬，莫可言状。孟英曰：此由湿热误补，漫无出路，充斥三焦，气机为其阻塞而不流行，

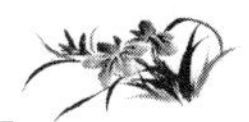

蔓延日久，津液为之凝滞而成痰饮。不啻人禽杂处，苗莠同畴，邪正混为一家。医见肢冷自汗，不知病由壅闭而然，欲以培正，而邪气方张，得补反为树帜，岂非资寇兵而赍盗粮哉。非其类者锄而去之，乃为吃紧之治。听泉曰：良是也。夏间起病，闻自心悸少寐，杨某以为虚而补之，时尚出差办事，暑湿外侵，受而不觉。迨闱差未竣，其病斯发。而诸医之药，总不外乎温补一途，以致愈补愈剧，今拟温胆法待君可否。孟英曰：脉证多怪，皆属于痰，今胸痞如斯，略无痰吐，盖由痰能阻气，气不能运痰耳。宜于温胆中加薤白、蒌仁通其胸中之阳，又合小陷胸为治饮痞之圣法。参以栀豉泄其久郁之热，以除懊侬，佐以兰草，涤其陈腐之气，而醒脾胃，听泉深然之。连投二剂，各恙皆减，脉亦略和。而病者以为既系实证，何妨一泻而去之，连服大黄丸二次，承气汤半帖。孟英急止之，曰：畏虚进补固非，欲速妄攻亦谬。盖湿蒸为热，灼液成痰，病非一朝一夕而成，治以上下分消为是，不比热邪传府，可一泻而愈也。越日下部果渐肿。孟英曰：攻痞太速之戒，古人不我欺也。与听泉商，以前法加黄芩合泻心意，再配雪羹投之，痰果渐吐，痞亦日消，而自腹至足，以及茎囊肿势日加。孟英谓势已如此，难以递消，但从三焦设法，则自上而下，病必无虞。与听泉商，用河间桂苓甘露饮意。而姚平泉孝廉，力主崇土胜湿之法，深以寒凉为不可用，众议仍投前日之药。孟英曰：前药原可服也，嫌力不足耳。次日痰中带血甚多，孟英曰：湿热熏蒸不已，自气及营矣。与听泉暨王子能参军，商以知、蘖、生地、犀角、鳖甲、白芍、苡仁、贝母、石斛、茅根、麦冬、滑石、栀子、藕汁、童溺，投之而止。逾数日又吐，且肢冷自汗，心馁畏脱。姚平泉谓气不摄血，当主归脾汤以统之。举家皇皇，连请诊脉者三次。孟英曰：脉来屡变，陈芝江所以不能指实其病，而杨阮诸人，皆疑为大虚之候也。然望闻问切，不可独凭于指下，今溲如赭石汤，浑赤有脚，其为湿热之病，昭昭若揭。初伤于气分，则津液受灼以为痰，渐及于营分，则阴血不安而妄溢。邪气内盛，岂非病实，而真实类虚，吾不受病之欺也。坚守前议，静镇不摇，服二剂果止。孟英曰：血之复吐也。由于气分之邪以扰及也，欲清气道之邪，必先去其邪所依附之痰。盖津液既为邪热灼烁以成痰，而痰反即为邪热之山险也。不妨峻攻其实，而缓行其势，初进滚痰丸三钱，得下泄气一次。副转云：四十日来未有之通畅也。连投数日，始解胶痰黑矢多遍，而小溲亦渐清长，苔色亦退，寝食遂安，惟下部之肿犹尔也。马香崖、陆虚舟皆主实脾行水之法。孟英曰：谛参脉证，病不在脾，况善饥便燥，口渴溺多，吾方虑转消证，亟投甘润之不遑，恶可渗利伤阴，补土劫液耶。且脾虚下陷之肿，与湿盛而肿之肿，其膝之上下，内外形势，必然相贯。今膝之上下内外凹凸迥判，毫不毗连。盖由湿热所酿之痰饮，既误补而痞塞中焦、复妄攻以流窜隧络，所谓不能一荡而蠲，势必旁趋四射。吾当以法取之，会又咳痰带血，而精神食饮如常。孟英曰：无恐也。此乃前次嚼三七太多，兜涩留瘀，最不宜用，吐而去之为妙。但须金水同治，冀咳止而血络不震动为要耳。与甘露饮加藕汁童溺服之，四剂而止，咳嗽亦宁。于是专治其下部之肿以固本，加知、柏、贝母、花粉、旋覆、橘络、丝瓜络、羚羊角、楝实、葱须、豆卷、薏苡、竹沥，出入为剂。二三帖间，其高突隆肿之处，即觉甚痒，搔之水出如汗，而作葱气，六七日后，两腿反觉干瘦燥痛，茎囊亦随之而消矣。孟英曰：用此润药消肿，尚且干痛咽燥，设从他议而投燥脾利水之法，更当何如哉。盖寒湿则伤阳，热湿则伤阴，血液皆阴也。善后之法，还宜滋养血液，稍佐竹沥以搜络中未净之痰，使愈后不为他日之患，更属法中之法。服之饮食中节，便溺有权，幸无消渴之虞，而竟愈焉。

程燮庭乃郎芷香，今春病温而精关不固。旬日后陡然茎缩寒颤，自问不支，人皆谓为虚疟，欲投参附。孟英曰：非疟也。

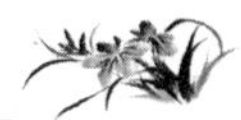

平日体丰多湿，厚味酿痰，是以苔腻不渴，善噫易吐。而吸受风温，即以痰湿为山险，乘其阴亏阳扰，流入厥阴甚易，岂容再投温补，以劫液锢邪，而速其痉厥耶。伊家以六代单传，父母深忧之，坚求良治。孟英曰：予虽洞识其证，而病情纠葛，纵有妙剂，虽许速功，治法稍乖，亦防延损，虽主人笃信，我有坚持，恐病不即瘳，必招物议，中途歧惑，其过谁归。倘信吾言，当邀顾听泉会诊，既可匡予之不逮，即以杜人之妄议。程深然之，于是王顾熟筹妥治。午后进肃清肺胃方以解客邪，蠲痰湿而斡枢机，早晨投凉肾舒肝法，以靖浮越搜隧络而守关键，病果递减。奈善生嗔怒，易招外感，不甘淡泊，反复多次，每复必茎缩寒颤，甚至齿缝见紫血瓣，指甲有微红色，溺短而浑黑极臭。孟英曰：幸上焦已清，中枢已运，亟宜填肾阴，清肝热。以西洋参、二冬、二地、苁蓉、花粉、知、柏、连、楝、斛、芍、石英、牡蛎、龟板、鳖甲、阿胶、鸡子黄之类，相迭为方，大剂连服二十余帖，各恙渐退。继以此药熬膏晨服，午用缪氏资生丸方，各品不炒，皆生晒研末，竹沥为丸，枇杷叶汤送下，服至入秋，始得康健。孟英曰：古人丸药皆用蜜，最属无谓，宜各因其证而变运之，此其一法也。

仲秋久雨，吴汾伯于乡试后患恙，自言坐于水号，浸及于膝，人皆以为寒湿之病。孟英切脉甚数，溲赤苔黄口干燥呛。因谓其尊人酝香曰：病由暑湿，而体极阴亏，已从热化，不可以便泄而稍犯温燥之药。先与轻清肃解，继用甘凉撤热，渐能安谷。半月后，热始退尽，而寝汗不眠，投以大剂滋填潜摄之药，兼吞五味子磁朱丸数十帖，乃得康复。此证误治即败，少谬亦必成损。苟非诚信于平日，焉能诚服于斯时。闻其寝汗不收，夜不成寐之间，旁言啧啧。孟英恐其摇动主意，必致全功尽弃。嘱其邀顾听泉、许芷卿质政，而顾许咸是孟英议，于是主人之意甚坚，而大病乃痊。吁！谈何易耶。翁嘉顺之妇弟吴某，劳伤之后，发热身黄，自以为脱力也。孟英察脉软数，是湿温重证。故初起即黄，亟与清解，大便渐溏，小溲甚赤，湿热已得下行，其热即减。因家住茅家埠，吝惜舆金，遽尔辍药，七八日后复热，谵语昏聋，抽痉遗溺。再恳孟英视之，湿热之邪扰营矣。投元参、犀角、菖蒲、连翘、竹茹、竹叶、银花、石膏，泄卫清营之法，佐牛黄丸、紫雪丹而瘳。臀皮已塌，亟令贴羊皮金，不致成疮而愈。

沈南台年三十七岁，初冬在乡收租，将归饱啖羊肉面条，途次即发热头疼，到家招沈某视之。谓其体丰阳气不足，以致伤寒夹食。表散消导之中，佐以姜附，数帖后热壮神昏，诸医束手。交八日，所亲许锡卿、吴久山交荐孟英图之。苔色黄腻，口不甚渴，粒米不沾，时时火升，汗躁谵语，溲赤便秘，面晦睛红，呼吸不调，胸前拒按，脉则虚软微带弦滑，不甚鼓指。曰：体气素亏，然脉证太觉悬殊，必因痰阻清阳，故气壅塞而脉更无力也。剂以小陷胸合雪羹，加旋、菖、薤、枳、栀子、胆星，服后痰即吐，脉较起，再服谵语息，三服痰中带出紫血数块，四服热退而汗躁胥蠲，七服苔净胸舒，溲长口渴。改予甘凉濡润之法，服数帖痰已渐少，舌布新苔而仍不更衣，觉有秽气上冲，亦不知饥。仍予甘凉养胃，佐以兰叶、野蔷薇露降其浊气，数帖后秽气除，粥食进，但不大解，家人忧之。孟英曰：既无所苦，能食脉和，静俟水到渠成，不可妄行催动也。既而加谷起床，便犹不解，病者停药旬日，计起病已交一月矣。粥嫌不饱，意欲食饭，复请孟英商之。孟英曰：可食也。药则不当停，亟宜培养涵濡，俾其转运也。授参、术、归、苁、杞、麻、半、芍，少佐枳壳为方，服十二剂，始得畅解坚矢。嗣与峻补善后，寻即复元。续有宣氏妇脉体极虚，患温而胸次痞闷，苔黄垢腻，医皆畏难而退。孟英以轻清肃化之药数剂，苔退胸舒，即能进粥。随予生津养血，又旬日更衣而愈。观此则黄苔宜下之说，须合脉体以为可否也。

癸卯春邵秋子令堂年近六旬，患寒热如疟者久矣。诸医杂

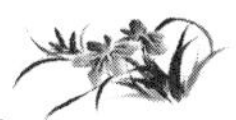

治罔效，孟英视之曰：此湿邪久蕴，已从热化，误投提补，动其肝阳，痰饮因而上逆。与通降之法，寒热即减。而包某谓疟久阴虚，理宜滋养，病家闻之近是。遂进首乌、鳖甲等药，渐至脉伏胸痞，呃成自汗，渴饮不食，颧赤便泄，包某束手。疏生脉散以塞责，举家彷徨。再求孟英诊之，曰：此滋腻阻塞气机，清阳不司旋运，痰饮闭滞隧络，非脱象也。补药不可进，以栝蒌薤白合小陷胸，加菖蒲、竹茹、旋覆、贝母、杏仁、紫菀、枇杷叶投之，呃止脉出，大有转机。而郑某谓病固属痰，须温热以宣通，勿寒凉而凝遏，病家又惑焉。姜桂频投，既而唇肿咽疼，不能进饮，舌干短硬，难出语言。复请孟英救疗，与犀角地黄汤，加元参、知母、银花、竹黄、花粉、胆星、石菖蒲、竹沥之类，六七剂吐出极臭胶痰甚多，粥饮渐进，此第三次生机也。奈狂澜莫障，邪说横行，辄以凉药不宜擅服，久病必定元虚，甘言悦耳。遂至升散温补，各逞所能，符咒乩方，罔不遍试。延至仲夏，腭腐龈糜，唇高数寸，竟成燎原莫救。仍恳孟英设法，乃坚辞不能措手，付局医黄某敷治，肿烂日甚而终。

戴氏妇年五十六岁，仲冬患感，初服杨某归柴丹参药一剂，继服朱某干姜苍术厚朴药五剂，遂崩血一阵，谓其热入血室，不可治矣。始延孟英诊之，脉形空软促数，苔黑舌绛，足冷而强，息微善笑，询其讯断逾十载。曰：冬温失于清解，营血暴脱于下，岂可与热入血室，同年而语耶，必由误服热药所致。因检所服各方而叹曰：小柴胡汤与冬温何涉，即以伤寒论，亦不能初感即投。况以丹参代人参，尤为悖谬。夫人参补气，丹参行血，主治天渊，不论风寒暑湿各气初感，皆禁用血药。为其早用反致引邪深入也。既引而入，再误于辛热燥烈之数投，焉得不将其仅存无几之血，逼迫而使之尽脱于下乎。女人以血为主，天癸既绝，无病者尚不宜有所漏泄，况温邪方炽，而阴从下脱，可不畏哉。病家再四求治，孟英与西洋参、苁蓉、生地、犀角、石斛、生芍、银花、知母、麦冬、甘草、蔗浆、童便，两剂足温，舌润，得解酱粪，脉数渐减而热益甚。乃去犀角，加高丽参数帖，脉潮和，热亦退，进粥，随以调补，幸得向安。

沈春旸之母，偶患咽喉微痛，服轻清药一剂，即觉稍安。且起居作劳如常，第五日犹操针黹至四鼓。第六日忽云坐立不支，甫就榻，即昏沉如寐。亟延王瘦石视之，用犀角地黄汤，化万氏牛黄丸灌之。继邀徐小坡，亦主是汤，云恐无济。乃邀孟英决之，切其脉左数右滑，皆极虚软。曰：王徐所见极是，但虽感冬温，邪尚轻微，因积劳久虚之体，肝阳内动，烁液成痰，逆升而厥，俨似温邪内陷之候。方中犀角靖内风，牛黄化痰热，不妨借用，病可无虞。今日不必再投药饵矣。翌日复诊，神气虽清，苔色将黑，孟英与肃肺蠲痰，息风充液之剂，热退而苔色松浮。孟英曰：舌将蜕矣。仍与前药，越宿视之，苔果尽褪，宛如脱液之舌，且呕恶时作，大解未行。孟英于甘润生津药内，仍佐竹茹、竹沥、柿蒂、海蜇，数剂呕止便行。而舌上忽布白腐之苔以及齿龈唇颊，满口遍生，揩拭不去，人皆异之。孟英坚守清肃肺胃，仍佐茹沥加橄榄、银花、建兰叶，数剂白腐渐以脱下，舌色始露，惟啜粥则胸次梗梗不舒，夜不成寐。孟英曰：胃汗不充，热痰未净也。仍守前议，病家疑之，复商于瘦石，瘦石云：勿论其他，即如腐口满苔，酷似小儿鹅白，大方证甚属罕见，苟胸无学识者见之，必按剑而诧，今医者有不惑之智，而病家乃中道生疑，岂求愈之道耶！沈大愧服，一遵孟英设法。既而吐痰渐少，纳谷颇适，两胁又添辣痛。孟英诊脉左关弦数，曰：必犯忿怒矣。诘之果然。加栀、楝、旱莲、女贞、生白芍、绿萼梅等，数服各恙皆安。肤蜕成片，而右腿肿痛不能屈伸，或疑风气，思用艾灸。孟英急止之曰：此阴亏耳。误灸必成废疾，吾以妙药奉赠，但不许速效也。疏方以西洋参、熟地黄、苁蓉、桑葚、石斛、木瓜、归、芍、二冬、

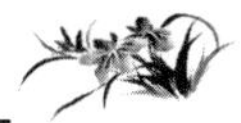

杞、菊、楝实、牛膝加无核白蒲桃干为剂，久服果得向愈，越三载以他疾终。

三舍弟拜枫之室，汛后患感，孟英视曰：冬温也。而营分素亏，左腹聚气，肝阳烁液，痰阻枢机，脉数而虚，黄苔满布。腰疼碍于呼吸，口淡不饥不渴，嗽则欲呕，溲热便秘，当变法治之。初授葱、豉、连、楝、薇、栀、延胡、丝瓜络、竹茹，少加苏叶，服二剂解溏矢，苔稍化而身热退。起榻梳发，复发热，脉尚数，改用南沙参、枇杷叶、橘、斛、栀、薇、芩、翘、芦、菔，服二帖，脉数渐退，大解复行。心悸汗多，时或发热，间有谵语，胁痛不饥，苔色根黄，即参养血。以北沙参、归身、石英、丹参、茯苓、黄连、萎蕤、甘草、小麦、红枣核为方，服三帖虚热不作，谵语亦休，大解已坚。夜不成寐，不饥胸痞，痰滞未清也。为去后四味，加竹茹、半夏、盐橘红、姜汁、炒栀子，二帖痰果吐，胸渐舒。仍不知饥，神疲不语，脉甚细软，乃去芩连栀半，加石斛、麦冬、冬瓜子、藕，而易沙参以西洋参，用陈仓米汤煎药和入野蔷薇露，服五帖脉渐起，神亦振。七帖后知饥，而苔花少液，去竹茹、冬瓜子、蔷薇露，加甘草、生地、白蒲桃干，服二帖粥食虽增，耳鸣神惫。复加枸杞，而地黄用熟者，易洋参以高丽参，服后苔净加餐，再加黄芪、杜仲而愈。惟素患带多，仿虎潜法善其后，汛至而康。

热　病

张养之弱冠失怙后，即遘无妄之疾，缠绵七载，罄其资财，经百十三医之手，而病莫能愈。因广购岐黄家言，静心参考，居然自疗而痊，然鼻已坏矣。抱此不白之冤，自惭形秽，乃闭户学书，专工作楷，其志良可悼也。孟英因与之交，见其体怯面青，易招外感，夏月亦著复衣，频吐白沫。询知阳痿多年，常服温辛之药，孟英尝谏之。而己亥九月间，患恶寒头痛，自饵温散不邀，逆孟英诊之。脉极沉重，按至骨则弦滑隐然，卧曲房密帐之中，炉火重裘，尚觉不足以御寒。且涎沫仍吐，毫不作渴，胸腹无胀闷之苦，咳嗽无暂辍之时，惟大解坚燥，小溲不多，口气极重耳。乃谓曰：此积热深锢，气机郁而不达，非大苦寒以泻之不可也。养之初犹疑焉，及见方案，辨论滔滔，乃大呼曰：弟之死生，系乎一家之命，唯君怜而救之。孟英慰之曰：我不惑外显之假象，而直断为实热之内蕴者，非揣度之见，而确有脉证可凭，但请放心静养，不必稍存疑畏。及二三帖后，病不略减，诸友戚皆诋药遍于峻，究宜慎重服之。有于某者，扬言于其族党曰：养之之命，必送于孟英之手矣。众楚交咻，举家惶惑。次日另延陈启东暨俞某并诊。孟英闻之，急诣病榻前谓曰：兄非我之知己也，则任兄服谁之药，我不敢与闻也。兄苟裕如也，则任兄广徵明哲，我不敢阻挠也。今兄贫士也，与我至交也。拮据资囊，延来妙手，果能洞识病情，投剂必效，则我亦当竭力怂恿也。第恐虽识是病，而用药断不能如我之力专而剂大也。苟未能确识是证，而以无毁无誉之方，应酬塞责，则因循养患，谁任其咎也。或竟不识是病，而开口言虚，动手即补，甘言悦耳，兄必信之，我不能坐观成败，如秦人视越人之肥瘠也。今俞某之方如是，陈医殊可却之，速著人赶去辞绝。留此一款，以作药资，不无小补。况连服苦寒，病无增减，是药已对证，不比平淡之剂，误投数帖，尚不见害也。实由热伏深锢，药未及病，今日再重用硝黄犀角，冀顽邪蕴毒，得以通泄下行，则周身之气机，自然流布矣。养之伏枕恭听，大为感悟，如法服之。越二日大便下如胶漆，秽恶之气达于户外，而畏寒即以递减，糜粥日以加增，旬日后粪色始正，百日后康健胜常。嗣后虽严冬亦不甚畏冷，偶有小恙，辄服清润之方，阳道复兴，近添一女。养之尝颂于人曰：孟英之手眼，或可得而学也；孟英之心地，不可得而及也。我之病，奇病也。孟英虽具明眼，而无此种热情，势必筑室道旁，乱尝药饵，不

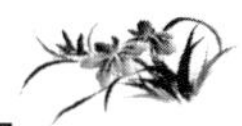

能有今日矣。况不但有今日，而十余年深藏久伏之疴，一旦扫除，自觉精神胜昔，可为后日之根基，再生之德，不亦大哉。

仲冬大雪连朝，积厚丈许，严寒久冻，西湖可行车马。斯时也，盛少云患痰嗽夜热，自汗不寐，左胁痛如针刺，肌削不饥，自问不起矣。请孟英讬以后事，及诊其脉，许以可生。盖病来虽恶，未经误药也。与固本加龟板、鳖甲、苁蓉、知、柏、青黛、石斛、花粉、白芍、楝实、海石、旋覆、贝母、蛤壳、牛膝，出入为大剂，投之即效，连服四五十帖而痊。予谓斯证患于斯时，若经别手，未有不投温补者，而少云能与孟英游，其亦具眼之人乎。此真所谓患难交，不可不留心于平日也。然亦不能人人而遇之，殆佛氏所谓有缘存乎其间欤。

濮树堂室病，孟英甫为治愈，而树堂继焉。起即四肢厥逆，脉伏恶寒，发热头痛，左为甚，惟口渴。因与葱豉二帖，热虽退，脉仍伏，四肢冷过肘膝，大解频行，人皆疑为虚寒。孟英曰：此证俨似阴厥，然渴饮溲赤，真情已露，岂可泥于一起即厥，而必定其为寒乎。径投凉解，热果复发，而肢伏脉冷如故。幸病者坚信，服药不疑。至第七日，大便泻出红水，溺则管痛，呕恶烦躁，彻夜不瞑，人更危之。孟英曰：热邪既已下行，可望转机，以白头翁汤加银花、通草、芩、芍、茹、滑、知、斛、栀、楝、羚角之类，投三日红水始止，四肢渐和。颇有昏瞀谵语，用王氏犀角地黄汤一剂，四肢热而脉显滑数，苔转灰黄，大渴遗溺。病人自述如卧烘箱上，于昨方加入元参、银花、竹叶、生石膏、知、贝、栀、斛，服一剂夜间即安寐。而苔转黑燥，于昨方复加花粉，服一剂热退而头面汗多，懒言倦寐，小溲欲解不通。诸戚友咸以为危，各举所知，而群医佥云：挽救不及，病家皇皇。孟英曰：此证幸初起即予诊视，得尽力以为死里求生之举，非比他人之病，皆因误治致危。然不明言其险者，恐病家惶惑，而筑室于道旁也。今生机已得，不过邪去，真阴未复，但当恪守予法，自然水到渠成，切勿二三其德，以致为山亏篑。赖有一二知音，竟从孟英议，服西洋参、生地、苁蓉、麦冬、楝、芍、知、斛药，一剂溺行索粥，再服而黑苔退，三服而神清音朗，舌润津回。唯有韧痰不能吐，左偏头微痛，于原方加二至、桑、菊、贝母、牡蛎，又复五剂，得解硬矢一次，各患始安，眠食渐适而瘳。

周光远令正孀居十载，年已五十三岁，汛犹未绝，稍涉劳瘁，其至如崩。偶患少腹偏左掌大一块作疼，其疼似在皮里膜外，拊之痛甚。越日发热自汗，眩冒谵语，呕渴不饥，耳聋烦躁。孟英循其脉，虚软微数，左兼弦细，便溏溲热，舌本不赤，略布黄苔，营分素亏，而有伏热，阻于隧络。重药碍投，姑予芩、连、芍、楝、竹茹、桑叶、白薇、通草、橘核、丝瓜络、灯心，少加朱砂和，服一剂热即减，二剂热退呕止，啜粥神清。第腹犹痛，去桑、芩、灯心、朱砂，加茹、归、苡、藕，服数帖而起。迫季冬，其君姑七十八岁，患腹痛，痛亦仅在皮膜，仍能纳食，二便无疴。数日后痛及两腰，机关不利，碍于咳嗽，痰出甚艰，而有咸味，夜不能瞑。孟英视曰：肝肾大虚，脉络失养也。以沙参、熟地、归、杞、茹、膝、杜仲、石英、羊藿、络石、薏苡、胡桃等药进之，日以递愈，继用一味桑葚，善后而康。

徐仲荣四令弟德生，患感至旬余，忽然大战大汗，而大便兼下瘀血。朱茂才视之不知战解之义，以为将脱也。率投大剂温补药，一服汗收壮热，杳不知饥，渴饮无眠，舌赤溲少，遂束手。更医谓汗下伤阴，滋填叠进，驯致身难转侧，懒语音低者，又旬余矣。所亲吴爱棠嘱延孟英图之，脉弦数而驶，按其胸下坚且痛，舌绛而根苔黄滞，曰：汗下伤阴固然，惟府犹实也，滋腻曷可投耶。然一病至此，又难攻夺，姑以善药通之。因予小陷胸汤合雪羹加茹、杏、紫苑、白前、冬瓜子、芦菔和梨汁服二帖，坚黑之矢果下，仍夹瘀血，身热遂缓，稍进稀糜。改用清养肺胃以充津液，旬日后热净溲澄，知饥安谷。惟舌不

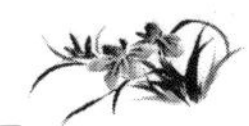

生苔，寐即汗出，授大剂滋阴而愈。德生有一婢年十七矣，陡患腹痛，稍一言动，则痛不可支。举家疑为急痧中恶，多方以图，皆不应，飞邀孟英往视。见其神色如常，并不吐泻，脉则牢涩，苔则腻黄，曰：此多食酸甘而汛阻也。询之果然，以桃仁、红花、生蒲黄、灵脂、海蜇、香附、延胡、芍药，芦菔汤煎药，吞当归龙荟丸而愈。

传与三令正，年已花甲，患疟服药，浃旬而断，乃夜不能眠者数日。忽然吐泻交作，肢冷自汗，渴喜热汤，神气张皇而有谵语。张某谓元虚，而所用之药，乃桂、芍、萸、连、葛、藿、乌药、木香之类，病家欲投温补，迎孟英质之。脉来浮弦软数，尺中甚弱，舌绛无液，稍有黄苔。乃真阴素亏，久伤谋虑，吸受暑热，化疟未清，扰及中州，则为吐泻。询所吐，果有酸甘苦辣之味，泻亦色酱而热如火，岂非伏热之的据耶？然邪已自寻出路，故腹无痛苦。况汗出如淋，不独用香燥疏散之药为耗液，即温补如理中四逆，亦无非助热而重劫其津也。乃定沙参、龙、牡、朱染、茯神、黑豆皮、薏苡、木瓜、小麦、竹针、鲜莲子之方，一剂而吐泻皆止，得寐神清，且略知饥，稍能纳谷。次日复诊，病者云：侬舌上脱液者三十年矣，是以最怕热药。奈群医谓疟宜温化，以致愈服愈殆。设非先生，眼光如炬，恐昨日已登鬼录矣。寻以充液柔肝而愈。

李华甫年六十三岁，仲夏患恶寒，气逆不饥，即请孟英视之。脉甚虚软，舌本紫而滑泽无苔，溲频数而浓赤不禁，阴茎已缩，两手紫黯。乃心阳过扰，热伏厥阴之象，不可谓无热恶寒发于阴，而认为真伤寒也。虽平昔耽饮嗜茶，设投燥剂，则液之涸也不须旋踵。爰以葱、豉、茹、芩、栀、薇、桑叶、通草轻解其外，至夜始发热，再剂微汗而解。独腹热如烙，舌渐干而口渴，改予西洋参、元参、生地、麦冬、甘草、花粉、栀、楝、苁、茹和青蔗汁，服二帖下坚矢而舌愈干，且谵语不寐，于前方加竹叶、木通，服之舌根始见黄苔，知伏热渐化。再一剂苔转黑，原方调以神犀丹一丸，即战解而舌始润，稍啜稀糜。犹妄言无寐，乃心阴久耗，阳不能收也。仍以前方加童溲和服两帖，大解复行，神气渐谧，诸恙寻愈。此证设犯温升，即难救药，幸初发得遇名手，始克扶危持颠，旬日而愈。故为相者治天下，当因民之所利而利之，不必务虚名而复井田肉刑也。为医者治人，亦当因病之所利而利之，不可守成法而泥麻黄、桂枝也。

霍乱

戚媪者年六十余矣。自幼佣食于黄莲泉家，忠勤敏干，老而弥甚，主仆之谊，胜于亲戚也。秋间患霍乱转筋，孟英视之，暑也。投自制蚕矢汤，两服而安。三日后忽然倦卧不能反侧，气少不能语言，不饮不食，莲泉惶惧，不暇远致孟英，即邀济仁堂朱某诊之。以为霍乱皆属于寒，且昏沉欲脱，疏附子理中汤与焉。莲泉知药猛烈，不敢遽投，商之王安伯，安伯云：以予度之，且勿服也。若谓寒证，则前日之药，下咽即毙，吐泻安能渐止乎？莲泉闻之大悟，著人飞赶孟英至而切其脉曰：此高年之体，元气随泻而泄，固当补者，第余暑未清，热药在所禁耳。若在孟浪之家，必以前之凉药为未当。今日温补为极是，纵下咽不及救，亦惟归罪于前手寒凉之误也。设初起即误死于温补，而世人亦但知霍乱转筋，是危险之证，从无一人能此知证。有阴阳之异，治法有寒热之殊，而一正其得失者，此病之所以不易治，而医之所以不可为也。今君见姜附而生疑，安伯察病机之已转，好问者心虚，识机者智瞻，二美相济，遂使病者跳出鬼门关，医者卸脱无妄罪，幸矣幸矣。乃以高丽参、麦冬、知母、萎蕤、木爪、扁豆、石斛、白芍、苡仁、茯苓、蒺藜为方，服六剂始能言动，渐进饮食，调理月余而健。

七月十八日夜，某患霍乱转筋甚剧，仓卒间，误服青麟丸

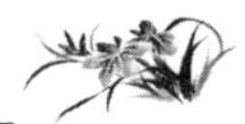

钱许，比哓急邀孟英诊之。脉微弱如无，耳聋目陷，汗出肢冷，音哑肌削，危象毕呈，药恐迟滞。因嘱家慈先浓煎高丽参汤，亟为接续，随以参术、白芍、茯苓、附、桂、干姜、木瓜、苡仁、扁豆、莲实为方，一剂而各证皆减。次日复诊，孟英曰：气分偏虚，那堪吐泻之滑夺，误服苦寒，微阳欲绝，昨与真武理中合法，脾肾之阳复辟矣。刚猛之品，可以撤去，盖吐泻甚而津液伤，筋失其养则为之转，薛生白比之痉病，例可推也。凡治转筋，最要顾其津液，若阳既回，而再投刚烈，则津液不能复而内风动矣。此治寒霍乱之用附桂，亦贵有权衡，而不可漫无节制致堕前功也。即于前方裁去姜、附、肉桂，加黄芪、石斛，服至旬日而愈。予谓此番之病，危同朝露，若非孟英，恐不能救。常闻张柳吟云：但使病者听孟英论病之无微不入，用药之无处不到，源源本本，信笔成章，已觉疾瘳过半。古云檄愈头风，良有以也。

李华甫继室，陡患霍乱而兼溺血如注，头疼如劈，自汗息微，势极危殆。迎孟英诊视，脉极弦驶，是肝阳内炽，暑热外侵，先用犀角、木通、滑石、栀子、竹茹、薏苡、银花、茅根、菊叶为大剂，和入藕汁送当归龙荟丸，而霍乱即安。惟溺血虽减，而小溲时头犹大痛，必使人紧抱其头，重揿其巅，始可略耐。尚是风阳僭极，肺胃不清也。以苇茎汤去桃仁，加百合、白薇、元参、竹叶、西瓜翠衣、菊叶、莲子心为方，和入童溺，仍吞龙荟丸，服旬日而愈。继有祝氏妇患溺血五六年，医皆作淋治。孟英诊视脉弦数，苔黄口苦，头疼溺热，曰：是溺血也。法宜清肝，与久淋当滋补者迥殊。病者极为首肯。盖其出路自知，而赧于细述，故医者但知其淋也。

暑　症

潘红茶方伯之孙翼廷，馆于许双南家，酷热之时啜冷石花一碗，遂致心下痞闷，四肢渐冷而上过肘膝，脉伏自汗。方某诊谓阳虚阴暑，脱陷在即，疏大剂姜附丁桂以回阳。双南在苏，其三郎杏书骇难主药，邀族人许芷卿诊而决之。芷卿云：此药断不可投，第证极危急，须邀孟英商之。时夜已半，孟英往视曰：既受暑热，复为冷饮，冰伏胸中，大气不能转旋，是以肢冷脉伏，二便不行。速取六一散一两，以淡盐汤搅之，澄去滓调下紫雪丹一钱。翌日再诊，脉见胸舒，溺行肢热，口干舌绛，暑象毕呈，化而为疟，与多剂白虎汤而愈，丙午举于乡。

赵铁珊乃郎子善，康康侯之婿也，回事抑郁，凛寒发热。汤某作血虚治，进以归芎丹参之类，多剂不效，乃移榻康寓，延孟英诊之。脉涩而兼沉弦以数，然舌无苔，口不渴，便溺如常，纳谷稍减。惟左胁下及少腹，自觉梗塞不舒，按之亦无形迹，时欲抚摩，似乎稍适。曰：阴虚挟郁，暑邪内伏。夫郁则气机不宣，伏邪无从走泄，遽投血药，引之深入，血为邪踞，更不流行，胁腹不舒，乃其真谛。第病虽在血，而治宜清气为先，气得宣布，热象必露，瘀滞得行，厥疾始瘳。子善因目击去年妇翁之恙，颇极钦服。连投清气，热果渐壮，谵妄不眠，口干痰嗽。孟英曰：脉已转为弦滑，瘀血伏邪，皆有欲出之机。继此常用凉血清瘀为治，但恐旁观诧异，事反掣肘。嘱邀顾听泉质之，顾亦云然。遂同定犀角地黄汤加味，而所亲陈眉生许小琴暨乃兄子勉，皆疑药凉剂重，纵是热证，岂无冰伏之虞。顾为之再四开导，总不领解。适病者鼻衄大流，孟英笑曰：真赃获矣。诸公之疑，可否冰释？渠舅氏陈人谷嵯尹云：证有疑似，原难主药，鼻血如是，病情已露，毋庸再议，径煎而饮之。次日衄复至，苔色转黑，孟英曰：三日不大便，瘀热未能下行也，于前方加滑石、桃仁、木通、海蜇、竹沥、石斛、银花、知母、花粉之类，又二剂大解始行，黑如胶漆。三日间共下七十余次而止，乃去木通、桃仁辈，加西洋参、麦冬以生液，病者疲惫已极，沉寐三昼夜，人皆危之。孟英曰：听之，使其阴气之来复，最是好机，醒后尚有微热谵语，药仍前法。又旬日

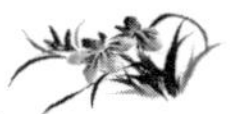

始解一次黑燥大便，而各恙悉退。惟口尚渴，与大剂甘凉以濡之。又旬日，大解甫得复行，色始不黑，乃用滋阴填补而康。

仲夏淫雨匝月，泛滥为灾，季夏酷暑如焚，人多热病。有沈小园者，患病于越。医者但知湿甚，而不知化热，投以平胃散数帖，壮热昏狂，证极危殆。返杭日，渠居停吴仲庄浼孟英视之。脉滑实而数，大渴溲赤，稀水旁流，与石膏大黄数下之而愈。仲庄欲施药济人，讬孟英定一善法。孟英曰：余不敢师心自用，考古惟叶天士甘露消毒丹、神犀丹二方，为湿温暑疫最妥之药。一治气分，一治营分，规模已具，即有兼证，尚可通融，司天在泉，不必拘泥。今岁奇荒，明年恐有奇疫。但甘露二字，人必疑为大寒之药；消毒二字，世人或误作外证之方，因易其曰名普济解疫丹。吴君与诸好善之家，依方合送，救活不知若干人也。

陈蕴泉陡患昏谵，夤夜乞诊于孟英。脉甚滑数，苔色腻黄。乃平素多痰，兼吸暑寒，与清解药一剂，化而为疟，脉亦较平。或谓其体弱不宜凉，药须用参，渠家惶惑。孟英坚持以为不可。盖暑脉颇类乎虚，而痰阻于肺，呼吸不调，又与气虚短促者相似，平昔虽虚，有病必先去病，况热能伤气，清暑热即所以顾元气也。何新之亦赞是议，遂连投白虎加减而愈。次年春因丧妾悲悼，复感温邪，失于肃清，病日以甚，迨孟英自豫章归诊，已不可救药矣。

泻　症

姚树庭以古稀之年而患久泻，群医杂治不效，佥以为不起矣。延至季秋，邀孟英决行期之早晚，非敢望愈也。孟英曰：弦象独见于右关，按之极弱，乃土虚木贼也。调治得法，犹可引年，何以遽尔束手乎？乃出从前诸方阅之，皆主温补升阳，曰理原不背，义则未尽耳。如姜附肉蔻骨脂之类，气热味辣，虽能温脏，反助肝阳，肝愈强则脾愈受戕。且辛走气，而性能通泄，与脱者收之之义大相剌谬。而鹿茸升麻可治气陷之泻而非斡旋枢机之品，至熟地味厚滋阴，更非土受木克脾失健行之所宜。纵加砂仁酒炒，终不能革其腻滑之性，方方用之，无怪乎愈服愈泻，徒藉景岳穷必及肾为口实也。与异功散加山药、扁豆、莲子、乌梅、木瓜、芍药、蒺藜、石脂、余粮，服之果效。恪守百日，竟得康强，越三载以他疾终。

方氏女久患泄泻脘痛，间兼齿痛，汛事不调，极其畏热，治不能愈。上年初夏，所亲崔映溪为延孟英诊之。体丰脉不甚显，而隐隐然弦且滑焉。曰：此肝强痰盛耳。然病根深锢，不可再行妄补。渠母云：溏泄十余年，本元虚极，广服培补，尚无寸效，再攻其病，岂不可虞。孟英曰：非然也。今之医者，每以漫无著落之虚字，括尽天下一切之病，动手辄补，举国如狂，目击心伤，可胜浩叹。且所谓虚者，不外乎阴与阳也。今肌肉不瘦，冬不知寒，是阴虚乎？抑阳虚乎？祗因久泻，遂不察其脉证，而佥疑为虚寒之病矣。须知痰之为病，最顽且幻，益以风阳，性尤善变，治必先去其病，而后补其虚，不为晚也。否则养痈为患，不但徒费参药耳。母不之信，遍访医疗，千方一律，无非补药。至今秋颈下起一痰核，黄某敷之始平，更以大剂温补，连投百日，忽吐泻胶痰斗余而亡。予按此痰饮滋蔓，木土相雠久则我不敌彼，而溃败决裂。设早从孟英之言，断不遽死于今日也。

杨某患感旬日，初则便溏，医与温散，泻止热不退，昼夜静卧，饮食不进。孟英诊脉迟缓，浮取甚微。目眵，舌色光红，口不渴，溲亦行，胸腹无所苦，语懒音低，寻即睡去。是暑湿内伏，而有燥矢在胃，机关为之不利也。先与清营通胃药二剂，热退舌淡，而脉证依然。加以酒洗大黄、省头草，即下坚黑燥矢甚多，而睡减啜粥，继以凉润，旬日而痊。何搢阶令正，素患肝厥，仲夏患感，沈樾亭按温证法治之。内风不至陡动，而

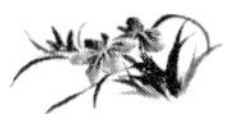

大便泄泻，脉细而弦，渴饮痰多，不饥不寐。因邀孟英商之，投白头翁汤，加三甲、石斛、茯苓、竹茹而安，随以峻补善后而痊。

赵菊斋仲媳，素患阴虚内热，时或咯血，去年孟英已为治愈，既而汛事偶愆。孟英诊曰：病去而孕矣。今春娩，后患泻。适孟英赴豫章之诊，专科进以温热之方，而咳嗽乃作。更医改授养营之剂，则滑泄必加。签药乩方，备尝莫效。比孟英归，投以甘麦、大枣配梅连之法，证渐轻减。继为其姻党尼之，多方蛮补遂至腹痛减餐，日下数十行，皆莹白坚圆，如白蒲桃之形，上萦血丝。菊斋悔闷，仍乞援于孟英，予仲景当归生姜羊肉汤，每剂吞雅胆仁二十一粒，以龙眼肉为衣。果两服而便转为溏，痛即递减。再与温奇经之龟板、鹿霜、归、苓、杞、菟、甘、芍、乌鲗、苁蓉、蒲桃、藕等药，调理而痊。

家慈年七十四岁，陡患泄泻，腹微痛，身发热，神思不清，自汗呕恶，不进饮食。亟延医视，云虑其脱，拟进参药，迨孟英来诊。曰：暑脉微弱，不可谓之虚也。且兼数象，参不可投，高年固属阴亏，然去其所本无，即所以全其所本有也。爰定芩、连、滑、斛、茹、柏、竹叶、银花、橘皮、枇杷叶之方，东瓜汤煎药，一剂而热退神清，二剂霍然矣。既而五弟妇偶患微寒发热，医与柴芎等药一剂，遂昏狂悲哭，见人辄怒詈欲搏。屈孟英过诊，脉弦滑而数，面赤不瞑，苔色黄腻，胸下拒按，曰：痰热肝火为患耳。以菖蒲、胆星、旋、赭、连、蒌、枳、半合雪羹投之，一剂而安，翌日寒热复作。孟英曰：幸其体实，药不可缓，庶免化疟也。照方服五剂，果寒热三作而遂痊。

鸳湖吴君小渔令宠，数年前因娩后，啖生菜而患便泻，久治不愈。仲秋余视之脉弦数，曰：此生菜之罪也。乃土受木乘，而频年温补，益广病机，头痛带多，脘疼食少，吐酸痰嗽，五热不眠，无非八脉无权，风阳偏盛，授宣养清潜之法而愈。继其令妹适岳氏者，久患带下，去冬崩止，赤白并行，延今不已，卧榻数月，佥云无生理矣。余诊脉甚滑数，面赤口干。因问足冷乎？溲热乎？耳鸣无寐乎？向来辄服温补乎？皆曰：然。幸能安谷，是药病也；幸涩之不止，药力尚有分势也。授以大剂清热坚阴之法，服数十剂。仲冬余复游禾，已能踵寓就诊矣。

秀水吴君小渔，年近七旬，平昔善饮。久患便泻带血，日夜十余次，溺不单行，广治罔效，聘余往视。脉软而弦，用补中益气汤，去归柴，加乌梅、黄柏、白芍、茯苓，不十帖而痊。其季郎雅轩，素有失血之患。近由穹窿山归，途次发热，兼以咳逆见血，医治两旬，不应。余诊之，脉弦数而上溢气冲，则自觉血腥，喘汗睛红，面黧足冷，饥不能食，胁痛耳鸣，苔腻口干，小溲短赤，寤不成寐，痰色甚浓。乃禀赋阴亏，水不涵木，心火内炽，肺金受戕，兼感客邪，胃浊不降，甚难措手，即欲辞归。而虞君梅亭胡君春田力乞疏方，勉图一二。爰以沙参五钱，蛤粉四钱，冬瓜子六钱，浮石、茯苓、石斛各三钱，桑皮二钱，竹茹、枇杷叶各一钱五分，丝瓜络、桃仁各一钱，芦根汤煎服，是清心肝以靖浮越之阳，肃肺胃而廓逗遛之热也。一帖脉色转和，气冲亦减。余留七日返棹，已热退便行，能安眠食。惟不能慎口腹，戒忿怒，故痰嗽胁痛，未能尽蠲。踰二月，余游闻川过禾，因喉痛复邀过诊，仍是心肝之火上炎。为留三日，与龚萍江茂才内外协治而瘥。但病源匪浅，情性不柔，春令深时，恐兴险浪。临别与其友人余姚岑君九鼎言之，以为左券。

沈君雪江令嫒，黎里徐少严刑部之媳也。胎前患泻，娩后不瘳，半载以来，诸药莫效。余按脉弦数而尺滑，询知带盛口干，腰痠咽痛，溲热善噫，肢冷畏烦。乃肝热而风行于胃，液走则阴血日亏，与白头翁汤加余粮、石脂、熟地、龟版、竹茹、青蒿、砂仁，频服而痊。七月中旬，余游槜李归道出梅泾，吕君慎菴拉视沈则甫令正之恙。两年前曾患带下，嗣后便泻不已，今夏更剧，每晨尤甚。后又肠鸣，不饥不渴，畏热无汗，胸闷

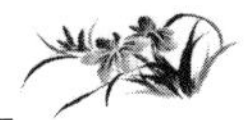

时呕，夜不成眠，形消色瘁，小溲通畅，脉软微弦，经事渐稀。乃中虚木侮，生化无权，气久虚而血将涸矣。若刚燥则助风阳，滋腻更增滑溜，议砥柱中流，回狂澜而镇风轮。以潞党参、山药、石脂、余粮各三钱，茯苓、白芍各一钱五分，煨诃子、橘皮各一钱，牡蛎八钱，乌梅肉炭八分，酒炒黄柏六分，熟附子、炙甘草各五分，甘澜水煎陈米汤，煮药使浓厚，徐徐细呷，俾留恋中宫，不致直下为法。迨八月下旬，在曹霭山茂才处，晤则甫云：前方服至四帖，病即愈，今已色华能食矣。因以诗什芽茶为赠。次年冬，闻患寒热亡。

桐乡冯诒斋广文年二十七岁，自上年患疬，至今已十余枚，皆破而不敛，肌肉渐削。迨季夏渐形发热，而纳食阻膈，溲短便溏，气逆嗽痰，咽喉疼肿，诸医束手。秀水庄丈芝阶，荐余诊之。脉数而左寸关兼弦大，是病由过扰心阳，兼伤谋虑，从前但从呆补，已成不治之证，近则吸受暑邪，犹日服滋填之剂，是以药造病也。而诒斋一见倾心，坚留数日，因谓其令兄静岩赞府曰：余仅许愈其新病也。以沙参、苡、斛、橘、半、蒿、薇、蛤、谷、浮石、茯苓煎吞香连丸二剂，而痛泻渐止，去香连加鳖甲，又二剂而热退。改用参、苓、橘、半、苡、蛎、石英、首乌、象牙、屑、冬虫草等出入为方，卧时另制噙化丸，以肃上焦痰滞，服四贴已能起榻，眠食皆安，余遂归。秋杪闻其没于奥江外科家，少年博学，惜哉。余邮挽一聊云：倾盖相知，讵成永诀，著书未竟，遽赴修文。知渠方注顾亭林先生肇域志，而即病也。其夫人即于秋杪起患赤痢，延至次年春杪证已频危。适余游鸳湖，往视之。昼夜三四十下，汛断肌消，少腹素有聚瘕，跃跃而动，气冲胸下，绞痛难堪，仰不能眠，饥不能食口，口干舌绛，五热溺无，头项汗频，音低色夺。脉来细数，右软尺空，是久积忧劳，兼伤哀痛，真阴素弱，岂可与常痢同观。以沙参、熟地、黄连、黄柏、白头翁、秦皮、冬虫夏草、枸杞、橘核、白薇，用藕苡燕窝煮汤煎药，服二十剂。

余游瀛洲，转禾复诊，脉和痢减，安谷能眠，痛止溺行，面有华色。改用人参、熟地、龟板、归身、黄连、黄柏、枸杞、白薇、薏苡、砂仁，以藕汤煎成，入阿胶烊服而愈。

疟疾

海阳赵子升辛卯夏病疟，急延孟英诊之。曰：暑热为患耳，不可胶守于小柴胡也，与白虎汤一啜而瘥。甲午秋，范丽门患温疟，孟英用白虎加桂枝以痊之。丙申夏，盛少云病湿热疟，孟英以白虎加苍术汤而安。己亥夏，予舅母患疟，服柴胡药二三贴后，汗出昏厥，妄语遗溺。或谓其体质素虚，虑有脱变，劝服独参汤。幸表弟寿者不敢遽进，乃邀孟英商焉。切其脉洪大滑数，曰：阳明暑疟也，与伤寒三阳合病同符，处竹叶石膏汤，两剂而瘳。庚子夏，滇人黄肖农自福清赴都，道出武林，患暑疟。孟英投白虎汤，加西洋参数贴始愈。辛丑秋，顾味吾室人患瘅疟，孟英亦主是方而效。庄芝阶中翰张安人，年逾花甲，疟热甚炽，孟英审视再四，亦与竹叶石膏汤而安，闻者无不惊异。予谓如此数证，体分南北，质有壮衰。苟非识证之明，焉能药与病相当，而用皆适宜哉。

石符生随乃翁自蜀来浙，同时患疟。医者以小柴胡汤加姜桂投之不效，改用四兽休疟等法，反致恶寒日甚，谷食不进。惟饮烧酒姜汤，围火榻前，重裘厚覆。胸腹痞闷，喜以热熨，犹觉冷气上冲，频吐粘稠痰沫。延至腊初，疲惫不堪，始忆及丙申之恙，访孟英过诊。脉沉而滑数，苔色黄腻不渴，便溏溺赤。曰：是途次所受之暑湿，失于清解，复以温补之品，从而附益之，酿成痰饮，盘踞三焦。气机为之阻塞，所以喜得热熨热饮，气冲反觉如冰，若不推测其所以然之故，而但知闻问在切脉之先，一听气冷喜热，无不以为真赃现获。孰知病机喜幻，理必合参，以脉形兼证并究，则其为真热假寒，自昭昭若揭矣。

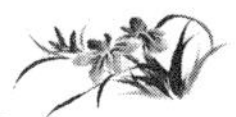

与大剂苦寒之药，而以芦菔汤煎，渐服渐不畏寒，痰渐少，谷渐增。继用甘凉善后，乔梓皆得安全。

九月间张春桥患疟，寒少热多，间二日而作，甫两发，形即清瘦。孟英诊曰：脉弦而细，尺中甚数，疾作于子夜。口干嗜饮，乃足少阴热疟也。两发遽尔形消，胡可玩视。吾以妙药奉赠，可期即已，但请即服，不可商于人而致生疑议也。方用元参、生地、知母、丹皮、地骨皮、天冬、龟板、茯苓、石斛、桑叶，春桥以向所心折，遂服之，一剂疟即止，再以滋阴善后而愈。予谓此证一贴而瘳，似乎轻易，但非真才实学，焉有此种妙治。设遇别手，非温补即提表，其祸可胜道哉。然天下之病，无论轻重，总贵初治得法，何致轻者重而重者危耶。奈世俗之情，必使轻者重而后转安，始知医药之功，殊可叹也。

庄晓村芝阶姊夫之侄孙也，馆于金愿谷舍人家，病疟。孟英曰：吸受暑热，清涤即瘳。阅数日疟作甚剧，目赤狂言，汗如雨下，居停大惊，闻服凉剂，疑为药误。亟速孟英至，正在披狂莫制之时，按其脉洪滑无伦，视其舌深黄厚燥，心疑其另服他药之故。而扑鼻吹来一阵姜枣气，因诘曰：得无服姜枣汤乎？曰：恣饮三日矣。孟英即令取西瓜一枚，劈开任病者食之。方从白虎，而生石膏用一两六钱，病即霍然，逾六年以他疾亡。继有陈仰山如君患疟，孟英连与清暑法，病不少减。孟英疑亦姜枣汤所致，询知果然，亟令屏绝遂愈。余如汪子觉、魏云裳、胡秋纫等，暑疟治案，皆以白虎化裁，案多不备载，录此以备读者之隅反焉。

何永昌者，孟英之舆人也，其妻病疟，间二日而作。乃母曰：疟不可服官料药。径服签方，旬日后势甚危，永昌乞孟英救之。脉沉细而数，尺为甚，口渴，目不欲张，两腰收痛，宛如锥刺，寒少热多，心慌不能把握。曰：异哉病也。此暑入足少阴之证，喻氏所谓汗下温三法皆不可行者。若病在别家，虑其未必我信，病在汝而求诊于我，事非偶然也。汝母云官料药不可治疟，此语出于何书？而药别官私，何人所创？既官料之勿服，则私料更不可妄试矣。殊属可嗤。然是证若延医诊，非表散即温补，不可谓非汝母之一得也。疏方元参八钱，龟板、石斛各一两，地骨皮六钱，知母五钱，桑叶、金银花各四钱，花粉三钱，丹皮二钱，令用大砂锅煎而服之，不必限剂。服三日疟断而各恙皆减，粥食渐进，不劳余药而起。

陈足甫室，怀妊九月而患疟，目不能瞑，口渴自汗，便溏气短。医进育阴清解法，数剂不应，改用小柴胡一贴，而咽疼舌黑，心头绞痛。乃翁仰山闻之，疑其胎坏，延孟英过诊。曰：右脉洪滑，虽舌黑而胎固无恙也。病由伏暑，育阴嫌其滋腻，小柴胡乃正疟之主方。古人谓为和剂，须知是伤寒之和剂。在温暑等证，不特手足异经，而人参、半夏、姜枣皆不可轻用之药。虽有黄芩之苦寒，而仲圣于伤寒之治，犹有渴者，去半夏加栝蒌根之文。古人立方之严密，何后人不加体察耶。投以竹叶石膏汤，四剂疟止便秘，口渴不休，与甘凉濡润法数贴，忽腹鸣泄泻，或疑寒凉所致。孟英曰：吾当以凉药解之，人莫识其意，问难终朝，语多不备录，果以白头翁汤，两啜而愈。迨季秋娩后，发热不蒸乳，恶露淡且少，家人欲用生化汤，孟英急止之曰：血去阴更伤，岂可妄疑瘀停而攻之。与西洋参、生地、茯苓、石斛、女贞、旱莲、甘草为大剂，数日而安。继因触怒，少腹聚气如瘕，痠痛夜甚，人又疑为凉药凝瘀所致，孟英力为辨析。与橘核、橘叶、橘络、楝实、苁蓉、木香、栀炭、乌药、丝瓜络、海蛰、藕、石斛、两头尖等药，外以葱头捣烂贴之。两贴后腹中雷鸣，周身汗出而痛止。人见其汗，虑为虚脱，急追孟英。视之曰：此气行而病解矣。但脉形细数，阴津大伤，苔黄苦渴，亟宜润补。奈枢机窒滞，滋腻难投，且以濡养八脉为法，服之各恙皆蠲，眠食渐适。缘平素多郁，易犯痧气，频发脘痛，屡次反复。孟英竭力图维，幸得转危为安，渐投滋补而愈。

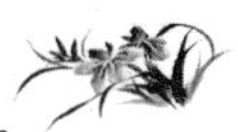

黄鼎如令堂，年七十七岁，季秋患间疟，每发加剧，寒甚微而热必昏痉，舌不能伸。三发之后，人皆危之。孟英视之，颧赤目垂，鼻冷额颏微汗，苔色黄腻，舌根纯红，口渴痰多，不思粥饮，脉至弦数，重按少神。证属伏暑挟痰，而阴虚阳越。先与苁蓉、鳖甲、楝、斛、茹、贝、燕窝、藕，两剂而颧红颏汗皆蠲。继佐参、沥、薤、麦、枇杷叶、旋覆，去竹茹、苁蓉，投三贴，而昏痉不作。又去薤、楝加生地、花粉，服五日而疟休，饮食渐加，居然告愈。方疟势披猖之际，鼎如上水两昆仲，颇以为忧，延诸名家议治。有主人参白虎汤者，有用犀角地黄汤者，有欲大剂温补者，有执小柴胡加减者。赖孟英力排众议，病家始有把握。与孟英意见相合者，何君新之也。怂恿参赞，与有功焉。

余朗斋形瘦体弱，患间日疟，寒少热多，二便涩滞，脘膈闷极，苔腻不渴。孟英切脉，缓滑而上溢，曰：素禀虽阴亏，而痰湿阻痹，既不可以提表助其升逆，亦未宜以凉润碍其枢机。投以滑、朴、茹、旋、通草、枇杷叶、苇茎、郁金、兰叶之方，苔色渐退。即去朴郁，加连枳半夏，胸闷渐开，疟亦减，便乃畅。再去滑、半、连、枳，加沙参、石斛、橘皮、黄芩，浃旬而愈。庄芝阶舍人，年七十矣。患间疟，寒则战栗，热则妄言。孟英视之，脉弦数而促，苔黑口干，是素有热痰，暑邪内伏。予知母、花粉、元参、石斛、黄芩、竹茹、连翘、海蛰、芦菔、莲子心等药，数啜而瘳。至仲冬因泛湖宴客，感冒风邪，痰嗽头疼，不饥寒栗，自服羌苏荆芥药二剂，势益甚，而口渴无溺。孟英切其脉，与季秋无异，但兼浮耳。证属风温，既服温散，所谓热得风而更炽也。舌绛无津，亟宜清化。以桑叶、枇杷叶、栀子、知母、冬瓜子、元参、菊花、花粉、贝母、梨汁为剂，投七即减，旬日而痊。

朱生甫明经令郎仲和，于六月初旬患疟，寒少热多，呕渴痞闷逆，孟英视之曰：曩会屡患此病，证形大略相同，广延名手治疗，总难即愈，辄病经年，大受其累。闻君疗疟极神，不知能否于月内即痊。孟英曰：何限之宽耶，余非神于此。盖寒暑燥湿风五气之感于人也。重则为伤寒，轻则为疟疾。今所患者，暑湿之疟也。清其暑湿，旬日可瘥。前此之缠绵岁月而不能已者，必是不分五气之源流，徒以见疟治疟，而用柴胡姜枣等风疟之方，以致暑热之邪，滋蔓难图耳。兹以清暑化湿汤奉赠，放胆服之，不可商于人，恐其于五种伤寒未能辨晰，而泥少阳正疟之法以相争也。仲和韪之，方用石膏、杏仁、半夏、厚朴、知母、竹叶，果八剂而安。既而梁甫之仲郎亦患疟，孟英视曰：脉数舌绛，热炽寒微，素质阴亏，暑邪为患也。更不可用疟门套药，予元参、青蒿、白薇、丹皮、黄菊、知母、花粉、银花、竹叶、栀子，数剂而脉减，乃去青蒿、丹皮，加生地、甘草，数服而瘳。

韩正甫患疟，越医王某进以柴桂姜朴等药，势乃剧。所亲何新之知为药误，改用清解而不效，始乞诊于孟英。脉数而右更滑大搏指，胸闷不堪，溲赤而渴，苔极垢腻，以凉膈散去芒硝、甘草，合雪羹加厚朴、杏仁、石膏、半夏、石菖蒲，投四贴，频下宿垢，各恙皆减。改投轻清以涤余邪，遂以向愈。其时渠兄贡甫之室，患疟初起，肢麻且冷，口渴苔黄，眩瞀善呕，心烦无寐。孟英诊曰：此亦暑湿为疟，不可温散者。而越医劝服术朴姜椒等药，病家闻用温化，恪守弗疑，二剂后呕渴愈甚，经不当期而至，四肢终日不温，汗频出而热不休。再邀孟英诊之，脉渐伏，曰：此热深厥深之谓也。温燥热补，切弗再服。病家不信，另招张某、黄某会诊，佥云阴暑，宜舍时从证。径用姜附六君加萸桂沉香等药服之，肢愈冷，药愈重，八剂后，血脱如崩而逝。即以春间为贡甫所治之棺殓焉，岂非数已早定耶。故虽一家之中，同时之病，而疑信不同，死生判别。况春间贡甫之病，治有成效，尚蹈此辙，无怪乎未经目击温热之害者，宜其以服凉解药为可耻矣。继有赵廉士表弟潘少梅乔梓同

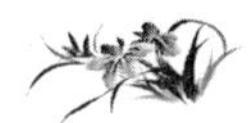

时患暑湿疟，孟英咸与清化法，数剂皆愈。潘反生疑，谓病邪被凉药遏伏，故疟遽止，恐将来必有他患。孟英谓然曰：甚矣！医之不可为也。世人患疟苦无良治，缠绵不愈，习见不疑。余之治疟则不然，但专力治其所以病，故疟疾虽与伤寒同有五种之别，而受病究比伤寒为轻。苟治之如法，无有不数剂而愈者。设误药以遏其邪之出路，则苔不能化，溲不能澄，神不能清，食不能进矣。子自思之，其真愈乎，抑假愈乎，潘始恍然大悟而首肯焉。

同门相简哉室患疟，始则消散，继则补中益气。治之匝月，萎靡不堪，腹中似有聚气，时欲上冲，气促心摇，汗多眩晕，左胁震跃，渴饮无眠，骨瘦如柴，医皆束手。吾师赵菊斋先生拉孟英往诊，脉弦细而数，按之不鼓，因谓相曰：不可再以疟字横于胸中，则旬日可安。若见其久疟而欲截之，且闻有前医谓令正初次患疟为胎疟，务令发透，不妨形瘦似鹤，此皆非余之所知也。夫一生不患疟者有之矣。未闻先在胞中患过疟疾而后生者也。若以初次患疟为胎疟，则他病之初患者，无不可以胎字冠之矣。何以不闻有胎痢、胎伤寒之名乎？因医者治疟而不知治其所以疟，以致缠绵难愈者多，遂妄立胎疟、鬼疟等名以给世俗，而自文其浅陋。今昔相沿，贤者不免。故世人又有疟疾不可服官料药之戒，其实药亦何尝有官私之别耶？服药不当，皆能增病，不服药为中医，不仅为疟疾而言也。令正素禀阴亏，感邪不重，过投消散，营液重虚，再升其阳，本实欲拨。补中益气，原是成方，与证不宜，于体不合，即为毒药。我仪图之，介类潜阳，重镇理怯，甘酸化液，厚味滋阴，大剂而投，肤功可奏。相极感服，如法服之，果未浃旬，霍然病已。方以西洋参、熟地、牡蛎、紫石英、龟板、鳖甲、枸杞、当归、冬虫夏草、龙齿、阿胶、麦冬、龙眼、甘草、蒲桃干、红枣、莲子心、小麦等，出入互用也。

陈载陶年五十五岁，患疟两旬，始邀孟英诊之。脉不浮而弦滑且数，按之愈甚。苔色黄腻满布，热至大渴，极喜冷饮，小溲赤臭，热时则点滴茎痛，大解不行，间数日则略下稀水，是暑热挟痰见证，疏清解法予之。及阅前医之方，初则柴桂姜枣，嗣用参甘芪术首乌草果之类，温补杂投，其疟日甚，其发日迟，其补日峻，其口日渴。乃令热时少饮西瓜汁一二杯，病者饮瓜汁而大快，辄恣饮一二碗。盖谓其体厚阳虚，中气不足，故溺赤而便稀水。又云：暑是阴邪，热自湿来，不可稍犯寒凉之药，因仿景岳治阴虚伤寒以冷水与桂附并行之例，而令其服温补以治疟，少佐瓜汁以解渴也。噫！景岳此案之不可为训，叶香岩发挥于前，魏玉璜辨谬于后，奚可尤而效之乎？治而勿愈，反责病人过饮瓜汁使然。余谓此证，苟非日饮瓜汁一二碗，早以液涸痰胶，燎原莫救矣。病者闻而颔之，服数剂，胸前赤斑密布，疟渴皆减，溲渐通，苔转白。前医云：再不温补，恐其骤变。病者惑之，仍服其药并加鹿茸、附子。又旬余，疟如故而形瘦面黧，气冲干嗽白糜满舌，言蹇无眠，医者皇皇，病家戚戚。复延孟英视之，脉仍数，曰：邪较衰矣，西瓜汁之功也；阴受劫矣，温补之力也，极早回头，尚堪登岸。爰以西洋、生地、甘草、石斛、白石英、葳蕤、麦冬、黄连、阿胶、牛膝为方，并令熬鳖汁饮之，五剂而岸罢嗽蠲，得眠安谷，苔亦全退。但舌红口辣，溲赤不清，前方去连膝加归杞服八剂，始解坚燥黑矢而愈。然病者喜温补，既愈仍嘱前医善后，故舌红口辣，与胸前斑点，久不能消，直至冬令，孟英力劝停药，始渐除也。有朱湘槎者，与载陶年相若，体相似也。秋杪自越患疟旋杭，屡药不应。邀孟英视之，面赤脘闷，二便不行，热则谵言，苔焦口渴，予小陷胸汤加菖、茹、栀、翘、花粉、竹叶等药。群谓肥人之体虑虚其阳，不敢服此凉剂。治载陶之前医，迎合主见，大投温补，载陶偶见孟英而述之，孟英曰：湘槎殆矣。此时恐无西瓜汁以救药误也。旬日后果狂躁而亡。其未亡前一日，人已昏狂。毕某诊云：暑热内陷，意欲挽救。投以犀

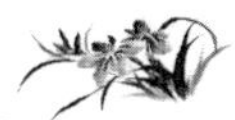

角等药一贴，故前医于陈证，则攘为温补之功；于朱证则卸为犀角之罪。盖明知温补易售，可以避罪徼功，故乐操其术，而不肯改弦易辙也。后载陶令兄哲堂乔梓，同时患疟，因前车之鉴，虽汗多懒语，酷类虚象，不敢从补，均依孟英作暑湿内伏治而愈。

沈陶安寒热初作，医用温散药，即眩悗不安。延孟英视之，舌绛无苔，大渴多汗，疟则寒微热甚，发时咳嗽兼呕，溺少不饥，脉洪且数。清癯之体，阴分素亏，而伏暑化疟也。予知、芩、茹、贝、花粉、白薇、银花、元参、枇杷叶、紫菀、冬瓜子等药出入为方，服后连解赤粪，疟即递轻，不半月而愈。乃兄秋粟贾于苏，因八月初五日上海寇警，吴门震恐，遂踉跄旋里。迨十七日忽发疟，但热无寒，汗多昏谵，脉亦洪数，呕嗽溺频，曲蘖素耽，体丰痰滞。孟英即以治陶安法佐以开痰治之，溏解频行，其色皆赤，伏邪虽有去路，缘心阳过扰，谵渴不休，加犀角、竹叶、莲子心之类。至月杪诊时，适大战大汗之际，其家疑为有祟，方在禳祷，铙鼓喧阗，病者神气，更不安恬。孟英令将醮坛移远，并灌以神犀丹一丸。其家问此证何不用石膏？孟英曰：药有定性，病无定形，况旬日以来，苔退将净，疟即可罢，何必石膏。次日内叔兰谷另邀一医视之，方虽相似，而迎合主人之意，加入石膏三钱，冰糖四钱，粳米一两，连进两帖，左胁即痞胀不堪，按之如疟，杳不思谷。病者侮恨云：月杪大汗之后，吾疟已休，何以更医，致生痞胀。仍迓孟英诊之，脉来涩滞，苔腻复黄，因询曾服滋腻之药乎，陶安始述其所以。孟英曰：石膏为治暑良药，吾非不善用者，因此证不止肺胃二经受暑，心肝二经皆有所病，故不用也。且内挟痰湿者，虽当用亦必佐以宣化之品。辛丑夏家辛伯茂才患疟，初起误服此公石膏两剂，遽腹胀，延成鼓疟，几至不起，后服多剂桂附及金液丹而始愈。盖此公但见其疟至睛赤，裸衣狂走，而不研察其病情也。余究其因，遽云疟发时，其热自下而上，比至心头，即觉昏冒，且口不渴而恶凉饮，乃湿上甚为热之证。彼时若以苍术同用，则湿热之邪一齐同解，奚至延留哉。贤昆仲之疟热亦自下而上，系挟肝阳上升，故热升则必呕嗽。而令兄更有伏痰，故余剂中多用连、夏、菖蒲、滑石之类以化之。今疟罢热去之后，痰湿未清，石膏已误，再佐糖米之甘缓，俾腻塞而不行，苟不急为宣导，则鼓胀之萌也。遂以蒌、薤、菖、枳、连、夏、旋、橘、陈、实、延胡、鸡金、雪羹之类，出入互用至二十剂，痞始泯然，粥食递加，苔亦退尽。而竟不更衣，改用参、归、杞、芍、橘、半、苁蓉、首乌、鳖甲等药十剂，大解始下，坚黑异常，连解数日始净，随予峻补善后而痊。秋粟之室，怀妊九月，加以忧劳，九月初七日患疟间作。寒热之时，胎痛上窜，或下坠腰疼，更兼痰嗽带下，口渴无苔，其势甚危。孟英但于清解之中加葱白、苏梗投之，连下赤矢，痛势递减。第疟虽渐杀，至期必两发，病者苦之，孟英曰：愈机也，毋忧焉，果浃旬而愈。复苦脘痛呕吐，勺水不纳，药亦不受，授以藕汁、芦根汁、梨汁、少加生姜汁，和入蔷薇露、枇杷叶露、香橼露，徐徐呷之渐瘥。嗣予滋养药加黄柏服之而愈，迨冬至分娩甚快健。又秋粟令郎十岁，陶安令爱八岁，俱患间疟。佥虑胎疟难瘳，孟英曰：无是理也。小儿内无七情，苟能慎饮食，较大人易治焉。剂以清解，旬日胥痊。

施玉林之侄顺老，患疟失治，自头至足，庞然浮肿，溲赤便溏，不饥痰嗽。孟英授杏、朴、橘、半、苏、滑、桑皮、通草、银花、冬瓜皮、芦菔为方，服六剂疟愈肿消，便坚溲畅，而善饭矣。沙沛生鹾尹令堂年五十七岁，体素弱而多怫郁，秋间患疟于诸暨，医治未效。冬初来杭，谢某叠进温补，其势孔亟，寒微热炽，昏谵瘈疭，目不识人，舌绛无液，苔自黄燥，便秘不行。延孟英视之，脉洪滑右甚，左手兼弦，乃痰热深蟠，内风煽动也。予知母、花粉、蒌仁、竹茹各三钱，佐以栀、薇、翘、贝、橘红、莲心，一饮而更衣溲畅，胸次较宽，痰嗽口糜。

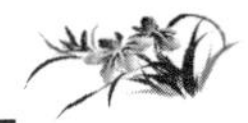

且知头晕，乃去知母、花粉、蒌、翘，加沙参、苡、斛、麦冬、野蔷薇露，次日疟来甚减，糜退口干，神惫音低，津虚痰滞也。去苡仁、枇杷叶、蔷薇露，加知母、花粉各一钱五分，甘草五分，和入藕汁一杯，服二帖疟至甚微。口干倦卧，脉则右虚左数，用养气充津蠲痰清热法，西洋参、盐橘红、归、甘、杞、斛、冬、茯、茹、蕤，和入藕汁，服两帖疟休神爽。咽痛唇糜，饥不能餐，余焰内燃也。去杞、斛、甘草，加生地、牛膝，四剂后咽唇皆愈。神惫懒言，仍加杞子、甘草，服二剂胃气渐苏。口犹少液，因涉嗔怒，暮有微热，肤肿欲呕，口干便秘，即去地、冬、蕤、杞、甘、膝，加连、楝、蒺藜、石英、丝瓜络、冬瓜皮，一啜热去呕蠲。而腹犹胀，去西洋参、归身、冬瓜皮、石英、黄连，加沙参、旋、芍、延胡、香附、藕，一剂胀消。而口淡便秘，饥不能餐，改用西洋参、木瓜、银花、延胡、蒺藜、苁、归、芍、斛为方，投七而便行，三啜而肿尽消。始予高丽参、紫石英、橘、半、归、冬、菖、茹、牡蛎调养，续去菖、半，加杞、地、鳖甲而愈。嗣因登圊跌仆而发寒热，周身骨痛，会阴穴起一瘰甚疼，乃以高丽参、骨碎补、合欢、木瓜、杜仲、丝瓜络、鹿角霜、首乌、鳖甲、杞、柏、归、甘、苡、膝、苁、斛等出入为方，外用葱白杵烂，蜜调敷患处，七日而痊。

痢　疾

金愿谷舍人次郎魁官，九月间患五色痢。日下数十行，七八日来，口噤不纳，腹痛呻吟，危在旦夕矣。有主人参以补之者，有主生军以荡之者，举家皇皇，不知所措。孟英视之曰：暑挟风耳，误服热药矣。攻补皆不可施也，轻清取之，可以愈焉。以北沙参、黄连、鲜莲子、栀子、黄芩、枇杷叶、石斛、扁豆、银花、桔梗、山楂、神曲、滑石为方，其家以为病深药淡，恐不济事。西席庄晓村云：纵使药不胜病，而议论极是，定不致加病也。竭力赞其居停投之，覆杯即安，旬日而起。孟英因谓之曰：莲子最补胃气而镇虚逆，若反胃，由于胃虚而气冲不纳者，但日以干莲子细嚼而咽之，胜于他药多矣。凡胃气薄弱者，常服玉芝丸，能令人肥健。至痢证噤口，皆是热邪伤其胃中清和之气，故以黄连苦泄其邪，即仗莲子甘镇其胃。今肆中石莲皆伪，味苦反能伤胃，切不可用。惟鲜莲子煎之清香不浑，镇胃之功独胜。如无鲜莲，则干莲亦可用，或产莲之地，湖池中淘得入水不腐之老莲，即古所谓真石莲也。昔人治噤口痢多用此，然可不必拘泥，庶免作伪之人，以赝乱真，反致用而无效，徒使病不即愈也。

高若舟之庶母，年逾花甲，体丰善泻，张某向用参术取效。今秋患白痢，张谓寒湿滞中，仍与理中加减，病遂日增。因疑老年火衰，蒸变无权，前药中复加附子，白痢果减，而腹胀且疼，不食不溺，哕逆发热，势已危殆。始迓孟英视之，脉沉而滑数梗梗，曰：暑热未清，得无补药早投乎。与苓、连、杏、朴、曲、芍、滑、楝、银花、海蛰、鸡内金之类，一剂溺行痛减，而痢下仍白。其女为屠西园之室，乃云：向服补药，白痢已止，今服凉药，白痢复作，盖病本久寒，凉药不可再用矣。孟英曰：言颇近理，使他医闻之，必改温补。但病机隐伏，测识匪易，前此之止，非邪净而止之止，乃血得补而不行之止。邪气止而不行，是以痛胀欲死。夫强止其痢，遽截其疟，犹之乎新产后妄沥其恶露也。世人但知恶露之宜通，而不知间有不可妄通者。但知疟痢之当止，而不知邪未去而强止之，其害较不止为尤甚也。今邪未清涤，而以温补药壅塞其流行之道，以致邪不能出，逆而上冲，哕不能食，此痢证之所畏。吾以通降凉润之剂，搜邪扫浊，惟恐其去之不速，胡反以白痢复作为忧？岂欲留此垢滞于腹中，冀得化脂膏而填空隙，故若是之宝惜而不愿其去耶。幸若舟深信，竟从孟英议，寻愈。

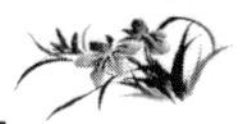

十八涧徐有堂室病痢，医作寒湿治，广服温补之药，痢出觉冷。遂谓沉寒，改投燥热，半月后发热无溺，口渴不饥，腹痛且胀，巅痛不眠。翁嘉顺嘱其求诊于孟英，察脉弦细，沉取甚数，舌绛无津，肌肉尽削，是暑热胶锢，阴气受烁。与北沙参、肉苁蓉、芩、斛、楝、芍、银花、桑叶、丹皮、阿胶合白头翁汤为剂，次日各患皆减，痢出反热。有堂不解问故，孟英曰：热证误投热药，热结而大便不行者有之；或热势奔迫，而泄泻如火者有之；若误服热药，而痢出反冷者，殊不多见也。无怪医者指为久伏之沉寒。吾以脉证参之，显为暑热。然暑热之邪，本无形质，其为滞下也，必挟身中有形之垢浊。故治之之道，最忌补涩壅滞之品。设误用之，则邪得补而愈炽，浊被壅而愈塞，耗其真液之灌溉，阻其正气之流行，液耗则出艰，气阻则觉冷。大凡有形之邪，皆能阻气机之周流，如痰盛于中，胸头觉冷，积滞于府，脐下欲熨之类，皆非真冷，人不易识。吾曾治愈多人矣。徐极叹服，仍进育阴涤热，病果渐瘳。

王雨苍室仲秋患滞下，治两旬而罔效。何新之荐孟英往视，脉来弦数而滑，腹坠腰疼，溲少口干，面红烦躁，知饥能食，夜不成眠，而滞下赤白，从无粪色相兼。及至更衣，又极艰涩，略无痢色相杂。通补温凉，服皆不应，稍投升举，气塞于胸，询其月事，因痢愆期。孟英曰：此病不在肠中也。能食便坚，府气并不窒滞，阴虚木旺，营液因而旁溢。缘冲任隶于阳明，平人气血循经，各行其度，岂有冲任之血液可从大肠而出之理乎。然天地虽有定位，山泽可以通气，周身脉络，原自贯穿，挹彼注兹，风阳所煽，犹之交肠证粪从前阴而出。举一反三，病机可悟，何极叹服。爰以乌贼、茜根、阿胶、鲍鱼、苁蓉、枸杞、柏子仁、黄柏、银花、藕为剂，一服即减，不旬而瘥。续参、熟地、当归、龟板、鹿霜，善后而愈。

朱生甫明经以花甲之年，偶在嘉兴患滞下甚剧，急买棹旋杭，集诸医议治。许敬斋宗景岳，谓痢必本于寒湿，主干姜桂朴以温化；洪石生尚东垣，闻其向患脱肛，主清暑益气以举陷。或云：素善饮而有鼻衄，血热阴亏，既受暑邪，宜玉女法以两清；或云：痢必有积，不必问其余，宜大黄归枳以荡涤。聚讼纷纭，乃郎仲和等不知所从，而质诸孟英。诊毕遂问此何证，当用何药？曰：此滞下证之最难治者也。痢初作即不能起于榻，而五色并见，噤口不食，非暑热之深受，一何至于此极耶。满面红光，鼻赤尤甚，肺热素炽，暑火烁金，故水湿化源，溺少而涩，此不可以温燥再劫其津也。肢掣无眠，合目呓语，时时烦躁，视物不明，畏热喜风，口干易汗，阳气浮躁，逐渐侵营，故苔见腻黄，尖红根黑，此不可以升散再扰其阳也。胸次不舒，饮水欲噎，欲噎不达，欲咽不能，短缩易嚏，时有恶梦，肝多怫郁，痰阻清阳，故升降不调，中多窒碍，此不可以滋涩再碍其机也。又有寻常之痢，病仅在府，可以推荡以为功也。参之于脉，右寸关缓滑而寸较抑，左则弦洪而数兼上溢，故知其气郁痰凝，邪火深受，风阳内动，久耗心营。所幸两尺甚平，身无大热，如能治之中肯，尽可无碍。仲和出诸方云：然则此皆不可服乎，曰：咸治痢之法也。惜尊翁之症，不能合于此药耳。若尊翁之恙，见证虽太错杂，而责重在于肝经。肝属厥阴，风火内寄，故此经之痢，宜柔宜凉，忌刚忌温。以肝为角木，龙性难驯，变化飞腾，病机莫测，但使风阳靖息，庶几险浪不兴。纵有别脉未清，自可徐为疏瀹也。仲和闻而心折，力恳图维。于是以仲圣白头翁汤为主方，加石菖蒲、川贝母、竹茹开痰舒郁以调其气，犀角、银花、竹叶凉血息风以清其心，冬瓜、蔗梢、凫茈、海蛰煮汤煎药，以清胃热而生津，化府气而濯垢。吞送滋肾丸三十粒，引肝火迅速下行，服后诸恙递减，粪色渐见，痰果频吐，神气亦安。既而粥食日增，夜眠恬适，始去犀角雪羹滋肾丸，加西洋参、阿胶以复其津液。迨痢净而时有血随粪下，为加鸦胆仁，以龙眼肉包而吞之果止。惟肠鸣气泄，稀粪随流，肛坠难收，脉亦弦软，知其病去而正虚也，改用三

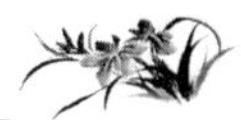

奇散而安。继予气血交培善后，仍佐蠲痰舒郁，康健较胜曩时，盖并其积年宿疾而去之也。故生甫谢孟英时五排结句云：不因施上药，那得挽沉疴，魂磊从今尽，先生殆缓和。

濮树堂患滞下，医者以其脉弱体虚，第三日即参补养。延至匝月，痛痢不减，谷食不思，肌瘦如豺，面浮足肿，口干舌绛，懒语音低，气短汗多，略难转侧。诸医无策，始迓孟英诊之。曰：初起脉微弱，为暑之本象，今按之尚数，乃阴液已伤，渴饮无苔，岂容温补？溲赤而痛，胡可酸收？见证虽危治不可紊，为定白头翁汤加西洋参、干地黄、炙草、白芍、麦冬、阿胶酒炒、银花之剂，以水露煮陈仓米汤煎药。群议以为药太凉润，不可轻试。孟英曰：此厥阴证而胃液已伤，幸而脉未空数浮弦，亟予养阴清热，庶可图功。若徒议药不议病，纵有一片婆心，未免好仁不好学矣。病者忆及乙巳之病，深信不疑，遂服之一剂知，六剂而痢净，舌润知饥，溲通得睡。第便溏腹痛，日必两行，左龈赤肿而疼，外涂以玉枢丹，内治以三奇散，加潞参、炙草、薏仁、扁豆、鸡胜胵、黄柏、橘皮吞香连丸，旬余而浮肿消，大便坚，舌苔生。起于榻而口腹不节，发热口干，乃食复也。按法治之热退，至七日始更衣。因嘱其加意珍摄，俾易康痊，奈家务纭繁，既愈，即不能静养，神机曲运，心气涣散不收，液涸津枯，而前功尽坠，惜哉。

发 斑

姚禄皆在金陵，适遇大水，继而回杭，途次酷热患感。顾某诊为湿邪，与桂枝葛根药三帖，病乃剧。赵笛楼知其误治，连用清解，因见蓝斑，不肯承手。迓孟英视之，脉细数而体瘦，平昔阴亏，热邪借风药而披猖，营液得温燥而干涸，斑色既绀，危险万分。勉投大剂石膏、知母、白薇、栀子、青蒿、丹皮、竹叶、竹沥、童溲之药，调以神犀丹，三服大解下如胶漆，斑色渐退。而昏狂遗溺，大渴不已，仍与前方，调以紫雪，数剂热退神清。而言出无伦，犹如梦呓，或虑其成癫，孟英曰：痰留包络也。与犀角、菖蒲、元参、鳖甲、花粉、竹茹、黄连、生地、木通、甘草为方，调以真珠牛黄，始得渐安，改授存阴，调理而愈。

梅溪蒋君宝斋令堂，自上年夏秋间，患痢之后，神疲少寐，不能起床。医谓其虚，率投补药，驯至惊疑善悸，烦躁呓言，胁痛巅疼，耳鸣咽痛，凛寒暮热，大汗如淋，晕厥时形，愈补愈殆。李君苍雨邀余诊之，脉弦滑而数，白睛微红，而眼眶如墨，舌绛无苔。因问胸闷乎？曰：闷甚。便秘乎？曰：秘甚。溺热乎？曰：热甚。岂非气郁而痰凝，痰阻而气痹，肺胃无以肃降，肝胆并力上升，浊不下行，风自火出。虽年逾五旬，阴血不足，而上中窒塞，首要通阳。为处小陷胸，加菖、薤、旋、茹、苓、枳、郁李仁，群医谓是猛剂，无不咋舌。宝斋云：镇补滋敛，业已备尝，不但无功，病反日剧，且服之。果一剂知，三剂安。已而余有会垣之游，前医谓病既去，复进守补月余，仍便秘不眠，胸痞躁乱，加以发斑腹痛，人皆危之。时余在禾中，函乞往视，仍用前法加减，合雪羹投数剂，连得大解。率皆坚燥，改与柔养，更衣渐畅，粥食渐增，以潜镇舒养之剂善其后。

瘖疹

溽暑之令，瘖疹盛行，幼科仅知套药，升、柴、防、葛乱施，殆亦疫疠之病，造化默行其杀运欤。陈仰山家患此者十余人，其长郎书芾孝廉之女势最剧，以瘖甫出，而汛至也，医者却走。始延孟英视之，脉滑而数，舌绛大渴，面赤失音，不食便泻。曰：此由发散太过，火盛风炽，气血两燔。气分之邪，由泻而略泄其焰；营分之热，由汛而稍解其焚，岂可畏其脱陷，

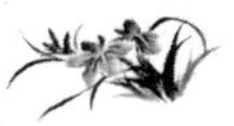

妄投止涩耶。与西洋参、石膏、知母、麦冬、犀角、生地、连翘、甘草、石斛、丹皮、桑叶、竹叶，大剂投之，三日而愈，养阴善后，遂以渐安。其余或轻或重，孟英一以清解而痊。

濮东明令孙女，素禀阴虚，时发夜热，少餐不寐。仲夏患感发疹，汛不当期而至。孟英用犀、羚、知、贝、石膏、生地、栀、翘、花粉、甘草、竹叶、芦根等药，疹透神清。唯鼻燥异常，吸气入喉，辣痛难忍，甚至肢冷，复于方中加元参、竹茹、菊叶、荷杆，各恙始减。而心忡吐沫，彻夜不瞑，渴汗便泻，改投西洋参、生地、麦冬、小麦、竹叶黄、真连珠、百合、贝母、石斛、牡蛎、龟板、蔗汁诸药而愈。季秋适姚益斋为室。

胡季权子珍官，甫六岁，目患内障，继则夜热痰嗽，小溲过多。医作童损治，服滋补数月，病日以甚。孟英持脉右大，口渴苔黄，曰：伏热在肺，法当清解。及详诘其因，始言病起瘄后，盖余热未净，而投补太早，与滑石、知母、花粉、桑叶、茅根、枇杷叶、芦根、冬瓜子、杏仁，服二剂，遍身发出斑块，又二剂，斑退苔化，乃去滑石，加沙参饵之。其热头面先退，次退四肢，以及胸背，又数日甫退于腹。人皆诧其热退之异，孟英谓热伏既久，复为半年之补药，腻滞于其间，焉能一旦尽涤，其势必渐清而渐去也。热退既净，溺亦有节，痰嗽递蠲，餐加肌润，而内障亦渐除矣。

朱敦书令爱患感，医投温散，服二剂遍身麻瘄。汛事适来，医进小柴胡汤，遂狂妄莫制，乞援于孟英。脉至洪滑弦数，目赤苔黄，大渴不寐，是瘄因温邪而发，所以起病至今，时时大汗，何必再攻其表。汛行为热迫于营，胡反以姜枣温之，参柴升之，宜其燎原而不可遏也。与大剂犀角、元参、生地、石膏、知母、花粉、银花、竹叶、贝母、白薇，以清卫凉营，服后即眠，久而未醒，或疑为昏沉也。屡为呼唤，病者惊寤，即令家人启匳易服，穿已梳发，告别父母云：欲往花神庙归位。人莫能拦，举家痛哭。急迓孟英复视，脉象依然，嘱其家静守勿哭。

仍以前方加重，和以竹沥童溲，灌下即安，继用养阴清热而愈。

朱敦书令正患感，吴某与表药二贴，发出赤疹，神气渐昏。叶某知其素患耳聋目障，为阴虚之体，改用犀角地黄汤三剂，而遗溺痉厥。始延孟英视之，曰：虽形瘦阴亏，邪易扰营，幸非湿盛之躯，尚可设法。但心下拒按呃逆便閟，是痰热尚阻气分，误服升提，每成结胸。地黄滋滞，实为禁药，今人临证不能详审，往往用非所当用。本年败证甚多，余每见神未全昏，便不甚闭，惟胸前痞结，不可救药而死者，皆升提之误进，或滋滞之早投也。石北涯在旁闻之叹曰：无怪乎君素以犀角地黄汤奏奇绩，而他人效尤屡偾事，岂非能与人规矩，不能与人巧耶。于是以犀角、元参、茹、贝、旋、蒌、杷、苑、白前、菖蒲为方，调紫雪，两服呃逆止，神渐清。而咽疼口渴，乃去紫雪、前、菖，加射干、山豆根、知母、花粉，吹以锡类散，二日咽喉即愈，胸次渐舒，疹回热退。去犀角、紫苑、射干、豆根，加银花、栀子、竹叶、海蛰、凫茈，渐安眠饮，唯大解久不行。孟英曰：腹无痛苦，虚体只宜润养，佐以苁蓉、麻仁、当归、生地等药，多服而下，遂愈。

汤西塍年逾花甲，感证初起，周身肤赤，满口苔黄，头痛腰疼，便溏溲痛。伊亲家何新之诊为险候，嘱延孟英诊之。脉见细弦而软，乃阴虚劳倦，湿温毒重之证。清解之中，须寓存阴，以犀角、羚、苓、茹、银翘、桑、苇、通草、兰叶为方，煎以冬瓜汤，服之遍身赤疹，而左眼胞忽肿，右臂酸疼不举，耳聋神不清爽。亟以元参、丹皮、菊花、栀子、桑枝、丝瓜络、石斛、竹叶，煎调神犀丹为剂。偶邀疡科视外患，亦知病因湿热，连进木通等药。脉更细弱，神益昏惫，饮食不进，溲涩愈疼，新之以为难挽矣。孟英曰：急救阴液，尚可转机，援复脉汤去姜、桂、麻仁，易西洋参加知母、花粉、竹叶蔗浆灌之，一剂神苏脉起，再服苔退知饥，三啜身凉溺畅，六贴后肤蜕安眠，目开舌润。或疑甘柔滑腻之药，何以能清湿热？孟英曰：

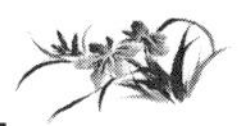

阴虚内热之人，蕴湿易于化火，火能烁液，濡布无权，频溉甘凉，津回气达，徒知利湿，阴气先亡，须脉证详参，法难执一也。又服数剂后，忽然肢肿，遍发风块，瘙痒异常，或又疑证之有变。孟英曰：此阴液充而余邪自寻出路耳。与轻清药数贴，果瘥也。

喘 咳

美政关毛内使，年逾花甲，而患喘嗽。医与肾气汤、全鹿丸等药，反致小溲涩痛，病日以剧。孟英诊之，与纯阴壮水之治。毛曰：我辈向吸鸦片烟，岂敢服此凉药。孟英曰：此齐东之野语也，误尽天下苍生。幸汝一问，吾当为世人道破机关，不致误堕火坑者，再为积薪贮油之举也。夫阿片本罂粟花之脂液，性味温涩，而又产于南夷之热地，煎晒以成土，熬煎而为膏，吸其烟时，还须火炼，燥热毒烈，不亚于砒，久吸之，令人枯槁，岂非燥热伤阴之明验哉。毛极拜服，果得霍然。或问曰：阿片之性，殆与酒相近乎？孟英曰：曲糵之性虽烈，然人饮之，则质仍化水，故阴虚者饮之则伤阴，阳虚者饮之则伤阳，景岳论之详矣。若阿片虽具水土之质，而性从火变，且人吸之则质化为烟，纯乎火之气焰，直行清道，烁人津液，故吸烟之后口必作渴，久吸则津枯液竭，精血源穷，而宗筋失润。人因见其阳痿也，不察其所以痿之故，遂指阿片为性冷之物，抑何愚耶。凡吸阿片烟而醉者，以陈酱少许瀹汤服即醒。若熟烟时少著以盐，即涣散不凝膏，吸时舌上预舐以盐则不成瘾。虽瘾深者，但令舐盐而吸，则瘾自断。岂非润下之精，能制炎上之毒乎。

邻人汪氏妇之父王叟，仲秋患痰嗽不食，气喘不卧，囊缩便秘，心摇摇不能把握，势极可危。伊女浼家慈招孟英救之，曰：根蒂欲脱耳，非病也。以八味地黄汤去丹泽合生脉，加紫石英、青铅、龙、牡、胡桃肉、楝实、苁蓉投之，大解行而诸恙减。乃去苁蓉、麦冬，服旬日以瘳。初冬邵可亭患痰嗽，面浮微喘，医谓年逾花甲，总属下部虚寒。进以温补纳气之药，喘嗽日甚，口涎自流，茎囊渐肿，两腿肿硬至踵不能稍立，开口则喘逆欲死，不敢发言，头仰则咳呛咽疼，不容略卧，痰色黄浓带血，小溲微黄而长。许芷卿荐孟英视之，脉形弦滑有力。曰：此高年孤阳炽于内，时令燥火薄其外，外病或可图治，真阴未必能复，且平昔便如羊矢，津液素干，再投温补，如火益热矣。乃以白虎汤合泻白散，加西洋参、贝母、花粉、黄芩，大剂投之，并用北梨捣汁，频饮润喉，以缓其上僭之火。数贴后势渐减，改投苇茎汤合清燥救肺汤，加海蛰、蛤壳、青黛、竹沥、荸荠为方，旬日外梨已用及百斤而喘始息。继加坎版鳖汁犀角，而以猪肉汤代水煎药，大滋其阴，而潜其阳，火始下行，小溲赤如苏木汁，而诸证悉平。下部之肿，随病递消。一月已来，捣用梨二百余斤矣。适大雪祁寒，更衣时略感冷风，腹中微痛，自啜姜糖汤两碗，而喘嗽复作。口干咽痛，大渴舌破，仍不能眠，复用前方，以绿豆煎清汤，代水煮药，始渐向安。孟英谓其乃郎步梅曰：《内经》云：阴精所奉其人寿。今尊翁津液久亏，阳气独治，病虽去矣，阴精非药石所能继续。况年逾六秩，长不胜消，治病已竭人谋，引年且希天眷，予以脉察之，终属可虞。毋谓治法不周，赠言不早，致有他日之疑，成败之论也。

鲍继仲患哮，每发于冬，医作虚寒治更剧。孟英诊之，脉滑苔厚，溺赤痰浓，与知母、花粉、冬瓜子、杏贝、茯苓、滑石、栀子、石斛而安。孙渭川令侄亦患此，气逆欲死。孟英视之，口渴头汗，二便不行，径与生石膏、橘、贝、桂、苓、知母、花粉、杏、菀、海蛰等药而愈。一耳姓回妇病痔，自以为寒，频饮烧酒，不但病加，更兼呕吐泄泻，两脚筋掣，既不能卧，又不能坐。孟英诊曰：苦口而渴乎？泻出如火乎？小溲不

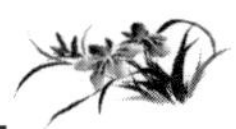

行乎？痰粘且韧乎？病者云：诚如君言，想受寒太重始然。孟英曰：汝何愚耶！见证如是，犹谓受寒，设遇他医，必然承教，况当此小寒之候，而哮喘与霍乱，世俗无不硬指为寒者，误投姜附，汝命休矣。与北沙参、生薏苡、冬瓜子、丝瓜络、竹茹、石斛、枇杷叶、贝母、知母、栀子、芦根、橄榄、海蛰、芦菔汁为方，一剂知，二剂已。

周光远无疾而逝，其母夫人年逾七旬，遭此惨痛，渐生咳嗽，气逆痰咸，夜多漩溺，口苦不饥。孟英曰：根蒂虚而兼怫郁也。与沙参、甘草、麦冬、熟地、龟板、石斛、贝母、蛤壳、小麦、大枣而安。迨夏间吸暑而患腹痛滞下，小溲热涩，其嗽复作，脉仍虚弦，略加软数。但于前方增滑石，吞香连丸而瘳。因平昔畏药，既愈即停。至仲秋嗽又作，惟口不苦而能食，因于前方去沙参，加高丽参、五味、石英、牛膝熬膏，频服而痊。十月下旬，天气骤冷，陡患吐泻腹痛，肢冷音嘶，急邀孟英视之。脉微为寒邪直中，亟与大剂理中，加吴萸、橘皮、杜仲、故纸、石脂、余粮而瘥。其夫人亦因悲郁而患崩漏，面黄腹胀，寝食皆废，孟英用龟板、海螵蛸、女贞、旱莲、贝母、柏叶、青蒿、白薇、小麦、茯苓、藕肉、莲子心而康。次年夏，其母夫人患温邪痰嗽，脘闷汗多，孟英投石膏、竹茹、知母、花粉、旋覆、贝母、蒌仁、紫苑等药，三十剂而愈，闻者无不叹异。

古方书云，喘无善证，喘而且汗，尤属可危。潘肯堂室仲冬陡患气喘，医治日剧，何新之诊其脉无常候，嘱请孟英质焉。孟英曰：两气口之脉，皆肺经所主。今肺为痰壅，气不流行，虚促虽形，未必即为虚谛。况年甫三旬，平时善饭，病起于暴，苔腻痰浓，纵有足冷面红，不饥不寐自汗等证，无非痰阻枢机，有升无降耳。遂与石膏、黄芩、知母、花粉、旋覆、赭石、蒌仁、通草、海蛰、竹沥、菔汁、梨汁等药，一剂知，三剂平，乃去二石，加元参、杏仁，服旬日而安。俟其痰嗽全蠲，始用沙参、地黄、麦冬等，以滋阴善后。

壬子春，沈峻扬年五十七岁，素患痰嗽。年前顾某与小青龙汤一剂，喘逆渐甚，汪某进肾气汤一服，势更濒危。医云：治实治虚，不能舍此二法，而皆不应。病真药假，不可为矣。王月钼嘱迎孟英图之，脉来虚弦软滑，尺中小数，颧红微汗，吸气不能至腹，小便短数，大解甚艰，舌红微有黄苔，而渴不多饮，胸中痞闷不舒。曰：根蒂虚于下，痰热阻于上，小青龙治风寒挟饮之实喘，肾气汤治下部水泛之虚喘，皆为仲景圣法，用之得当，如鼓应桴，用失其宜，亦同操刃。所以读书须具双眼，辨证尤要具双眼也。此证下虽虚而肺不清肃，温补反助其壅塞；上虽实而非寒饮，温散徒耗其气液。耗之于先，则虚气益奔，壅之于后，则热亦愈锢，其加病也，不亦宜乎。爰以杏仁、苇茎、紫苑、白前、蒌仁、竹沥开气行痰以治上实，而佐苁蓉、胡桃仁，以摄纳下焦之虚阳，一剂知，再剂平。旋去紫苑、白前，加枸杞、麦冬、白石英，服三贴而便畅溺长，即能安谷。再去杏仁、竹沥、苇茎，加熟地、当归、薏苡、巴戟，填补而痊。

呕　吐

赵子善令爱，患发热呕吐，口渴便秘，而年甫三龄，不能自言病苦。孟英视其舌微绛而苔色干黄，因与海蛰、鼠矢、竹茹、知母、花粉、杏贝、栀、斛之药，二剂果下未化宿食，色酱粘腻。设投俗尚温燥消导法，必致阴竭而亡，继往维扬。孟英临别赠言，谓其体质勿宜温补。次年偶病，果为参术殒命，惜哉。

潘妪久患痛吐，多药莫痊。孟英视之，脉弦劲而数，曰：口苦而渴乎？大便不畅乎？小溲如沸乎？病者云：诚然。第冷气时冲，欲呕不畅，渴喜饮沸，吐沫极酸，总由积寒深重耳。

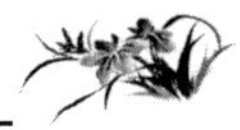

孟英曰：因此谅诸医必用温燥之药矣。须知气冲觉冷者，热极似寒；渴欲饮沸者，饮邪内踞；吐沫作酸者，曲直所化，其病在络，故吐之不易。方以茹、旋、栀、楝、枇杷叶、丝瓜络、木通、生姜衣、海蛰、凫茈、苏叶炒、黄连煎吞当归龙荟丸，一剂知，五剂愈。

噫

某素患噫气，凡体稍不适，其病即至，既响且多，势不可遏。戊子冬发之最甚，苦不可言。孟英曰：此阳气式微，而浊阴上逆也。先服理中汤一剂，随以旋覆代赭汤投之，遂愈。嗣后每发，如法服之辄效，后来发亦渐轻，今已不甚发矣。予闻孟英常云，此仲圣妙方，药极平淡，奈世人畏不敢用，殊可陋也。

袁某患噫，声闻于邻，俞某与理中汤，暨旋覆代赭汤皆不效。孟英诊之，尺中虚大，乃诘之曰：尔觉气自少腹上冲乎？病者云：诚然。孟英曰：此病在下焦，用胡桃肉、故纸、韭子、菟丝、小茴、鹿角霜、枸杞、当归、茯苓、覆盆、龙齿、牡蛎，服一剂，其冲气即至喉而止，不作声为噫矣。再剂寂然，多服竟愈。

许太常滇生之夫人，患腿痛而素多噫气，若指头一搓，或眉间一抹，其噫即不已。向以为虚，在都时服补剂竟不能愈。冬间旋里，孟英诊脉弦滑，乃痰阻于络，气不得宣也。以丝瓜络、竹茹、旋覆、橘络、羚羊、茯苓、豆卷、金铃、柿蒂、海蛰、荸荠、藕为方，吞当归龙荟丸而安。其媳为阮芸台太傅之女孙，在都因丧子悲哀，患发厥，屡服补剂，以致泛愆，或疑为娠。孟英曰：脉虽弦数以滑，乃痰挟风阳而为厥也。与大剂蠲痰息风舒郁清营之剂，渐以获愈。

呃

黄履吉截疟后患浮肿，赵某闻其体素虚，切其脉弦细，遂用温补，驯致呃忒不休，气冲碍卧，饮食不进，势濒于危。请孟英决其及返余杭否。孟英曰：脉虽弦细而有力，子必误服温补矣。肯吾服药，犹可无恐。因与栝蒌、薤白合小陷胸、橘皮竹茹汤加柿蒂、旋覆、苏子、香附、赤石、紫苑、杷叶为方，四剂而瘳。

陈笠塘年近花甲，于初冬时偶从梯半一跌，遂发寒热，痰多咳逆。沈辛甫作虚痰类中挟风温治，热退便行，而痰逆不休，且兼呃忒。改从清肃镇摄，其呃日甚。因拉孟英商之，诊脉左弦涩不调，右兼软滑。察其呃，时有微甚而有欲呃不爽之象，询其喷嚏，久不作矣。曰：此气郁于肝，欲升而不能升，痰阻于肺，欲降而不能降之证也。补摄之品，咸在禁例，以柴胡、枳壳、石菖蒲、紫苏、薤白、蒌仁、竹茹、橘皮、白前为剂，覆杯而减，再剂而安。

钱某患感，医治旬日，渐致神昏瘈疭，大便泄泻，以其体素弱而吸洋烟也。胥束手矣。始丐诊于孟英，左脉弦软，右则虚大而滑。汗出不解，目瞀耳聋，呓语溲红，时时呃逆，心下拒按，舌不能伸，龄齿视苔，满黄微燥。曰：温邪虽陷，气分未清，里气虽虚，伏痰内盛，幸泻数次，邪势稍衰。先予人参、牡蛎、犀角、元参、竹叶、竹茹、银花、石斛、枇杷叶、川贝母、莲子心为剂，调服万氏清心丸一颗，目明热退，呃减舌伸，臂显赤斑，夜亦能寐。诘朝去参蛎牛黄丸，加竹沥、桑枝、丝瓜络，痰果大吐，瘈疭即平。再去犀、元、桑枝，加紫苑、海苔，呃止胸舒，苔色渐退，稀糜渐进，耳听略聪。再去竹叶、莲心、紫苑，加沙参、花粉，服五贴而下坚矢，嗣投调养而安。

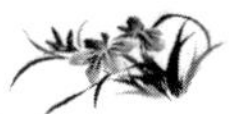

胀

许某于醉饱后，腹中胀闷，大解不行，自恃强壮，仍饮酒食肉。二日后腹痛，犹疑为寒，又饮火酒，兼吸洋烟，并小溲而不通矣。继而大渴引饮，饮而即吐，而起居如常也。四朝走恳孟英诊之，脉促歇止，满舌黄苔，极其秽腻，而体丰肉颤，证颇可危。因婉言告之曰：不过停食耳，且饮山楂神曲汤可也。午后始觉指冷倦怠，尚能坐轿出城。到家气逆，夜分痰升。比晓，胸腹额上俱胀裂而死。盖知下之不及，故不于药也。

吴醖香大令四令媳，时患肠胀减餐，牙宣龈痛，久治不效，肌肉渐消。孟英诊脉，弦细而数。肝气虽滞，而阴虚营热，岂辛通温运之可投耶？以乌梅、黄连、楝、芍、栀子、木香、首乌、鳖甲、茹、贝，服之果愈。继与甘润滋填，肌充胃旺，汛准脉和，积岁沉疴，宛然若失。

吴诵青室年近五旬，天癸已绝，偶患腹胀。局医黄某，知其体素羸也，投以肾气汤而寒热渐作，改从建中法，旬日后病剧而崩。愈补愈甚，乞援于孟英。脉洪而数，渴饮苔黄，是吸受暑邪，得温补而血下漏也。与犀角、元参、茅根、竹叶、栀、楝、知、斛、花粉、白薇等药，数剂始安。续加生地二至二冬，滋养而愈。次年患病，仍为误药而殒。

何氏妇年未四旬，于庚戌冬患腹胀善呕。或云寒凝气滞，宜吸鸦片烟以温运之。及烟瘾既成，而病如故；或云冷积也，莫妙于蒜罨，往夏遂以蒜杆如泥遍涂脊骨，名曰水灸。灸后起疱痛溃，骨蒸减餐，其胀反加，经乃渐断。招越医庄某治之，云：劳损也，进以温补，病乃日甚。复邀张凤喈、包次桥、姚益斋诸人视之，佥云劳损已成，或补阴，或补阳。服至冬令，便泻不饥，骨立形消，卧床不起。今春请神方于各乩坛，皆云不治。其夫因蒲艾田荐于许信臣学使，随任广东，家无主意，束手待毙而已。蒲闻而怜之，为屈孟英一诊，以决危期之迟速，初无求愈之心也。切其脉弦细数，循其尺索刺粗。舌绛无津，饮而不食，两腿肿痛，挛不能伸，痰多善怒，腹胀坚高，上肤黄粗，循之戚戚然，昼夜殿屎，愁容黎瘁，小溲短涩而如沸，大便日泻十余行，脉色相参，万分棘手。惟目光炯炯，音朗神清，是精气神之本实未拨。病虽造于极中之极，欲非虚损之末传也。殆由木土相凌，为呕为胀，洋烟提涩其气，益令疏泄无权；蒜灸劫耗其阴，更使郁攸内烁；进以温补，徒为壮火竖帜而涸其津；溉以滋填，反致运化无权而酿为泻。固之涩之，煞费苦心。余谓赖有此泻，尚堪消受许多补剂，纵临证心粗，不询其泻出之热而且腻，岂有肾虚脾败之泻，可以久不安谷而延之今乎？夫人气以成形耳，法天行健，本无一息之停。而性主疏泄者肝也，职司敷布者肺也，权衡出纳者胃也，运化精微者脾也，咸以气为用者也。肝气不疏，则郁而为火，肺气不肃，则津结成痰，胃气不通则废其容纳，脾气不达，则滞其枢机，一气偶愆，即能成病。推诸外感，理亦相同，如酷暑严寒，人所共受，而有病有不病者，不尽关乎老少强弱也，以身中之气有愆有不愆也。愆则邪留着而为病，不愆则气默运而潜消，调其愆而使之不愆，治外感内伤诸病无余蕴矣。今气愆其道，津液不行，血无化源，人日枯瘁，率投补药，更阻气机，是不调其愆而反锢其疾也。疾日锢，腹愈胀，气日愆，血愈枯，或以为干血劳，或以为单腹胀。然汛断于腹胀半年之后，是气挛而致血无以化，非血病而成胀矣。既胀而驯致腿肿筋挛，不可谓之单胀矣。肿处裂有血纹，坚如鳞甲，显为热壅，不属虚寒，借箸而筹，气行则热自泄。首重调愆，展以轻清，忌投刚燥，热泄则液自生，佐以养血，须避滋腻，宜取流通。徐洄溪所谓病去则虚者亦生，病留则实者亦死，勿以药太平淡，而疑其不足以去病也。艾田云：薛一瓢谓人须修到半个神仙身份，才可当得名医二字，聆君妙论，不愧名医。于是以沙参、竹茹、丝

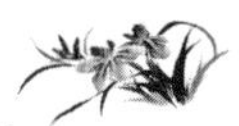

瓜络、银花、楝实、枇杷叶、冬瓜皮、黄柏、当归、麦冬、枸杞、白芍出入为方，用水露煮苇茎藕汤煎药，服四剂，脉柔溲畅，泻减餐加。乃参以西洋参、生地、黄连、花粉、薏苡、栀子之类，又六剂，舌色渐淡，腰肿渐消。服至匝月，忽然周身汗出溱溱，而肿胀皆退，舌亦津润，皮肤渐蜕，肌肉渐生，足亦能伸，便溺有节，并不另授峻补，两月后可策杖而行矣。天时渐热，服药已久，以虎潜丸方熬为膏，用藕粉溲捣成丸，因丸剂皆药之渣质，脾运殊艰。孟英凡治阴虚须熬补者，悉熬取其精华，而以可为佐使者和之为丸，不但药力较优亦且饵之易化。如法服至长夏，健步经通，遂以康复。艾田云：此证人不能治，神亦不能治。君竟能肉白骨而生之，不仅半个神仙，殆人而仙者耶，抑仙而降为人者耶。

余虽挈眷回籍，而会垣戚友，未能恝然置之，故时往寓焉。今六月初二日刺船返里，欲避暑月应酬之繁也。嗣因亢旱河涸，舟楫不通，或以肩与相招，余畏长途而却之。中秋后，河渐通，乃二十夜梦先慈以不必进省为训，初谓心有所忆也。至九月下旬，欲展墓于高亭山，因赴杭视弟妹。舟人忘备白米，强啖冬舂米饭一餐，遂腹胀不饥，越日抵寓，身渐发热。徐君亚枝为余多剂清化，至十六日始解极坚燥矢，解后，大渴喜饮，少顷则倾囊而吐，吐则气自少腹上涌，味及酸苦，甚至吐蛔。赵君笛楼诊云：十六日不食，中已大虚，一解之后，更无砥柱，故肝木乘而冲侮也。投参、苓、椒、梅、萸、连、橘、半、茹、姜等四剂，吐止，稍进饮食。然饥肉削尽，寐则肢惕，而稍一展动，则络痛异常，大解必旬日一行，极其艰沥，扶病而归，两跗皆肿，自知虚不易复，而性不受药，遂啖肥浓。至冬杪肿消，而大便始润，津液易夺而难复，如此，且稍或烦劳，即作寒热。至次年三月，各恙始休，而步履如常。惟肌肉不能复旧，以脾主四肢，胃主肌肉，而束骨利机关也。余脾胃素弱，故畏药如虎，稍有恶劣之气者，饮之即吐，若吞丸药，则不能克化，生冷硬物，概不敢尝。最奇者，冬舂米饭之气，亦所素畏，偶食之辄小病，而未有如此之剧者，嗣后不敢略试矣。且深悔不遵先慈母梦示，遂息影穷乡，不复寓省。乃不知者，径目余为神仙中人，盖余能安其痴也。而吴越之间，亦未尝不偶游焉。次年夏，游武林晤许贾之茂才，见其令爱琼姑，患痞膨聚气，云起于桐卿外家，食冬舂米饭也。可见人之脾胃，有同于我者矣。

肿

一妪患面目肢体浮肿，便溏腹胀，肠鸣时痛，饮食日减。医与理中、肾气多剂，病日剧而束手矣。始丐孟英诊焉。按脉弦细，沉之带数，舌绛口干，肿处赤痛，溺少而热，乃阴虚肝热，郁火无从宣泄而成此病。火愈郁则气愈胀，气愈胀则津愈枯，再服温燥，如火益热矣。授白头翁汤加楝实、银花、元参、丹皮、绿豆皮、栀子、冬瓜皮数剂，证减知饥，渐佐养血充津之品而愈。前此诸医谓其山居久受湿蒸，且病起毒雨之时，而又便溏脉细，遂不察其兼证而群指为寒湿也。嗣有黄梅溪令堂，患证类此而燥热之药服之更多，肌削津枯，脉无胃气，邀孟英往勘，不遑救药矣。

沈雪江光禄年五十岁，于客腊偶患头晕，既而右手足麻木，医进再造丸九十余颗，渐至挛曲不伸，针药无效。仲春余游槜李，吴门李君院村招往视之。手足亦肿而痛，便坚溲赤，口干舌绛，准头一瘰磊然，脉象弦滑而数，平时屡有鼻衄。肝阳易动，曲运神机，体质情性，阴虚火盛，风自火出，烁液成痰，窜入络中则为是证。初起若以竹沥一味灌之，可以渐愈，乃温补率投，遂成锢疾。幸而病在经络，停补尚可延年，苟欲望有转机，必用清通宣泄。拟方三剂，肿痛稍瘥。议者谓药太清凉，多服恐妨脾胃。更医复进温补，并院村亦不延诊矣。迨四月中

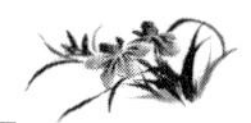

旬，大便忽秘，饮食不思。半月余，更衣极艰滞，而解后胸次愈形窒塞，遂不食，然参药不辍也。至五月十八日，复解燥矢，仍不思食，勉强啜粥辄呕吐，次日转为滞下，色如鱼脑，日数十行。医谓有出无入，脾胃两败矣。温补方再加固涩之品，遂鼻衄如注，且有成块成条之坚韧紫血，自喉间涌出。虽米饮不能下咽，小溲涩滞不行，时欲呷茶以润口，或云已传关格，无药可施，而引火归元之法，愈用愈剧。诸医无策，眷属皇皇，业办后事矣。乃弟云峰待诏余春日所嘱，浼人聘余往援。二十四日余抵禾，见其面色枯黧，牙关紧而舌不出齿，脉至右滑左弦细数皆上溢，而尺不应指。胸闷溺涩，阳宜通而不通，是滋腻阻塞气道也；血溢下利，阴宜守而不守，是温燥灼烁营液也。吾先慈所谓人身如欹器，满则必覆。半年蛮补，填满胃中，设不倾筐倒箧而出，亦必塞死。岂可不加揣测，而误认为神机化灭之出入废，关闸不禁之下利，阴盛格阳之吐衄，而再施镇纳堵截之药哉。古云上部有脉，下部无脉，其人当吐，不吐者死。今火炽上炎，鼻血大流，汤水不能下咽，有升无降，与吐何殊。况见证虽危，而呼吸不促，稍能安寐，皆是未绝之生机。考古下利而渴者属厥阴，白头翁汤主之；滞下不食者为噤口，参连汤主之。余合而用之，加石菖蒲宣气通阳，石斛、茅根生津凉血，一服而利减其半。次日去连柏加元参、犀角、童便专治其衄，一服血渐少，利渐止。然离络之血，不可不使之出；未动之血，亟当使其各安于位。故以西洋参、丹参、麦冬、茯苓、菖蒲、石斛、小麦、竹叶、栀子、甘草梢、燕窝等出入三剂，血既止，牙关渐开，苔色黄腻，啜饮必拍膈始得下行。因参以小陷胸法数剂，自觉身体略轻，手腕稍舒。改清肃肺胃，展气化以充津，苔渐退，渴亦减，脉较平。守至闰月二十二日，尺脉滑动，于方中加肉苁蓉、麻仁二味，夜间即解坚黑燥矢，而渐能进粥。随去麻苁加生地，服至六月初七日，口始不渴而吃饮。继因过饮西瓜汁，大便溏泻。复延余往，以六君去术草加苡藿数帖而安，随去藿加首乌、络石、石斛、十大功劳，服二十剂，渐能起坐，右腿可以屈伸，但软而无力耳。中秋后又邀余往，则胃气已复，右指已伸，皮肤色泽，而右臂未能动，右颊犹觉木硬，是络中之痰未净，肝脏之风易生，气血之灌溉流行，因有所阻碍，而不能贯注也。以养血息风蠲痰宣气之方，加竹沥为向导，服后足渐能立。十月间食蟹过多，大解泄泻，余以六君加苏木、香苏叶调愈。嗣余游盛湖转禾，适交至节，而天暖不藏，又因劳怒陡发头晕，呕吐痰涎，目闭不言，不食不便，举家无措。医者率主首乌、牡蛎等滋摄之治。余脉之，弦而缓，是中虚不能御木，故内风上僭，阴柔之品，徒滞中枢，不可服也。仍用六君，去甘草加菖蒲、黄连、旋覆花、姜皮、钩藤，三帖霍然。小寒后余游姑苏转禾，又因天暖而发鼻衄，改换养阴潜阳法而瘳。次年春季出门，因不节劳，至端阳复中而逝。

贤倡桥朱君兰坡令堂，年已六旬，素患跗肿。夏季患疟转痢，痢止而腹之疼胀不休，渐至脘闷，面浮，一身俱肿，遍治罔效。卧床百日，后事皆备，闻余游禾，谆乞一诊。左极弦细，右弱如无，舌赤无津，呻吟呕沫，不眠不食，溲短目眵。系肝旺之体，中土受伤，运化无权，气液两竭，如何措手，勉尽人谋。方用参须、石菖蒲、仙夏各一钱，石斛、冬瓜皮、建兰叶各三钱，竹茹一钱五分，姜汁炒川连四分，陈米汤煎服。诘朝兰坡忻忻然有喜色而相告曰：已转机矣。求再诊，余往视，面浮已减，病者輾然曰：胸腹中舒服多矣。故不呻吟，且进稀粥，按脉略起。遂于原方，加冬虫夏草一钱，乌梅肉炭四分，服后连得大解，色酱而夹蠕蠕之虫盈万，腹之疼胀遂蠲，肢肿亦消，舌润进粥。又邀余诊，色脉皆和，喜出望外，初亦不知其虫病也。所用连梅不过为泄热生津柔肝和胃之计，竟能暗合病情。殆兰坡孝心感格，故危险至是，可以一二剂取效。谨志之以见重证，不可轻弃。而余徼幸成功，实深惭恧。将返棹，留与善

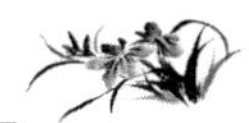

后方，惟加燕窝根、薏苡、白蒲桃干而已。冬初余游禾，询其所亲，云已出房矣。因索原方案归录之。

痞 积

高若舟偶患腹胀，医投温运，渐至有形如痞。时欲冲逆吐酸，益信为虚寒之疾，温补之药备尝，饮食日减，其痞日增，肌肉渐消，卧榻半载。甲辰春迓孟英诊脉，沉软而弦滑，大解不畅，小溲浑短，苔色黄腻。乃肝郁气结，郁则生热，补则凝痰。与楝、萸、连、元胡、乌药、旋、枳、鸡金、鳖甲、茹、橘、茯、苓、夏等药，服之证虽递减，时发寒热，四肢酸痛，或疑为疟。孟英曰：此气机宣达郁热外泄病之出路，岂可截乎。参以秦艽、柴胡、豆卷、羚羊、蚕砂、桑枝之类，迎而导之。人皆疑久病元虚，药过凉散，而若舟坚信不疑，孟英识定不惑。寒热渐息，攻冲亦止，按其腹尚坚硬，时以龙荟滚痰丸缓导之，饮食递加，渐次向愈。若舟善作隶，因集诗品书一联以赠孟英云：古镜照神，是有真宰，明漪绝底，如见道心。盖颂其隔垣之视也。

王士乾室素多郁怒，气聚于腹，上攻脘痛，旋发旋安。花甲外病益甚，医治益剧。李西园荐孟英视之曰：此非人间之药所能疗矣，辞不与方。其夫子及婿环乞手援，孟英曰：既尔，吾当尽力以冀延可也。然腹中聚气为瘕，攻痛呕吐，原属于肝。第病已三十载，从前服药，谅不外乎温补一途，如近服逍遥散最劫肝阴，理中汤极伤胃液，名虽疗疾，实则助桀。人但知呕吐为寒，而未识风阳内煽，水自沸腾，专于炉内添薪，津液渐形涸竭。奈医者犹云：水已不吐，病似渐轻，是不察其水已吐尽，仅能哕逆空呕，所以不能纳谷，便秘不行，脉弦无胃，舌萎难伸，蕴隆虫虫，何所措手？可谓女人亦有孤阳之病矣。勉以西洋参、肉苁蓉、麦冬、葳蕤、生白芍、石斛、竹茹、柏子霜、紫石英为方，猪肉煮汤煎药，和入青蔗浆、人乳，服后呕哕皆止，人以为转机。孟英曰：譬草木干枯已久，骤加灌溉枝叶似转青葱，奈根荄槁矣。生气不存，亦何益耶？继而糜粥渐进，颇思肉味，其家更喜以为有望。孟英曰：且看解后何如，越数日大便颇畅，殊若相安。亟迓复诊，孟英曰：枉费苦心矣。脉不柔和，舌不润泽，虽谷进便行，而生津化液之源已绝，药石焉能于无中生有哉！夏至后果殒。

蔡西斋令正，腹有聚气，时欲攻冲。医者以为下部虚寒，进以温补摄纳，如桂、附、沉香、芦巴、故纸、吴萸之类，愈服愈剧。酷暑之时，其发益横，日厥数十次，医皆望而却走，乃迎孟英视之。脉数舌绛，面赤睛红，溺如沸汤，渴同奔骥，少腹拒按饥，不能餐，日事急矣。缓剂恐无速效，令以豆腐皮包紫雪一钱，另用海蜇、凫茈煎浓汤，俟冷吞下，取其芳香清散之性直达病所也。服后腹如雷鸣，浑身大汗，小溲如注，宛似婴儿坠地，腹中为之一空，其病已如失矣。继有许梅生八令爱，患痛屡日，筋掣神迷，肢冷息微，脉伏唇紫，多药无效。孟英亦以此药灌之而苏。

高鲁川三令爱，为外科姚仰余令郎杏村之室，年三十五岁。自去年仲夏患痢，白少赤多，昼夜一二十行，或有溏粪相杂，医治日殆，延至今冬，经断半年。胁腹聚块，时时上窜，宛如虫行，痒至于咽，食压始下，腹胀腿肿，唇白口糜，舌绛无津，耳鸣巅痛。略有干呛，渴饮汗频，热泪常流，溺短而热，善嗔多劳，暮热无眠，心似悬旌，屡发昏晕。痢门与虫门方药，遍试无功，舍病而补法备施，亦无寸效。佥云不能过冬至，棺衾咸备，无生望矣。杏村之僚婿蒋礼园黄上水交荐孟英图之，脉至左弦数上溢，尺中滑大，按之细弱，右手软滑，略兼弦数。诊毕谓杏村曰：令正幸能安谷，得以久延。然下痢至五百日，喉屑辣燥，阴液固已耗伤，而尺肤淖泽脂膏未剥，其中盖别有故焉。腹中之块，痢前曾有乎？痢后始起乎？杏村云：起于痢

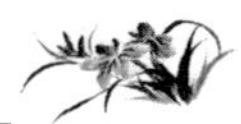

前。然则前此曾有产育乎？云：去年二月间分娩艰难，胞已碎糜，生而未育。曰：是矣。此实似痢而非痢也。夫胞衣糜碎，必有收拾未尽而遗留于腹中者，恶露虽行，此物未去，沾濡血气，结块渐成，阻碍冲任之常道。而冲任二脉，皆隶阳明月事，既不能循度以时下，遂另辟捷径，旁灌于阳明，致赤白之物，悉由谷道而出，宛如痢疾。据云姅期向在中旬，故每月此时，痢必加甚，仍与月汛相符，虽改途易辙而行，尚是应去之血，所以痢至年半，尺肤犹不至枯瘁也。且其痢由腰脊酸楚而下，显非肠胃之本病。缘病起夏月，正痢疾流行之候，病者自云患痢，医者何暇他求，通之、涩之、举之、填之，无非肠胃之药，不但未切于病情，抑且更广其病机。试思肠胃之痢，必脂膏削尽而后经枯，则焉能纳食如常而充肌肤耶。然非谓不必治其痢也。欲治痢，必治其所以痢；则当治冲任，必治冲任之所以病。则当去其遗留之物，遗留之物去，则冲任二脉遵道而行，月事如期，痢亦自愈。第物留已将两载，既能上行求食，谅已成形。前医指为虫病，而无面白唇红之证据者，虫必饮食挟湿热之气所化。此但为本身血气所凝，似是而非，判分霄壤。况此物早已脱带，不过应去而未去，欲出而不能。开通冲任二脉，其物自下。不比肠覃石瘕，有牢不可拔之势，必用毒药以攻之者。爰以乌鲗、鲍鱼、茜根、龟鳖甲、血余、车前子、茺蔚子、藕汁为初方。众见方案，佥云舍垂危之痢而不愿，乃远推将及两年之产后，而指为未经人道之怪证，不但迂远穿凿，未免立异矜奇，疑不敢从。蒋礼园令弟敬堂云：徐洄溪批叶案，以十年九年之病，仍标产后为大不然，谓产后过百日而起病者，不作产后看，举世皆以为定评。余读孟英所辑叶案瑕瑜，谓案中所云十年九年者，乃病从产后起，延至于今而屡发也。否则胀泻浮肿，何必远推多载之前而隶于产后耶。更有新产之后，其病不因产育所致者，虽在百日之内，亦不可谓之产后病，仅可云病于产后耳。此证痢虽起于百日之外，块早形于两月之前，因流溯源，正是治病必求其本也。今人之病，何必古书尽载，此医之所以不易为，而辨证之所以为最难也。听其议论，具有根柢，并非捕风捉影之谈，况药极平和，又非毒剂，似与久病元虚无碍。他医既皆束手，盍从其计求生，具嘱仰余勿改其方，于是群议始息。服两剂后，病者忽觉粪从前阴而出，大號，急视之，乃血裹一物，头大尾小，形如鱼鳔而有口，剖之甚韧，血满其中。众始诧为神治，而病者汗晕不支。孟英即与人参、龙骨、牡蛎、茯苓、麦冬、甘草、小麦、红枣为方，服数剂神气安爽，始知脐下之块已落。而左胁下者犹存，然上窜之势，向亦脐下为甚。窜势既减，痢亦渐稀，改用白头翁汤，加阿胶、甘草、小麦、红枣，吞仲景乌梅丸，和肝脾之相贼，养营液而息风。旬日后头目渐清，肿消胀减，复以初方合《金匮》旋覆花汤，服四剂，又下一物，较前差小，而胁块乃消，窜痒悉罢，痢亦径止。惟溺热便溏，口犹辣渴，心摇易汗，腰软无眠，烦躁火升，脉形虚豁。乃阴火内炽，脾受木乘，营液久伤，浮阳不敛也。授归芪建中汤去姜，加黄柏、乌梅、龙骨、牡蛎、小麦，以羊肉汤煎送下交泰丸一钱，脉证虽觉渐和，惟病久元虚，屡生枝节。孟英坚持此法，不过随机略为进退而已。而旁观者议论纷纭，因嘱邀王篪伯会诊，篪伯亦主是法，浮言乃息。服至匝月，喉间渐生甘液而各恙递平，又匝月，甘液布及舌尖而满口皆润。次年二月中旬，经至肌充而愈。适吴楚之警，遂辍药。迨仲冬患疮，误用药水洗之，致毒内陷而殒，惜哉。

九月初旬，蒋君寅昉，招余治其令兄仲卿孝廉夫人之病，年五十九岁。平素操持，腹有聚气，脘痛时作，大便易溏。半月以来，身热耳聋，病泻不食，胸中痞塞，痰韧如胶，口腻欲呕，神情惫甚。脉来虚弦而软，舌苔黄腻无津。乃营津久耗，气郁不舒，虽挟客邪，过头清散，以致本实欲拨也。与参、苓、橘、半、蒌、薤、茹、连、菖、斛、燕窝、枇杷叶，用水露煎服，三帖后，泻止痰稀，胸宽进粥。医见苔退舌红，惊为脱液。

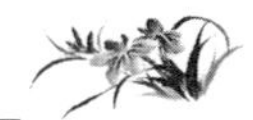

仲卿复邀余往视乃病退之象也。舌上无津，前案已述，今脉渐转，如何反为诧虑。于前方去蒌、薤、连、半，加归、地、麦冬、藕，服之而愈。

痰

张养之令侄女，患汛愆而饮食渐减，于某与通经药，服之尤恶谷。请孟英诊之，脉缓滑，曰：此痰气凝滞，经隧不宣，病由安坐不劳，法以豁痰流气，勿投血药，经自流通。于某闻而笑曰：其人从不吐痰，血有病而妄治其气，胀病可立待也。及服孟英药，果渐吐痰而病遂愈，养之大为折服。予谓世人头痛治头，脚疼疗脚，偶中而愈，贪为己功，误药而亡，冤将奚白。此《寓意草》之所以首列议病之训也。孟英深得力于喻氏，故其议病，迥出凡流，要知识见之超，总由读书而得。虽然，人存政举，未易言也。

沈某患脘痛呕吐，二便秘涩，诸治不效。请孟英视之，脉弦软苔黄腻，曰：此饮证也。岂沉湎于酒乎？沈云：素不饮酒，性嗜茶耳。然恐茶寒致病，向以武彝红药，熬浓而饮，谅无害焉。孟英曰：茶虽凉而味清气降，性不停留。惟蒸遏为红，味变甘浊，全失肃清之气，遂为酿疾之媒。较彼曲蘖，殆一间耳。医者不察，仅知呕吐为寒，姜萸沉附，不特与病相反，抑且更煽风阳。饮藉风腾，但升不降，是以上不能纳，下不得通，宛似关格，然非阴枯阳结之候。以连、楝、栀、芩、旋覆、竹茹、枇杷叶、橘、半、苓、泽、蛤壳、荷茎、生姜衣为方，送服震灵丹，数剂而平，匝月而起。

康康候司马令郎尔九，在玉环署中，患心忡自汗，气短面赤，霎时溲溺数十次，澄澈如水。医佥谓虚，补之日剧，乃来省就孟英诊焉。左寸关数，右弦滑，心下似阻，因作痰火阻气，心热移肺，治用蛤壳、黄连、枳实、楝实、旋覆、花粉、橘红、杏仁、百合、丝瓜络、冬瓜子、海蛰、荸荠、竹茹、竹沥、梨汁等，出入为方，服之良愈。而司马为职守所羁，尝患恙，函请孟英诊视者再四，竟不克往，继闻司马于冬仲竟卒于瓯。乃知病而得遇良手，原非偶然，前岁遇而今岁不能致，岂非命也耶。

鲍继仲于季春望日，忽然发冷而喘汗欲厥，速孟英视之。脉沉弦而软滑带数，是素患痰饮，必误服温补所致也。家人始述去冬服胡某肾气汤，颇若相安，至今久不吐痰矣。孟英曰：病在肺，肺气展布，痰始能行，虽属久病，与少阴水泛迥殊，辨证不明，何可妄治。初服颇若相安者，方中附桂刚猛，直往无前，痰亦不得不为之辟易，又得地黄等厚浊下趋之品，迴护其跋扈跳梁之性。然暴戾之气，久而必露，柔腻之质，反阻枢机。治节不伸，二便涩少，痰无出路，愈伏愈多，一朝卒发，遂壅塞于清阳升降之路，是以危险如斯。须知与少阴虚喘，判分霄壤，切勿畏虚妄补。投以薤、蒌、枳、杏、旋、赭、橘、半、苑、茹、芦根、蛤粉、雪羹之剂而平，继与肃清肺气而涤留痰，匝月始愈。

朱绀云令正去年娩后，自乳而月事仍行，至仲冬乳少汛愆，咸以为妊也。既而右胁筋绊作疼，渐及肩背，医投平肝药，痛益甚，改用补剂，遂嗽痰带血，人皆以为损矣。广服温补，其病日增，延至仲春，卧榻已匝月，群医束手，始求诊于孟英。面赤足冷，时时出汗，食减无眠，脉来右寸溢，关尺滑而微数，左手弦而带滑，舌赤而润，微有白苔，气逆口渴。所吐之血，淡红而夹痰涎，大解溏小溲短且热，曰：冲为血海而隶于阳明，自乳而姅不爽期者，血本有余也。因阳明经气为痰所阻而不能流通输布，致经断乳少，痰血纠葛而为络痹窜痛，医者不为分导下行，病无出路，以致逆而上溢。再投补剂，气愈窒塞，在上过颡，夫岂水之性哉。予苇茎汤，加茜根、海螵蛸、旋覆、滑石、竹茹、海蛰为剂，和藕汁、童溺服，以肃肺通胃导气化

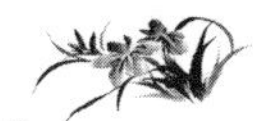

痰而领血下行，覆杯即愈。旬余汛至，不劳培补，寻即受孕。此证不遇孟英，必至补死，而人亦但知其死于虚劳也。服药可不慎耶。

虚损

湖墅张春桥，素禀不坚，头眩脑鸣。频服温补药，甚觉畏冷，人皆谓其体偏于寒也。辛丑春始请孟英诊之，脉甚数，曰：阴亏也，温补非宜，改服滋水培元之剂，颇为有效。夏间或劝以灸火，云可以除百病。盖未知灼艾之可以除百病者，谓可除寒湿凝滞，阳气不能宣通之证，非谓内伤外感一切之病，皆可灸而除之也。故仲景有微数之脉，慎不可灸之训，正以艾火大能伤阴也。灸后数日，即寒少热多，宛如疟疾。医者以为脾寒病，投以温散，日以滋甚。春桥知药治未符，坚不肯服，乃父与之询其故。漫曰：要儿服药，须延王先生诊视，与之遂邀孟英治之。切其脉滑数倍加，曰：阴虚之体，内热自生，灸之以艾，火气内攻。时当溽暑，天热外烁，三者相交，阴何以堪。再投温散，如火益热，当从瘅疟治。专以甘寒息热，则阴津不至枯涸，而寒热不攻自去。所谓治病必求其本也，竟不用一分表散药而治愈。

瓯镇孙总戎令郎楚楼，自镇江来浙，住于石北涯家，途次即患寒热如疟，胁痛痰嗽。北涯见其面黧形瘦，颇以为忧，即延医与诊。医谓秋疟，与疏散方，北涯犹疑其药不胜病，复邀孟英视之。曰：阴亏也，勿从疟治，以苇茎汤加北沙参、熟地、桑叶、丹皮、海石、旋覆、贝母、枇杷叶为剂。北涯见用熟地，大为骇然。孟英曰：君虑彼药之不胜病，吾恐此病之不胜药，赠此肃肺润燥，滋肾清肝之法，病必自安。楚楼闻之叹曰：妙手也，所论深合病情。前在姑苏，服疏散药，甚不相合，居停无疑，我服王公之药矣，果数日而痊，逾旬即东渡赴瓯去。

萧某素患痰多，常服六君子汤，偶延孟英诊之。脉细数而兼弦滑。曰：六君亟当屏绝，病由阴亏火盛，津液受灼而成痰，须服壮水之剂，庶可杜患将来。萧因向吸鸦片烟，自疑虚寒，滋阴不敢频服。继患咽痛，专科治而不效，仍乞治于孟英。因谓曰：早从吾策，奚至是耶。此阴虚于下，阳浮于上，喉科药不可试也。大剂育阴潜阳，其痛日瘥，而喉腭皆形白腐。孟英曰：吸烟既久，毒气熏蒸之故耳。令吹锡类散，始得渐退。补后复患滞下，孟英曰：今秋痢虽盛行，而此独异于人，切勿以痢药治之。盖火迫津液，结为痰饮，酿以烟毒，熏成喉患。吾以燃犀之照，而投激浊扬清之治，病虽愈矣，内蕴之痰浊尚多，奈向来为温补药所禁，锢于肠胃曲折之间，而不得出。今广投壮水之剂，不啻决江河而涤陈莝，岂可与时行暑热之痢同年而语耶。治不易法，食不减餐，日数十行，精神反加。逾月之后，大解始正。计服甘凉约二百剂，肌肉复充，痰患若失。

吴芸阁因壮年时患徽疮，过服寒凉之药，疮虽愈，阳气伤残，虚寒病起。改投温补，如金液丹、大造丸之类，始得获安。奈医者昧于药为补偏救弊而设，漫无节制，率以为常，驯致血溢于上，便泄于下，食少痰多，喘逆碍卧，两起不能屈伸。童某犹云：寒湿为患，进以苓姜术桂汤多剂，势益剧，且溲渐少而色绿如胆汁，医皆不能明其故。延孟英诊之，脉弦硬无情，曰：从前寒药戕阳，今则热药竭阴矣。胃中津液，皆灼烁以为痰，五脏咸失所养，而见证如上。水源欲绝，小溲自然渐少，木火内焚，乃露东方之色。与章虚谷所治暑结厥阴，用来复丹攻其邪从溺出，而见虚碧之色者，彼实此虚，判分天壤，恐和缓再来，亦难为力矣。寻果殁。

《薛氏医案》每以补中益气汤，与地黄丸并用为治，虽虑不远之贤，亦或效尤，其实非用药之法也。如果清阳下陷而当升举者，则地黄丸之阴凝滞腻，非所宜也。设属真阴不足，当用滋填者，则升柴之耗散，不可投也。自相矛盾，纪律毫无。

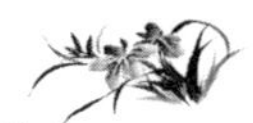

然上下分治，原有矩矱。有屠敬思素属阴亏，久患痰嗽，动即气逆，夜不能眠，频服滋潜，纳食渐减，稍沾厚味，呕腐吞酸。孟英视脉左弦而微数，右则软滑兼弦。水常泛滥，土失隄防，肝木过升，肺金少降。良由久投滋腻，湿浊内蟠，无益于下焦，反础乎中运，左强右弱，升降不调。以苁蓉、黄柏、当归、芍药、熟地、丹皮、茯苓、楝实、砂仁研为末，藕粉为丸，早服温肾水以清肝；以党参、白术、枳实、菖蒲、半夏、茯苓、橘皮、黄连、蒺藜生晒研末，竹沥为丸，午服培中土而消痰，暮吞威喜丸肃上源以化浊。三焦分治，各恙皆安。悉用丸剂者，避汤药之助痰湿耳。

王炳华之媳屡次堕胎，人渐尪羸，月事乱行，其色甚淡，医谓虚也。大投补剂，其瘦日甚，食少带多。遂加桂附，五心如烙，面浮咳逆，痰壅碍眠，大渴喜嗔。医皆束手，始请孟英脉之。两尺虚软，左寸关弦数，右兼浮滑，乃阴虚火炎也。然下焦之阴虽虚，而痰火实于上焦。古人治内伤，于虚处求实，治外感于实处求虚，乃用药之矩矱也。爰以沙参、竹茹、冬瓜子、芦笋、枇杷叶、冬虫夏草、石英、紫苑、苁蓉、旋覆为方，两剂即能寐，五六剂嗽止餐加。乃去紫苑、旋覆、沙参，加西洋参、归身、黄柏，服五剂热减带稀，口和能食。再去芦笋、冬瓜子、枇杷叶，加熟地、枸杞、乌鲗骨服之而愈。又吴氏妇陡患咳嗽，痰不甚多，不能著枕者旬日矣。神极委顿，孟英察脉虚数，授枸杞、苁蓉、归身、石英、龟板、牡蛎、冬虫夏草、麦冬、牛膝、胡桃肉之剂，覆杯而病若失。

戊戌春张雨晨司马，必欲孟英再赴环山。孟英因其受病之深，且公事掣肘，心境不能泰然，诚非药石之可以为力也，固辞不往。司马泫然哀恳，但冀偕行旋署，则任君去留可耳，并嘱赵兰舟再四代陈曲悃。孟英感其情，同舟渡江，次剡溪。司马谈及体气羸惫情形，孟英忽曰：公其久不作嚏乎？司马曰：诚然有年矣。此曷故也。孟英曰：是阳气之不宣布也。古惟仲景论及之，然未立治法，今拟鄙方奉赠，博公一噎如何，司马称善。遂以高丽人参、干姜、五味、石菖蒲酒炒、薤白、半夏、橘皮、紫苑、桔梗、甘草为剂，舟行抵嵊，登陆取药，煎而服之。驾舆以行，未及三十里，司马命从人诣孟英车，前报曰：已得噎矣。其用药之妙如此。

朱氏妇素畏药，虽极淡之品，服之即吐。近患晡寒夜热，寝汗咽干，咳嗽胁疼，月余复渐至餐减经少，肌削神疲，始迓孟英诊之。左手弦而数，右部涩且弱，曰：既多悒郁，又善思虑，所谓病发心脾是也。而平昔畏药，岂可强药再戕其胃，诚大窘事。再四思维，以甘草、小麦、红枣、藕四味，令其煮汤频饮勿辍。病者尝药大喜，径日夜服之。逾旬复诊，脉证大减，其家请更方，孟英曰：毋庸。此本仲圣治藏躁之妙剂，吾以红枣易大枣取其色赤补心，气香悦胃，加藕以舒郁怡情，合之甘麦，并能益气养血，润燥缓急。虽若平淡无奇，而非恶劣损胃之比，不妨久任，何可以果子药而忽之哉。恪守两月，病果霍然。

高石泉仲媳，骨小肉脆，质本素虚，冬间偶涉烦劳，不饥不寐，心无把握，夜汗耳鸣。冯某连进滋阴法，病日甚。孟英察其左寸甚动，两关弦滑苔色腻黄，乃心肝之火内燔，胃府之气不降，阴亏固其本病，滋填未可为非。然必升降先调而后补之有益，授盐水炒黄连、石菖蒲、元参、丹参、栀子、石斛、小麦、知母、麦冬、竹叶、莲子心等药，服之即应。续予女贞、旱莲、牡蛎、龟板、地黄，善后而瘥。室女多抑郁，干嗽为火郁，夫人而知之者。王杞庭之姊，年逾摽梅，陡患干嗽无一息之停，目不交睫，服药无功，求孟英诊焉。两脉上溢，左兼弦细，口渴无苔。乃真阴久虚，风阳上僭，冲嗽不已，厥脱堪虞。授牡蛎、龟版、鳖甲、石英、苁蓉、茯苓、熟地、归身、牛膝、冬虫夏草、胡桃肉之方，药甫煎，果欲厥，亟服之即寐。次日黄昏，犹发寒痉，仍灌前药。至第三夜，仅有寝汗而已。四剂

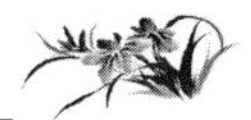

后诸恙不作，眠食就安。设此等潜阳镇逆之方，迟投一二日，变恐不可知矣。况作郁治，而再用开泄之品耶。故辨证为医家第一要务也。

许兰屿令正，正月中旬偶食蒸饼，即觉腹中攻痛，而寒热间作，以为疟也。请孟英诊之，脉弦软而微数，曰：此不可以疟论。缘营素亏，往岁愈后，少于调补，仍当濡养奇经。盖阳维为病，亦能作寒热，而八脉隶于肝肾，温肾凉肝，病即霍然矣。授以苁蓉、枸杞、当归、白薇、青蒿、茯苓、竹茹、鳖甲、楝实、藕，数帖果愈。迨二月中旬其病复作，举家佥以为疟，或云必前次早补，留邪未去使然。而兰屿远出，家无主议之人。孟英曰：前次愈之太易，我之罪也。不为善后，谁之过欤？如信我言，指日可瘳。第须多服培养之剂，保无后患。于是仍服前药，亦数剂而安。续以集灵膏去牛膝，加羊藿、阿胶、当归、黄柏、菟丝、苁蓉、蒲桃干，熬膏服之，竟不再发。

李健伯夫人因伤情志而患心跳，服药数月，大解渐溏，气逆不眠，面红易汗，卧榻不起，势已濒危。其次婿余朗斋浼孟英诊之，坚辞不治。其长婿瞿彝斋力设恳法，且云：妇翁游楚，须春节旋里，纵使不治，亦须妙药稽延时日。孟英曰：是则可也。立案云：此本郁痰证，缘谋虑伤肝，营阴久耗，风阳独炽，烁液成痰，痰因火动，跳跃如春。若心为君主之官，苟一跳动，即无生理，焉能淹缠至此乎。但郁痰之病，人多不识，广服温补，阴液将枯。脉至右寸关虽滑，而别部虚弦软数，指下无情，养液开痰，不过暂作缓兵之计，一交春令，更将何物以奉其生。莫谓赠言之不详，姑顺人情而予药，方用西洋参、贝母、竹茹、麦冬、茯神、丹参、苁蓉、薏苡、紫石英、蛤壳等，服之痰果渐吐，火降汗收，纳谷能眠，胸次舒适，而舌色光降，津液毫无。改授集灵膏法，扶至健伯归，因谓其两婿曰，我辈之心尽矣。春节后终虞痉厥之变也，已而果然。

惊

邵鱼竹给谏，起居饮食如常，惟仅能侧卧，略难仰卧。仰而寤，无恙也，稍一合眼，则惊窜而醒，虽再侧眠亦彻夜不得寐矣。多年莫能治，孟英以三才合枕中丹加黄连、肉桂，服之良效。其长郎子旒，久患痰多，胸膈满闷，连年发痫，药之罔效。孟英脉之曰：气分偏虚，痰饮阻其清阳之旋运，宜法天之健以为方，则大气自强，而流行不息，胸次乃廓然如太空矣。与六君去甘草，加黄耆、桂枝、薤白、蒌仁、石菖蒲、蒺藜、旋覆，服之满闷渐舒，痫亦不发矣。

周菊生令正，患少腹痠坠，小溲频数而疼。医投通利不效，继以升提温补，诸法备试。至于不食不寐，大解不行，口渴不敢饮水，闻声即生惊悸。孟英脉之曰：厥阴为病也，不可徒治其太阳。先与咸苦以泄其热，续用甘润以滋其阴，毫不犯通渗之药而愈。一圃人诣孟英泣请救命，诘其所以，云家住清泰门内马婆巷。因本年二月十五日卯刻，雷从地奋，火药局适当其冲，墙垣廨宇，一震泯然，虽不伤人，而附近民房，撼摇如簸。其时妻在睡中惊醒，即觉气不舒畅。半载以来，渐至食减形消，神疲汛少，惟卧则其病如失，药治罔效。或疑邪祟所凭，祈禳厌镇，亦属无灵，敢乞手援，幸无却焉。孟英许之，往见妇卧于榻，神色言动，固若无恙。诊毕，病人云：君欲睹我之疾也，坐而起，果即面赤如火，气息如奔，似不能接续者。苟登圊溲便，必贲逆欲死。前所服药，破气行血，和肝补肺，运脾纳肾，清火安神，诸法具备，辄如水投石。孟英仿喻氏治厥巅疾之法用药，一剂知，旬余愈。

章养云室患感，适遇猝惊。黄包二医，皆主温补，乃至昏谵痉厥，势极危殆，棺衾咸备，无生望矣。所亲陈仰山闻之，谓云：去秋顾奏云之恙，仅存一息，得孟英救愈，子盍图之。

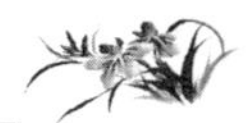

章遂求诊于孟英。证交三十八日，脉至细数无伦，两手拘挛宛如角弓之反张，痰升自汗，渴饮苔黄，面赤臀穿，昼夜不能合眼。先与犀、羚、贝、斛、元参、连翘、知母、花粉、胆星、牛黄、鳖龟甲、珍珠、竹黄、竹叶、竹沥、竹茹为方，三剂，两手渐柔，汗亦渐收。又五剂，热退痰降，脉较和，而自言自答，日夜不休，乃去羚、斛、珠、黄，加西洋参、生地，大块朱砂两许，服之，聒絮不减，或疑为癫，似有摇惑之意。孟英恐其再误，嘱邀许芷卿商之。芷卿极言治法之丝丝入扣，复于方中加青黛、龙牡服二剂，仍喋喋不已。孟英苦思数四，径于前方加木通一钱，投匕即效。次日病者自语，前此小溲业已通畅，不甚觉热，昨药服后，似有一团热气从心头直趋于下，由溺而泄。从此神气安谧，粥食渐加，两腿能动，大解亦坚。忽咽肿大痛，水饮不下，孟英曰：余火上炎也。仍与前方，更吹锡类散而安。惟臀疮未敛，腿痛不已，乃下焦气血伤残，改用参、芪、归、芍、生地、合欢、山药、麦冬、牛膝、石斛、木瓜、桑枝、藕肉，数服痛止餐加。又与峻补，生肌而愈。

杭城温元帅例于五月十六日出巡遣疫，有魏氏女者，家住横河桥之北，会过其门，将及天晓，适有带发头陀，由门前趋过，瞥见之大为惊骇，注目视之，知为僧也，遂亦释然。而次日即不知饥，眩晕便秘。医谓神虚，投补数帖，反致时欲昏厥，更医作中风治势益甚。旬日后，孟英持其脉弦伏而滑，胸腹无胀闷之苦，旬余不更衣，是惊则气乱，挟痰逆升。正仲圣所谓诸厥应下者，应下其痰与气也。以旋、赭、栀、连、雪羹、楝、贝金箔、竹沥、菔汁为方，并以铁器烧红淬醋，令吸其气，二剂厥止，旬日而痊。

狂

李叟年越古稀，意欲纳妾，虽露其情，而子孙以其耄且瞽也，不敢从，因以渐病狂惑。群医咸谓神志不足，广投热补之药，愈服愈剧，始延孟英诊之。脉劲搏指，面赤不言，口涎自流，力大无制。曰：此禀赋过强，阳气偏盛，姑勿论其脉证，即起病一端，概可见矣。如果命门火衰，早已痿靡不振，焉能与此念头。医见其老，辄疑其虚，须知根本不坚实者不能享长年，既享大寿，其得于天者必厚。况人年五十，阴气先衰。徐灵胎所谓千年之木，往往自焚。阴尽火炎，万物皆然。去冬吾治邵可亭孤阳喘逆，壮水清火之外，天生甘露饮，灌至二百余斤，即梨汁也。病已渐平，仅误于两盏姜汤，前功尽坠。可见阴难充长，火易燎原。今附、桂、仙茅、鹿茸、参、戟、河车等药，服之已久，更将何物以生其涸竭之水，而和其亢极之阳乎。寻果不起。

朱养心后人名大镛者，新婚后神呆目瞪，言语失伦。或疑其体弱神怯，与镇补安神诸药，驯致善饥善怒，骂詈如狂。其族兄已生邀孟英诊之，右脉洪滑，与犀角、石膏、菖蒲、胆星、竹沥、知母，吞礞石滚痰丸而愈。其大父患四肢冷颤，常服温补，延久不痊。孟英切其脉弦而缓，曰：非虚也，与通络方，吞指迷茯苓而瘥。

陈氏妇年逾四旬，娩后忽然发狂。时值秋热甚烈，或以为受热，移之清凉之所势不减。或以为瘀，投以通血之药而不效。金顾二医皆为虚火，进以大剂温补则狂莫能制。或云痰也，灌以牛黄丸亦不应。浼孟英视之，切脉弦数，头痛睛红，胸腹皆舒，身不发热，乃阴虚而肝阳陡动也。先灌童溲势即减，剂以三甲、二至、丹参、石英、生地、菊花、牛膝、藕，用金饰同煎，一饮而病若失。愈后询之，果因弄瓦而拂其意耳。

陆渭川令媳患感，适遇姅期，医治数日，经止而昏狂陡作。改从热入血室治，转为痉厥，不省人事。所亲沈雨阶为延孟英诊之，脉弦软而虚滑，气逆面青，牙关不开，遗溺便闭，令按胸次，坚硬如石，此冬温尚在气分。如果热入血室，何至昼亦昏迷，良由素多怫郁，气滞痰凝。用柴胡则肝气愈升，攻瘀血

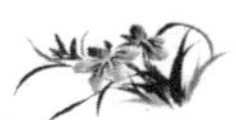

则诛伐无过，予小陷胸合蠲饮六神汤加竹沥，调服牛黄至宝丹一颗，外以苏合丸涂于心下，痰即涌出。胸次渐柔，厥醒能言，脉较有力。次日仍用前方调万氏清心丸一粒，果下痰矢，渐啜稀糜，改授肃清，数日而愈。续有顾某陡患昏狂，苔黄便闭，卧则身挺，汗出五心。医云：热入膻中，宜透斑疹，治之加剧。孟英诊脉弦缓不鼓，身无大热，小溲清长，的非外感，乃心虚胆怯，疑虑忧愁，情志不怡，郁痰堵窍也。以蠲饮六神汤合雪羹加竹叶、莲子心、竹沥，服二剂狂止。自言腹胀而头偏左痛，仍以前方吞当归龙荟丸，大解始下。改用清火养心，化痰舒郁之法而愈。

瘫痪

徐月岩室，患周身麻木，四肢瘫痪，口苦而渴，痰冷如冰，气逆欲呕，汛愆腹胀，频饮极热姜汤，似乎畅适。深秋延至季冬，服药不愈。孟英诊脉沉弦而数，曰：溺热如火乎？间有发厥乎？病者唯唯。遂以雪羹、旋赭、栀、楝、茹、斛、知母、花粉、桑枝、羚羊、橄榄、蛤壳为方送下当归龙荟丸，服之递效。二十剂即能起榻，乃去羚、赭，加西洋参、生地、苁蓉、藕，投之渐愈。

郑芷塘令岳母年逾花甲，仲春患右手足不遂，舌蹇不语，面赤便秘。医与疏风不效，第四日延诊于孟英。右洪滑，左弦数，为阳明府实之候。疏石菖蒲、胆星、知母、花粉、枳实、蒌仁、秦艽、旋覆、麻仁、竹沥为方，或虑便泻欲脱，置不敢用。而不知古人中藏宜下之藏字，乃府字之伪。柯氏云，读书无眼，病人无命，此之谓也。延二旬病势危急，芷塘浼童秋门复悲恳孟英视之。苔裂舌绛，米饮不沾，腹胀息粗，阴津欲竭，非急下不可也。即以前方加大黄四钱绞汁服，连下黑矢五次，舌蹇大减，渐啜稀糜。乃去大黄加西洋参、生地、麦冬、丹皮、薄荷，服五剂，复更衣，语言乃清。专用甘凉充津涤热，及旬日舌色始淡，纳谷如常。改以滋阴，渐收全绩。逾三载闻以他疾终。

赖炳也令堂，年近古稀，患左半不遂。医与再造丸暨补剂，服二旬病如故。孟英按脉弦缓而滑，颧赤苔黄，音微舌蹇，便涩无痰，曰：此痰中也。伏而未化，与犀、羚、茹、贝、菖、夏、花粉、知母、白薇、豆卷、桑枝、丝瓜络等药，服三剂而苔化，音渐清朗。六七剂腿知痛，痰渐吐，便亦通。既而腿痛难忍，其热如烙。孟英令涂葱蜜以吸其热，痛果渐止。半月后，眠食渐安。二旬外，手能握。月余，可扶掖以行矣。

晕眩

王雪山令媳，患心悸眩晕，广服补剂，初若甚效，继乃日剧。时时出汗，肢冷息微，气逆欲脱，灌以参汤，稍有把握，延逾半载，大费不赀。庄之阶舍人，令延孟英诊视，脉沉弦且滑，舌绛而有黄腻之苔，口苦溲热，汛事仍行，病属痰热纠葛，误补则气机壅塞，与大剂清热涤痰药，加当归龙荟丸，服之渐以向安。仲夏即受孕，次年二月诞一子。惜其娠后停药，去痰未尽，娩后复患悸晕不眠，气短不饥。或作产后血虚治不效，仍请孟英视之。脉极滑数，曰：病根未刈也，与蠲痰清气法果应。

胡秋谷令爱，年甫笄，往岁患眩晕。孟英切其脉滑，作痰治，服一二剂未愈。更医谓虚，进以补药颇效，渠信为实然。今冬复病，径服补药半月后，眠食皆废，闻声惊惕，寒颤自汗，肢冷如冰，以为久虚欲脱，乞援于孟英。脉极细数，目赤便秘，胸下痞塞如柈，力辨其非虚证。盖痰饮为患，乍补每若相安，具双眼者，始不为病所欺也。投以旋、赭、茹、贝、蛤壳、花粉、桑、栀、蒌、薤、连、枳等药，数服即安。而晕不能止，

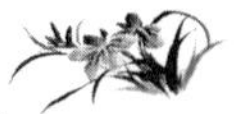

乃去赭、薤、蒌、枳，加元参、菊花、二至、三甲之类，服匝月始能起榻。

王瘦石令郎迟生，年未冠而体甚弱，夜梦中忽如魇如惊，肢摇目眩，虽多燃灯烛，总然黑暗，醒后纳食如常，月一二发。乃父以为忧而商于孟英，脉之弦细而涩。曰：真阴不足，肝胆火炎所致耳。令服神犀一月，病遂不发。继与西洋参、二地、二冬、三甲、黄连、阿胶、甘草、小麦、红枣，熬膏服之，竟刈其根，逾年完姻，癸丑已生子矣。

厥

秋初家慈猝仆于地，急延孟英诊之。脉浮弦以滑，用羚羊角、胆星、牡蛎、石菖蒲、丹参、茯苓、钩藤、桑叶、贝母、橘红、蒺藜等，以顺气蠲痰息风降火而痊。癸卯春前数日，忽作欠伸而厥。孟英切脉微弱而弦，曰：病虽与前相似而证则异矣。以高丽参、白术、何首乌、山茱萸、枸杞、桑葚、石斛、牛膝、蒺藜、橘红、牡蛎等，镇补摄纳以瘳。予谓此等证安危在呼吸之间，观前后卒仆数案，可见其辨证之神，虽古人不多让，况世俗之所谓医乎？家慈两次类中，予皆远出，微孟英吾将焉活。感铭五内，聊识数言，惟愿读是书者，体其济世之心。临证得能如是，将胥天下之沉痾而尽起矣。

牙行王炳华室，夏患臂痛，孙某曰：风也。服参耆归芎数帖，臂稍愈而脘痛，孙曰：寒也。加以附桂，痛不止而渐觉痰多，孙曰：肝肾不足也。重用熟地、枸杞，令其多服取效，不料愈服愈剧，渐至昏厥，孙尚以为药力之未到。病体之久虚，前方复为加重，甚而时时发厥。始请孟英诊之，脉沉而有弦滑且数之象。乃谓炳华曰：此由过投温补，引动肝风，煽其津液为痰，痰复乘风而上，此晕厥之由来也。余波则奔流经络，四肢因而抽搐，阳气尽逆于上，宜乎鼻塞面浮，浊气不能下达，是以便滞不肌。炳华曰：神见也。温补药服几三月矣，不知尚可救乎？孟英曰：勿疑吾药，犹有望焉。遂与大剂甘寒息风化饮，佐以凉苦泄热清肝，厥果渐止，各恙递蠲，两月后康复如常。予偶于旧书中检得无名氏钞本一册，所录多岐黄之言。内一条云：附桂回阳，在一二帖之间。万一误投，害亦立至，功过不掩，其性之毒热也。概可见矣。奈世人不知药为治病而设，徒以贪生畏死之念，横于胸中，遂不暇顾及体之有病无病，病之在表在里，但闻温补之药，无不欣然乐从者。模棱之辈，趋兢存心，知其死于温补而无怨悔也。乃衣钵相传，不必察其体病脉证之千头万绪，仅以温补之品二十余味，相迭为用，即成一媚世之方，且托足《金匮》之门，摹拟肾气之变。盖知熟地之阴柔，可缚附桂之刚猛，误投不至即败，偶中又可邀功，包藏祸心，文奸饰诈，何异新莽比周公。子云：学孔圣哉，人以其貌古人而口圣贤也，多深信而不疑。迨积薪既厚，突火顿燃，虽来烂额焦头之客，其不至于焚身者幸矣。较彼孟浪之徒，误投纯阳药，致人顷刻流血而死者，其罪当加十等。诛心之论，救世之言，知我罪我，不遑计焉。孟英见之，拜读千过。且曰剿汉学以欺世，由来久矣。徐灵胎之论，无此透彻，可与退之原道文并峙。当考其姓字，于仲景先师庙内建护圣祠以祀之。予谓孟英如此称许，则其可传也奚疑。故附刊此案之后，以证王氏妇温补药服及三月，即所谓阴柔束缚刚猛之故，致人受其愚而不觉者，后之人可以监矣。

血症

范庆簪年逾五十，素患痰嗽，乙酉秋在婺骤然吐血，势颇可危。孟英诊曰：气虚而血无统摄也。虽向来咳嗽阴亏，阴药切不可服，然非格阳吐血，附桂更为禁剂。乃以潞参、耆、术、苓、草、山药、扁豆、橘皮、木瓜、酒炒芍药为方，五帖而安。

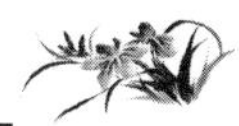

继去甘草、木瓜，加熟地、黄黑驴皮胶、紫石英、麦冬、五味子、龙骨、牡蛎，熬膏服之，全愈，亦不复发。后范旋里，数年以他疾终。

戊申元旦，陈秋槎参军，大便骤下黑血数升，继即大吐鲜红之血，而汗出神昏肢冷搐搦躁乱妄言。速孟英至，举家跪泣救命。察其脉左手如无，右弦软按之数，以六十八岁之年，佥虑其脱，参汤煎就，将欲灌之，孟英急止勿服，曰：高年阴分久亏，肝血大去，而风阳陡动，殆由忿怒，兼服热药所致耳。其夫人云：日来颇有郁怒，热药则未服也，惟冬间久服姜枣汤，且饮都中药烧酒一瓶耳。孟英曰：是矣。以西洋参、犀角、生地、银花、绿豆、栀子、元参、茯苓、羚羊、茅根为剂，冲入热童溲灌之；外以烧铁淬醋，令吸其气，龙牡研粉扑汗，生附子捣帖涌泉穴，引纳浮阳。两服血止，左脉渐起，又加以龟板、鳖甲，服三帖，神气始清，各恙渐息，稍能啜粥。乃去犀羚，加麦冬、天冬、女贞、旱莲投之，眠食日安。半月后，始解黑燥矢，两旬外，便溺之色皆正。与滋补药调痊，仍充抚辕巡捕，矍铄如常，秋间赴任绍兴，酉秋以他疾终。

关琴楚令孙少西，年三十四岁，素善饮。夏间已患著枕即嗽，讳而不言，家人未之知也。迨秋发热，呕吐腹痛，伊父母以为痧也。诸痧药遍投之，寻即气充咳嗽，血涌如泉，不能稍动，动即气涌血溢。沈某但知其素禀阴亏，遽从滋补，服后益剧。迟孟英诊焉，脉弦洪而数，曰：虽属阴虚，但饮醇积热于内，暑火外侵，而加以治痧丹丸，无不香窜燥烈，诚如火益热矣，亟当清解客热。昔孙东宿治族侄明之一案，与此略同。必俟热退血止，再为滋养，知所先后，则近道矣。病家素畏凉药，而滋补又不应，遂求乩方服之，药甚离奇，并木鳖麝香亦信而不疑。旬日后血已吐尽，气逆如奔，不寐形消，汗多热壮，再乞诊于孟英，已不可救药矣。

秀水怀某三十五岁，自春前偶失血一日，嗣即频发，所吐渐多，延至季冬。聘余往视，左脉虚弦而数，右软大，气逆自汗，足冷面红，夜不成眠，食不甘味，音低神惫，时欲呕酸。此由心境不怡，肝多怫郁，而脉候如斯，有气散血竭之虞，坚欲返棹。然既邀余至，不得不勉写一方，聊慰其意。而病者强作解事，反以所疏舒郁之品为不然，执意要用五味、山萸、姜、桂之类，性情刚愎，此病之所由来，而执迷不悟，更为速死之道矣。既而其妻出诊，脉至弦细，顶癖头疼，心悸带多，不饥五热，亦是水亏木旺。退而谓其所亲曰：兹二人何郁之深耶？始如其无子欲买妾，而妻不许，遂以反目成病，及病成；而妻乃忧悔交萦，因亦致疾，此与曩视省垣顾金城之病同。因家拥钜资，故壮年即虑无子，亦可谓欲速不达矣；而愚妇不知大计，径为一妒字，以致溃败决裂，此时虽亟为置妾，亦无济矣，即以身殉，亦何益乎？录之以垂炯戒。

一少年久患内热，鼻衄龈宣，溺赤便艰，睛红口渴，热象毕露。因阳萎经年，医者但知为阳虚之证，而不知有因热而萎之病，遂进温补，其热俞炽。父母不知为之毕姻，少年大窘，求治于余，脉滑而数，曰：无伤也。与元参、丹皮、知、柏、薇、栀、石菖蒲、丝瓜络、沙参、蛤壳、竹茹，服六剂。来报昨夜忽然梦遗，余曰：此郁热泄而阳事通矣，已而果然。

诸　痛

金某久患脘痛，按之漉漉有声，便闭溲赤，口渴苔黄，杳不知饥，绝粒五日，诸药下咽，倾吐无余。孟英察脉沉弱而弦，用海蛇、荸荠各四两煮汤饮之，径不吐，痛亦大减。继以此汤煎高丽参、黄连、楝实、延胡、栀子、枳竹、石斛、竹茹、柿蒂等药，送服当归龙荟丸，旬日而安；续与春泽汤调补收绩，盖其人善饮而嗜瓜果以成疾也。

吴沄门年逾花甲，素患脘痛，以为虚寒，辄服温补，久而

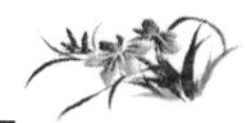

益剧。孟英诊曰：肝火宜清。彼不之信，延至仲夏，形已消瘦，倏然浮肿，胁背刺痛，气逆不眠，心辣如焚，善嗔畏热，大便时泻，饮食下咽即吐。诸医束手，乃恳治于孟英。脉弦软而数，与竹茹、黄连、枇杷叶、知母、栀、楝、旋、赭等药而吐止，饮食虽进，各恙未已。投大剂沙参、生地、龟板、鳖甲、女贞、旱莲、桑叶、丹皮、银花、茅根、茹贝、知柏、枇杷叶、菊花等药，出入为方。二、三十剂后周身发疥疮而肿渐消，右耳出粘稠脓水而泻止，此诸经之伏热，得以宣泄也。仍以此药令其久服，迨秋始愈，冬间能出门矣。

朱湘槎令媳，患小溲涩痛。医与渗利，反发热头疼，不饥口渴，夜不成眠。孟英诊之，脉细数，乃阴虚肝郁，化热生风，津液已烁，岂容再利？与白薇、栀子、金铃、知母、花粉、紫菀、麦冬、石斛、菊花，服之即愈。其侄新泉之室怀娠患痢，医投温燥止涩，腹痛甚，而遍身发黄，饮食不思。孟英视之暑湿也。与芩连、银花、茅根、桑叶、栀楝、竹叶、茵陈、冬瓜皮而愈。吴酝香大令仲媳泛愆而崩之后，脘痛发厥，自汗肢冷。孟英脉之，细而弦滑，口苦便涩，乃素体多痰，风阳内鼓，虽当崩后，病不在血。与旋赭、羚、茹、枳、贝、薤、蒌、蛤壳为方，痛乃渐下，厥亦止。再加金铃、延胡、苁蓉、鼠矢，服之而愈。迨季冬因卒惊发狂，笑骂不避亲疏。孟英察脉，弦滑而数。与犀羚、元参、丹皮、丹参、栀子、菖蒲、竹叶、鳖甲、竹沥，吞当归龙荟丸，息风阳以涤痰热，果数剂而安。然平时喜服补药，或有眩晕，不知为风痰内动，益疑为元气大虚。孟英尝谏阻之，而彼不能从。至次年季春，因伤感而狂证陡发，毁器、登高，更甚于昔。孟英视之，苔黑大渴，与前方加真珠牛黄服之；苔色转黄，弦滑之脉略减，而狂莫可制。改以石膏、朱砂、铁落、菖蒲、青黛、知母、胆星、鳖甲、金铃，旋覆元参、竹沥为大剂，送礞石滚痰丸，四服而平。继而脚气大发，腹痛便秘，上充于心，肢冷汗出，昏晕欲厥。与连、栀、茹、小麦、百合、旋、贝、元胡、乌药、雪羹、石英、鼠矢、黄柏、藕等药而安。

儒医何新之素患脘痛，每日必吐水数缶始舒畅，吐后啖面食肉，如汤沃雪，第不能吃饭者十余年矣。季秋痛吐益甚，饮食不进，平肝通络，诸治不瘳，人极委顿。屈孟英视之，脉弦滑而软，曰：中虚停饮也。以六君去甘草，加桂枝、厚朴、牵牛，服之积饮果下，痛亦渐休，吐止餐加，精神稍振。乃去牵、朴，加附子、白芍、薏仁，与之遂愈，且能吃饭。病者谓既能吃饭，善后药不肯多服。迨仲冬中旬出门诊疾，骤与严寒，归即痛作，连服荔香散数日而逝。盖中气素虚者，不可专用香散之药也。

许兰屿令正，自夏间半产后患感证，虽已治愈，而腰腹左痛时作，多医杂治，其痛日增，食减汛愆，卧床不起。黄某谓诸药无功，惟有肾气汤先固其根本，频服之痛益剧，且痛作之时，则带下如注。黄谓显系真火无权，附桂复为加重，遂至痛无停晷，呻吟欲绝。陈春湖嘱迎孟英诊之，左关尺弦数无伦，形消舌赤，彻夜无眠，是肾阴大亏，肝阳极炽，营液耗夺，八脉交虚之证也。用龟板、乌鲗、苁蓉、枸杞、归身、楝实、竹茹、白薇、黄檗、丝瓜络、蒲桃、干藕为方，一剂知，数剂已；续加熟地、阿胶，调理月余，经行而愈。

孙位申陡患喉偏左痛，下及乳旁，神疲欲卧，动即凛寒。速孟英视之，脉弦细以软，苔薄白，口不渴，痰多且韧，溺赤不肌，是暑湿内伏而肝郁不舒，且阴分素亏，复伤劳倦也。昔人之清暑益气汤、藿香正气丸，皆是成法，设误投之，悉为戈戟。幸病家深信不疑，旁无掣肘，予射干、兜铃、娄壳、通草、滑石、竹茹、丝瓜络、冬瓜子、枇杷叶、荷杆，极轻清之药一剂，即吐胶痰数碗，汗出周身，喉痛较松，凛寒亦罢；而身痛微热，苔色转黄，去射干、兜铃，加栀子、豆卷服之，热退痛减；再去滑石、豆卷，加石斛、沙参、野蔷薇露投之，知饥啜

 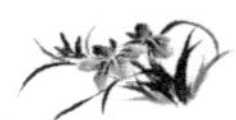

粥，诸恙悉安，嗣用养阴充液而愈。

许兰屿令此，素属阴亏，舌常脱液，季秋患脘下疼胀，得食愈甚，映及胁背，宛如针刺；稍合眼则心掣动而惊寤，自按痛处，则涌水苦辣，不渴欲饮，溲少神疲，自疑停食，服楂曲而益剧。孟英视脉弦软，曰：此停食也。饮停则液不能上，故口渴，而饮即水也，内有停水，故不喜饮；其舌上脱液，虽属阴虚，亦由阴隔，寐即心掣者，水凌火也，得食痛加者，遏其流也。以苓泽、橘、半、旋、蛤、连、蛰，加生姜衣投之，溲行得睡。惟晚食则脘下犹疼，疼即心热如火，且面赤头痛，股冷腰酸，必俟脘间食下，则诸恙皆平。孟英曰：此停饮虽蠲而肝火升也，宜参潜养为治矣，改授沙参、苁归、竹茹、楝、檗、石决明、丝瓜络、姜汁炒栀子，少佐生黄连，服之遂愈。

便　秘

沈东屏年逾八秩，患腹胀便秘。孟英诊曰：耄年脉实，天畀独厚，证属阳结，法宜清火。与西洋参、石膏、白芍、知母、花粉、桑皮、杏仁、橘皮、枳壳、甘草，送更衣丸，四剂而愈。设投别药，势必迁延而败。人亦谓其天年之得尽，断不料其药治之误也。后四年始殁。夏间汪湘筠明府，因食肉病胀。医谓老年气弱火衰，辄投湿补，直至腹如抱瓮。始延孟英视之，弥留已极，不可救药矣。

海盐任斐庭，馆于关琴楚家，季夏患感。黄某闻其身热而时有微寒也，进以姜、萸、柴、枣等药，数帖热愈壮，而二便不行。更医连用渗利之剂，初服溲略通，既而益秘，居停以为忧。始延孟英视焉。证交十四日，骨瘦如柴，脉弦细而涩，舌色光紫，满布白糜，夜不成眠，渴不多饮，粒米不进，少腹拒按，势将喘逆；虽属下证，而形脉如斯，法难直授。先令取大田赢一枚，鲜车前草一握，大蒜六瓣，共捣烂加麝香少许，罨

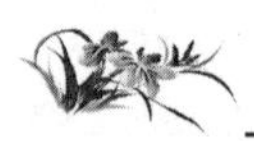

脐下水分穴，方以元参、紫苑、栀子、知母、花粉、海蛰、凫茈、苁蓉、牛膝、天冬为剂，加鲜地黄汁服之，其夜小溲即行，气平略寐；又两剂，大解始下，退热而渐进稀糜。乃去雪羹、栀、苑、苁蓉、膝、地黄汁，加西洋参、麦冬、石斛、干生地、竹茹、金花等药，又服十余剂，凡三解黑矢，而舌色复于红润，眠食渐安而起矣。

金愿谷中翰患便秘，广服润剂，粪黑而坚如弹丸，必旬余始一更衣，极其艰涩。孟英诊脉迟软，舌润不渴，小溲甚多。乃久患痹证，坐卧不安，健运迂迟，法宜补气，俾液濡布。所谓中气足，则便溺如常矣，非凉润药所能治也。予大剂参、术、橘、半，加旋覆花以旋转中枢，鸡胜胵以宣通大肠之气，鸡不溺而粪易下也；更仿《金匮》谷实之例，佐血余、苁蓉俾为流通府气之先导，如法服之，数日即解，且较畅润。至三十剂其病若失。

吴奏云三令郎甫八龄，患感，幼科治以清解弗瘥。迓孟英视之，脘闷便秘，曰：气机未展耳。投小陷胸加紫苑、通草、杏仁，服三剂，先战汗而解，寻更衣以愈。当战解之时，家人不知，诧为将脱，欲煎参汤灌之，孟英适至，阻其勿服。既而其妇弟陈某之病略相似，亦用此法而痊。

王子庵令堂，年已古稀，患便秘不舒，时欲努挣，汗出头晕。医谓其肝气素滞，辄与麻仁丸等药，其势孔亟。伊婿陈载陶屈孟英诊之，脉虚弦而弱，是虚风秘结。予人参、苁蓉、当归、柏子仁、冬虫夏草、白芍、枸杞、楝实、胡桃仁，数帖而痊。次年秋患脘痞疼胀，医者率进温补香燥之药，驯致形消舌绛，气结津枯而死。

管君芝山，拉余治其表嫂吴媪，年五十五岁。上年仲夏患瘧二十余日，愈后小溲迄未通畅，已成锢疾，今秋分后，溺秘不行。医疗旬余，温如姜、桂、乌药，凉如栀、芩、黄柏，利如术、通、滑石，皆不效；甚有用益智等以涩之者。渐至腰腹

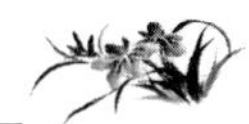

皆胀而拒按，胸高骽肿，不饥不食，大便不通，小便略滴几点，热痛异常，舌绛无津，渴喜沸饮，而不敢多啜，以增胀满，呻吟待毙。脉软而微，乃阴虚气化无权也。以沙参、熟地、连蒌、苓泽、麦冬、紫苑、牛膝、车前，加附子一钱，桂心五分，煎成冷服。一周时，溺出桶许，而大便随行，进粥得眠。口苦而喜凉饮，即去附子、桂、连、蒌、苑、膝，加知柏、芍药、砂仁，数帖而起。缘境窘不复调理，锢疾闻犹存也。

胎产

仁术志者，海丰张君柳吟所题孟英之医案也。吾师赵菊斋先生，暨庄舍人芝阶为之序，余以未与其事，深以为歉。秋间偶过孟英，适有陈姓者牵羊来谢，孟英颇疑之。其人曰：三月间次媳患时感，而气逆不能眠，医皆畏却，特延君诊。甫按脉云：甚滑，疾是为娠象，用药必须顾及。此时次媳于去秋娩后，月事尚未一行。君为此言，阖家未尝不窃笑也。迨疾渐平，哺儿之乳亦不觉少，虽自问亦断断非孕。至六月间腹渐胀，方谓有病，不料昨日倏产一孙，举家敬服高明，故来致谢耳。孟英因谓余云：昨诊魏子恒之室亦妊也，诸医作虚损治，脉虽虚微软数，而滑象仍形。病家深不以吾言为然者，缘病人之女兄二人，皆死于虚劳也。然其伯仲之证，吾皆诊焉，今已十余年矣。犹忆伯字于关氏，未嫁而卒，证非不治，亦为药误，病中阅吾方案，极为折服，且曰：先生来暮，侬不能起矣。前此延致诸名家，徒曰虚证宜补，而不治其所以虚。方则群聚补药，必以地黄为之冠，虽有参、芪，亦列于后。即使用药不乖，而阳生阴长，气为血帅之旨，尚未分晓，况其他乎？吾闻而愕然。何以闺中女子，亦解谈医？细询始知为乾隆间名医吴颖昭先生之女孙也，尤为惋惜。仲适于陈少帘少府，的系损证，若季者因其家怀先入之见，遂致医人迎合误事，岂不可叹！迨秋，仲果闻魏氏分娩，母子皆亡，方叹孟英之卓见为不可及也。故余谓习医必须才、学、识三者俱备，否则行见其动。手杀人耳。

胎前产后，疑似极多，号曰专科，尚难措手。陈肖岩孝廉媳，屠仲如之女也汛愆一度，次月仍行，方疑其病也。孟英诊曰：尺虽小弱，来去缓和，是娠也，继而果然。仲如令弟子绿之室，轻事稍迟，孟英偶诊，亦以孕断，寻验。甫三月患胎漏，适孟英丁内艰，遂不克保而堕。堕后恶露虽行，而寒热头疼，时或自汗，且觉冷自心中出，医谓类疟。与温化之药，病日甚。交八日，孟英始出门，即延诊之。脉来沉实而数，舌色紫黯，乃瘀血为患耳。予桃仁、泽兰、山楂、茺蔚，旋覆、红花、丹参、通草、琥珀、蛤壳、丝瓜络之剂，服后腹大痛，下瘀血如肺者一枚，次日诸恙较减，乳汁大流。再以前方去通草，加麦、蘖投之，服后腹仍痛，复下瘀块累累，而诸恙若失。或问先生尝言产后腹无痛苦者，不可妄行其血，此证恶露已行，腹无疼胀，何以断为瘀阻，而再行其血耶？孟英曰：正产如瓜熟蒂落，诸经荫胎之血，贯串流通，苟有瘀停，必形痛胀，堕胎如痈疡未熟，强挤其脓，尚有未化之根株不能一齐尽出，所以胎虽堕而诸经荫胎之血，萃而未涣，浅者虽出，深者尚留；况是血旺之躯，加以温升之药，挽其顺流之路，窒其欲出之机；未到腹中，胀疼奚作。吾以循经通络，宣气行瘀之法，导使下行，故出路始通，而后腹痛瘀来，然必有脉可征，非谓凡属堕胎皆有是证也。

李华甫继室，娠三月而崩。孟英按脉弦洪而数，与大剂生地、银花、茅根、柏叶、青蒿、白薇、黄芩、续断、驴皮胶、藕节、胎发灰、海螵蛸而安。奈不能安佚，越数日胎堕复崩。孟英于前方去后六味，加犀角、竹茹、元参为治。或谓胎前宜凉，产后则否，乃招专科暨萧山竹林寺僧治之。咸用温药，且热暴崩宜补，服药数剂，虚象日著，时时汗出昏晕，畏闻人声，懒言息微，不食不眠，间有呃忒，崩仍不止，皆束手待毙矣。

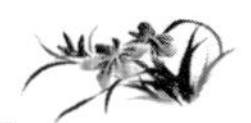

复邀孟英视之，曰：此执死书以治活病也。夫血因热而崩，胎因崩而堕，岂胎堕之后，热即化为寒乎？参、术、姜、桂、棕灰五味之类，温补酸涩既助其热，血益奔流，又窒其气，津亦潜消，致现以上诸证；脉或不知，而苔黄黑燥，岂不见乎？因与犀角、石膏、元参、知母、花粉、竹沥、麦冬、银花、栀子、石斛、旋覆、青蒿、白薇、等大剂投之，神气渐清；旬日后，各恙始平，继去犀角加生地，服两月全愈。

汪氏妇自孟秋患痢之后，大解溏泄未愈，已而怀娠，恐其堕也，投补不辍，延至仲冬，两目赤障满遮，气逆碍眠，脘疼拒按，痰嗽不食，苦渴无溺。屈孟英诊之，脉甚滑数，曰：此温补所酿之疾也。夫秋间滞下，原属暑湿热为病，既失清解，逗留而为溏泄；受孕以来，业经四月，虑其堕而补益峻，将肺胃下行之令，皆挽以逆升，是以胸次堵塞而疼，喘嗽不能卧；又恐其上喘下泄而脱也，补之愈力，治节尽废，溲闭不饥，浊气壅至清窍，两目之所以蒙障而瞽也。与沙参、蛤壳、枇杷叶、冬瓜子、海石、旋覆、苏子、杏仁、黄连、枳实、海蛇、黄芩、栀子，重加贝母，服二剂，即知饥下榻，目能睹物矣。

庚子春戴氏妇产后恶露不多，用山查益母草酒煎，连服数日，遂发热自汗，口渴不饥，眩晕欲脱，彻夜不眠。孟英视之曰：此禀属阴亏，血已随胎而去，虽恶露甚少，但无胀痛之苦者，不可妄投药饵。酒煎益母、山查，不特伤阴，且能散气而汗泄口干，津液有立竭之势，即仲圣所谓无阳也。盖人身天真之气谓之阳，阳根于津，阴化于液，津液既夺，则阳气无根而眩晕，阴血不生而无寐；若补气养阴，则舍本求末，气血不能生津液也，惟有澄源洁流，使津液充而气血自复，庶可无忧。以西洋参生、黄芪、龙骨、牡蛎、萎蕤、百合、甘草、麦冬、生薏苡、生扁豆、石斛、木瓜、桑叶、蔗浆投之，一剂即安，数日而愈，后以滋填阴分服之乃健。

张郑封室，娩后即发热，服生化汤二帖，热益炽而发赤疹。

顾听泉诊之，即与清解，三剂不应，欲进犀角地黄汤，而恐病家之狃于产后以生疑也，乃拉孟英质之。诊其脉弦滑而数，面赤热燥，胸闷善悲，肢肿而疼，两肘白泡如扁豆大者数十颗，舌上亦有一颗，痛碍食饮，大便不解，已旬日矣。曰：此不但胎前伏暑，且有蕴毒，而误服生化汤以助其疟，幸初手即用清解，尚不致于昏陷。犀角、地黄极是治法，犹恐不能胜任。乃与听泉商加西洋参、滑石、知母、银花、花粉、人中、白蒌仁、竹黄、贝母、桑叶、栀子为剂。其所亲曰：高明断为热证，何以病者虽渴而喜热饮耶？孟英曰：此方中所以多用痰药也。凡胸中有热痰阻碍气机者每如是，不可以其向不吐痰，而疑吾言之妄也；若因此而指为寒证，则祸不旋踵矣。进四帖始得大解，频吐稠痰，而各恙皆减，饮食渐加。孟英曰：病势虽稳，余热尚炽，苟不亟为清涤，而遽投补益，犹有蓐损之虞。其母家果疑药过寒凉，必欲招专科调治，幸将前方示彼，尚不妄施温补。然隔靴搔痒，纪律全无，旬日后余火复燃，郑封坚恳孟英设法。仍用甘寒疗之，周身肤蜕如蛇皮，爪甲更新，其病之再生也可知，继与滋补真阴而起。

翁嘉顺室娩后发热，竹林寺僧治之不应，温龚二医，皆主生化汤加减，病益剧。请孟英诊之，脉软滑微数，曰：素体阴亏，热自内生，新产血去，是以发热，惟谵妄昏瞀，最是吓医之证；渴喜热饮，宛似虚寒之据，宜其猜风寒而表散，疑瘀血以攻通，帖帖炮姜，人人桃桂，阴愈受劫，病乃日加，幸而痰饮内盛，津液未致涸竭。与蠲饮六神汤去橘、半，加西洋参、生地、花粉、竹茹、知母、生白芍为剂，数日而瘳。逾旬复发热，或疑凉药之弊，或谓产蓐成劳，众楚咻之，病渐进矣。其小姑适吴氏者，向役于冥曹，俗谓之活无常，偶来探病，忽仆地而僵，口中喃喃，或问汝嫂病何如？答云：须服王先生药，人皆异之。次日仍乞诊于孟英，曰：脉浮数而弦，是风温也，与前病异，便泻无溺，肺热所迫，大渴无苔，胃汁受烁。亟与

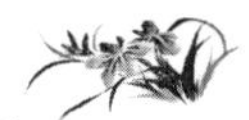

天生建中汤频灌，即蔗汁也。药主大剂甘凉，果得津回舌润，渐以痊可。

高禄卿室，吴濂仲之妹也。孟夏分娩发热，初疑蒸乳，数日不退，产科治之，知挟温邪，进以清解，而大便溏泄遂改温燥，其泄不减。另招张某视之，因谓专科误用蒌仁所致，与参、芪、姜、术、鹿角、肉果等药，泄泻愈甚。连服之，热壮神昏，汗出不止，势濒于危。酝香孝廉徐夫人，病者之从母也，心慈似佛，有子十人皆已出。闻其殆，夤夜命四郎季眉，请援于孟英。按脉洪数七至，口渴苔黄，洞泻如火，小溲不行，因谓秀眉曰：病犹可治，第药太惊人，未必敢服。季眉坚欲求方，且云在此监服。乃疏白头翁汤，加石膏、犀角、银花、知母、花粉、竹叶、栀、楝、桑叶与之。次日复诊，脉证较减，仍用前方。而病家群哗。以为产后最忌寒凉，况洞泄数日乎？仍招张某商之，张谓幸我屡投温补在前，否则昨药下咽，顷刻亡阳。复定芪术之方，业已煎矣，所亲张芷舟孝廉闻之，飞告于酝香处汾伯昆季，即驰至病家，幸未入口，夺盏倾之。索孟英方，煎而督灌，且属群季轮流守视，免致再投别药。孟英感其情谊，快舒所长，大剂凉解，服至七帖，泻全止，热尽退。乃去白头翁汤，加生地、元参、茹、贝，服半月始解黑色燥矢，而眠食渐安。第府藏之邪，虽已清涤，而从前温补，将热邪壅滞于膜络之间者，复发数痈于胸乳之间，孟英令其恪守前法，复入蒲公英、丝瓜络、橘叶、菊花等药，服至百剂，始告痊愈，而天癸亦至。孟英曰：世俗泥于产后宜温之谬说，况兼泄泻，即使温补而死，病家不怨，医者无憾也，或具只眼，其谁信之？此证苟非汾伯昆仲笃信于平时，而力排众论于危难之间，余虽见到不疑，亦恶能有济耶！余尝曰：病不易识，尤不易患；医不易荐，尤不易任；药不易用，尤不易服，诚宇宙间第一难事也，而世人浅视之，可不悲哉。

赵子循室，娩后服生化汤二帖，更因惊吓，三朝发热，连投四物六合等汤，病日以甚。半月后始延孟英诊之，脉象左弦急，右洪滑数，苔黄大渴，谵语嗽痰，恶露仍行，唇齿干燥。是因阴虚之体，血去过多，木火上浮，酷暑外烁，津液大耗，兼有伏痰之候也，亟与营卫两清，冀免他变。而母家极畏石膏，坚不与服，越三日势益剧，计无所施。子循之叔笛楼，与其表兄许芷乡，径以白虎加减投之，证有转机。翼日再迓孟英会同笛楼，暨其舅氏许吉斋山长，协商妥治，咸是王议。且以西瓜汁助其药力，热始日渐下行，二便如火，又数日渐安粥食，神气亦清，起坐梳头，夜能静寐。然热蕴太久，下焦患痈，脓虽即溃，阴液漏伤，脉复空数浮大，便泄善嗔，口干多梦，皆木少水涵，烁津侮胃之见证也。孟英与笛楼商以白头翁汤，加龙骨、三甲、甘草、木瓜，以育阴潜阳；余粮石脂丸中，加梅连以息风镇胃，果得疮口脓干，餐加泻止，脉柔热净苔退神怡。正须善后，甫授滋填，不期酷热兼旬甘霖忽降，窗开彻夜复感风邪，身热微寒，鼻流清涕，而阴液久夺，外患未痂，培养碍投，又难发汗，肝风内应，瘈瘲旋形，九仞之功，遂成画饼。门外汉未免以成败论，然此案自堪传也。

辛亥春，孟英治其令正诞子三朝，忽浑身麻冷，寻即壮热大渴，汗出不解，耳鸣眼泪，舌绛无津，苔色燥黄，腹痛拒按，不饥脘闷，恶露仍行，小溲极热，脉则弦滑右甚，是胎前吸受风温，兼挟痰食内滞；虽新产血去阴伤，见证较剧，然病不在营，亟宜撤热以安营，不可破血以伤营，亦不可养阴而助病。遂以元参、白薇、栀子、知母、竹茹、旋覆、菖蒲、枳实、栝蒌为方，服之热虽退而脉不减，仍用此方。越二日复麻冷而后热，惟舌稍润，苔较薄耳，再饮之，热亦即退，并吐胶痰数碗，略进稀糜。间一日又发寒热或疑为疟，或疑分娩不易，用力劳伤，恐是虚证，苟不及早温补，蓐损堪虞。孟英一一颔之，复与前药热果渐减，渴亦递减。逾日寒热犹来，亦不更方。至十一朝始下黑燥矢而寒热乃休，即能安谷。计服此药已十大剂矣，

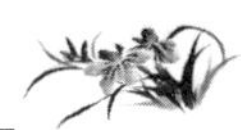

始出方与戚鄙阅之，盖恐眷属之预闻凉解而有阻挠也，诸亲莫不骇诧。然此证非孟英独断独行，断难成功，设泥新娩而通瘀，或以为疟而温散，或疑其虚而滋补，势必骤变，即稍有瞻顾，亦必邪热纠缠而延成蓐损。世人之病，往往弄假成真者，大率类此。

管君锡棠仲郎兰谷之室，季秋患寒热，娠已八月矣。继因其子患惊，忧劳数月，遂兼痰嗽，而舌糜口臭，服药数帖而娩，其胎已腐，然寒热咳嗽口糜诸恙不减。医以其产后也，用药益无把握，驯致气逆自汗，面赤无眠，束手嘱备后事矣。适余游武原归，延诊其脉，寸关弦滑右大，恶露流通，二便无阻，是下焦无病，虽在产后，而病与产后无涉。若云产后宜温，固是谬说，而此之口舌糜臭，亦非大热，毋庸重剂凉解，良由胎已早殒，失于早下，以致浊气熏蒸于肺胃，故见以上诸证。既见诸证，而早为肃清，则源澄流洁，奚至是耶？设再误作产后虚喘，而妄投补剂，则虽死而莫知其所以死也。爰以南沙参、省头草、厚朴、杏仁、菖蒲、桑皮、竹茹、枇杷叶、冬瓜子、丝瓜络为方，蔷薇叶、芦根煎汤煎服，两剂气顺嗽止，知饥进谷。去杏、朴，加苡仁、甘草，口舌随愈，寒热亦休。惟骨节酸疼，合目即汗，改清热养阴而起榻，腰足尚酸软，授滋补气血而痊。

经　带

赤山埠李氏女，素禀怯弱，春间汛事不行，胁腹聚气如瘕，减餐肌削，屡服温通之药，至孟秋加以微寒壮热，医仍作经闭治，势濒于危，乃母托伊表兄林豫堂措办后事，豫堂特请孟英一诊以决之。孟英切其脉时，壮热烙指，汗出如雨，其汗珠落于脉枕上，微有粉红色，乃曰：虚损是其本也。今暑热炽盛，先当治其客邪，庶可希冀。疏白虎汤，加西洋参、元参、竹叶、荷杆、桑叶。及何医至，一筹莫展，闻孟英主白虎汤，乃谓其母曰：危险至此，尚可服石膏乎？且《本草》于石膏条下致戒云：血虚胃弱者禁用，岂彼未之知也？豫堂毅然曰：我主药，与其束手待毙，盍从孟英死里求生之路耶！遂服二帖，热果退，汗渐收；改用甘凉清余热，日以向安。继与调气养营阴，宿瘕亦消。培补至仲冬，汛至而痊，次年适孙变伯之弟。

里中张君雪沂令正，三十七岁，于乙巳年患经行腹痛，医进胶艾汤多剂，痛乃日盛，而加以呕吐，迄今十载。诸药备尝，迩年经至益频，痛势益剧，满床乱滚，声彻比邻。迄余诊之，脉弦滑而数，曰：巅痛口渴乎？带多腰痛乎？汛色紫黑乎？病者惊以为神，惨容为之一展。余谓雪沂曰：此证不但温燥腻补不可用，即四物汤亦在禁例，宜乎遍访女科，而竟无一效也。与芩、连、栀、胆、茹、柏、蒿、薇、乌贼、茅根、藕为剂，服至下月经行，即不吐，痛亦大减，此等药服逾半载，各恙悉蠲。

王西翁令孙芝生茂才室，久患泛行太速，头痛神疲，形瘦内烦，渴喜热饮，纳食滞膈，络胀少眠，脉至软滑虚弦，腰酸而有赤块，甚痛，乃阴亏水不涵木，风阳内炽，气郁痰凝。议宣养清潜互用法：沙参六钱，鳖甲八钱，首乌三钱，茯苓、菊花各二钱，栀炭、竹茹、桑叶各一钱五分，白薇、黄柏、丝瓜络各一钱，以藕二两，十大功劳一两，煮汤煮药，外用葱白杵烂，蜜调涂腿上赤块。仲冬复视，烦减能眠，汛行较缓，头疼腰块均已渐差；乃与通补柔潜之剂，后信来服之甚效。

管授青翁季郎蓉舫之室，初冬患寒热，耳聋胸闷，便秘，带下如注，呕渴不眠，粒米不沾者旬余矣，人皆危之。余按脉弦数，舌绛无苔，气逆面红，自求速死。此肝郁深沉，木火内烁，耗津阻气，出入无权；小柴胡施逍遥散，皆貌合而神离，误施必然决裂，此辨证用药之所以难也，幸其乔梓深信。遂以小陷胸加菖、茹、旋覆、栀、芩，芦根汤煎服一帖，胸渐舒，气渐平，再服稍寐，三服呕止进粥，五剂便行溺畅，寒热亦休，

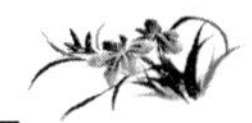

苔布知饥，始改柔养而痊。

娼女荣瑛，就诊于余。自述本良家子，十四岁而天癸至，二十二岁而适人，二十五岁初产，但觉腰腹微酸，子即堕地，三十二岁，再产亦尔。兹又嫁二夫，向不自乳，而产育渐频，分娩渐慢。今春诞子为第十胎，腹痛逾四时而生，在他人犹以为极快，而我已觉渐徐；且年虽五十，天癸不衰，锢疾全无，向不服药，素有微带，近年全无。惟每日吐痰，别无他苦，恐此后有难产之虞，求为设法。余闻而讶之，其貌虽不甚都，而粉黛不施，风致嫣然，肌肤尚似三十许人，真尤物也，始信鸡皮三少之说为不诬。按脉六部皆缓滑而长，左寸关带弦数，是聪明有寿之征，故年愈长而气愈固，是以分娩渐慢也；向有带而近有痰，以左寸关合之，火搏其液，而不下趋也。嘱以六君子加减为常服之方，设再孕，至七八月，以束胎饮频服，可期易娩。渠闻之忻然，受方而去，录之以见赋体之奇。

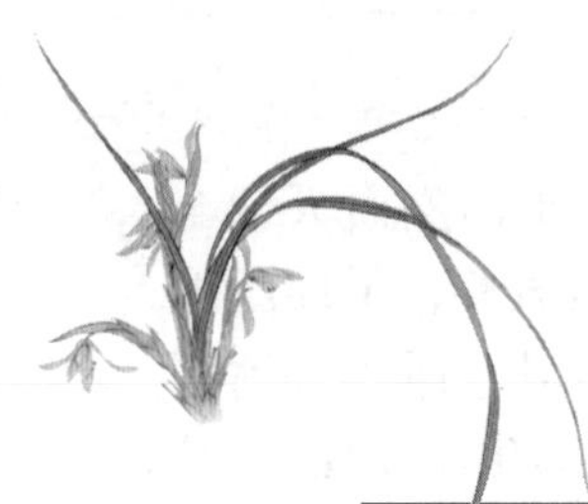

李冠仙医话精华

上海秦伯未编纂　普宁方公溥参校

李冠仙（文荣），晚号如眉老人，丹徒人。精于文，暇读方书，间出其余。技以济人，应手即活。嗣为陶文毅座宾，赏识尤有加，一时名噪遐迩。生平服膺喻嘉言论述。著有《仿寓意草》。

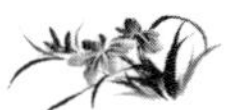

戴阳

田展初夫人偶染时邪，医者皆用伤寒药发散，升提太过，其热不减；又皆竞用寒凉，如黄芩、黄连、山枝、石膏之类，连进多剂，热仍不退，面反通红，头皮作痛，手不可近，近则痛甚，病势沉重，医曰：邪已传里，无法可治。又延某医，于前药中加犀角、羚羊，谓只此一着，不应则难，仍无效，且更加重。乃邀余诊，其脉浮大而空，两尺沉细欲绝，虽气微弱，不欲言，幸心尚明了，并不昏迷。询其欲饮否？曰：不欲。询其二便，大便少而稀溏，小便清白，少腹有痛意。余急曰：此戴阳症也。乃本素阴亏，不能潜阳，今以时邪，误作伤寒论治。温散太过，虚阳上浮，治宜引火归原；医者见其烦躁，不知其为龙雷上升，侵犯清虚之府所致，反以为热邪传里，肆用寒凉，阳即欲回，归路以塞，再用寒凉，不独腹痛自痢，症必加重，而无根之火，将一汗而亡。奈何？于是竟用真武汤，劝其速进。病者迟疑，促之，勉进半剂。本已十日不寐，进药后，不觉安睡两时许始醒，头皮不痛，面赤尽退，腹痛亦止，心中不烦。复进半剂。次日延余覆诊，其病若失。细询平日本有鼻衄之恙，生育又多，其阴本聘，故藏中之阳易动也。改用附子理阴煎一剂，又专用理阴煎兼服三剂，后以八珍加减，调理全愈。

痰闭

颜凤尧夫人盛夏病时邪，人事昏沉，壮热口渴，渴欲热饮，沸水不觉其热，脉来洪数而滑，惟右寸见沉，实热症也。而见寒象，又非热极似寒。余问有旧恙否？曰：平时每日约吐痰三碗许方觉爽快，今五日病中并未吐痰。余曰：得之矣。时邪乃热症，脉亦热象，而寸口独沉者，肺气为痰所遏也。是可知痰塞肺气，上下不通，内虽甚热，气不得上，口鼻吸入，无非冷气，至喉而止，亦不得下；肺气通于喉，今为痰所阻，故肺以下则甚热，喉以上则甚冷，是非先用吐法，提去其痰不可；但沸汤下喉而不热，痰之胶固非常，肺之闭塞已极，虽用瓜蒂散、栀豉汤等法，恐格之不入，不足以披肺窍，提肺气，而鼓动其痰，是非仲景麻杏石甘汤不可。主人曰：麻黄乃夏令所忌，奈何？余笑曰：药不执方，相宜而用，古之训也。今痰阻肺脾，非麻黄之大辛大热，不能搜肺活痰；且有石膏之寒以制其热，杏仁之降以济其升，有甘草之甘，以缓其急，非真同伤寒之用麻黄汤，专取辛热表散也。此方取其下喉必先达肺，肺气开提，痰涎必活，活则涌吐，药随痰出，岂能再作大汗哉？况时邪亦须解，吐中有发散之意，石膏乃白虎汤之主药，为《金匮》治中暑之首方，色白入肺，兼清阳明之热，一散一清，邪热从而得解，是在意中。乃用麻黄八分，杏仁三钱，石膏五钱，甘草一钱，嘱其必服而去。次朝覆诊，谓已吐痰升许，不过微汗，外热已退，人事亦清；诊脉不洪，按之仍数，不热饮而欲冷饮，舌赤无苔，知其大热伤阴，改用犀角地黄汤，一服减，再服全愈。

癃 症

大侄小村小溲不通者三日，腹膨急胀，至不能忍，医进通剂愈甚。余诊其肺脉独大而数，知其素来善饮，因问近饮何酒，曰：烧酒。余曰：是矣。时届端节，急令买大枇杷二斤啖之，另易补中益气汤方法，去党参、黄芪、白术、当归，惟用陈皮一钱，甘草梢八分，醋炒柴胡五分，蜜炙升麻三分，加天冬二钱，麦冬三钱，北沙参三钱，车前草三钱与服，一时许，小溲大行而愈。后有邵瓣莲患沉痾甚奇，每发当腹作痛异常，而必

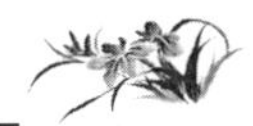

先溲闭，百医罔效，必得小溲而腹痛乃止。此症少时即有，至四十外乃更甚。适当举发，延余往诊，其脉肺部独大而数，与小村侄同，予曰：素嗜烟酒否？曰：皆有之，而尤酷爱水烟。即以与小村方，去升柴加黄芩、知母，与服之，乃小溲大行，腹痛亦止。伊以沉疴速痊而奇之，曰：何药之灵也？余曰：肺为气主，又为水之上源，《经》云：膀胱为州都之官，津液藏焉，气化则能出矣；有属中气者，中气不足，溲便为之变；有属肾气者，肾与膀胱乃表里也。而气化之权，肺实主之，肺在人身主乎天气，天气常清明而下降，即肺气宜清明而下行，上逆行乎所不得不行，下流自有所不得不通，其有所不行者虚也、热也，虚则气不足以行；热则气反为上源。肺气不行，则诸气不利，通则不痛，痛则不通。今溲不通而腹乃痛，肺脉独大而数，症经卅年，此先天肺热，后天烟酒积热，日伤肺阴，肺失清肃之令，故病愈发而愈重也。以后将此方常服，且戒烟酒，可望不发。瓣莲连服至二十余剂，后果不发。盖尝观诸群兽有肺者有尿，无肺则无之，可知肺之关乎小溲者大矣。小村用升柴，而邵兄不用升柴加芩知者，以小郎曾服利药，气滞更结，非加升柴以提其气，断不能通。如酒壶然，壶嘴不通，揭其盖，自通也。邵兄未服利药，而热久且重，故不用升柴，而加黄芩、知母也。虽然，勿谓癃闭之尽在清肺也。吾乡钱光斗之弟妇，因产育用力太过，正气大伤，三日小溲不通。予用补中益气汤全方，姜、枣引，加冬葵子三钱，一服而通。华秋岩夫人怀孕六七月，偶因下楼一跌坐地，腹中坠胀，小溲不通者半日，乃胞胎震压膀胱。亦用大剂益气补中，姜、枣引，一服而通。此皆用温补升提法，治在中气而不在肺气也。夫冬葵子或用或不用者，一则癃闭三日，以葵子引经通之；一则仅半日许，提其气而溲自行，毋烦通利也。后又有吴晴椒明府，患便结，数日不行，一日登厕数次，努力干结不出，而小溲反闭，次日自用车前泽泻等药，不应腹部加胀。又次日延余，余曰：大肠与膀胱相隔一间，分运而行，本不相碍；今因直肠胀满，挤合膀胱，小便无路可出，此非膀胱自病，虽加通利，徒增胀满耳，只有下法，以通其大便，则小便自行。闻者不信，且以病者年迈，恙久正虚，不能堪此，乃辞去。三日后请复往诊，则胀已至胸，卧不能动，盖以杂进他方数剂也。余曰：在昔大便不通四五日无妨，而小溲不通五日必死。今已三日，下或不死，不下必危，诸君奈何欲必置诸死地耶？乃用党参三钱，于术二钱，归身三钱，陈皮一钱，炙草一钱，炒柴胡一钱，炙升麻六分，煨姜二片，大枣二枚，生川军三钱，玄明粉三钱。因告众曰：此病不得不下，但有三虚，年高一也，久病二也，连日未曾纳谷三也，故用补下之，亦古人黄龙汤，玉烛散之意也。若得此而大便行，则膀胱宽而小溲自畅，有参以扶之，则正气亦何患其下陷哉！大便畅行，小便随至，腹中畅快，病乃若失。以上五症皆小溲不通，四用东垣补中益气法，而变化不同，法则仿古，用则因心，神而明之，存乎其人。

牙 痛

赵义之牙痛，缠绵月余不已。予诊其脉左关尺数，以六味地黄汤加升麻三分，柴胡五分与之，曰：服后当更痛，然片刻即止矣。次日登门谢曰：服药后，果如君言，愿闻其理。余曰：齿乃骨之余，而肾主骨，是下焦肾水大亏，肾火上浮，而为此痛，故用六味补之；然其已浮齿牙之火，不能下归于肾，不若用升柴以透之，升透之时未免较痛，唯滋补之力较大，阴能潜阳，火降则不复作痛矣。嗣后余以此方治肾虚牙痛者，无不立效。又某艺员下牙床作痒，至不能受，不寝者累日矣。予诊之曰：此大肠风热也。上牙床属足阳明胃，下牙床属手阳明大肠；

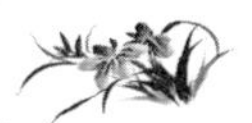

大肠有积热，热生风，风生痒。问大便结否？曰：结甚。乃以调胃承气，小其剂，加生地、槐花、荆芥、防风与之，一服得大解畅行而愈。

中暑

契友龚玉屏子，十六岁，自扬受暑归，发热头胀，倦怠少气，心烦渴饮，天柱倾欹欲倒。余用人参白虎汤。其家以时症用参为疑，或谓时邪用参，如吃红矾，入腹必死。余曰：先天气弱，暑又伤气，脉象数而甚虚，非参不可，争持良久始服。翌早往视，已霍然矣。嗟乎！医道之不明，至今日而极矣。《经》云：热伤气，又云：壮火食气，盛夏酷热，烁石流金，未有不伤气分者。故孙真人生脉散，东垣清暑益气汤，丹溪十味香薷饮未有不用参以顾气者也。至人参白虎汤，乃《金匮》中暍门专主之方，更何疑乎？且此症乃中暑，非时邪也。时邪者，春当暖反寒，秋当凉反暖，冬当寒反温，为四时不正之气，感而病者，谓之时邪。至风、寒、暑、湿、燥、火六者，应时而至，本天地之正气，人或不慎，感之为病，谓之中寒中暑而已，不得谓之时邪也。若许此症之虚，则清暑益气亦可；然因其大渴欲饮，恐黄耆、白术，过于温补，故用人参白虎。余本细加斟酌，岂漫然获效哉。复数年又抱恙延余诊治，时十二月一日也。其症外似洒淅恶寒，寒后烦躁觉热，舌赤无苔，溲带白浊；脉来洪数无伦，按之空象。因告其叔曰：此不治症也，至春殆矣。夫冬见夏脉，书称不治。伊脉洪数无伦，在夏脉尚为太过，而况见于冬令闭藏之日，且又无根，肾水告竭，肝火独旺，木生于水，无水生木，何以应春气之发生乎？如木树然，当冬月闭藏，莫能定其生死，至春则生者生，而死者死。人身一小天地，肝木应乎春气，根本既拨，故知其死于春也。遂未立方而行，后果于正月十八长逝云。

喘

包式斋患尿血二年未痊，经余药治而愈。盖肾虚人也，偶因伤风，某医发散太过，转致喘不能卧者累日。乃急延余诊之，曰：咳出于肺，喘出于肾，肺肾为子母之脏，过散伤肺，母不能荫子，则子来就母，而咳亦为喘，肾虚人往往如此。今已肾气上冲，脉象上部大，下部小，而犹以为邪风未尽，更加发散，无怪乎喘不能卧也。与以都气全方，加紫衣胡桃肉三钱纳气归肾，一药而愈。数年后又因伤寒服发散重剂，喘又发，仍令检服前方。其内因夫病笃，着急万分，忽得笑症，终日哑哑不止，亦求余诊。其脉左关皆数甚，余曰：膻中，为臣使之官，喜乐出焉，此肝火犯心包络也。与西犀角地黄汤，加羚羊角。次日复请余诊，则笑病若失而式斋之喘如故，惟至夜阑稍平耳。某曰：异哉！何药之效于当年，而不效于今日耶？细诊脉，象上部大下部小，实属肾气不纳，毫无他疑。因问何时服药，曰：晚饭后，予曰：是矣。今可于晚前服药，当必有效。次日问之，则喘平而安卧如常矣。盖药本纳其肾气，饭后服药，则为饭阻，不能直达有肾，故上半夜全然不效，下半夜药气渐到，故稍平也。今于饭前服，腹中空空，药力直达于肾、然后饭压之，肾气岂有不纳者哉？嘱其加十倍为丸常服，并嘱外感时不可肆用发散，其症乃终不复发。

疯

厉登铭初秋患疟，余治之，始以和解；继以景岳归柴饮，加生地一两，姜皮三分，得汗透而解。愈后即往城南观火，至大门，忽谓家人曰：适土地老爷过此，汝等见否？是夜遂疯，喊骂大闹，掷毁什物，且持厨刀欲杀其妻。次早其妻来

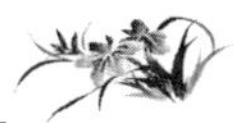

请余治。既至，正持破碗欲伤人，见余至，忽放下呼余。余知其有怯意，乃正言厉色曰：坐！妄动吾将治汝。按脉毕，出谓其家人曰：诸邪从虚而入，邪祟亦以虚而入。登铭本疟病初愈，疟发于少阳胆经，疟后受伤，其胆必虚，适遇邪祟从虚入胆，而疯成矣。夫疯字从风，有风象；然疯之或重或轻，犹风之或大或小，疯之发忽忽止，犹风之忽起忽息。邪祟之中人而成疯，未尝不凭人身内风之力，而鼓动乎肝，因木生风，因风生火，因火生痰，痰火相搏，势乃大张，而人之魂魄神明，皆扰乱而不能自守。所幸邪祟初入，譬如匪人初至，左右邻居，并无识者，其势尚孤，驱逐亦易；若失其治，盘踞既久，巢穴已固。风鼓其势，火张其威，痰助其力，如恶人居久而党已成，则驱逐良难也。于是用温胆汤，制半夏、化橘红、云茯、神生草、炒枳壳、鲜竹茹、粉丹皮、龙胆草同煎，另加朱砂三分，猪胆汁少许，和服。此方专于泻胆，使邪祟不能宁居；又兼清火化痰，使邪祟无所凭依，法虽平平，竟一药而愈。后以十味温胆汤，沙参代人参，以生地代熟地，且重用之，以生地能补胆，贼去关门法也，连进四帖，神志如常。此乃嘉庆十六年事也。余得识王九峰先生，实见此案为之先导也。

吴预生客淮北，一日忽大疯，屡举刀自戕，幸救得不死。友人送归，求诊于余。余如诊厉登铭法，正容庄色以诊其脉。脉象或大或小，或疏或密，或大或促，知其邪祟无疑，厉声谓之曰：尔遇我即当去，不去我将在鬼哭穴针灸法针汝，虽然尔来路远，我当嘱伊家多赠盘川。一言一应，旁观者无不称奇。余知其邪祟重而且久，气血耗伤，先将参地两味补之，加犀角、羚羊、琥珀、朱砂、龙齿、虎骨、龟板、鹿角诸多灵通之品，以镇其神魂；更仿喻嘉言法，用羊肉汤一碗为引，使邪祟借腥膻之气而出，惟不与病人知恐二竖避入膏肓也，又嘱其父多烧冥资以践余言，翌日果愈。

热　泻

刘竹湄，岭南人也，由山东济南府，保举赴都，自都赴镇，遂病，久不愈。延余往诊，询其病源，乃有四月之久。黎明泻起，日行五六次，而仆仆道途，屡治不验。余诊其脉，诸脉皆平，肺部独大，按之而数。余曰：此肺热移于大肠，乃热泻也。公曰：途中皆值冬令，感受风寒，反致热泻乎？余曰：据脉象而言，实为热泻，右寸属肺，肺与大肠表里相通，今独数大，故知其移热作泻也。唯前方所服，可系温燥药否？泻时热且有声否？刘曰：然。余曰：岂有寒泻急迫作声乎？《经》云：暴注下迫，皆属于热，岂人止有寒泻，而无热泻乎？脉症相合，属热何疑。乃用天冬，麦冬孩儿参各三钱以养肺阴，加泻白散、地骨皮一钱，甘草五分，以泻肺热；又加茯苓三钱，以分利，淮山药五钱，以顾脾胃。一剂知，二剂已，遂未服药。翌日泻又作，急来请诊，问以何故？余曰：一百二十日之恙，可以一药而止，不能一药而除，再服二帖，病当霍然。虽然诊公之脉，沉部颇有数象，似乎有伏热，泻不难止，恐春气大透，木不生火，变生他症耳。刘以有事须赴阳关，月余后返，逾十日忽来请诊。余往见其面左部，自头项，全行红肿，左目肿，合不能开；上下唇皆厚浮寸许，心烦意乱，形神潦倒；脉数有力，而无浮象。余曰：此症似若大头瘟症，而实则非也。此系久有郁热，热郁成毒，春透木旺，借肝气发生，热上毒透，肝位于左，气由左而升，故病在左，所喜六脉根本甚固，尚能胜病，月余可痊。于是用东垣普济消毒饮子，而去其升柴，以症无外感，火发于肝，延炽于胃，其势已甚，不敢再为升提也。且加犀角、羚羊角清肝胃之火，恐其火之上咽喉也。大便艰结异常，加调胃承气以下之，十日后火势渐平，肿亦渐消。知其血热阴伤，加丹皮生地，以凉之，每帖药计四五两，始多苦寒，继以甘凉，

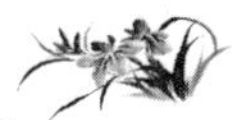

而总不用发散。其始尚用桔梗、薄荷二味，取其辛凉疏解，后并此而去之。症虽日减，惟偏左头内尚觉沉闷，终以余不为发散为疑，疑且惧伏头风病根，余姑从之。用荆防等数分，外加监制，伪为发散也者；另立清凉表散，镇摄肝风之方与之，日服前方半剂即已，如有不适，再进此药即安。次日往诊，公曰：日昨服药片时，即觉火势轰轰，似觉头面复有肿大之患，头晕眼花，急服后方始定，尝闻风善肿而主散。又闻有大头瘟症，属乎风火，亦用发散，而予症似亦风火之症，独不可散，何也？予笑曰：公之恙非风火，乃火风也。风火者，因风生火，风为本而火为标，散其风，兼泻其火，而风自息。试观天地之道，热极生风，得大雨施行，天气清凉，而风亦顿息。今火风之症，若误作风火论治，妄用发散，譬如炉火已旺，而又以风扇扇之，火岂有不更炽者哉？公若误进发散大剂，将火势焮腾，焦灼肌肉，蔓延咽喉，虽有善者，恐将难为力矣。夫大头瘟症，余岂不知，其初起也，恶寒体重，头面俱肿，必兼表象，两目鼻面肿起者，阳明也；耳前后并额角肿起者，少阳也；脑后项下肿起者，太阳也。三阳多表症，故可先加表散。公恙初起，毫无恶寒风，面肿于左部肝也；公岭南人，地气温热，秉赋偏阳，在京十数年，饮食皆用煤火，毒积已久，又值春生之令，肝旺火升，上扰阳明，致成此症。故治法只宜消毒泻火，《经》所谓高者抑之，不可散也。后调理拾余日而愈，公意深为器重。

温　疟

宫保陶云汀晚年于夏秋间奔走过甚，而是年秋燥又更甚于盛夏，蕴受暑热，未能即发，至八月初始病。医者妄用伤寒辛温发散，其热转甚，致成温疟，寒少热多；医复改用柴胡加桂枝，多属一派温燥之品，病益甚。邀余往诊，细询其病。疟在阴分，不过旋即发热，壮热六时许，解而无汗，热时烦躁渴欲冷饮，饮亦不多；脉甚弦数，舌红绛无苔，溲赤如血，且不寐者累日矣。余曰：此大热症。加以燥剂伤阴，阴虚则不能作汗，无汗则不能化邪。热邪不解者，因无汗，烦躁不寐者；因阴虚，治宜养阴化汗以达邪。以小柴胡去参，加大生地五钱，当归二钱，赤芍钱半，夜交屯三钱。三更后，疟势减，而人亦安卧矣。次日与某医会诊，谓余曰：药方用何首焉，似若太早。余曰：未也，意在谓夜交屯乎，此乃首乌之屯，非首乌也，取夜交之意，为不寐而设。叶氏治疟，亦常用之，以交通阴阳，非首乌之能温补者可比。余知道不同不相为谋，惟是日遂由某医立方，尽去温燥，改用黄连石膏，服后，燥热有加不已。盖伊等只知寒凉以治热，不知黄连苦燥，仍能伤阴；石膏虽能清热，而不能养阴，虚人服之，转伐胃气。余以交浅不必言深，且以病家未能信任，余屡告辞，又留不肯放行。余曰：既令余治，则当从余。此乃阴虚作疟，当用四物合小柴胡加减，以熟地改生地。譬如天气亢热已极不得一场大雨，何以回凉？若黄连、石膏，则冰雹之类也，反足伤人。余必如此治，从则留，不从则去。幸听余言，乃为处方服之。用大生地二两，当归三钱，柴胡二钱，黄芩一钱，赤芍二钱，赤苓三钱，甘草五分，会皮一钱。不过二时许，即大汗热清，疟势较前大减，即宗此方出入而愈。

尸厥

陶公云汀病温疟，服余药而效。一日，伊友刘某抱病，又求诊于余。时值大雨，拟不往，因问何症，曰：尸厥半日许，死而复苏，奄奄一息，请速驾，缓恐不及，遂冒雨行。至则陶公亦在，曰：刘君病危，恐不治。因先生精于理沦，特邀一诊。迳入，见其大汗如雨，面白如尸，两目直视，牙关紧闭，喉中痰鸣，口角流涎，不省人事。令探下体，则囊缩遗尿。余曰：死在顷刻，无能为矣，欲辞去。病家坚不肯放。陶公曰：予亦

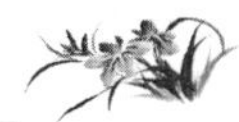

早已知之，无已，请背城借一。余因问前曾服药否？病家出方示余，类皆发散温燥之法，而热终不减。内有病中所服一方，用麻黄一钱五分，羌活二钱，甘草五分，桂枝二钱，见之殊为骇异。遂诊其脉，应指洪数，重按即空，惟尺部尚能耐按，似有一线可得；真元素固，虽经猛剂之戕，而脉尚有根，盖可获幸于万一也。于是用犀角地黄汤，犀角三钱，大生地一两，大白芍三钱，丹皮三钱，取其通心达肾，养阴化热；又念服温燥伤阴之品，脉来洪数，阴不潜阳，当于养阴药中，再加介类以潜阳，不得以大汗亡阳，脉来空大，而即以参附投之也。遂加牡蛎一两，龟板五钱，橘红一钱，竹沥五钱，姜汁三滴，命速进，勿缓。另以乌梅擦牙开关，而灌之，若痰涌而药不得入，则必死矣，方成乃去。翌日往询之，家人大喜曰：昨日进药，初皆不受，三次后，下喉一匙许，旋即汗收，痰平，而人事亦清，惟言语尚有蹇涩耳。连进两剂，痰降言清，而汗仍微出，盖表虚也。于是由本方外，另仿玉屏风法，用黄蓍皮五钱，防风一钱，五味子七分，一服而汗即止；遂去犀角，加麦冬三钱，高丽参一钱，竹沥减至二钱，约服六七剂，后又改用归脾汤，调理而痊。

气　喘

同乡张伟堂太夫人，患疟，过服寒凉，病剧。邀余往诊，先进温疏，继以温补，不数剂，而病已霍然。越明年，冬十二月，伟堂又病，危殆将死，医莫能救，乃来求诊于余，以冀获幸于万一。余往见其坐凭儿上，一人以手扶其头，胸闷，痰鸣气急，难于平卧者，已旬余日矣，神识昏沉，不能语言。脉滑数，洪大而浮，惟尺部尚疑似有根。遍阅前方，自八月起，尽用发散消导，月余后，病仍不减，疑为正虚，改用补剂，既以痰阻气急，又改用顺气化痰，仍兼疏散，以解其表，攻补并呈，终莫能效。医士朱某，与张甚交好，以二陈汤泛丸服之，而病乃益剧。余曰：此肾气上冲也，诸气皆以循环周行者为顺，冲逆喘急者为逆，肺不宣化，气失清降而肾气乃逆，气平则痰降，气逆则痰升；今痰涌气急，不能俯仰，脉甚虚数，似为湿热而兼阴虚，湿热不化，阻滞气机，而肾气反以上冲，若能内气归肾，气平痰降，则湿热亦化而安卧自如，症虽剧当无妨也。遂仿都气丸意，用熟地八钱，萸肉四钱，山药四钱，丹皮三钱，泽泻三钱，茯苓三钱，北沙参四钱，杏仁三钱，桃肉三钱，橘皮一钱。立方后遂往九峰先生处。翌晨复来求诊，余又往讯之若何？曰：药尚未服。余以求医不诚，意欲辞。忽闻内有惊惶号哭之声，一人急出告余，曰：病者猝变，有无急救法否？余曰：勿惊，是厥脱耳，非真死也，不久即醒。病至笃，不药死不远矣，药之幸或可免。越半时许，果醒。病家以余言之有验，遂以昨方进半剂，病者稍稍能俯仰。病家向余曰：药甚效，惟犹未能平卧，如能令其平卧，则甚快矣。余曰：此自误也，早服，焉至于此。令速再进，则自可酣睡无虑也。病家如所言，叠进数剂，病去其七八；继乃缓缓调补，而病乃霍然矣。

伤　寒

李青原兄病伤寒，头痛项强背扳，身尽痛，甚恶寒而不甚发寒，自服发散药，无汗。予诊之，脉浮而弦甚，知素来阴虚不能作汗，以九味羌活汤去生地、黄芩，加当归八钱，一服得透汗而解。方本景岳归柴饮。景岳专用柴胡，只治少阳症，不能治太阳症，特变而通之。陶节庵九味羌活汤，治江南伤寒最好，江南无正伤寒，不能用麻黄也。或议其不用黄芩、生地，须知口渴欲饮，用之有效，否则不妨易之。予自治李青原后，每遇伤寒夹阴虚者，即以节庵景岳法参用，去生地加当归，少则五钱，多至一两，无不得汗而解，三载以来，取效不下数十

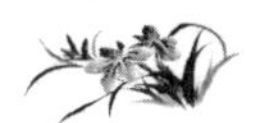

人，然则斯方亦殆可传也。凡发散药太阳经居多，阳明胃经则白芷、葛根、升麻三味，少阳胆经则柴胡一味。仲景小柴胡汤为少阳症而设也，疟疾不离乎少阳。今人用小柴胡汤治疟疾，未尝不可，乃景岳五柴胡饮及正柴胡饮，皆用柴胡治太阳伤寒，恐不能散邪，而反引入少阳也。至叶天士治疟症，则不敢用柴胡，更不可解。今吴人患疟不敢少用柴胡，以致缠绵日久，甚有死者，皆其遗祸也。景岳天士，皆医中翘楚，一则重柴胡如此，一则弃柴胡如彼，岂非偏之为害哉！

类　中

予三十岁时，馆于京口旗营呼协领家。呼公六旬外，忽得类中症，眩晕非常，头不能抬，夜不能卧，面色浮红。请唐朗山诊治，朗山君以为虚阳上浮，以真武汤坐镇北方，用附子多至三钱，合家疑惧不敢服，朗山力主之，予亦极为赞助，一服而定。调理煎方百余帖，总用附子五钱，丸药亦重附子，统计服附子十余斤，精神加旺，后不服药，寿至七十七岁。江西宜服附子，而能用之于江南，朗三先生真大手笔也。一时称奇，余亦心服。十余年后，徽人余姓，年卅岁，六月出门，抱恙而回。医者以为受暑，投以清凉，忽变周身寒冷，热饮嫌凉。诊其脉沉细如无，知其体本阳虚，虽为夏令，仍属感凉。以桂附理中汤，用附子一钱，如弗服也，加至三钱，身寒稍减，而热饮仍嫌凉，直加至五钱，乃日见有效，计服附子二两许，病乃全愈。盖其家婺源，皆服山涧之水，其性极寒，生斯地者，体多偏寒，以寒体受寒凉，服寒药，故一寒至此。医贵审时，兼宜度地，非易易也。然予之所以敢用重剂者，由先得朗山先生之教也。虽然脉沉多寒症，而亦有不尽然者。嘉庆十八年，予往常州，有朱某者，小贩人也。忽得奇症，周身畏寒，医投以热剂，不应，因投以温剂，如附桂之类，而其寒愈甚。爰求予诊其脉，皆沉，按之至骨，略见弦数，知其为同气相求症也。以犀角地黄汤与之。朱本贱业，以得予至为幸，见方即服，一服而寒减，三服而全愈。此等症候，身寒脉沉，未有不用热药者，不知其伏热在至阴之地，一遇热药，相引而入，并人身之阳，亦随之而入，故外反憎寒也，幸朱服热剂不多，否则恐难救矣。

眼病

李楚生三兄患目，二目皆病，左目尤甚，红痛异常，瞑不能开，勉强开之，盲无所见；头痛难忍，亦左为甚；大渴欲饮，每日饮浓茶十大碗。蔡医以白虎汤投之，石膏每剂一两许，愈服愈渴，数剂后浓茶加至三十大碗，饮食不思，神烦不寐，终日终夜饮茶而已，两月有余，困顿已甚。乃延予诊，脉皆弦数而大，而右关数疾之中，尤见和柔。予笑曰：此非白虎汤症也。白虎汤乃伤寒时邪，胃有实热，大渴欲冷饮症所用；今因患目，而渴欲热饮，不欲冷饮；且素嗜浓茶，克伐胃气，胃液干枯，求饮滋润，其实润之者，乃更伤之，故愈饮愈渴。彼石膏能治实热，而不能治虚热，《本草》谓虚人禁用，恐伐胃气。彼庸庸者，以为渴饮则当用石膏，而不知外感内伤，有天渊之别，热饮冷饮，有毫厘千里之分，率意妄投，不独损人之目，即损人之命不难也。其仲兄问曰：闻目属肝窍，何患目而言胃病？予笑曰：肝开窍于目，夫人而知之；乙癸同源，肝亏则肾亏，亦夫人而知之；不知五脏六腑十二经脉三百六十五络，气血皆禀受于脾土，上贯于目而为明，故脾亏则五藏之精气皆失所使。然脾与胃相表里而为胃行精液，胃主降，脾主升，胃降然后脾升；饮食入胃，游溢精气，上输于脾，然后脾气散精，而上输于肺。今胃汁干枯，胃气不降，脾有何精液可升，尚何能归明于目哉？况病者肝肾本亏，肾不养肝，肝虚生热，热甚生风，

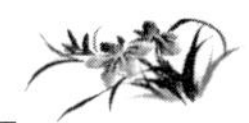

以久虚之胃，木火乘之，故不独热难堪，饮不解渴；且胃无和气，直致饮食不思，胃不和则卧不安，故夜不能寐也。至目痛自属肝火，头痛自属肝风，而今欲治之，必先救胃，救胃必先戒茶，然后大养胃阴，并养肝肾，胃喜清和，得滋润而气自能降，木虑枯燥，得涵濡而火自能平，火平则风息，眼无火不病，头无风不痛，如此调治，症虽险无虞也。病者虑茶不能戒。予曰：非戒饮也，特戒茶耳。于是以菊花、桑叶代茶，而先投以养胃阴，扶胃气，重剂十日后即不思饮茶，然后兼调肝肾，或清肺以滋生水之源，或清心以泻肝家之热，千方百计，乃得渐痊。

戒　烟

郭秉和求戒烟于余。余思烟瘾甚怪，书称怪病属于痰，痰病求之不得，则属于虫；五脏之中，为虫所扰，则精神气血皆不能自主，而听虫所为，烟瘾之怪，虫为之也。诸病从虚而入，诸虫亦以虚而生。五脏之中，何脏为虚，则烟毒先入，而虫亦先生，故同此吸烟，而烟瘾之发，迥乎不同，或神疲呵次，或腹痛异常，或时欲更衣，或精泄如溺，种种不一。大抵何藏生虫，则现何藏之病，虫欲得烟，其瘾乃至。今欲戒烟，非杀虫不可，而杀虫又非兼补其虚不可。今瘾来时欲大便，中气肾气皆虚，乃以补中益气，合补阴之品，每日作大剂而服，另用药末，以贯仲雷丸，芜荑、鹤虱、苦楝、锡灰、槟榔、榧子、粟壳诸多杀虫之品，稍加烟灰为引，沙糖调服。当瘾初到时，仍吃烟一二口，使虫头皆向上，再将药末调服，虫食而甘之，不知其为杀之也。平时吸烟廿四口，如法则减去其半。又三日，仅每早四口，粪后逐日下细黑虫，小而且多。十数日后，下午四口，总不能免，复询于余。余曰：此必虫根未尽，子姑待之。去十数日，而午前亦戒矣。后问其故？曰：昨予大便后，似有物堵塞肛门，极力努挣，突然而下，视之如小包衣，破之皆小虫也，一时传以为奇。后如法以试人，亦皆应手。因志之，以供世之求治者。

鼻渊

张瑞超得鼻渊症，就诊于予。神色恍惚，头昏且痛，鼻塞涕臭，服药三剂，臭涕大减，鼻不塞而头痛亦止。再诊，将原方加减，七服而愈，照方加二十倍，熬膏常服，以杜后患，遂竟不复发。张问予神效之理，予应曰：医必当知古方，识其方意，而更能变化之，则必有效，否则不惟不能奏功，甚且激其反动，而益增疾苦。所谓治病在乎得诀，而尤贵医有虚机。鼻渊一症，古方多用辛荑、苍耳等通脑之品，殊不知《内经》有云：胆移热于脑，则涕腥鼻渊。不知病路之来，惟用辛热之药，疏通其脑，脑得辛热之气，则热愈甚而浊涕更多，日久脑虚，则目昏头痛，不能免矣。此症由脑热而来，脑热由胆热所致，须凉胆使其无热可移于脑，脑之余热即由浊涕而泄，何患病之不愈哉！方用犀角地黄汤，以羚羊易犀角，清补肝胆。肝胆相为表里，清肝即为泻胆，甲乙皆得其所养，则火不生而热自清。再合温胆汤，重用竹茹，兼清肺胃以化痰热，药煎已成，入猪胆汁少许，以为引导。此方之所以应效者无所异，知病之源而得其治也。

传尸

邹氏子年将二十，生而肥白，病虽久而形貌是若，吐红不多，未久即止，今惟食入必吐，不能纳谷，已有日矣。神色疲惫，脉来大小细数不匀。予细询其家，曾有患此症而死者否？则父死于痨瘵，长子亦然。因告之曰：此非寻常怯症，乃传尸

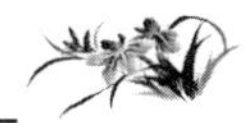

症也。此症内有痨虫，历代相传，可以灭门；其虫之灵，甚于二竖，男子由肾传心，心传肺，肺传肝，肝传脾，至脾则痨症已成。其初尚能进食，支持精气，及至脾脏，则不容人进食矣，今已食入必吐，无法可治。病家闻之，乃大惊，请求救。予曰：仲景有獭肝丸一方，最妙，以獭肝加于六味中，三料或可就愈，予曾试之，有奇验。然虫未成则可治，虫既成则恐难必效。且獭肝一月一叶，必至腊月，十二叶变化始全，而功用乃大。今处初秋，肝不过七叶，以变化未全之獭肝，治痨瘵已成之虫症未必有益。再四思维，只有鳗鱼汤一法，见《东医宝鉴》，载有以鳗鱼治验者，请以此法试之。惟此物不得与病者语，只可以甲鱼汤诱之，食之足以补阴，或可不吐，倘能一日不吐，则日日食之。一月后，渐能纳谷而增进之，当可告痊。待至冬令，再觅獭肝合丸服之，则可矣。予辞别，遂赴姑苏游。病家因请王九峰诊，王视之，乃大声曰：此传尸症也。有虫为患，必得大鳗鱼，用老僧尿壶，和陈仓米煨烂，捣丸食之，其病可愈。言时适为病者闻，后如言合药，到口即吐，竟至不治，噫！虫之灵亦云奇矣。

不寐

谢蕉石平素胆怯多疑，因忧气抑郁，忽间日不寐，昼则神倦肢酸，头昏头痛，腰疼心跳肉瞤，腹痛腹胀等症，时起时伏，似瘥似剧，变幻无定。脉象大小，至数不一，似有邪脉，然察其神气，绝无外邪。因恍然曰：必三尸为之也，尝考三尸，或称三彭，上尸彭踞，住泥丸宫；中尸彭质，住膻中；下尸彭矫，住脐下丹田。三尸喜人为恶，不喜人为善，修道家，必斩三尸而后得道，然不能斩之者，其人修炼反成疯魔，皆三尸为之也。夫人之运用，总在一心，夜寐则神静藏，何反多梦，亦三尸为之也。人有隐讳之事，而梦中每有自语者，三尸揭人之恶也。心为君主之官，胆为中正之官，如心正胆壮，三尸亦能平静；若心虚胆怯，疑惧环生，则三尸从中侮弄。病情愈出愈奇，俗云疑心生暗鬼，理实有之，不必外来之鬼，实惟三尸之祟耳。蕉石心本虚怯，又复疑惧，故三尸得从而祟之。此症非治虫不可，但用药不得令病者知之，否则三尸之灵，二竖之奸，必无益矣。因立方，皆用杀三尸之药，加以朱砂、琥珀，镇邪宁心之品。服后安寐，二十日来，并不反复。后为病者知方有杀虫之品，遂不寐如故，虽以前药倍进，而病仍加剧，复邀予往。病者时时多汗，每饮则汗更淋漓，不食则汗亦稍收，予知三尸已知药有制杀之品，故更幻出此象也。予筹思少顷，慰之曰：勿虑，予当设法止之。因思蕉石每食，必服沸热者。乃谓之曰：素服热食者，胃中必有积热，大汗急宜挽救，不然恐汗脱也，不寐似可缓治之。用芦根清通甘凉，汗必渐收，但以此常服，虑其太凉恐泄泻，当加黄精以补脾肾，则必无他患也。如此法服后，即汗渐止。遂以二味煮汤，日日服之，夜寐乃安。盖三尸只知前药之足以杀之，而不知黄精之更足以杀之也，治有出于事理，非夷所思者，此道光十六年所治之症也。越数年，复有戴姓名槐卿者，素亦胆怯多疑。一日在场独宿空房，意颇疑惧，忽觉背部渐寒，肢冷懔栗，畏惧不敢动，既而迷睡，似入地狱中，绳捆索缚，困苦异常，欲喊不能出声，欲动身殊牵强，恶境多端，不能尽述，必待人推喊之方得转醒，脱出苦海。次日另移卧室，而恶梦依然。从此精神恍惚，饮食渐减，且有寒热笑哭不常。医以归脾汤与之，三服后，觉心忽从下落，突然有声，由此而后，遂五日彻夜不寐。予诊其脉，大小疏数不一，知是三尸为患，与蕉石之症相同。乃以凉胆养心药中，加黄精，嘱令卧服，即得安睡，而药终不令病人知之。又开丸方，用黄精为君，佐以犀角、羚羊、龙齿、鹿角霜、虎骨、龟板、雷丸、朱砂，诸多宝贵之品，壮心胆，通神明，阴制三尸，又加箭羽桃奴，兼制鬼魅之邪；另用上等朱砂一大块包藏顶发内，

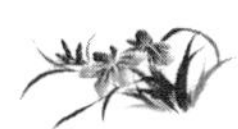

待二十日后，诸恙全除。此余悟出睡梦颠倒之由三尸为祟之治验也。《内经》论梦甚详，所分虚实偏胜，皆有至理。夫人卧寐之中，精秘神藏，已无知觉，梦又谁为之主，非三尸为之而谁为之，此其治殆开千古不传之秘矣。

肝　气

吴晴椒夫人得异疾，忽于梳头后，胸乳间便发紫斑，心中殊觉不适，约一二时，斑退心定，病已十余日矣。邀予往诊，余曰：何不早梳？曰：早梳亦然。何不迟梳？曰：迟梳亦然。诊其脉，皆沉象，按之两关，则左弦数，而右滑数。予曰：此乃脾气而兼挟肝气。左沉弦而数者，脾气郁而肝阴亏也；右沉滑而数者，脾气郁而湿热不宜也。脾主健运，肝主调达，今多抑遏不畅，故土受木制，湿热相郁，而脾失宣化之功。梳头时两手齐举，而脾气得以上升，湿热乘机，而亦随之以升泄，故心殊不适，而外发斑点；梳头后两手下垂，则脾家湿邪仍流于下，故病象顿除，而其实病之巢穴犹未破也。疏运其肝脾，调畅其郁结，热透湿化，则病自退矣。予进以补阴益气汤，以熟地柔肝，山药健脾，柴胡、升麻醒脾解郁，陈皮、炙草、归身调和中土，数剂而愈。病后更服数剂，遂永不复发。

顾某因忿怒争气起见，忽然直立不能卧。予诊之曰：此肝叶倒竖也。用小温胆汤，加龙胆草金器同煎；另以猪胆一个，悬之炉上，针一小孔，令胆汁滴入炉锅，候胆汁滴下大半，则药亦煎成，如法一服，病果全愈。或问肝叶倒侧，何专治胆？不用肝经药耶？予曰：胆为甲木，肝为乙木，胆附肝叶之下，凡有肝气上逆，胆火未有不随之而上者，故平肝不及，不如泻胆，胆气平，则肝火自熄也。

疟痢

剑松亭年将七旬，夏患暑疟，寒轻热重。某医见热重，即加大黄，两剂后，遂变为痢，红多白少，里急后重，病势转剧。乃就诊于予。予仍以大黄为主，曰：痢疾滞下，大黄原为当用之品，但此症初起非痢，乃疟症也。少阳热邪陷入太阴，脾气一虚，有下陷之虑，书称和血则下痢自愈，调气则后重自除，似宜以此为主；兼用喻西昌逆流挽舟法，使邪仍从少阳而出，始为正治。乃用当归、白芍各八钱，甘草八分，以和其血；红糖炒查肉三钱，木香五分，陈皮八分以调其气；川连五分，黄芩八分以清其热，加柴胡二钱，以提其内陷之邪，仍由少阳而外出。一服，大解乃畅，滞下全无矣，再服而红白皆净。病家以柴胡之升提，虑疟仍作，而疟竟不来。盖邪去正复，精神血气既和，尚何所病哉？余以此方重用归芍，治虚人痢疾，屡试屡效。可见用药之重量，妙在与病相称，而不可轻视之也。

吴泽芝患暑疟，一日至酉刻，忽然昏厥，手足抽搐，不知人事，惟时时作笑；旋又身热如炭，烦躁异常。天明予往视之，诊其脉，洪数之中，更现躁急，或谓中暑，予曰：非也，此乃中热，热入厥阴症也。热入足厥阴肝经，故手足抽搐；中手厥阴心包，故善笑，且中暑脉数而濡，暑乃阴邪也。中热之脉数而洪，热阳症也。此症洪数而兼躁急，中热无疑，若不清热，而以暑症治之，恐难挽救。乃以大剂犀角地黄汤，加羚羊片三钱，犀羚清其心肝之火，生地清热养阴济阳，外加竹茹、竹叶，西瓜翠衣，清心化痰以为佐，服后神识稍清，不复作笑，而抽搐亦止，然尚烦躁谵语，身热灼灼。三服后，始盖单被，渐渐调养而愈。越半月后患疟疾，予知阴分大伤，必非一二月所能复原，而疟症又最易耗伤阴液。乃用小柴胡汤，重加生地、沙参等甘凉益阴之品治之，十余剂，方始告痊。

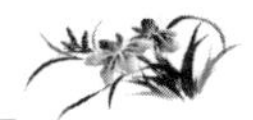

李曜西子初秋患疟寒少热多，多汗而热仍不退。医屡以白虎投之，始则热减寒重，既而但寒不热，少腹有气上冲，疼痛异常，至不能受，约一时许，乃渐转热，而痛亦稍平，热退则痛止，胸闷不食，神气萎疲。因问何以用白虎，据云热多渴饮，每服必碗许，问饮冷者乎？抑热者乎？曰：喜热饮。今曰：据此论之，则大谬矣。汗多而热仍不清，明系暑中挟湿之故，暑属阴而热属阳，岂可专治其热而不顾虑湿邪耶！此必误用转寒，阴寒逼入肝肾，寒气与肝气交争，随经上冲，故作痛也。疟主少阳，少阳胆经受寒，由表入里，由腑入脏；而内传之肝，肝肾均为阴藏，物喜类聚，乙癸同源，故又传归于肾，少腹逆气上冲，谓之肝气固宜，名曰肾气，亦无不可。盖夫气冲疼痛，由寒转热，热退而痛亦全止者，寒气透而肝肾之气亦宁也。至初起能食，而今则不欲食者，肾脾虚寒，胃中失其命火之蒸气，独阴无阳故耳。诊其脉，按之沉象，左关弦数不静，右关沉微无力，绝无数象，阴邪内陷，寒症无疑，非用附子理阴煎不可。但以此方猛烈，病家恐生疑虑，遂先用建中试之。改生姜为煨，以观动静，一服后痛发较轻，微思饮食；再服而转现热象，然气仍冲而疟仍不止。予竟用附子理阴煎与服，病家畏猛，不敢用。予乃告之曰：桂枝，附子之先声也，煨姜，炮姜之先声也，归、芍，熟地之先声也，建中既效，何疑焉？建中虽能温中，不能纳肾气，补肾阴，以托邪也。今用附子理阴，温肾化寒，一服必效，果如言。

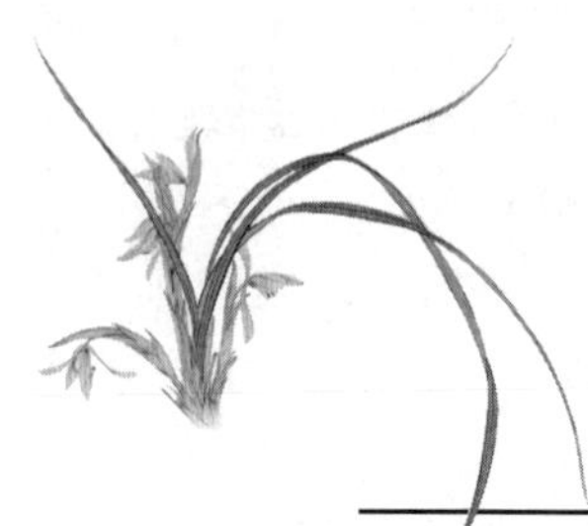

齐有堂医话精华

上海秦伯未编纂　普宁方公溥参校

齐有堂（秉慧），叙州人。少业商。年三十三遇舒绍之弟子黄超凡于汉口，从之学三年，乃弃商而行医。治病迎刃而解，活人累万。著有《齐氏医书》四种。

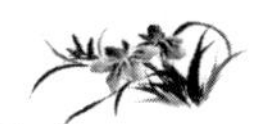

伤 寒

曾治王玉珏未发谵语。外见头眩嗜卧，身重恶寒，便泄不渴，夜间发热，渐加大热，不恶寒转恶热，掀去衣被，扬手掷足，身渐出汗，渐至大汗，其势方解，明日亦复如是，医经半月无效。予细察之，果何症也？将谓阴盛格阳于外耶？亡阳之症无此大热，将谓三阳之表热耶？并无头项腰背骨节疼痛，及耳聋口苦等症，且未见烦渴饮冷，白虎非所宜也。以此而论，定为热结旁流矣。不烦渴者，乃为结燥隐匿肠间，不在胃腑，故不能耗其在上之津液也。吾用黄芪、白术、炮姜、附子、半夏、故纸，重加大黄一剂，而下燥屎二三枚，是夜不发热矣，于是方中去大黄数剂而全愈。

曾医继唐魏舅氏，善人也，身举孝廉，形体素丰，谦恭仁厚。自谓六十后，多食则胀闷，今年七十有三，目精不慧，近视不明，六七年矣。乃一日午膳后，县尊请商公事，时当酷热，过劝绿豆粥一碗，是夜下利数十次，不能起床，起则眩晕。明早诊视，按之六脉沉细而微，其粪内带清水。愚曰：此太少二阴鹜溏之症，而兼陷暑邪也。虽有外邪，不可清解。法当大补中气，扶脾固肾，温经御邪，回阳止泄，方可无虞。乃用芪、术、芡实、怀山各八钱，胡巴、故纸、苡仁、半夏各三钱，炮姜、附、桂各一钱，砂仁、白蔻各七分，连进五剂，而利稍减。再进十剂，仍然昏沉。又服十全大补汤十剂，病微退而精神渐爽，饮食亦进，但四肢无力，难于转侧，利微下而卒不止。又与人参养营汤十剂，虽然起床，不能久坐，但见皮肤光泽，身轻易于转侧。又与理脾涤饮十剂，是夜不安，烦闷之甚，愚意日久，虽在下利，而未见粪，更见胀闷不安。以此察之，定为热结旁流矣。遂以参芪附子汤加桔梗一钱，大黄二钱，服之不安；又用麸面炒熨，夜半稍安。次早复作更甚，自觉腹中气壅，十分危急。其间予为舅氏调理五十余日，往返在二百余次，晨夕焦劳。又令前汤再进，炒麦面再熨。自云：目中出火，其心欲落。急令扶起，挣下一物，其状如茄子，不软不鞕。良久病去如失，自出中堂，即进饮食，言语如常。随即剃头，见须发内长出一层黑发，约长数分。公闻之而喜曰：我之病难望保余生耳，今何以病愈，而长黑发，目睛复明，竟能视细字乎？神哉医也！此后之寿而康，皆赖吾甥之力也，赐酒浆脯醇领谢，孔方十万却之。

曾治知府杨迦怿，任兴邑事，禀性仁慈，居官清肃。因署马边抚夷府，军务焦劳，患溢饮症，右肩痹软酸痛；又署邛州不能签押，神色衰惫，医治无效。纳禀告病，上以廉能不允，令复兴邑任，促骑请治。诊之两寸洪大而紧，余皆沉微。余曰：公之恙，乃太阴溢饮为患，病在气分，前医不知分辨气血，误用血分之药，以贻害耳。法宜补大中气醒脾崇土，宣通气分，即当奏功。乃用芪、术、砂、半、干姜、白蔻、虎骨、葳灵仙、桂枝、姜黄，十剂而效；再服十剂，其痛如失。遂与归脾汤去木香、甘草，加五味子、鹿茸、肉桂为丸，脾肾两补而愈。但公行年五十，尚未生子，向余索求种子方饵。余念公谦恭仁厚，与之龟首丸，服毕，致书曰：前赐妙丹，服之神效，恳烦再配二料，遂如命复之。调理数月，步履轻健，精神康壮，如夫人有喜矣。明年壬申，降生一子，又明年，又生一子，骨秀神清，均甚壮美，余见而喜。公顿首谢曰：起我沉疴，身受益矣，赐我后嗣，泽及先矣，绸缪订交，浓情款洽。后升迁别去者二十三年。辛卯秋闱，卸宁远府事，引见候升，吾子于省垣一遇，年已七十二矣，重话巴山，犹深绻念。是时精神矍烁，尚运笔如飞，前后手书，见惠不一，中酬我以锦联曰：自是君身有仙骨，遍与人间作好春。匾曰：妙合六经。盖公之书法，见重当时久矣。

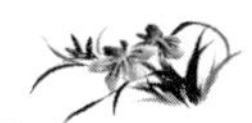

曾治钱仲仁患喉痹，阴火上蒸，津垢积而成块，坚白如骨，横于喉间，痛痹异常。其症恶寒嗜卧，二便不利，舌苔滑而冷，口不渴而懒言。观诸症形状，总属虚寒，何以二便不利？盖为阴邪上逆，喉间清涎成流而出，津液逆而不降，故二便不利。吾用生附子驱阴散寒，熟附片助阳温经，桔梗苦以发之，炙甘草以缓之，半夏辛以开之，阿胶以润咽膈。服一剂，喉间白骨即成腐败而脱去其半，痹痛稍缓，略可糜粥，小便渐长；三四剂而大便行，粪多且溏，如是十二剂而愈。由今思之，曩时学识犹欠，阿胶、桔梗可以不必用，当用黄芪以助胸中之阳，白术以助脾中之阳，接引真阳上达，方为合法。

曾治萧以德患阴寒，面白肤冷，青紫成团，见于足而足不能移，见于臂而手不能举，见于腮而口不能言；且牙龈冻冽溃烂，然时而心悸，昏眩欲绝。此为阳虚阴盛并见也。吾以生熟附子并用，更加参、芪、茸、术，以固其脱，历两旬而愈。

曾治乡中一家八口，患斑皆同，急求医治。予即用消斑神效汤而施治之，方用玄参一两，麦冬一两，升麻三钱，白芷二钱，白芥子三钱，沙参三钱，丹皮五钱，水煎服。一剂斑势减，再剂斑纹散，三剂斑影尽消矣。此方妙在玄参、麦冬以消斑，尤妙在升麻多用，引玄参、麦冬以入于皮肤，使群药易于奏功，而斑无不消也。此症如众人患一般者，天行时疫也。嘉庆丙寅，予在淯水，城乡皆染斑疫，概施前方，而活人甚多。甲戌回郡，又遇大疫，兼有夹斑者，亦以此方救活甚众。若非神力，人岂尽能之耶？吾愿仁人医士宝之录之，以遍传天下，则功德无量。

曾治王荣庆心窝发斑，壮热口渴，神昏志乱，告急求治。予以起斑汤与之，方用升麻二钱，当归一两，玄参二两，荆芥三钱，黄连三钱，天花粉五钱，甘草一钱，茯神三钱，水煎服，连进三剂而安。此症乃火毒结于内，必须尽行发出；然内无血以养心，则心中更热，火毒益炽，而不得外越也。故用当归、玄参以滋心中之血，用黄连以泻心中之火，天花粉以消心中之痰。然无开关之散，则火藏于内，而不得外泄，故又用升麻荆莽以发之，甘草、茯神以和之，自然引火外出，而不内蓄也。火既外越，斑亦渐消，又何致于危殆。

曾治萧万有患伤寒发狂，弃衣而走，不避羞耻，登高而歌，遇岩而跳，詈骂呼号，终日惟思饮水，其友请治。以祛热生胃汤，用石膏三两，知母三钱，人参五钱，玄参三两，茯苓一两，麦冬三两，车前五钱，煎水十碗，一日灌完，是夜狂定。明日亦如前法一剂，明夜而口渴减半，又明日亦如前法一剂，而口渴方止，火亦顿息。乃改用四物汤，重用生地一两，以保护元阴，滋养肝血而愈。前方妙在石膏、知母以泻胃火，人参以生胃气，玄参去浮游之焰，麦冬生肺中之阴，茯苓、车前引火下行于膀胱，从小便而出。且火盛者口必渴，口渴必多饮水，吾用茯苓车前二味，以分消水湿，则水流而火自随水而散矣。方中泻火，又不伤气，较胜于白虎汤。予常以此治火热发狂，或汗如雨下，口渴舌燥，或起芒刺者，即奏奇功。但要知病之轻重，而斟酌乎用药之轻重，庶不致误耳。

曾治乡中一健汉患伤寒，结胸症，具烦燥不宁，胃气将绝之候，促骑求治。予与之化结汤，用天花粉五钱，枳壳二钱，陈皮二钱，麦芽三钱，天门冬三钱，桑白皮三钱，吴神曲三钱，连煎二剂，即结胸开，而津液自生也。此方用天花粉代瓜蒌，不至陷胸之过猛，盖天花即是瓜蒌之根也，最善陷胸，而无性猛之忧。枳壳消食宽中，麦芽与桑皮同用，而化导更速，神曲陈皮调胃，真有神功，天门冬善生津液，佐天花粉有水乳之合，世人鲜有知也。且天花粉得天门冬化食化痰，殊有不可测识之妙，所以既结者能开，将死者可活。若以大陷胸汤荡涤于已汗已下之后，鲜有不速其死矣，予又不得不深为告诫也。

曾治毛天禄恶寒身蜷，四肢逆冷，下利不止，命在须臾，其弟求治。予用黄芪一两，附子二钱，甘草二钱，干姜二钱，白术一两，茯苓五钱，水煎服。方名救逆止利汤，一剂而逆回，

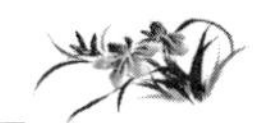

二剂而利止，三剂而全愈。此症雷真君用参附汤，予因贫人无力购参，故易芪附汤加减亦效。盖芪附回元阳于顷刻，以追其散失之元阳，更祛其阴寒之气；白术、茯苓以分消水湿，而仍固其脾中之阳；干姜、甘草调和腹中，而使其热生于内，则外寒不祛而散，自然寒者不寒，蜷者不蜷，逆者不逆，利者不利矣，夫亦安有不愈者乎。

曾治黄大元患伤寒，吐利交作，四肢逆冷，又加烦燥，饮食不进，来寓求治。予以奠安汤，用黄芪二两以代人参，白术二两，肉桂二钱，丁香二钱，故纸三钱，水煎灌之，立即救危。此方用黄芪以救胸中阳气之绝，白术以救脾胃之崩，实有至效。丁香止呕，肉桂温中又能止泄，故纸收固肾气，救中土之危亡，奠上下之变乱，转生机于顷刻，杜死祸于须臾。若有真正官参，十人可救九人活也。

曾治杨子宽患阴寒直中肾经，面青鼻黑，腹痛欲死，更加囊缩，促骑告急。予曰：死亡顷刻之症，治之少迟，必一身尽黑而死。急与之救亡丹，用人参五钱，白术二两，附子一枚，干姜三钱，肉桂五钱，水煎，急与之服，一剂而效。此症全是一团死气，现于身之上下，若不用此等猛烈之大热重剂，又何以逐阴寒而追亡魂，驱毒气而夺阳魄哉，故人参少用而桂、附不可不多用也。然而白术又何以多用之耶？不知白术最利腰脐腹痛欲死，非此不能通达，故多之以驱驾桂、附，以成其祛除扫荡之功，而奏返魂追魄之效耳。

曾治王尚贤患阴寒直中贤经，心痛欲死，呕吐不欲食，下利清水，其兄求治。予曰：乃弟病犯不治，寒邪犯心，脾胃立绝，此时药缓不济事，速以针刺一下于心窝穴，出紫血少许，然后用逐寒返魂汤救之，或可得生否。予以黄芪一两，良姜三钱，附子五钱，茯苓五钱，白术三两，丁香一钱，煎服而苏。此方专逐心中之邪，返元阳于顷刻，心君定而诸邪退走，脾胃自安，不致上下之逆，庶可冀其重生，否则因循观望，有立死矣。

曾治陈会元患阴寒直中肾经，手足指甲尽青，两胁作痛，肾囊缩入，拽之不出，蜷曲而卧，其弟告急。予曰：此阴寒从肾气以入肝，而筋先受病，肝气欲绝，势在不可救之例。夫肝木之绝，由于肾气先绝，今欲救肝，不得不先救肾。乃与之救肾活肝汤，用白术二两，当归一两，熟地一两，山萸肉五钱，附子三钱，肉桂二钱，人参五钱，连进三剂而安。此方祛寒之中，仍用回阳之药，且加入熟地、山萸，则参、术无过资之益，附、桂无过燥之忧；肝得火而温，亦得水而养，自然筋活而青去，囊宽而缩解也。

曾治李映山亦患症如前。予诊之曰：险候也。乃与荡寒汤，重用白术三两，以利腰脐之气；肉桂三钱，以温命门之火；丁香一钱，止呕逆；吴萸一钱，返厥逆，则寒邪无所匿藏，故能一剂阳回，神清而气爽矣。予于五十年内，经历此危症数十人，均以一剂回春，故敢告之同志。

曾治一乡人中暑亡阳，汗出不止。其兄求治，予曰：此气从汗出，法当急补其阳气，则阳气接续阴气，而不至气脱也。用独参汤神应之极，但足下无力买参，不若以当归补血汤救之。当归一两，嫩北芪二两，蜜炙，加大桑叶三十片，煎服而汗立止。又与十全大补汤，重加黄芪二剂而安。前方妙在桑叶，故有补阴之功，无阴则阳无以生，无阳则阴无以化；黄芪补气，得当归则补血，得桑叶则尤能以生阴也。

曾治一人患口舌生疮，鼻中不时流血，口中不时吐血。来寓求治，予曰：此乃火气勃于上焦，不能分散，故上冲而吐衄，口舌生疮也。其法当用寒凉之品，以清其火热燎原之势，并泻其炎上巅顶之威。遂与生地一两，捣成泥汁，当归一两，老芎五钱，玄参一两，黄芩三钱，炒黑荆芥三钱，甘草一钱，水煎调三七末服之，连进三剂而效。此方妙在不用大苦大寒以逐火，而用微寒之药以滋阴，盖阴气生，则阳气自然下降，尤妙用黑

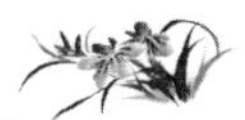

荆芥引血归经，用三七末以下截其新来之路；加黄芩以清其奔腾之路；诚恐过于寒凉，冷热相战，又加甘草以和之，此治热之最巧妙法也。若用寒凉之重者折之，非不取快于一时，然火降而水不足，则火无所归，仍然焰生风起，必较前更甚，而始以清补之药救之，前胃气已虚，何能胜任。今之速效者，是病之初起也，若再迟缓，主治者又自当有法，又不可作如是治疗也。

曾治乡中一人患心中卒痛，手不可按。来寓来治，予曰：此火邪直犯心君也，若不急救其火，则脏腑内焚，顷刻立逝。急与黑栀三钱，白芍五钱，甘草一钱，良姜七分，天花粉三钱，苍术三钱，贯仲二钱，煎服二剂而效。此方妙在用栀子以清火，若疑心经之热，而用黄连误矣。黄连性燥，不可以燥益燥，而转助其焰矣。惟栀子泻肝木之火，母衰则子亦衰，不泻心火，正所以泻心火也。且又重用白芍，同以泻肝，又加良姜以引入心经；复增天花粉，以逐其火热之痰，痰去而火热自散，肝郁亦舒，此急治肝，而以治心也。谚云：要得锅中不滚，除是釜底抽薪，余可类识。

曾治一邻友患心痛欲死，问治于余。即与贯仲三钱，乳香二钱，白芍三钱，黑栀子三钱，甘草六分，煎服，而痛去如失。又以此方治一人，口渴呼号，煎服渴止，亦验方也。

曾治梁济舟患腹中痛极，手足皆青。予曰：此乃寒邪直中肾经也。急与人参三钱，白术五钱，黄芪五钱，熟地五钱，附子二钱，肉桂二钱，吴茱萸五分，干姜五分，煎服即安。此方妙在急温命门之火，而佐热其心包之冷，故痛立止，不致上犯心而中犯肝也。临症之工，当于平日留心，不致以仓卒误人性命也。

曾治张天元患心中疼痛，手足温和。予以热手试按之则痛微，乃曰：此寒气侵入心经也。宜用散寒止痛汤，良姜三钱，苍术三钱，白术三钱，贯仲三钱，甘草一钱，肉桂一钱，草乌一钱，煎服一剂而安。此方妙在用贯仲以祛邪，用二术以祛湿，邪湿俱去，而又加之散寒之品，自然直中病根，而其病去如扫也。

曾治钟兴顺患心中疼痛，三日而加剧，危在顷刻。予扪其手足反冷，即语之曰：此乃火气焚心而痛也。遂与泻火止痛汤，用炒栀三钱，甘草一钱，白芍二两，半夏二钱，柴胡三钱，水煎服，一剂而安。此方之妙，在用白芍之多，泻水中之火，又加栀子直折其热；而柴胡散邪，半夏逐痰，甘草和中，用之得当，故奏功如响耳。前后二案，一寒一火，皆一剂奏效，全在认症之确也。

曾治余天明患腹痛不能忍，按之愈痛，口渴饮冷水即止，少顷依然大痛，其兄皇迫。予曰：此火结在小肠，若不急疗，顷刻即逝。乃与定痛至神汤，用炒栀三钱，甘草一钱，茯苓一两，白芍五钱，苍术五钱，大黄二钱，厚朴二钱，水煎一剂，服毕痛止。此方妙在舒肝木之气，利膀胱之水，更妙在甘草和诸痛，栀子泻郁热，又恐其效不速，更佐之走而不守之大黄，则泻火逐瘀，尤为至神也。

中　风

曾治凌秀才之母，年五十，已生九男二女，气血衰惫。一日外出，饮食过伤，途遇风雨，食填太阴，倒晕床褥，水浆不入，已四日矣，举家议以必无生理，三子促骑而请。予因家有要事，辞以不果。其七子生弼祖在馆攻书，闻之来寓，长跪而请，予念救母心诚，扶起允之，登与，顷刻而至。视之衣棺具备，静候死耳。其夫亦府痒，引予入室，见其手撒口开，诊之寸关如丝，两尺全无。乃谓其夫曰：《经》云：上部有脉，下部无脉，其人当吐，不吐者死。令其子烧淡盐汤三品碗，入童便一碗搅匀，扶起病人，三饮而三吐之，果吐出宿食痰涎碗许，

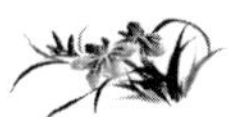

而人事稍苏。乃与六君子汤，加芪术白蔻一剂，是夜即服稀粥一碗，明早乃起床矣。又用归脾汤数十剂，兼服六味地黄丸而安。

又治傅福兴，年三十，形体魁梧，因酒色过度，忽一日至街仆地，口眼㖞斜，语言蹇涩，不省人事，痰涎上涌，右手足不活，腰俯不伸，四肢不动。乃弟迎诊，按之六脉沉伏，惟肝脉洪数，面色青而兼黑。予曰：此肾水枯竭也。乃与大剂补中益气汤，加酒炒黄柏三分，以滋化源，泻阴中之伏火；酒炒红花三分，以入血分，而养心血，连进二剂，人事稍苏，痰涎渐少，语言颇觉爽利，行动亦觉自如。仍用前汤，去黄柏、红花，合六味地黄汤，大剂煎饮十剂而诸症悉退，单服补中益气渴，又兼服龟鹿地黄丸，而元气大复。

曾治元配周氏，年四十，勤俭过甚，气血久枯，忽一日早，头晕仆地，人事不省，痰涎满口，手撤鼾睡，气息如丝。按之六脉浮迟，乍有乍无，吾料其不可为也。勉强与三生饮，浓煎灌之，外以神应散吹鼻，得嚏而苏；乃以六君子汤，兼六味地黄丸服之，一载无功，交春而殁。可见气血虚甚者，即治之得法，亦竟不能保其长年。

曾治宋豪士令正，年二十七，性禀端淑，忽一早将饭，自去空室，以腰带结喉，微笑而不语，若痴呆状。其家以为染邪，巫师以为邪制，桃符棘矢御之不应。乃叔肇堂曰，此必病耳，盍请医诊之。急延予视，予曰：喉中有杂声，乃风痰塞喉，即以神应散吹鼻取嚏，吐痰而苏。其人仍然郁郁，予思其家富饶，姑亦贤良，因何而思自缢，又不死于金，死于水，死于火，而必欲死于木。木者肝也，肝藏魂，肝血不足，而外邪深入，肝木被郁而人不知也。乃与逍遥散吞左金丸，平肝开郁，一剂而效。继服六君子汤，加黄芪八剂而愈。后余见《松峰说疫》书中，载有扣颈瘟一案，其所论症，皆与愚见符合，可见理无二致，古人已先得我心之所同然耳。今之男妇，多有无因而竟以一绳自经于一木者，其枉死良多也。后学知此，或可为救生广一法门。

暑证

曾治一书生附余馆，患呕吐泻利，烦燥搐搦，咽干引饮，医者误作惊风治之病渐昏沉。延予视之，曰：此子因脾虚气弱，乃伤热暑也。遂与人参一钱，麦冬三钱，五味子十三粒捣碎，酒炒黄连八分，甘草四分，煎一剂冷服，少顷即睡，醒来病去如失。

曾治一富翁张某，感冒盛暑，壮热大汗，烦渴恶热，晕眩倒仆，昏睡懒言，其子来寓求诊。按其六脉，微细而缓，惟右关弦紧而芤。余曰：此暑邪侵入阳明之里，故壮热大汗，烦渴饮冷，乃为热越，晕眩不言，热盛而神昏也。乃与白虎汤以撤其热，更加人参二钱，黄芪五钱，桑叶十三片，以大补其气，而收其汗，果服一剂而热退汗止，再服生脉散二剂，而全愈矣。

曾治汪三元，暑月吐利，汗出，恶寒腹痛厥逆，喜手摩按，心中烦热无状，时时索饮，饮而即吐，服姜附不纳，心中烦热加剧。此为伏阴在下，错杂阳邪在上。予依白通汤，加半夏、吴萸、白术、茯苓入人尿、猪胆汁，因有汗去葱白，煎服一剂而效。二剂而遂收功焉。

又治乡中一人，暑月忽吐利发热，以手触之则痛甚，其父求诊。按之六脉弦细而芤，余曰：此溽暑也。乃与益元散，合四苓散，煎服一剂，而吐利痛热，退去大半。因其人气弱，更用补中益气汤，倍参芪加麦味，二剂而安。

咳嗽

曾治周嘉兴，每夏至患咳嗽，服降火化痰之药而益甚。诊之脾肺肾三部，脉皆浮而洪，按之微细。予曰：此脾土虚不能

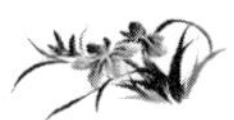

生肺金，肺金不能生肾水，而虚火上炎也，朝用补中益气汤加麦味，夕用八仙长寿丸而愈。

曾治一儒者，夏月唾痰，用清火药不应。予曰：此火乘肺金，用前麦门冬汤而愈。后因劳复嗽，遂与补中益气汤，加桔梗、黄芩、麦、味而愈。但体倦口干，小便赤涩，日服生脉散，多服八仙长寿丸，其后遂不复发。

又治一儒者，咳嗽壮热，自汗，口干，便赤。予诊其脉虚而洪，先与白虎汤，以彻其热；热退遂用补中益气汤，加山栀、麦冬、五味，煎服数剂，兼服八仙长寿丸而愈。

痰饮

曾治明经某，素称实学，举动狂傲，不善保养，忽饮食无味，口干吐痰，肚腹膨胀，二便不利。医家不问虚实，便与之化痰行气，转见胃满痞闷，痰饮愈甚，与之导痰，又与分消，腹胀胁痛，坐卧不安，又与破血耗气，两足浮肿。知予在英公署内，告急求治，即谓余曰：贱躯被诸医治坏，请问先生还可救否？予诊其脉，右寸大而无力，右关微弦，右尺倏有倏无，左三部软而无力。余曰：足下脾肾两伤之症，令以午前服补中益气汤，早晚服金匮肾气丸。初服数剂更胀，余曰：不妨，久服则不胀。果信余言，逾月而诸症尽退，饮食渐进。继服八味丸，去附子，加北味，兼服归脾汤，去木香、甘草，加五味子、肉桂，半载而康，元气大复。

曾医幕友柯南，年五十，体素丰，患痰喘，每遇风寒即发，饮食不进，旦夕不寐，数日方安。余寓长邑，道经彼过，其证复作，较前更甚，就诊于余。按之右寸洪大而数，右关微弦滑甚，余脉无力。余曰：手足太阴二经亏损，以致痰饮益甚，兼之肾气涣散，气虚上干而喘。法宜黄芪、白术大补中气，砂、半、茯苓醒脾豁痰，白蔻、草蔻宣畅胸膈，且消滞气，干姜、草果温中逐饮。柯友曰：尝闻芪术提气，我素畏服。余曰：分经用药，乃千古指南一定而不可易之法。今君患太阴留饮，芪、术乃补中宫阳气之的药，足下畏如鸩毒，又何药之用乎？柯友顿首谢曰：我门外汉也，今幸遇明公教我，不然，贱躯不知病至胡底。领服一剂而效，数剂而安。遂与补中益气汤，加茯半，兼服八仙长寿丸而痊。

曾治汤孝廉，年四十有四，形体魁梧，性孝友，与余莫逆。素好勤学，四鼓方卧，忽患中满吐痰，十指麻木，劳则眩晕，自谓知医。一日遇诸涂，恭谓予曰：贱恙已半载矣，服清痰理气之剂不少，而病渐加剧，医书曰：痰因火动，降火为先，火因气逆，顺气为要，弟依此法调理，何乃不应，吾兄何以教我也？余曰：书中所论，是治有余也，足下患不足，服之必相反。中满者，脾气虚而作痞也。四鼓勤劳，劳伤脾也；痰盛者，脾气亏损，不能运化也；头晕者，脾气虚而清阳不能上升也；十指麻木者，脾气虚而不能周也，岐伯曰：脾居中央，灌溉四旁，故为孤藏，太过则令人四肢不举，不及则令人九窍不通，名曰重强，是以百病生焉。孝廉曰：吾兄所见甚明，敢问贱疾主何药，当用何方？余曰：东垣补中益气汤，治内伤不足之症，实万世无穷之利，足下宜此方；加半夏、茯苓以补脾土，滋其化源；八味丸，以补脾母，调理三月，而元气大复。

虚劳

曾治子东山，于一岁时出花，不密不稀，红润可喜，精神如常，未药而安。及至四岁而淋出，亦红润如前，至靥未药，因有伏火匿于血分，将与清凉解毒之药。忽徐进士家迫请，因友谊重强去。及二日归，见此子火热已极，人事恹恹，刻不容缓，即请儿科刘卓然。先生诊视曰：病势迫矣，药不能及。速

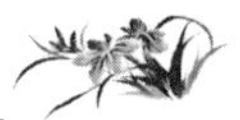

用取蟾酥的癞虾蟆，劈破扑胸，但得鼻中有水出去之，果扑二个而应，遂与之药。明日先生复视曰：无忧也，仍服前方。余知先生确有识见，所用归、地、知柏、栀子、连翘、桑皮、玄参、桔梗、石膏，连进四剂，而热减八分，仍然精神不慧。先生曰：归师勿掩，穷寇勿追。歇三日连服二剂，而精神爽慧，行动如常。明年五岁中秋夜二更，忽周身如火，扪之烙手，而人安然熟睡，及至五更，热退身凉，醒来仍然清爽，饮食如常。乃请前医，与以人参败毒散，连服二剂，其热更甚，于滋阴药内加阳药十余剂而不效，病渐昏沉，如痴如醉。自九月初八至十五不大便，摸其腹肚全无影响。余与先生商曰：七八日不大便，得非少阴转阳明乎？先生依余言而用下法。愚思此子发热一退，身即凉矣，想腹中必有伏阴以致阴邪干犯胃阳，灼干津液，以致热邪结于肛门，不能运送而然。但于方中加黄芪、白术各三钱，大补中气，附子、肉桂各一钱，以助肾中真阳。煎服一剂，是夜稍平，腹中全无响动。天明令伊登厕，催挣时许，果出干软黑粪三寸，余皆稀溏，连日药水尽下，而人事略疏快。即以补中益气汤，滋其化源而热退身安，因幼不肯服药，以致失补。明年前症复作，又治而愈，然竟费手。又明年又发，是夜更甚。余心恨天不明，去请前医。明早已行，自揣顿止，若去请他，仍用发散，静而等之半日，方得其解。此子徭于痘麻后，未与滋阴，以致阴亏火旺，每因失调而作。是以昼则静，夜则热，若用发散，相隔天渊，可见从前治法一概误矣。余用四物汤生地倍用，加栀子、仁、知、柏、黄连、粉丹、柴胡六味各二钱，酉初煎药布，漉去渣，进服二次，自必阴气回而邪不敢入矣。譬如人家门户，紧防锁钤，严整司更值宿之仆，俱各精健绝伦，贼必望风退却，此亦理之所有者也。故日将晡乃服，服早则至夜不能敌矣。果服后安然熟睡，不发热矣。明夜安好如故，但不能除根，每发则服一剂而安，其效如鼓应桴。自十二岁以后，至今不复发矣。

曾治萧善人大公郎，廪员萧岱瑞，年十六，读书勤劳。患阴虚发热，自与补中益气数剂，每夜身热如焚，手不可近，天明退去。善人仓皇来舍请诊，详说病情。余哂曰：不须诊视，倘信吾方，便教晚服一帖，夜静即安，明晚再服一剂全愈，乃以前案方药与之。善人曰：我止有此子，发热数夜，我与同卧，扪之烙手，寸心如割，望名公赐一妙方，何乃又用四物加知柏、黄连大队阴药？况小儿本之先天不足，以此施之，恐未相宜乎？余曰：要知病在阴分，不可用阳分之药，以犯仲景之禁耳。善人独不闻有是病必用是药。我乃分辨阴阳，断不致有错误，用此方药，活人多矣，又何疑哉？遂信余言而依其法，煎服一剂，是夜烧热减去大半。明晚仍依前法，一剂而安。又明日迎予诊，与之八珍汤，加黄芪五味归脾汤料，去木香、甘草，加五味子、肉桂、鹿茸为丸，汤丸并进，元气大复。

曾治宋豪士乃郎，患症如前，缘徭内伤外感。医家不与温经解表，肆行发散。病已数旬，表症虽罢，干犯阴血，愈治愈热，病者医家，无法可措，交相为苦，来寓求诊。按之六脉沉细而数，右关微弦。余曰：发散太过，血虚之甚，又被阴火逼迫，而其势不可缓。乃用当归、白芍、玄参、生地各三钱，熟地五钱，知柏、栀子、黄连、川芎各二钱，柴首三钱，如前法煎药，晚服而效。改服八珍汤，八剂诸症渐退。是日晴明，走出街口观望，以致迎风复作，是夜较前更甚。豪士复延余问曰：是病复作，其热如火，扪之烙手，热若不退，此子危矣。余曰：足下勿忧，不过再多服药，可保无伤。又如前药二剂而热退，其身健安矣，多服十全大补汤体遂旺。

又治三子辑五，年六岁时因麻痘，后患阴虚发热，其症与二子东山无异，亦服前方，一剂而愈，屡发用之屡效。乃一日发时，投之不应，又明日巳刻，人事昏昏，扪之亦热，较夜则轻。余细察之，是阴居六七，阳居二三之症。《经》曰：火郁则发之。升阳散火汤，是的对之方。果煎服一剂，热退身安，

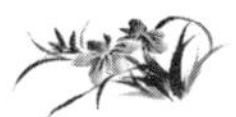

神气清爽。再煎八珍汤，加黄芪、五味子，兼服六味地黄丸，至今不发。

曾治邹姓者，素患咳嗽吐血，去秋大作，昼则发热，夜则安静，误服滋阴之药，卧床不起，饮食不进，诸医断以必死。伊表曾其恒，代请诊视。按之六脉沉微，惟右寸浮大而软。余曰：此阳虚之症。前医不知分辨阴阳，一见发热，寒凉肆投，转致阴愈长而阳愈消，不救之候也。犹幸脉小身温，许子数剂而安。遂以补中益气汤，加黑姜、茯神、远志、熟地、麦、味，倍用芪术一剂而苏，明日不发热矣，即进饮食。再服十全大补汤，兼龟鹿地黄丸，旬日而愈。

曾治韩千总，每至夏月无阴，一到三伏之时，全无气力，悠悠忽忽，惟思睡眠，一睡不足，再睡不足，懒于言语；或梦遗不已，或夜热不休，问治于予。予曰：皆子不善保养。肾水泄于冬天，夏月阳盛，阴无以敌，所以如此。须用干熟地一两，山萸四钱，当归、白芍、麦冬、白术、芡实、生枣仁各三钱，茯苓、陈皮、北味子各一钱，水煎服，峻补其肾水。肾水充足，则骨始有力，而气不下陷，神自上升矣。此方纯是补阳，骨空则软，补其骨中之髓，则骨不坚而坚也。此方治骨软气软，神验。

又治方州同色欲过度。烦热作渴饮水不绝，小便淋沥，大便秘结，唾痰如涌，面目俱赤，满舌生刺，两唇燥裂，遍身发热，两足心如火烙。诊其脉，左三部洪数无伦。予曰：此肾中之真阴大虚，阳无依附，而发越于外。《经》曰：大热而盛，寒之不寒，是无水也，亟当峻补其阴。乃与加减八味丸料一斤，内肉桂一两，以水熬六碗，水冷与饮，熟睡半刻，至晚又温饮一碗，诸症悉退。翌日畏寒，四肢作逆，诸症仍至，是无火也，亟当大补其阳，乃煎八味地黄丸汤四剂，诸症尽退，继服龟鹿地黄丸而痊。

曾治季三思患尸虫症。饮食如常，但瘦削不堪，卧床不起，起则晕眩，举室仓皇。访求良医，知予在孙公署内，投刺促骑请治。余曰：是病起于何时？得于何因？其母泣曰：寒门单传已三代矣，昔者吾祖吾父死于此症，吾夫又死焉，今吾子又染此症，年未及强，虽有一孙向幼，祖姑年九十有六，姑多病，望先生怜而救之。余慰之曰：尔勿忧。此尸虫症也，余屡医验。乃与救劳杀虫丹，用鳖甲一斤，茯苓五两，干熟地、山药、沙参、地骨皮各一斤，山萸八两，白薇、白芥子各五两，人参二两，鳗鲡鱼一尾，重一斤余，或二斤更好，煮熟先将白鳝捣烂，和前药为细末，粳米饭碾成丸，梧子大。每夜五更时，洗脸，北面仰天念北斗咒七遍，即以开水送丸五钱。服毕，南面吸生气入腹中，烧降香置床下，午时又依前法吞服。至七日，三思向伊母言，曰：有堂先生良医也。吾知其不死也，心中安稳，全无忧惧，吾家当戴德于无涯矣。服至半料，其虫尽化水由小便长驱而下，状若稀糊。此方大补真阴，全无杀虫伤气之药，补中用攻，若非天仙救人，乌立此方，果服之三月而效。半载而康，连生五子，至今二十五年而不发，亦无恙矣。

曾治州吏目，宋豪士，为人清高，二代单传，年十八，患前症。医家不识尸虫之害，误作虚劳治之，一味清阴，以致阴愈长而阳愈亏。不竭力杀虫，反去养虫，则虫之子若孙，愈肆猖獗，不亡何待。乃叔肇堂延请诊之，六脉沉细而数，左关数甚，观其面黯色滞，肤无润泽，发焦耳枯，形神俱败，尸虫旺极之候。遂与人参芪术各五钱，星、半、姜、附各三钱，吴萸、川椒、枯矾各一钱，服十剂，觉神气稍清；又服十剂，皮肤光泽；又服三十剂，发润耳红，人事利爽，元气渐复，步履自如。乃为之竭力杀虫，兼以制鬼。法用室女顶门发一小团，皂角汤洗去垢，酒醋浸晒，同黄纸卷筒烧存性，川芎五钱，当归三钱，广香一钱，安息香、明雄各二钱，全蝎二枚，生活鲤鱼一尾，取头，酒醋酥炙，共为粗末，分四服。每服入降真香末五分，书北斗符一道，火化入药中，如前法念北斗咒七遍，五更时井花水煎服，务要初旬治之乃灵。另又买大鳗鲡一尾去肠腹，用

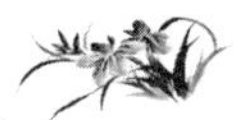

水清蒸，调和五味汤，肉任吃，留其全骨以火炕干，入降真香雷丸，大黄、川椒、吴萸、甘草、明雄各七钱，共为粗末，入当门子七分，和匀，卷黄纸筒以药贮之。令患者高卧于大油纸内，覆好，留头面向外，燃纸筒熏之，熟睡半时，九窍作痒，醒则诸虫尽在油纸中矣。延余视之，形如针嘴，近人气犹作跳跃状，殊甚骇然，命除之。继服补中益气数百剂，龟鹿地黄丸数十斤，而元气大复，连生五子。

曾治廪生高鸣务，性孝友，行端方，因堂弟鸣岗文中二人，外染尸虫，相继沦亡，比时无人知觉。鸣岐念叔父仁慈公直，不忍二子连丧，日夕不离病者侧。明年诸馆读书疾作矣，自察知是尸虫传染之故，茫茫归去，来寓求取玉枢丹。更深时用无灰酒磨服三钱，静坐一时许，自觉腹内似蚂蚁搬迁之状，不安殊甚，禁食一日饿甚，只服稀粥少许。又明日，其虫化成鱼冻而下，若水条然，即服八珍而安。未几一仆，一裁缝，均曾服侍二亡者，同染亦作。鸣岐以前法施治，均下恶物而痊。此丹为驱毒杀虫神品，初起用之，奏功自捷。若诸症俱见，虚劳已成，仍依前汤药丸饵，诸法调理，自必有效。

反胃

曾治富商汤名扬，自谓体旺，酒色无度，行年四十，饮食渐减，形神尪羸。或教以每早进牛乳酒，初食似可，久之朝食至暮，酒乳结成羊屎形，一一吐去，其大小便日夜不过数滴，全无渣滓下行，卧床不起，告急请诊。按之两尺脉微如丝，右关弦紧，乍有乍无，两寸与左关洪大而散。余曰：足下之恙，乃本实先拨，先天之阴虚宜补水，先天之阳虚宜补火，水火既济，庶可得生。富商请方，乃用熟地一两，山茱、山药各四钱，茯苓、泽泻、丹皮、肉桂、附子各三钱，煎服一剂。明早令进牛乳酒，至暮则下行，而不上吐矣。连服十剂，饮食渐进。遂以前方药料为丸，日服二次，嘱戒酒色，半载而康。

曾治筠邑令叶进士，坐西台回任，涂中沐雨栉风，致患反胃之症。余有一面之交，令进八味地黄丸，不信。初食官燕，次饮牛乳，数旬无功，以致朝食暮吐，命在垂危。叶与余友王馨桂同乡，交好莫逆。时王母年逾七旬，亦患症同叶，延余诊治。余曰：伯母之恙，乃肾中真水竭，真火衰，非得上上紫油肉桂合八味丸，壮水之主，益火之原，不可活也。忽叶令书至，托王聘余治疗。余曰：叶公之恙，前不信余方，延至今日，恐不可及也。王友迫至筠邑，诊之，果不能起。但见觅得肉桂甚佳，催令速合八味地黄丸，计图脱身。余行而公明日不禄，来至庆邑，幸遇王友，遂语之曰：足下与叶公父子交厚，顺去致吊，便求丸饵，令堂可得生也。王求之，果惠然而与，归奉母服，三日而饮食下行，不复上吐，丸药服毕，安康如常，后犹享寿十二年。以此观之，信药者存，不信药者亡，何幸不幸若斯也，其命也夫。

失 血

向日在泸城，曾治曾荣庆，患虚劳咳嗽，予已治愈三载矣，并嘱禁服凉药。后因纳宠，酒色沉迷，忽吐血不止。医用泻火之剂，而血愈吐；又用止血之剂，闷乱不安，饮食不进，昏晕欲死，病者医家，相依为苦。闻予在江邑署中，买舟告急。按其脉小细数而微，其势将脱，刻不容缓。予曰：此血不归经，俗医误认为火，肆用寒凉，真阳受困，恐无及也。荣庆曰：悔不听先生之言，至有今日之苦。书曰：自作孽不可活宜也。痛念母老，年逾八旬，膝下幼子无养，望先生垂怜，自当结草。予曰：仆不居功，亦不认过也，但视有缘否耳。乃与天师引血汤，用黄芪一两六钱，当归七钱，黑荆芥穗五钱，粉丹皮、

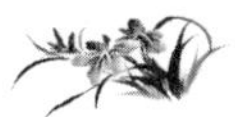

黑侧柏叶、黑姜炭各三钱，炙草二钱，官拣参一钱，另熬冲药水服之，一剂而血顿止，略进稀粥。此方之妙，不专补血妙在补气，尤妙在不单去止血，反去行血以止血。血得寒而凝滞不行，逢散则归经而不逆，救危亡于呼吸之间，实有神功也。再进一剂而起床，继用补中益气汤，合六味地黄丸十剂滋化源以补肾水，而行动如常。后服人参鹿茸丸一料，而元气大复也。

向游永宁，曾治陈秀才，因父互讼被辱，怒气吐血，倾囊而出，昏绝于地，知余在孙公署内，急延予诊。按之六脉沉小，惟左关弦细而数，其兄知医，乃谓予曰：用止血药可乎？曰：不可。若强止之则气闷而不安。又问用补血药可乎？曰：不可。若骤补之则胸痛而不受。曰：先生高论，补止皆不可已闻命矣，敢问治之将何法乎？曰：乃弟因怒气伤肝，一团郁气，结在胸中，以致冲激而吐。宜逍遥散吞左金丸二剂，而舒散其肝木之郁；继服散血平气汤，白芍二两，当归一两，黑荆芥穗、软柴胡、鲜红花、黑姜炭、黑栀子各三钱，甘草一钱水煎服。夫怒气伤肝，不能平其气，故至大吐，不先舒肝而遽止血，愈激动肝木之气，气愈旺而血愈吐矣。方中白芍多用，妙在平肝又能舒气；荆芥穗炒黑，皆能引血归经；柴胡舒肝神品，适是开郁之剂，所以奏功甚速，而摄血归经甚神也。至于当归非用补血，不过佐白芍以成功耳。果服一剂，而气舒；连服二剂而血无矣；再服归脾汤，解郁结，生脾血，兼服八仙长寿丸加牛膝鹿茸以滋补肾肝而愈。

曾治友人周大有之妾性多欲，忽暴崩不止，昏晕床褥。适余在渝回，彼知请诊，按其脉小无力，乍有乍无，乃血脱之象。大有曰：敝妾还可治否？予曰：幸脉小身凉，可有救危。乃与安崩汤，用黄芪、白术各一两，另用人参二钱煎汤，调三七末三钱冲服，可反危为安也。夫血崩之后，惟气独存，不补气而单补血，缓不济事。今亟固其欲脱之气，佐之三七末三钱，以涩其血，真气固而血自不脱也，果服一剂而崩止。吾意男女好色，均皆所同。遂与补中益气汤合六味地黄汤，大剂煎饮十余剂顿愈，又与六味地黄丸加龟胶鹿茸鹿鞭三味，配服一料，而元气大复。

曾治李符山之妻，午膳后，闻夫舟覆，怒气填胸，忽患血崩，四肢作逆，痰涎上涌促骑求诊。按之六脉沉小，惟左关尺细数无伦，乃与逍遥散，加黑山栀、黑侧柏、黑姜炭各三钱，炒黑马通五钱，桔梗、枳、半夏壳各二钱，白蔻一钱，为细末调药水，服一剂，吐出痰涎碗许，神思稍清，明晨进稀粥一碗。惟左乳脉胀痛，寒热往来，欲呕不呕，四肢困倦。予曰：比肝火炽盛，中州不运，遂与六君子汤加柴胡、栀仁、芥穗而诸症顿退，惟血崩时下。其夫归家谢曰：拙荆恐肝火未息，先生用凉血之药可乎？予曰：不可。此乃心肝脾三经血弱气虚，宜服补中益气汤，补脾土，脾统血也。连服四剂而崩止，乃与鹿茸鹿鞭加于六味地黄丸内，兼服前汤，而元气复，明年四十八双生。

曾治雷元子，素患衄血，一日长流不止，奔走求治，至即昏晕倒地，观者骇然。予曰：不妨。乃用黄栀子一枚，香白芷一钱，纸卷烧存性为末，以笔管吹之，其血立止而苏，令人扶归。乃父曰：令承妙方，虽然止住，但每月数发，其流异常，敢求先生垂怜，再施妙剂，拔去根株，否则此子终必亡于此病也。予曰：我有收血妙方，治之当效，用黄芪、熟地、生地、当归各一两，黑荆芥穗、黑侧柏叶、黑姜炭各三钱，用水煎，调三七末三钱，明日前证即作，乃与一剂，少顷其衄微流而止。此方补血而不专补血，妙在补气，止血而不专止血，尤妙在引血归经。夫血既归经，气又生血，自然火不沸腾，相安无事矣。果服一剂而安，连进补中益气汤，加麦冬五味三十余剂，兼服八仙长寿丸，至今不发。

曾医廪贡王美秀患吐血，发热，其病已久，精神倦怠，

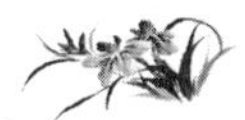

肌肉瘦削，向治无效，渐见沈重。乃一日暴吐，昏晕床褥，其气将绝，周身俱冷，独心中微温，乃兄料不能起，将衣冠尽附其身。时夜将半，忽苏，云到城隍祠中，父命速回，又昏昏睡去，次早促骑求治。余诊其六脉沉小而微，手足厥逆。余即用加味补中益气汤，黄芪、白术、当归、沙参各五钱，升麻一钱，柴首三钱，怀山、茯苓、麦冬各三钱，远志二钱，五味子六分，红枣六枚，干熟地八钱，煎服一剂而苏，连进二剂，而饮食渐进，精神亦长。再用补中益气汤，兼服龟鹿地黄丸而痊。赠我诗曰：国手肱三折，青囊蕴太和。一经仙术点，几叹俗人讹。虎口医原少，杏林种已多。寿人还寿世，到处沐恩波。

曾治曾其恒乃弟，冬月患吐血，老医与以犀角、芩、连、知柏数剂，叫楚烦乱，不能起床，其吐加剧，乃兄皇皇求治。按其六脉沉小而微，势在将脱，刻不容缓。余曰：此太少二阴中寒之症。前医不明六经，不知分经辨症，温中散邪，肆用寒凉克伐脾阴，真阳受困，故其血冲激而出，孤阳将绝，危候也。犹幸脉微身凉，谅或可救。乃与黄芪、白术各八钱，半夏、干姜各二钱，砂仁、白蔻各一钱，碾细末冲药水服，一剂而苏，连进四剂，而血顿止，饮食渐进。因卧室当风，夜即壮热无汗，腹痛作泄，人事恹恹，又似不救之象。余细审之，壮热无汗者，寒伤营也，腹痛作泄，属少阴。急于前方中，加肉桂、故纸大剂温里，少加麻黄、桂枝各三分，兼散太阳表邪，服一剂而热退身安，腹痛作泄俱已。改服补中益气，兼服龟鹿地黄丸一料而愈，明年康壮生子。

曾治国学杨厚重，冬月患吐血，其人本实先拨，因构讼失算，忿激暴吐，是夜呕鲜血盈盆，昏晕于地，不能床褥，举室仓皇莫措。伊戚其恒，代为请诊。按之六脉沉微。余曰：尔勿忧，是病虽险，犹幸身温脉微。《经脉篇》云，凡失血症，脉微身凉者生，吐衄后，其脉洪数，身热者死。足下是劳伤肺肾，又兼肝木被郁，故其血冲激而吐，但非我不能及。乃与补中益气汤，加麦冬、五味、茯神、远志、怀山、熟地，大剂煎服而安，多服补中益气，兼地黄丸而愈。

曾治门人王臣杰，受业未几，患白浊，伊岳知医，与之调理一载无效，转加吐血，饮食俱困，胀闷不安，伊师代为请治。余细察之，病在太少二阴，斯时不为之扶脾固肾，一味克削，致犯肾肝。余述丹溪云：肾主闭藏，肝主疏泄，脾主化导。今脾、肾、肝三经失职，而误用茯苓，去白陈皮，泄其精气，开其孔道，以致玉关不禁，精无统摄。又妄谓为火，肆用寒凉，孤阳将绝之候，何可及也？其父变色曰：如先生之言，此子微矣？余曰：以脉决之，按之沉小而微。乃曰：王氏有福，乃郎之症虽险，幸脉微小，天犹或永其寿，尔勿忧，吾与治之。遂与黄芪、白术各五钱，砂仁八分，炒黑姜二钱，炙草、白蔻各一钱，煎服一剂，而人事稍定。连服数剂，而血顿止，饮食渐进，精神益增。又与补中益气汤归脾汤，生脾血，滋化源，兼服六味地黄丸，壮水之主，逾月脾胃顿强，精神倍长。乃父喜形于色，其后每见恭敬有加焉。

曾治四弟秉珍，暴患吐血盈盆，每吐则面青，形神俱倦，不思饮食，坐卧不宁。按之六脉沉小，自胸前背心微热，心中甚紧。余曰：此少阴厥阴二脏受伤，惟肝尤甚，因怒气所致。乃与逍遥散煎服，吞左金丸三十粒，以疏肝气，兼和脾气，二剂而血渐微。继与补中益气汤，加麦冬、五味、茯神、远志、怀山、熟地、生姜、枣子，连进数剂，以摄血归经而愈。自谓强壮，即不服药，已三年矣。去冬复吐，时以贸易匆匆，不以为事。今春加剧，方来求药。仍与前逍遥散方加左金丸二剂，加味补中益气汤，连进数十剂，神气清爽，饮食渐旺，身渐强壮。吾弟顾曰：今而后，我再不敢不信药矣。又问归脾汤可服乎？曰：可。但其方中去木香、甘草，加五味子、肉桂，脾肾两补，兼服龟鹿地黄丸，壮水之主补血生

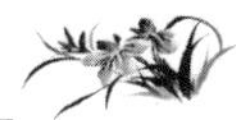

精而愈。

曾治徐柱之女李徐氏，年三十，患大便久下鲜血，医治三载无功，起坐不宁，昏晕床褥，饮食不进，肌肉瘦体，白若枯骨。内兄为之请诊。按之六脉沉微，势在将脱，不可救也。乃勉强作剂，用干熟地一两，当归七钱，酒芍五钱，川芎三钱，黑姜炭、黑侧柏叶、黑马通各五钱，炙草一钱，令进六剂。旬日外不见信息，余意其病必死矣。谁知两旬，其兄来寓曰：舍妹近日因移居，诸事匆匆，是以羁绊，今特请余来致谢先生，并求补剂。余闻摇首曰：嘻！令妹之寿长也，李氏之福也。我之药力幸遇也，余焉得居功哉！又与补中益气汤，兼服龟鹿地黄丸，而元气复。

曾治南邑张配先，其家殷实，年三十，患劳瘵，前医乃用全真滋膏治之，一载无功，病在垂危。伊舅宋肇堂，代为请视。诊之两寸浮大而空，余脉沉微，面部黑黯，毛发干燥，肤无润泽，形神俱疲，声哑无音，欲咳气紧，步履维艰。余曰：足下初患三阴虚寒之症，法当驱阴回阳。医者不知分经辨症，一味滋阴以致阴愈长而阳愈亏，种种难明之疾具矣。然欲治之非数百剂之汤药，数十煆之丸饵不可。问愈期以年许，不可以月计，仆方认劳也。彼曰：贱躯十死，只冀一生耳，先生怜而救之，敢不惟命是听。爰与补中益气汤，加麦冬、五味、茯苓、半夏、诃子、银杏三十余剂，病未增减。又与前药三十剂，兼服八味丸，加鹿茸去附子十二斤，咳声虽小，其音清亮，又三十剂，其气渐平，又服十全大补四十剂，前丸十二斤。是时冬至，明年仲春，汤丸服毕，皮肤光泽，声音和谐，欢笑如旧矣。又与人参养荣汤六十剂，前丸十二斤。又明年春，病已全愈。彼曰：再服一年，庶免后患。余曰：善。又与补中益气四十剂，以滋化原，龟鹿地黄丸十六斤，滋补肾肝，至今十五载而无恙。计服汤药二百三十剂，丸饵五十二斤。此服药之最有恒者，予亦遇之罕矣，可为较量锱铢，不知爱身惜命者示。

曾治西席达夫樊孝廉，向有血症，来家馆复作，人事倦怠，饮食少进，面青唇黑。余曰：先生贵恙，乃心肾肝脾四经，俱属亏损，先与逍遥散一服，便左金丸三十粒，以舒肝和脾，而神气清爽；再与补中益气汤，加麦冬、北味茯神、远志、怀山、熟地，以滋化源，摄血归经，兼服龟鹿地黄丸一料，壮水生血而愈。明年赴京，至今不发。又治其弟，廪生三锡亦余西宾也。同患血症，亦用前法，调理而愈。次年体偏枯，右手足不遂，乃与独活寄生汤二十剂，补中益气汤，加红花三分，黄柏三分，史国公药酒四十斤，汤药二十剂而全愈。药酒方多，试之神验者惟此也。

向日在渝曾治张洪泰，年五十，形体魁梧，酒色过度，本实先拨，忽吐衄盈盆，昏晕床褥，不省人事，知余在英公署中，告急请治。按其脉，右寸浮大而空，左关弦细而数，余俱沉小，皮肤微温。余曰：血势奔腾，脱症已具，刻不容缓。乃用人参五钱，黄芪一两，当归七钱，熟枣仁三钱，浓煎二次，布漉去滓，调真三七末三钱。行内有知医者，进而问曰：血乃有形之物，今忽暴吐，则一身之中，如大兵之后，仓廪空虚，田野萧然，何况倾囊，其无血以养可知，斯时不急生血补血，先生方中一味补气，得无迂而寡效乎？余哂曰：治吐血不得喻嘉言之传，不读赵养葵绛雪丹书，虽皓首穷经终归无用。《经》云，有形之血，不能速生，而无形之气，所当急固、当奉为吐衄之妙诀。盖血乃有形之物，气乃无形之化，有形不能速生，而无形实能先得，况有形之物，必从于无形中生来，阳生则阴长之义，不知补气正所以补血，生气正所以生血也。今既大吐，止存几希一线之气，若不急补其气，一旦气绝在何地，补血而生血哉？问者大悦，唯唯而退。煎服一剂而苏，血亦顿止。又与归脾汤，去木香、甘草，加五味、肉桂煎汤，调鹿茸末数十剂，兼配六味地黄丸一料，服之而愈，元气大复。

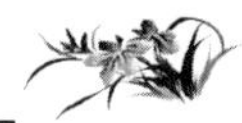

曾治庠生聂子闻，年十八，患吐血、屡治不效。乃堂伯灼三公，为人孝友，见侄如子，来寓求诊。按之右关微涩而芤，余脉如常。余曰：饮食所伤，而致吐血。乃与理脾涤饮四剂，饮食有味，精神渐爽。忽又吐血甚多，其伯曰：恐干姜燥动其血。余曰：非也。今多吐者，早有停蓄，乃为积满之故也。皆由脾胃气虚，致不能传布。法当理脾健胃，大补中气，宣畅胸膈，又服数剂而血渐止。乃与补中汤，加麦、味、茯、神、远志、怀山、熟地，兼服六味地黄丸，加五味子、鹿茸而愈。

又治庠生闵晋士，年十六，患吐血甚多，诸医罔效，形神倦怠，懒于行动，乃舅谭秀才送来求治。余曰：童子未室，病何沉重至此？问前所服之药，一味滋阴清火，损伤脾胃，以致饮食顿减，胸中作痞，四肢无力。乃与加味补中益气汤，以滋其化源，兼以摄血归经，又兼服理脾涤饮，宣畅胸膈，六十余剂。继用归脾汤，去木香、甘草，加五味子、肉桂、鹿茸，脾肾两补而愈。

曾医恒裕李曜采，其年六十有六，为人公直，因店务匆匆，未暇省视，每云思念亲恩，寸心如割。乃一日忽报老母弃世，仰天椎心，口吐鲜血，昏晕于床。医者不察病因，但据其形体健旺，主用三棱、莪术、黑丑、大黄等，破血破气，寒凉肆投，脾胃大伤，胸腹痞满，咳嗽增剧，饮食大减，形神俱惫，举动艰难，留连日久，舌胎积粉，口吐痈脓，腥臭稠粘。医又曰：肺已坏矣，药不必服，速具衣棺可也。幸有屈戴二契交者，不忍坐视，迫余治之。余曰：病者与仆交厚情深，恨当日不信余言，致害深矣，我亦无如之何也。今承二公美意，非不欲救余生，奈病沉危，恐不可及。乃勉强与以人参养营汤，加附片、倍、熟地煎服一剂，安眠熟睡，明日而人事稍苏，面上病色略退，俨有可生之象。连服十剂，饮食渐进；再服二十剂，行动自如，精神渐起。又与加味补中益气汤，兼服龟鹿地黄丸而安。

三载后，因店务劳心，血又复吐，其势诚不可当，病者惶惶，人事困倦，形羸不堪，仍求余治。遂与洋参三钱，黄芪八钱，白术五钱，自片干姜炒黑五钱，炙甘草二钱，煎服二剂，而血顿止。继服干极熟地一两，山药、山萸各四钱，粉丹、泽泻、茯苓各三钱，麦冬五钱，北味八分，历两旬而元气大复。已上治内伤吐衄诸案，必重用黄芪。昧者不知，予为畅发其妙。黄芪为诸药之长，本草冠之为首，如建中汤用黄芪治诸虚不足。《准绳》曰：血不足而用黄芪。黄芪味甘，加甘草而益气，此仲景二千余年之秘，故东垣补中益气汤中多用之。近世鲜有知其补气之功，补气即是补血，血从气中生也。《经》曰：无阳则阴无以生，无阴则阳无以化，以甘温益胃而生血，厥有旨哉。余思当归补血汤，黄芪五倍于当归，而余之所重用者，即此意也，敢以告之同志焉。

遗　精

曾治魏孝廉发热遗精，或小便不禁。诊其脉，右寸浮大，右关微弦，左寸关俱沉微，两尺俱迟而芤。余曰：此劳伤脾肾，俱属亏损。遂与补中益气汤合六味地黄丸料，煎服十剂顿愈。劝令多服补中益气汤，以滋化原，兼服六味地黄丸，壮水之主，至今不发。

又治王孝廉劳则遗精，牙龈肿痛。余即以补中益气汤，加茯苓、半夏、白芍，并服六味地黄丸，渐愈，更以十全大补汤，而元气大复。

又治俞万顺梦遗白浊，口干作渴，大便燥结，午后发热。余以补中益气汤，加白芍、玄参，兼服八味丸而瘥。

曾治雷监生患茎中痛，或小便作痒出白津。余用逍遥散，加半夏、茯苓、山栀、泽泻、木通、龙胆草，煎服二剂而痊，继服六味地黄丸壮水，永不再发。

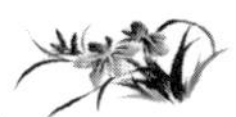

曾治李文龙便血精滑，或尿血发热，或小便不禁。余曰：足下肾经亏损已极，遂以补中益气汤，合六味地黄丸料，滋其化源而愈。

又治汤孝廉遇劳遗精，申酉二时大热，其齿痛不可忍。余曰：此脾肾虚热。先煎补中益气汤，送六味地黄丸，更服人参养营而瘥。

曾治春桥茂才魏表弟。禀性刚直，为人厚道，素患中气不足，遗精唾血。愚于庚午春诊之，右寸脉大于五部，惟左尺沉迟而芤。余曰：足下之恙，乃浊气下降，清阳不升，中州郁滞，脾失健运，黄庭衰败，不能摄血；兼以肾气涣散，或观书久坐，或作文用心，每劳必遗精，缘因茯苓、陈皮疏泄太过，一味滋阴，以至阴愈长而阳愈亏矣。春桥曰：分经用药，阳生阴长，既闻命矣。敢问治之当何法？余曰：明乎哉问也。乃用黄芪、白术大补中气，益智、故纸收摄肾气，砂仁、半夏醒脾开胃，干姜、白蔻宣畅胸鬲，使中州气旺，转运有权，肾气收藏胸中之气，萧然下行。再加煎当归、茯神、远志、枣仁安神，益智、麦冬甘寒润燥金而清水源，五味子酸温泻丙丁而补庚金，更以鹿鞭大补肾阳，芪、术、参茸温补黄庭，益其气而举其陷，则肾自固而精自守。再服龟鹿地黄丸，壮水之主，大补精血，可保长年矣。彼见余议病精确，依法调理而安。明年冬以书谢我曰：三折妙手，俾得远近回春，万应仙方，普动亲疏诵德，弟不知何修而得遇此矣！

甲戌冬，又因惊闻戚友家难，不忍坐视，代为忧郁。前症复作，偶因外寒，邪中章门，痛如刀插，人即昏晕，倒卧床褥，乃兄仓皇，急延予诊。按之六脉已伏，惟右寸浮大，乍有乍无，细察其候，脱症已具八九。刻不容缓，乃与逍遥散舒肝气，归脾汤解郁结，合煎一剂而苏。明早复诊，脉出如常矣。以理脾涤饮，加草蔻一钱，煎服二剂而安。春桥复问余曰：章门结块，痛似刀插，又兼麻木，人即昏晕，而脉即伏，果为何症？余曰：

窘乎哉问也，其理莫措，静而筹之，明日方得其解。麻乃血虚，木乃湿痰，皆脾肾经寒所致。缘君平日戆直善怒，怒则未有不伤心肝脾三经者也。理脾涤饮，乃对症之方；兼服归脾汤，解郁结，生脾血，补中益气汤，壮脾胃，生发诸经，龟鹿地黄丸，以滋补肾肝，汤丸并进，自必永寿。丙子秋又书曰：弟自幼至壮，多病床褥，父母常忧不寿，庚午春，天以兄台赐弟，一饮妙剂回生，不独弟蒙深恩，即堂上白发，亦暗自怡颜，以为弟身强壮，可以读书稍慰于万一耳。

曾医优生雷大壮，赋性端方，为人诚厚，素患遗精，缘先天不足，中气大虚，幸自调养，究之治未得法。丙戌之秋，病卧床褥，脱症已具，举室仓皇，乃弟求诊。按之六脉沉微，右寸脉大而空，左尺迟细而芤。察其色，询其状，肾气涣散，屁无休息，尤兼下利不能收固，心慌之极，自知其不可为矣。余哂曰：不妨。观子面白唇红，声音清亮，目睛尚慧，生气勃勃，雷氏尚有福庇也。纵病虽重，吾药可解，子何忧哉？乃与黄芪、白术大补中气，砂仁、半夏醒脾崇土，胡巴、故纸收固肾气，怀山、芡实、莲子兜塞大肠，涩以固脱，大剂多服，使精生神足，肾气收藏，元气自复。兼服龟鹿地黄丸，加牛膝虎胶，壮水生津，强筋壮骨，如法调理，果逾月而安。

虫　证

曾医谢生者，初患缩阳，服黄芪、白术合四逆汤而愈，但人事倦怠，饭量反加。善消善饥，食未久，又索食，于是日食五飧，夜食二飧，凡三碗，出恭二次，通计一日所食过平时三倍。人事倦怠，不能起床，起则晕眩，此虫症显然。凡虚弱之人，不能多食，食固难消，日食三倍，非虫何以消之？食愈多而愈倦者，饭为虫消不能养人，反消耗其气也，起则晕眩者，虫因人动扰乱而神昏也。方用芪、术各八钱，星、半、姜、附

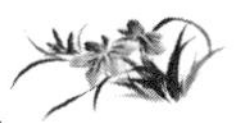

各三钱，以扶阳驱湿。因其病源从厥阴而来，用吴萸、川椒各二钱，加枯矾二钱以杀虫。服二剂，饭减如常，人能起床。乃减去枯矾，又数剂而愈。治虫之法，无过于此，其他诸药，皆非法也。盖明矾性凉，煅枯则温且燥，故能驱湿杀虫。凡治痰饮咳逆，于理脾涤饮汤药中，另用枯矾饭碾成丸，服一二钱，屡见速效。治湿毒，溃清脓，流水不干者，服枯矾丸，亦可收功，盖屡试屡效者也。

痢 疾

嘉庆庚辰，曾治公祖贡太守。夏月患痢，症见身重欲寐，少气懒言，胃中夙有寒饮，喜食辛温，此太少二阴陷邪也。前医不明，阴阳虚实，不知分门为治，误用下法，克伐真阳，损伤胃气，呕逆不止，腹痛加剧，神气昏寐。余用六君子汤，倍加黄芪、白术各八钱，砂仁、丁香、草果、草蔻各八分为末，冲药水服一剂，其呕止而腹痛减，人事稍苏，略进饮食，但醡胀不安。予曰：醡胀者，大肠气滞也，藠白能利之。前药中加入此味十三颗打碎，俟药煎好，入薤子再煎一沸去渣服之，连进二剂，醡胀顿除。明日又曰：腹中又微膨胀，先生可用厚朴槟榔乎？余曰：不可。公祖今当大病之后，肾气涣散，气化不行，中气不得升降，壅而作满；若再破气行气，则真气愈伤，其满愈甚。曰：然。则治之当何法？余曰：其法当用黄芪、白术大补中气，益智、故纸收固肾气，砂仁、半夏醒脾开味，白蔻宣畅胸鬲，四剂膨胀消而痢亦微。再加芡实、怀山，又四剂而全愈。

曾治贡太守门丁张四美秋月患痢，恶寒嗜卧，见食即吐，下痢纯白，其症甚微。医者曰：痢而鱼脑必死，辞以不治。徐友来寓谓余曰：此症还可生乎？余曰：利如鱼脑，一味虚寒，何云死症，此太少二阴之陷邪也。乃与人参三钱，黄芪、白术各五钱，故纸三钱，苓、半、姜、附各二钱，吴萸、丁香、白蔻各八分，研细末，调药水一剂而效，四剂而全愈矣。

又治门丁王五美，亦患痢也，身体熯燥，声音重浊，腹痛心烦，口涩无味，症日加剧，昼夜无宁，胀醉异常，诸医不效，来寓求治。予曰：此秋燥症也。乃与生地、真阿胶各二两，桔梗、甘草、麦冬各五钱，煎三碗，一日服尽，再煎夜又服之。明日神清气爽。忽想黄蜡丁鱼汤拌饭，与之食得大汗，而病去如失。门人清华问曰：吾师方中无治腹痛之药而效，其症寒乎？热乎？予曰：非寒非热。此乃肺气为燥气壅塞，混乱清肃之令，陷入腹中，搏结而为腹急痛，故止清其燥邪而病去如扫矣，何不效之有。清华曰：吾师所论，直切了当，弟子涣然而冰释矣。

又治牛四病后久虚，下痢滑脱诸医不效，延予治之。乃与参、芪、归、术各五钱，怀山、砂、半、白蔻、草蔻，各一钱，芡实、故纸、益智各三钱，姜、附各一钱，煎服二剂，而病略减。不思饮食，因令其家，以白饭鲜鱼置其前，令香气入鼻观中，胃口顿开，饮食渐进，调理而愈。予常见病后不思食者，即令以鲜肴美食嗅之，亦可为引开胃口，外助之一妙法也。盖香先入脾，脾喜食自进矣，神而明之，存乎人耳。

曾治武生张三元热痢甚危，三日不食，医治无效。促骑告急，往视其症。上身发热，下身作冷，此乃阳热在上，阴寒在下也。心中烦热，乃阳明里症，法用石膏；口苦咽干，乃少阳里热，法主黄芩；饮食不下，属太阴脾。身热多汗，少阴亡阳，厥逆腹痛，厥阴里寒，其症错杂，寒热互用。遂与芪、术、砂、半以理太阴，石膏以清阳明腑热，黄芩以解少阳里热，姜、桂、故纸以温少阴亡阳，吴萸、川椒、生附子以驱厥阴之寒逆，煎服一剂，诸症减半。于是减去生附子、石膏、黄芩，再加熟附、茯苓、炙草、芡实、山药服数剂而全愈矣。

曾治一武童患痢，寒热往来，默默不欲食，下痢赤白兼

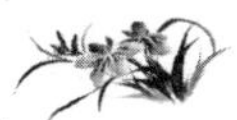

绿冻，其粪内带青水，来寓求药。予乃与小柴胡汤去黄芩，以治少阳之经症；以芪、术、砂、半、姜、附，以温太阴脾经之脏寒，四剂而全愈。予曰：凡不能食皆为噤口，皆因不知分经辨症之故耳。此症寒热往来不欲食，是少阳之表症也。绿冻者，少阳之本色也。少阳属甲木，主东方青色，清水为惊溏，是太阴之里寒也，阴阳表里，懵然不识，求其不杀人者几希耳。

又治一武生黄姓者患赤白痢，其症身壮热，饮食不下。医家误用香薷、黄连，痢转纯红，不能起床，起则眩晕。延予视之，其症恶寒发热，头项强痛，微汗自出，太阳风伤卫也；前额两侧连痛者，阳明少阳之表症也。胸鬲不开，饮食不下，属太阴；目瞑倦卧，少气懒言，属少阴，腹痛拘急属厥阴。余曰：先生乃六经陷邪皆见之症，宜桂枝、葛根、柴胡以解三阳在经之表，芪、术、砂、半补中开胃，以理太阴，附子、炮姜，以温少阴而散寒邪，吴萸、川椒，以入厥阴而驱寒降逆。煎服一剂而头痛即止。利转白而无红，其三阳表症皆退。三阴里寒未减，乃于方中去桂枝、葛根、柴胡，倍芪术，再投一剂，饮食渐进，腹痛略松，利亦稍轻。于是方中再加山药芡实，连进数剂而安也。

曾治万人和患痢纯红，一日间至数十次。医治无功，来求予治。乃与天师救绝神丹。方用归、芍各二两，枳壳、槟榔、甘草、滑石、莱菔子各三钱，磨广香末一钱，调药水，又和苦薤汁服之。一剂轻，二剂止，三剂全愈。此方妙在白芍用至二两之多，则肝血有余，不去克制脾土，则脾气有生发之机，自然大肠有传导之化，加之枳壳、槟榔、莱菔子，俱逐秽驱积之神药，尤能于补中用攻；而滑石、术香、甘草调和其迟速，薤子善能破滞，不急不徐，使淤浊尽下，而无内留之患。其有些小痢疾，不必用此大剂，减半治之无不应，不分红白痛不痛。凡夏秋感热气而患痢，用之皆神效。

前　阴

曾治邑门陈患强阳不倒，延求诊治。按之右尺洪大而紧，余脉如常，视之满面红光，全无滞气，乃是肾中真阳之火飞越耳。遂与玄参三两，麦冬三两，煎好取汁一大碗，入油桂末七分，调药水服。此方妙在用玄参最重，以泄肾中浮游之火，尤妙在用桂末少许，以引其入宅，而招散其沸腾之火，同气相求，火自回舍。况麦冬能助肺金清肃之气下行，以生肾水，水足而火自得其养矣，此不求倒而自倒也。他日亦可重整戈矛，再图欢合耳。

曾治江西徐茂松患阳痿。来寓谓余曰：愚贸叙郡，以勤劳颇获蝇头利，三十方娶，未数月而阳忽痿，饮食无味，精神衰减。松虽不肖，亦知不孝有三，无后为大，如此景况，命恐不保，焉望嗣乎？敢求先生怜治。余遂与之酌一方，芪、术各五钱，姜、桂、附半各二钱，砂、蔻、吴萸、川椒各一钱，服一剂，阳物出而不举。又服一剂，举而不坚。改用干熟地一两，白术五钱，山萸、杜仲、枸杞各四钱，远志、巴戟、苁蓉、茯神各三钱，熬汁冲香甜肉桂末一钱，服一剂，而阳起，三剂而阳强矣。此方用热药于补水之中，则火起而不愁炎烧之祸，自然煮汤可饮，煮米可食，断不至焦釜沸干，或虞暴碎也。继服强阳壮精丹，用干熟地、嫩北芪各一斤，当归、白术各八两，巴戟天八两，麦冬、柏子仁、覆盆子、枸杞子、虎胫骨、嫩鹿茸、附子、肉桂各四两，白蜜为丸，服一料而阳强势举，饮食健旺，步履如旧，连生二子，甚称余神。

曾治邓隆太冬月患中寒，初则四肢厥逆，耳心痛连少腹，冷厥关元，势在垂危。冒雪请诊，六脉俱伏，面青唇黑，舌卷阳缩。余曰：此正缩阳症也。阳缩属少阴，舌卷属厥阴，且耳心亦属少阴，是症乃因酒色过度而酿成耳。急用芪、术各五钱，

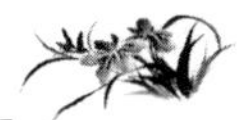

砂、蔻各八分，干姜、附、桂各二钱，吴萸、川椒各一钱，煎服一剂而效。再加芦巴、故纸各三钱，收固肾气，四剂而安。继服八味地黄丸，而元气大复。

调 经

曾治一妇患奇证，每当经期，腹中痛连少腹引入阴中，其经血不行于前阴，反从后阴而行，三日则腹痛诸证自已。次日当期，亦复如是。延予诊视曰：此太阴脾气虚弱，不能统摄。少阴真阳素虚，阴寒内结，而为腹痛，侵入厥阴，则痛连少腹，引入阴中，其证总为三阴寒结，阻截前阴，经血不能归于冲任，而直趋大肠。宜用芪、术、茯苓大补中气，附、桂、姜、砂以散少阴之寒，吴萸、川椒以散厥阴寒结，更加山药、芡实兜涩大肠。香附万年霜，即老瓦屋前半面瓦缝内黑阳尘条，取来炒用，引导前阴，一定之理也。其夫依法调理数月，则经自调，乃未几而自受孕矣。

曾治龚云从之妇经信两月未行。医用胶艾四物汤，加红花二十余剂，则芒刺满生舌胎，腹膨作泄，人事困倦，身重恶寒，云从来寓求治。予曰：饮食减少，腹膨作泄，属太阴；人事困倦，身重恶寒，属少阴。胎刺干黑，太阳虚不能薰腾津液之所致也。方用芪、术、姜、附、砂仁、桂、苓、故纸，服六剂，而身发大热。吾知其泄，旦夕必可止，再三剂其泄止矣。身热渐微，而腹中又觉大热，惟大恐附子太过。予曰：里阳来复，佳兆也，积阴可化，经当自通。又十余剂，而人事康复，饮食加健，膨胀俱消，舌胎尽退，经信行通如故。

有为精积一症，乃因经信当行，血海未净，而强与交媾，精与污浊，互结而积于胞胎之中，以致阻塞经闭不通，状似有孕，而症不同。有孕之妇，饮食喜恶不常，且腹中胎息汩汩微动。精积之症闷乱不安，饮食不下，腹无胎息可验。更当密问其夫果有此事与否，以凭用药。庶不误，其法攻坚破结。方用糯米一两，班猫十五个同炒黄色，易班猫再炒；去班猫用糯米，花乳石一两，石硫黄五钱同煅，烟净取出研末；山羊血、甲珠、制硫黄、无名子、肉桂、黄芪、白术、人参各五钱，巴霜、红花、桃仁，降真香各三钱，飞净朱砂一两。虚寒者加姜、附五钱，火旺者去肉桂加大黄、香附各五钱，已上共细末，吴神曲糊丸，每用开水送五钱，攻破坚结，即愈。若用药不得其法，延至牢不可破，无能为也。

有为湿痰占据胞胎者，其腹渐大，白带常来，饮食非如孕妇，喜怒不常，且又无胎息可验，皆由脾胃素虚，而生化之源为留饮窒塞，是以精血不行，兼之肾气不足，不能化气，故痰踞之。法宜六君子汤，加砂仁、草果、姜、桂南星、香附，其痰自随白带长驱而下，其腹渐消，经信通而受孕矣。

胎　产

曾医房婶怀孕三月而患热病，求予药。吾见其口燥心烦，渴欲饮冷者，阳明里热也。法宜白虎汤，以撤其热。汗出恶热，大便闭结者，胃实也，法宜调胃承气汤，以荡其实。口苦咽干者，少阳腑证也，法宜黄芩以泻腑热。舌胎干黑，芒刺满口者，内火烁干精液，阴欲竭之征也。腹微痛，而胎欲动者，热邪逼及胞胎也。若不急行驱阳救阴之法，胞胎立坏，不可为矣。即用白虎汤合调胃承气汤，加黄芩一剂，而热势略杀。再投一剂，泄下二次，结去津回，诸症皆愈，其胎立安。此但治其病，不必安胎，而胎自无不安也。

曾医一症产后而淤未行，小便滴沥，膵胀异常，医用破血之剂三服，更加胸腹胀满，人事昏迷，喘促不能卧。余曰：此非污积。仲景有云：小便不利者，为无血也。此病在气分，不当用血分之药。盖为膀胱蓄尿过满，胀翻出窍，致尿不得出。

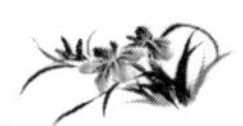

吾用白蔻宣畅胸鬲，砂仁、半夏醒脾开胃，肉桂化气，桔梗开提，生姜升散。令服是药，并教以手从上拂，而膀胱之气，乃能转运，斯窍自顺而尿出，果如吾言，其窍通利，自然宽了一节。旋即又行，更觉苏畅，乃索食，食讫则安睡，睡起再行，腹消知故。于是改用扶脾健胃之剂，数服而全愈。此所以小便不利，而验其无血也。又医产后一症，身重恶寒，饮食不下，大便泄，小便不利，腹中痞块作痛。庸工谬谓血气，用元胡四物汤，加蒲黄服之无效，转加膨胀矣。于是再加厚朴、木香，则胀满加剧，凑上胸鬲，喘促不能卧。予曰：其身重恶寒者，少阴症也。腹中痞块作痛，阴寒凝结也。食不下者，阴邪逼塞胃口也。且阴邪下奔而作泄，膀胱无阳，其气不化，而小便不利，凡此皆为病在气分。彼妄投血药，阴愈长而阳愈消，又误破其气，则气亏而邪愈凑，其症危矣。吾用砂、蔻、姜、半宣畅胸鬲，温醒脾胃，附子御阴，肉桂化气，使上焦得通，中枢得运，而后气化行；桔梗开提，生姜升散，俾转运之机，乃得先升而后降。一剂而小便通，胸鬲略宽，再加芪、术，三剂而腹痛止，胀渐消，食饮加健，身复发热。其家曰：表见发热何故也？予曰：真阳来复，休征也。《经》曰：伤寒先厥后发热，下利必自止。再重加黄芪、白术而泄止，其胀更消，忽加口渴，腹中作饿，食未久又索食。其家恐服附、桂助起胃火，故能消食，商议改用清凉。余曰：不可也。《经》曰：脉滑而数，手足自温，渴欲饮水，饥欲得食，此阳进欲愈之证也。再加益智、故纸收固肾气，又二剂而身轻，腹胀俱消。加再覆盆、兔丝、鹿鞭，兼补肾阳，数剂而全愈矣，痞块消弥，终无血行下者。调理两月，经信行通如故。

黎明人署有洪元正薄莫问曰：吾姊于午间产一女，胞衣未下，特来求方。予问此刻人事何如，曰：其腹仍大，不作胀痛，饮食有味，嗜卧懒言，别无所苦。予曰：此骈胎也，还有一个在内，故腹大而无所苦。若为胞衣灌血，势必浊气上干，而为胀痛闷乱，莫可名状，欲其饮食有味而安静，何可得也。此为气虚不能运送，观嗜卧懒言，骈胎显然矣。吾用黄芪、白术、苡仁各三钱，肉桂、半夏、益智各二钱，生姜一片，令即煎服，明早再看。次日元正来云：吾姊服药后，即熟睡至半夜，又产一女，胞衣随落无恙。可见用药，必当详察，不可忽略，此明验也。

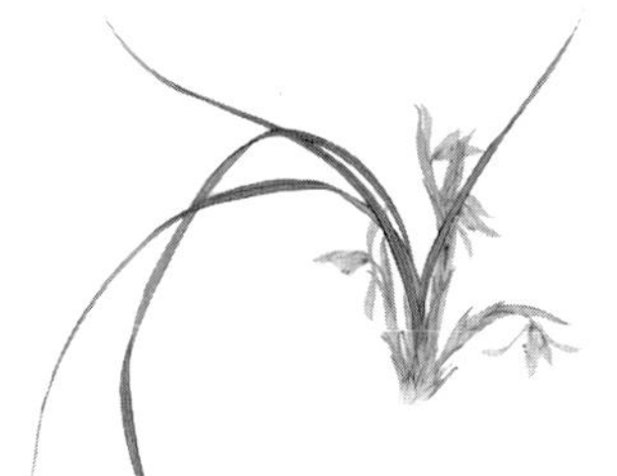

许珊林医话精华

上海秦伯未编纂　普宁方公溥参校

许珊林（梿），海宁人。政治之外留心医籍久之，遂精其术。官平度州时，治幕友杜某肿胀病，名乃大著。盖良医良相可谓兼而有之矣。

暑热

马姓妇夏月患气喘呕吐，头汗如雨，粒食不进，已二日矣。乃邀余诊，其脉洪大而数，舌胎微白，中心黄而四旁带赤。余曰：此暑邪充斥肺胃，气失肃降而喘。乃以葶苈子、知母、南花粉、枇杷叶、碧玉散、川连一剂而愈。

冯某年四十余，素质本虚，更患暑邪，脉极虚大而数近八至，舌绛目赤，面色戴阳，头汗淋漓，目直视而神昏。余曰：病原暑邪未透，但真元虚极，医甚棘手，当先固其元。急用四逆加人参汤，益以龙骨牡蛎，佐以胆汁童溺，用地浆水一杯为引，浓煎候冷，徐徐投之。服下一时许，汗敛神定，目能转动，但大渴舌燥，暑象毕呈。令食西瓜，神气顿觉清爽。次日再诊，脉象稍敛，有根而数，减去一至，为立竹叶石羔汤，服二剂，身能起而口能言，但觉困倦少食，此由胃津已耗，余烬未熄之故。乃以沙参、麦冬、石斛、知母、生甘草、银花、生扁豆等滋养肺胃而清余热，数剂即安。徐洄溪惯用此法，用之颇不易也。盖此症象白虎，开手即用白虎，用则必死。何以辨之？全在脉之虚实而已。

定海东山下翁姓子年十二，丙戌夏患暑热病，内挟秽浊，身热如炽，十余日不解。乃邀余诊，脉极洪大，面色老黄，唇焦舌黑，舌本短缩，牙根舌心鲜血盈口，渴饮不止，两目直视，不能出声。阅前方系正气散。余曰：症已至此，何能为也？病家再三请方。余思木被火焚，杯水车薪，终归无益。乃拟大剂辛甘咸寒之法，于是以西瓜汁、芦根汁、金汁水、银花露、蔗浆、藕汁各一茶钟，合置一甑。方用生石羔二两，连翘五钱，鲜竹叶一握，黑山栀四钱，细生地一两，犀角一钱磨汁，羚羊角三钱，西洋参、鲜石斛、丹皮各三钱，滑石四钱。嘱其用大

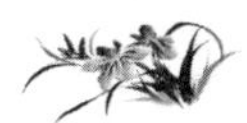

罐煎成去渣，和入诸汁，候冷恣饮，如再口渴，西瓜任食可也。第一日服药尽，又啖西瓜一枚。次日复诊，脉症如故。仍用前法石羔再加一两。第三日再诊热仍未退，津液略见濡润，而右旁之颐发赤肿，大如卵而痛甚。余曰：暑毒之邪，结聚于此，肉恐烂穿敷药无济，仍用前法。石膏又加一两至四两，又加元参、麦冬、生地，至五剂而热方退，更下黑矢数枚，诸羔尽解，胃亦渐动。此症转危为安，全赖病家之坚信不摇，而余得以一尽其技，否则难矣。

宁郡乐姓女年及笄，夏秋之交，患腹胀痛，瞀闷呕逆，水谷不入，肢冷汗出，身热口渴，脉之浮部洪数，沈部弦劲。是为暑秽之邪，从口鼻吸受，直趋中道，入于募原，挟少阳胆火而上冲，故胸腹痛而呕逆也。方用荸荠汁、藕汁、西瓜汁、莱菔汁各一杯，磨郁金、枳实、木香、槟榔各五分，投之而瘳。

武林吴子翁女陆点翁孙媳也。丁亥冬患伏暑症，卒然厥逆，目瞪神昏，点翁急柬召余。余往诊之，脉沉数有力，确系暑邪内闭。以夜分不能用针，急刺十指出血，及曲池、人中；方用石菖蒲、郁金、竹沥、石膏、藿香、槟榔等，先调紫雪丹八分。次早复诊，症复如前，乃用针从印堂刺入，沿皮透两率谷，开目知痛，余即告以无妨。凡治卒厥及小儿急惊风症，全视此穴。针入得气与不得气，以及顶门入针之知痛与否，决其生死。如印堂针入无气，针下空虚，如插豆腐，及顶门针入不知痛苦，虽华扁亦难再生。此症针毕即能开言，而方则仍主芳香利窍通神之品，数剂即愈。

宁波提标湖南弁勇患暑热症，初微恶寒，旋即发热。彼地医士，喜用温药，以桂枝、吴萸、苍术、厚朴等燥热之药服之，身热如炽，口大渴，喜饮凉水，小便涓滴俱无。邀余诊之，脉洪大而数。曰：此暑热症误服温燥之所致也。乃用白虎汤加芦根、花粉、麦冬、银花、鲜石斛、鲜竹叶、金汁水、滑石，大剂煎成，候冷饮之，一剂即差。次日扶行至寓，诊之热势甚微，小便已通，脉象已和，口舌濡润，诸恙均差。乃照前方增减之，去金汁、知母、鲜斛，加西洋参、荷叶、川斛，服两剂而愈。盖省分虽分南北，而六淫之邪，感人则一，总须审体质之强弱，辨脉症之寒热，不可固执成见以施治耳。

湿温

宁波张义乾秋间患湿热症，发热十余日不解，大肉脱尽，肌肤甲错，右脚不能伸动，小腹右旁突起一块，大如拳，倍极疼痛，大便已十四五日不解。延医治之，皆谓肠内生痈。伊亲胡宝翁乃商治于余，余谓肠痈胀急，《金匮》以败浆散主治，今此草罕有。伊于第三日觅得，乃问余服法。余曰：果尔，须同去诊视，瞑眩之药，岂堪悬拟，因同至张家。见张倚于床褥，张目摇头，病苦万状，面色青惨而枯，脉极坚实，沉部如弹石，尺愈有力，时或一驶。余口：此非肠痈也。肠痈脉洪数为脓已成，脉弦紧为脓未成，今浮部不洪数而沉部实大，腹筋突起，目有赤缕，乃湿热之邪，结于阳明，腹旁之块，乃燥矢之积聚也，但得大便一通，块即消散，而腹亦不痛矣。病者闻之曰：曾与前医商过下法，医云：人已虚极，岂可妄下。余思胀疼不下，病何由除？今先生为我用下法，死且不怨。余遂书大承气方，大黄五钱，芒硝三钱，旁视者惶惶未决。余曰：不下必死，下之或可望生。于是煎成置于几上，病人力疾起坐，一饮而尽。不逾时腹中大响，旋复登厕，先下结粪如弹丸者三四枚，既而溏泻半桶，腹平块消，明日脚伸而胀痛俱失。继进增液汤二剂而热亦退。再与益胃汤法，胃纳渐旺，津液渐濡，余便上郡。病者欲食羊肉，以问近地之医士，云：病后胃气当复，羊肉最能补胃。由是病者坦然无疑，恣意饱餐。次日身又发热，舌胎又厚浊而脉又数，复来召余。余曰：湿热症初愈，以慎口味为第一要务，何如是之蒙昧耶？乃与平胃散加神曲、焦查、谷芽

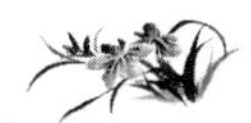

而分量遽减，以胃气久虚，不任消耗之故也，果服二剂而安。按是症初则失于清解，至热已日久，津液枯涸，胃土燥烈，而犹日服运气之药，愈益其燥，迨至结粪成块，腹旁突起，筋脉不能濡润而脚挛急。医又误认为缩脚肠痈，设或误投以败浆散，攻伐无过之血分，又将何如耶？士君子涉猎医书，大忌悬议开方，药不对症，生死反掌，可不惧哉！

宁波石碶周子章室人吴氏，仲秋患湿热症，迁延月余，每日晡时必先微寒，旋即发热，至天明而热始退，胸闷不食。前医固执小柴胡汤出入加减，愈治愈剧，乃延余诊，诊毕告曰：疟脉自弦，今脉不弦而濡小，其为脾胃虚弱，湿邪阻遏募原而发，此潮热当从太阴阳明两经主治。且令阃体肥痰盛之质，外盛中空，中者阴所守也。中虚即是阴虚，是以治法又与寻常湿热不同。若用风药胜湿，虚火易于上潜，淡渗利水，阴津易于脱亡；专于燥湿，必致真阴耗竭，纯用滋阴，反助痰湿上壅。必须润燥合宜，刚柔相济，始克有效。乃以沙参、石斛、麦冬、芡实、牡蛎、仙、半夏、竹茹、陈皮、薏仁、黄芩等，调理数剂，潮热除而胃渐开。余因上郡，彼就邻近之医治之，方中仍用柴胡，服一剂而寒热又作。复来邀余，仍仿前法，以桑叶、川贝、苓泽、谷芽等互相出入，调理而愈。叶天士云：柴胡动肝阴，非正疟不可用之，观此益信。

哮喘

宁人郑姓子甫七岁，患哮吼症，脉形俱实，结喉两旁，青筋突起如笔管，喉中作牛马声。此系果饵杂进，痰浊壅塞，始用苏子降气汤加减，服六七剂不效。余思病重药轻，遂以苏梗八钱，易本方之苏子，余药分量加重，分服二剂，青筋隐而不露，脉亦和软，鸣声不作矣。凡治病虽用药不误，而分量不足，药不及病，往往不效。

广东盐大使汪公回杭途次偶感微邪，又加忿怒，遂致喘逆倚息不卧。余因治桑观察之症，乘便召诊，其息甚促，音不接续，面色黧黑中有油光，脉浮部豁大，中部空芤，沉部细弱不相联贯。余曰：此症邪少虚多，勿误用表散，进二加龙牡汤，二剂而安。

宁波蓬莱宫羽士陈信良患虚喘，咳逆而无痰，动喘乏力，脉虚自汗，症属肺脾两虚。与西洋参、冬虫夏草、川贝、青盐、陈皮、阿胶、当归、杞子、枇杷叶、蒺藜、牡蛎等，土金相生，二十余剂而愈。

郭姓年四十许素有痰饮，每值严寒，病必举发，喘咳不卧，十余年来大为所苦。甲申冬因感寒而病复作，背上觉冷者如掌大，喉间作水鸡声，寸口脉浮而紧。与小青龙汤二剂即安。至春乃灸肺俞大椎中脘等穴，以后不复发矣。凡饮邪深伏脏腑之俞，逢寒病发，非用灸法，不能除根，惜人多不信，致延终身之疾可慨也。

祖庙巷高太太年三十余，平素肝阳极旺而质瘦弱，患痰火气逆，每日吐痰一两碗，喉间咯咯有声；面赤烦躁，舌胎中心赤陷无苔，脉弦细虚数。乃感受风邪，少阳木火偏旺，风得火而愈横，风火相煽，肺金受制。阳明所生之津液，被火灼而成痰，旋去旋生，是以吐之不尽，痰吐多而肾液亦伤，故内热。《素问》云：大颧发赤者，其热内连肾也。痰随气以升降，气升痰亦升，治当用釜底抽薪法。先以清火降气为主，火降气降而痰自差矣。方书治心肝之火以苦寒，治肺肾之火以咸寒。古有成法，方用咸苦寒降法，丹皮、山栀、青黛、竹茹、竹沥、杏仁、黄连、黄芩、羚羊角、石决明、川贝母、旋覆花、海浮石，加指迷茯苓丸三钱。连服三剂，气平热退，痰喘俱差，安卧如常。后用清肺降火化痰之药，如沙参、麦冬、石斛、竹茹、青黛、山栀、牡蛎、鳖甲、阿胶、川贝母、海石、茯苓、仙半夏、橘红、首乌、雪羹等，出入为方，调理数剂而愈。

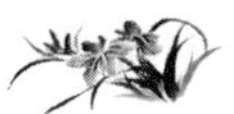

血 证

性智长老有人传以坐禅云：久久行之，则神气完足，上升泥丸，始能出定入定，超脱生死苦海。于是强制不睡，终夜枯坐，两月来体渐羸瘦，单声咳嗽，血从上冒，一吐盈掬。乃就余诊，脉虚大无力，三候皆然。余曰：《内经》云：起居有时，不妄作劳，乃能形与神俱，而尽终其天年，度百岁乃去。此古圣教人养生之大道，修行何独不然，岂必强制枯坐，即能成仙成佛耶？古云：磨砖何以成镜，坐禅何以成佛，良有以也。且归神炼气，乃道家功夫，释教以明心见性为上，坐禅虽是见性要着，其中却有妙谛。六祖坛经云：生来坐不卧，死去卧不坐。其了彻生死处，并不在坐与不坐，此又在长老自参，不可以明言者耳。至于禅堂坐香，如坐一炷香，即跑一炷香，始则缓步，后则紧步，使周身之气血，上下流通，不至凝滞，过二鼓即就寝矣。诚以子时不睡则血不归经，必致吐血衄血等症。昔志公和尚日夜讲经，邓天王悯其劳，为制补心丹以赐之。要知人身一小天地，呼吸之气，与之相通不善用之，未有不立蹶者。譬谷麦为养生之本，既饱而强食之，徒伤其生。财物为立命之原，既得而妄取之，徒害夫义。非谓坐禅无所俾益，第过于作劳，必入魔道，而此心反不能自主矣。大梅禅师云：即心即佛，是参禅要旨，认定宗旨下手，庶不致为傍门别壳所惑。盖心知色相，便当思知色相者是谁；心知烦恼，便当思知烦恼者是谁。思无所思，是为真思行住坐卧，刻刻如此用力，将一旦豁然贯通，诚有不知其所以然而然者。古偈云：铁马撞开青石门，玉鸡啄破黄金壳。这个消息，长老掩关静悟，必能自得。总之自性自禅，为禅门日用功夫，暗来明可度，邪来正可度，恶来善可度，智慧度痴愚，布施度悭贪，清静度烦恼，名曰六度，波罗蜜即到佛法世界。今长老为人所惑，枯坐不寐，则阴阳之枢纽不能交互，而阳浮于外，阴不内守，其有不病者几何？为立潜阳固阴方法，用二地、二冬、石斛、京杏、参苓、胶苑、龟版、牡蛎煎好，加入人乳半钟，守服二十剂，不必更方，长老唯唯顶礼而去。过廿余日复来，据云，服两剂血即止，今则精神日健。因于前方去杏苑，加归、芍、枸杞服之，强壮反逾于昔，从此坐禅，遂无所苦云。

武林清和坊顾升泰扇店秋芳患吐血，十余年矣。病起于伤酒过度，血热妄行，而杂药乱投，肌瘦痰盛，恶寒心悸，神识如痴。自疑虚寒，妄将性热之药，杂凑四十余味，亦无君臣佐使。犹恐欠热，乃用生姜捣汁煎服，畏寒益甚。虽在重帏，尤嫌微风，心虚胆怯，常怕屋坍压死，人众杂处，又厌喧烦。丁亥秋延余诊之，痰喘气逆，脉虚大而数，一息七八至。盖从前所服大辛大热之药，助火内炽，火盛克金，肺脏已极，所谓热极反现寒象也，症已危极。勉拟甘寒育阴法，用鲜芦根、甜水梨、荸荠、鲜生地、麦冬各绞汁半钟，冲入人乳一钟，每日徐徐缓饮。此盖处方于无可处之地也，服之颇安。

钱塘张调梅先生年四十余，下血有年，丁亥九月在吴山太岁庙斗坛，召余诊之。神气委顿，诊其脉弦细芤迟，正仲景所云革脉也，男子则亡血失精，妇人为半产漏下。余曰：察脉审症，当主腹痛亡血。曰：然。余曰：此症乃木强土弱，盖肝主藏血，脾主统血，今肝木之疏泄太过，则血不内藏而下泄矣。伊云下血数年，一日数行，气若注下，后重难忍，逾时便又溏泄，腰尻酸疼，少腹胀急，行动气逆，坐卧必监足方快，形如伛偻。余曰：此奇脉为病也。小腹两傍名曰少腹，乃冲脉之所循行。督脉贯于背脉，其一道络于腰尻，挟脊贯肾入胭中，而带脉又横束于腰间。夫冲脉为病逆气里急，督脉为病腰溶溶若坐水中；又督脉虚则脊不能挺，尻以代踵，脊以代头，诸病形状如绘，凡奇经之脉，皆丽于肝肾。方用归、芍、川断、山药、

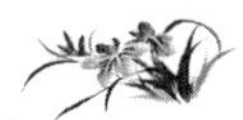

枸杞、鹿角胶、熟地、龟版、牡蛎、寄生小茴、木香防风，煎送济生乌梅丸三钱，数剂血止，后重亦减。乃去木香、防风、乌梅丸，加血肉之品，以峻固奇经。或为汤，或为膏，多方图治，诸恙渐安。惟肾气从小腹上冲如贲豚状，复灸中脘、关元、石门，调理两日而愈。凡奇脉亏损，必多用血肉有情，乃克有效。《内经》云：精不足者，补之以味是也。至于灸法，则尤宜三致意焉。

霍乱

丙戌秋定海霍乱盛行，有用雷公散纳脐灸者，百无一活。鲍姓妇年三十许，亦患是症，泻五六次，即目眶陷而大肉脱，大渴索饮，频饮频吐，烦躁反覆，肢厥脉伏，舌胎微白而燥，舌尖有小红点。余曰：此暑秽之邪伏于募原，乃霍乱之热者，勿误作寒治，而灸以雷公散等药也。盖暑秽之邪，从口鼻吸受，直趋中道，伏于募原，脏腑经络，皆为壅塞，故上下格拒而上吐下泻；如分两截，此即吴又可所云疫毒伏于募原也。夫募原乃人身之脂募，内近胃府，外通经脉。热毒之邪，壅塞于里，则外之经络血脉，皆为凝塞，故肢冷脉伏内真热而外假寒也。当先用针，按八法流注之刺法以开其外之关窍，其头面之印堂人中，手弯之曲池，脚弯之委中，及十指少商商阳中冲少冲，皆刺出血，以宣泄其毒。服以芳香通神利窍之汤丸，方用黄连、黄芩、霍香、郁金、石菖蒲、花粉、竹茹、陈皮、枳实、木瓜、木香汁、蚕矢等，调服紫雪丹一剂而吐泻止，肢和脉起，诸恙皆安。

项姓子年十二，脉伏肢冷，舌白不渴，目直神昏。此内伏暑邪，外感寒凉，而本元又虚，若骤用芳香开达，必至元气暴脱。乃以参、附、茯苓、白芍、藿香、冬、术九制倭硫黄、木瓜等，先为扶脾固元，吐泻果止，而肢温脉起。次日舌旁及尖现红点，目赤口渴，此元阳已复，外寒去而内热乃现。改用知母、石羔、竹叶、花粉、木瓜、藿香、郁金、陈皮、银花、滑石等，服两剂而脉象渐和。惟觉懑甚而胃少纳食，乃余热未清，胃络不和。以轻清之剂清养胃阴，如西洋参、石斛、竹茹、荷叶、麦冬、茯苓、生扁豆、西瓜、乌梅、山栀、木瓜、绿豆衣等，出入为方，调理数剂而愈。

一人腹痛如绞，上吐下泻，面目俱赤，舌胎老黄，舌尖赤而起刺，肢冷脉伏，烦躁如狂，饮不解渴，吐泻之物，酸臭不可近。此暑秽之毒，深入于里，仿凉膈散法加石膏、银花化其在里之暑毒，一剂而吐泻定。舌胎转为鲜赤，略带紫色，脉出洪大，此为热搏血分，以竹叶石膏汤，加细生地、丹皮、银花、山栀一剂而愈，此等症不概见，必须审症明确，方可用之，一或稍误，祸不旋踵。

一妇转筋，四肢厥冷，筋抽则足肚坚硬，痛苦欲绝。诊之浮中二部无脉，重按至骨，细如蛛丝，然其往来之势，坚劲搏指。先以三棱针刺委中出血，血黑不流，用力挤之，血出甚少。再针昆仑承山，针刺毕，腿筋觉松。再用食盐艾绒炒热，用布包能熨摩委中及足肚上下。方用三棱、莪术、归须、红花、桃仁、僵蚕、山甲、地龙、牛膝、薏苡、木瓜，服下一时许，筋乃不抽，而吐泻亦止。次日改用丝瓜络、莱菔子、桃仁、竹茹、薏苡、滑石、蚕沙、木瓜、刺蒺藜、山栀皮等清暑湿而宣通脉络，后以西洋参、麦冬、石斛、橘皮、竹茹、薏苡、丝瓜络、茯苓等出入加减，调理旬余安痊。

一农夫史姓，年四十许，偶入城患乾霍乱，腹痛如绞，不吐不泻，倒地欲绝，四肢厥冷而脉伏。与立生二服不放，又急制独胜散，用热酒冲服仍不效。唇面青惨，鼻尖寒冷痛益剧，其势甚危。不得已与《外台》走马汤巴豆霜用五分。服下半时许，腹中大鸣，而大便乃下，大秽臭闻，痛乃稍缓。扶至城内亲戚家将息，次日竟能缓行归家矣。

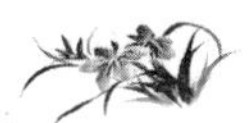

泄 泻

武林吉祥巷陈维和四岁小儿仲秋患泄泻，已近一月，粒米不进，盖五六日矣。腹痛口渴，泄亦无度，身热咳嗽，将成慢脾暑瘵，病已垂危。乃召余诊，方用清暑化积之品，以鲜荷叶、鲜芦根、黄连、黄芩、木香汁、甘草、橘红、莱菔子、鸡内金、车前子、益元散等，服两剂而症大减，计一日仅泻两三次，胃得安谷，嬉笑遂尔如常。惟食后犹患完谷不化，遂改用通补脾胃之部，如西洋参、荷叶蒂、茯苓、焦甘草、橘皮、木香、冬术、炒扁豆、石斛、谷芽、泽泻、五谷虫等，养胃阴而升脾阳，调理数剂，诸症悉愈。越数日又重感暑邪，泄泻复作，身复发热，咳嗽气陷。乃专清暑邪，以荷叶、芦根、扁豆花、香连、谷芽、泽泻、益元散、绿豆皮等，调理数剂即愈。

定海西门外某从沪上来感受暑邪热毒蕴结，身热如炽，大渴引饮，脉象洪数实大，舌苔黄厚浊腻，泄日百余次，粒米不进，已垂危而就诊于余。余谓暑热毒邪结于阳明，幸而大泻，邪有出路，不然肠腐胃烂，早已死矣。症虽而危无妨，但不可用止截之药，乃遵喻氏通因通用之法，黄连五钱，黄芩四钱，生甘草三钱，银花五钱，鲜竹叶一握，鲜荷叶一片，生大黄五钱，元明粉三钱，花粉四钱作地浆水煎服。一剂而鸣大减，次日仅变十饮次，热势亦缓。再进原方，减去大黄元明粉。如此危症，止数剂而热退泻止，后以糜粥自养，不劳余药而瘳，亦幸事也。

顾姓七月婴孩患暑秽食积，泄泻身热。用鲜藿香、鲜荷叶、西洋参、木香、川连、条芩、谷芽、花粉、鸡内金、泽泻、益元散、五谷虫等出入为方，调理而愈。凡夏秋之间，小儿之患泄泻者甚多，其病由于暑秽食积者十居七八。余悉主是法，莫不应手取效。如脾虚而伤于生冷瓜果者，则又不当以此为例也。

舟子刘某年十四，风餐露宿，日以为常，夏秋之交，食少乏力，肌黄腹胀。其母以为虚也，与食桂圆，数日人益困惫，胃口愈闭，腹痛泄泻，然犹勉力操舟，迨至泄泻无度，魄门不禁肢冷脉伏，目直神昏。始延余诊，至则其母对余而泣，以为无生理也。余谛审之，舌胎白滑，口不渴饮，人不躁动，确系太阴寒湿，即慰之曰：病虽危险，尚属可救。书附子理中汤与之，用生附子三钱。持方至药铺撮药，而司柜者谓附子多则不过一钱，从未见生附可用三钱，嘱其再来问余。余曰：我曾用六七钱而应手取效者，三钱尚是中剂，何云多也！嫌多不服，我亦不能相强，且必浓煎方效。其母以病势危笃，姑进一剂，以冀万一。于是申刻服药，至酉戌时腹中作响，渐能开言识人。至亥子时复大泻一次，腹觉畅甚，起居自如，知饥索食，进锅巴汤半盂。次日问以病状，嘱其原方再服一剂，竟不泻，亦不服药，三日后即能负物以行，群以为奇。不知古法转危为安者甚多，何奇之有？然是症幸在乡僻穷民，故能速愈，若在富贵之家，延医多人，各执己见，反多阻隔，不能愈疾。

痢

定海东山脚下某妪，前翁姓之邻居也，年四十余患血痢日数十行，里急后重，腹痛如绞，粒米不入者十余日矣，身大热，口大渴，症在垂危，呻吟欲绝。余因治翁姓子之症，乘便邀诊，脉两关尺俱沉弦而数，按之搏指。余曰：症属暑挟食积，遂与大剂黄连、黄芩、荆芥炭、银花炭、槟榔、木香汁、醋制大黄、归尾、红曲、贯众炭、地榆、槐花、白芷、焦山楂等，一剂而病减半。乃去大黄加甘草，再剂而十愈七八，腹亦不痛，稍能进食。复去槟榔、贯众、白芷、槐花，而加西洋参、石斛、炒麦冬、鲜荷叶、辰砂、益元散，又三剂而痊愈。其四岁孙亦患是症，但稍能食。与芍药汤去桂，加荷叶、益元散、焦山楂、

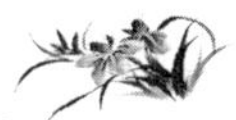

五谷虫之类而愈。余治此三症转危为安，群以为神，其实不过按症施治耳。

郭通圆静修庵尼秋季患痢如鱼脑，腹与胁牵引而痛，气堕肛门肿痛，缠绵月余，面黄肌瘦，里急后重，脉象虚大。余曰：湿热郁蒸为痢，法宜透化，香燥耗液，反助火邪，与病不合，故不能愈。乃与大豆、黄卷、鲜藿香、黄连、黄芩、防风、木香、佛手、柑萝、蔔子、茅术、车前、薏苡、泽泻、白芷、荷叶、青蒿、脑滑石等，服两剂而病减半。乃去白芷、豆卷、茅术，加石斛、茯苓，又四剂而病去其七八，后以调胃和中化湿之剂而愈。

痿症

牛羊司巷陈铭甫世兄年十三，身长如二十余，十二岁而阳已发动，是以骨力不坚。试观草木易于荣长者，而枝干必娇嫩，其理一也。丁亥春患咳嗽痰多，食少体倦，两足痿弱，不能起立，目合则遗精，甚至日间心有所思，夜则梦寐不安，乃延余治。诊脉左关弦数，右关虚大，两寸两尺俱虚软无力，余曰：症属木强土虚，肾气不坚，心火刑克肺金，治当先保肺胃之阴，取土金相生之义，且胃为后天之本，土能生化万物。《经》云：纳谷者昌，待胃气渐旺，然后可用血肉有情同类相感，补精益血，病自渐愈。于是先用桑叶、沙参、钗斛、炒麦冬、枇杷叶、白蒺藜、仙半夏、橘红、竹茹、谷芽、茯苓、茯神、紫苑、百合、毛燕屑、女贞子、莲子、淮山、芡实等清淡之品，出入为方。服二三十剂而痰渐少，胃渐开。乃用舒养筋脉滋血和肝之药，如归、芍、金樱子、钗斛、山药、山萸、续断、杜仲、麦冬、西洋参、五味子、阿胶、沙苑、蒺藜、参贝、陈皮、人乳、蒸茯神、龙骨、牡蛎、芡实、丹参等，又三十余剂，遗精梦寐等皆愈。但足仍无力，后用血肉有情之品，收合成膏，如吴鞠通天根月窟膏法，每服五六钱，一日早晚两次，至戊子春步履如常，强壮逾于平昔。可见补益之药，必久服乃效。

痫 病

宁波西郊陈姓子年十七患痫症，三四载矣，初则数月病作，后乃渐近，甚至一日数发，口角流涎。乃求余治，脉右三部洪滑流利，左关弦而搏指，左寸上溢鱼际。余谓症属痰火充斥，上蒙胞络，闭塞神明之府，故昏厥卒倒，不省人事。先以牛黄清心丸，用竹沥一杯入生姜汁二三滴化服，复以鲜石菖蒲、郁金、胆南星、羚羊角、桑叶、钩藤、橘红等宣络道而清疏之；继则用宁神安魂，佐以金石，堵其痰火复入之路。每清晨以橄榄膏入矾末少许，用开水冲服四钱，服月余而病不复作矣。

山阴沈某年四十许，偶一烦劳，则痫病即发，神不自主，谵言妄语，不省人事，或语鬼神，其状非一。诊之两寸尺空大无伦，两关弦紧，舌中心陷有裂纹。余谓病属虚症。神不守舍，神虚则惊，非有鬼祟，神气浮越，故妄见妄言。随与桂枝龙牡汤加龙眼肉膏，嘱其守服三十剂，服二十剂而病已不复发矣。按此症与前陈姓案乃一虚一实之对证，总须审症的确，指下分明，庶所投辄效。病症万端，治不执一，要不外乎虚、寡、寒、热四字，桂枝龙牡汤有旋转乾坤之妙，用非熟读《金匮》者，不知也。

疝

杭垣后市街施医局内金少爷号有常，患狐疝偏坠，立则睾丸下坠，卧则上入少腹，阴囊赤肿而痛。延余诊之，脉左弦大，右虚濡。余曰：阳明湿热郁蒸，厥阴风木内旋，故有此症。盖阳明厥阴，皆主宗筋，其脉皆循阴器，抵少腹。治

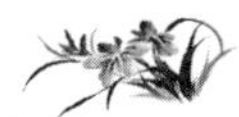

当先用化湿疏气。乃从陈修园先生法，以二陈汤加木香、川楝、橘核、车前子、小茴香等，服三剂而稍安，复灸冲任而愈。

宁城应家同何世全与施采成为邻，采成余契友也。辛已冬余邀友就同前酒楼小饮，而施亦在座，其子登楼云：何某刻患急病，即请诊视。余偕入其室，但闻其声长吁。问其致病之由。自言午尚无恙，至未刻少腹稍有胀急，申即暴发，阴囊肿大，如升如斗，坚硬如石，痛苦欲绝，上吐下泻脉细而弦，阴茎入腹，囊底一孔如脐。为立理中汤加生附子三钱，半夏二钱，吴萸七分，嘱其静心安养，不可急躁。服药后致戌刻吐泻止而疝仍如故，痛反更甚。余谓此寒邪盛与热药相拒下焦深痼之邪，药力尚轻，不能胜病，须再服可瘳。病者有难色。余恐其疑，复邀同学王君元仲共商，王至已初更余矣，诊毕论与余合。乃立椒附白通汤合五苓散，仍用生附子三钱，至二更服下。余就宿于施友家，盖恐病情有变，杂药乱投，反致危殆。谓其子曰：若尔父病稍有变动，即来告我。至三更后其子来告云，父病已好大半，余大喜持灯速往。病者曰：我因久坐尻酸，移动觉如气泄，胀痛顿失，视之阴囊已小大半，而皮起绉纹，阴茎伸出其半，次日肿硬全消，平复如故，但觉精神困乏。后因境迫，不服药而愈，渠竟称为华陀再生云。

诸痛

一女年十二岁，患胸痛甚剧，床上翻覆滚号。治以消食行气之药不效，与阿芙蓉膏开水冲少许服始效，后仍不效。余视其肌肉消瘦，面黄有蟹爪纹，询之肛门如痔痛，脉或时弦紧，或时细数而有歇止，却与《金匮》狐惑病证相符。乃依《外台》杀虫方法，用附子、桂心、大黄、鹤虱、雷丸、干姜、甘草，各等分为粗末，每服二三钱，百沸汤入蜜半匙和服。两剂以后，胃口渐开，肌肉渐生，至今六七年，是病不复作矣。

董妪年四十余，患胸痛呕逆，喉痹带下头痛，病非一端。诊其脉沉细而涩。余曰：《脉法》云：下手脉沉，便知是气。病由情怀不畅，郁怒伤肝，木邪犯土，心脾气结，法当疏气平肝。先用归、芍、香附、橘红、郁金、蔻仁、柴胡、丹皮、鲜橘叶、佛手花、瓦楞子、牡蛎等，以水先煮生铁落，然后煎药，服三剂诸症俱减。八九后以逍遥散加丹栀、香附、海螵蛸、牡蛎，服二十余剂而愈。又徐妪年近五十患胸痛，月信虽少而尚未断，体肥脉弦而虚。余谓此属血虚气郁，与丹参饮而愈。此二症虽同为气郁，而却有肝旺血虚之分别焉。

毛姓妇患胸痛甚剧，床上乱滚，哀号欲绝，月信愆期。延余诊之，脉沉弦搏滑指甲与唇俱青。余曰：脉沉滑主血，弦劲搏指其血菀结，当是瘀血留于胸膈而作痛也。细询得病之由，忽悟半月前被硬木触胸，其为瘀血无疑矣。与归尾、赤芍、桃仁、丹参、西洋参、琥珀、乳香、蒲黄、五灵脂，一剂而愈。故治病之道，四诊皆当留意，乃能与病切中，而所投无不效也。

某木匠因触伤腰胁，瘀血留阻于经络，痛甚，呼吸转侧，尤为难忍，恶寒发热脉弦劲而数，此因瘀留经络，以致气机不宣也。方用归须、桃仁、苏梗、橘络、丝瓜络、乳香、没药、红花、丹参、穿山甲、牛膝、青葱管等活血通络逐瘀之品，两剂而愈。

咽　喉

武林丁松翁三世兄患风热喉痈，初起觉微寒，旋即发热，阅三日喉关之内，小舌两旁如有物梗塞，至五六日脓成痛甚，始悉喉内两旁双发喉痈。先延他医治之，处以辛凉疏风轻剂。至七八日乃召余诊，脉之寸关二部浮数，两尺虚软无力。余谓

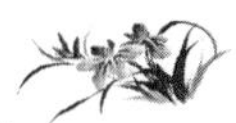

症属风热上壅，须以清火解毒为主。幸前方无误，脉象清爽，症虽危而可安，但勿求速效，走入岐路，致增跋涉耳，松翁深以为然。乃用羚羊、石膏、知母、银花、僵蚕、薄荷、竹茹、青黛、山栀等清化上焦之风热；大便闭结，则用大黄芩连元明粉等以通利之，吹以消肿解毒拔脓之药。至二十余日脓腐未尽，人益困惫，举家惶惑，乃用斑蝥等外治之药，欲提其毒从外而出。余至，急令揭去，用甘草汤洗净。诚以脓腐已化，断无外提之理，徒使毒气散漫，迁延难愈。至廿余日脓腐方尽，脉亦平静而肿痛依然，方信余言不谬也。乃用生甘草六钱，生绿豆一盏，煎汤，再加化毒清火养阴之药，次日肿痛果瘥，后以养胃安神之剂出入加减，月余始痊。

正红旗满州人年三十许，患喉蛾肿痛未破，三日汤水不能下咽，脉洪大而数。先刺两曲池、少商穴出血，喉间即觉宽松；吹以开关散稀涎散，吐出胶痰碗许，食能下咽矣。方用皂角、牛蒡、僵蚕、贝母、白芷、薄荷、甘草、桔梗、马勃、元参、青黛、山栀、条芩，投之而瘳。

毕佐延甲申冬患伤风，误服辛温表药，遂病咳嗽，缠绵不愈，至次年二三月，燥咳无痰，音哑色夭，喉中渐烂，色白不肿，至夏六月不起床矣，方延余诊。历阅前方，寒热温燥杂投，脉象弦细而数，身发潮热面色时赤时白。余曰：病本可治，但误于药太甚耳。此症初起本属伤风小恙，误服麻桂干姜大辛大热之品，风火益炽肺金受烁，至春令发升之际，少阳之木火上升，是以津枯音哑，而更助之以燥药则火土燥烈，夏令火旺，而金益受制。治当金水两滋，以助肺之化原，但须久服缓效，欲求速愈则余谢不敏矣。方用二冬、石斛、桑叶、贝母、蜜炙、紫菀蜜炙、款冬花、生地、龟板、青蒿、鳖甲、阿胶、山栀、丹皮、五味子、蒺藜等出入为方。服三十余剂，方能起床，饮食渐进，声音渐出。继以十味地黄汤加减，又二十余剂而烂孔渐平。后以人参养荣汤加阿胶牡蛎石斛百合等，前后服百剂而始痊。

宁波一妓年三十余患广疮，外科始用升药，疮虽愈而毒聚于咽喉，腐溃绵延，小舌烂尽，通于鼻孔。服寒凉药数百剂，以至面色皖白，同于枯骨，声哑肤寒，连唇舌俱呆白色，腹胀便溏，脉象沉细虚软，萦萦如蛛丝。延余诊之，余曰：寒凉过度，脾胃伤败，阳气消减，将登鬼录，先保命根，休议其病。遂用附、桂、茯苓与术、参、蓍、姜、草等温补之，服十余剂渐有起色，饮食腹胀便溏悉愈。乃以人参养荣汤朝服，五宝丹以化其毒，吹以珠黄散，始终用温补药加化毒之品，至月余而诸恙皆愈，烂孔平满，但烂去小舌，不复生耳。

胎产

定海巡捕魏小隐夫人年三十余，前曾有孕四月，因腰疼腹痛，医误认血积，破血殒胎。年余，原医复用前药，致殒丙戌秋停经四月，腰腹如旧疼痛。乃邀余诊，脉弦虚滑数，尺脉躁动不安，余曰：此胎脉也。问几月矣？曰：将及四月。余曰：脉已离经，胎将堕矣。伊备述前因，余曰：前堕两胎，皆在四月。今届其时，瓜弱蒂脱，又欲堕也。曰：腰腹虽痛，血尚未下。余曰：脉象如此，势必漏下。姑用安胎之法，以四物汤加桑寄生杜仲川断胶艾砂仁，药未服而血已下。持方来问，余曰：此方正治胎漏，然胎之能保与否，难以预决，而又不得不服。次日下血更多，余复诊之，脉数已减，尺脉稍安。余曰：脉似有根，胎可保矣。渠云：胎既可保，何以下血反多，腰腹仍痛？余曰：此凭脉不凭症也。昨血未下，余断必下者，盖离经之血，自然当下；若止涩之，将来瘀血为患，变症百出矣。已离之血，必当尽下，则未离之血自止，但产期须补一两月耳。复于前方加参芪白术，又服二剂而血始止，胎卒不堕。噫嘻天下之误药而殒胎者，不知凡几，岂非医之造孽耶？

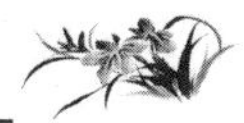

赵姓妇年十八，生一女，产下即晕绝，汗大出而目上窜，昏厥不知人，急召余诊。余曰：此败血冲于胃经也。猝不及药，急令先用醋三斤置甑内，以铁秤锤一个用炭火炉内煅通红，置产妇前淬之，令口鼻皆受之，烟气薰入，少顷汗收目开神定；复以童便灌之，方用当归四钱，川芎二钱，桃仁、延胡索、蒲黄、五灵脂各一钱，姜炭八分，炒黑荆芥三钱，百草霜一钱，煎服即愈。不知者以为有起死回生之术，其实古人原有此法，余亦不过效颦而已。病似虽危，治之极易，人人得而为之也。

姚姓妇年四十余，生两男两女，最后生者九岁矣。丙戌秋月信愆期至冬病不起床，半载以后，腹大如抱瓮肌肉尽消，面色暗惨，床内转侧，须人搀扶，有时腹痛如绞，痛过即饥，饥即欲食，而胃口倍强于平昔。延医诊之，或云胎气，或云水气，或云蛊胀，或云血积，纷纷不一，治亦无效。丁亥春病更剧，延余诊之。其脉右手浮部滑数，沉部参伍不调，左三部俱弦强，诊时适当痛后。余曰：痛后之脉，不可凭信，明日再诊，或可定方。然大端总非胎脉，此等奇症，须认明的实，或可一击而去，彼以为然。次早复诊，左脉虽弦而不强，右脉如羹如沸，寻按之细软如丝，无气以动，竟犹欲绝之状。余曰：昨今脉候，大相悬殊。凡治病必先得其要领，可以下手，脉象如此无定，何敢轻治？其夫再三求方。余曰：如是下午再商可也。午后复往诊，而脉象又更，两手频现歇止，时数时缓，因知此脉本无定象。问其痛时腹中动否，痛处有无一定，曰：动处与痛，俱无一定，或在脐上，或在脐傍，或在左右胁下，动则必痛，不动则不痛。余曰：脉象履更，且必动而始痛，胃反倍强，肌肉日削，其为怪胎无疑。但怪胎须下，药必有毒，下后生死，余亦难决，然不下必死，下之或可望生。妇云：如能下之，虽死不怨，现今身如巨石，扶持需人，家贫如洗，日食维艰，生不如死，夫妇皆坚请用药，于是邻里共闻。余始疏方，用大黄一两，附子五钱，干姜、桂心、川乌、雷丸、鹤虱、桃仁、牛膝、枳实各二钱，巴豆霜四分，麝香一分，共研细末，炼蜜为丸，开水送服五钱。一服腹中大动，痛更剧而胎未下；令再服三钱，约二时许先下浆水斗余，后出两怪物，形圆且长如鱼，兼有两角，口眼俱备，不知何物，产下尚能跳跃，人尽骇绝。下后用银花六钱，生甘草四钱，生绿豆一盅，煎汤以解其毒，腹痛乃止。后以补养气血，调理脾胃，月余始能起床，佥为此妇庆再生云。

杭垣万安桥天和烟店夥，年近七旬，平日体极健壮，身躯丰伟，戊子冬患小便不通，半载有余，久而愈闭，点滴难出，气常下注，胀急欲死。延余诊治，两寸关脉俱极虚大，两尺细涩不调。余曰：此症乃中虚清阳下陷，初则不过如癃闭，医者以熟地、桂、附漫补，则清阳愈陷，下窍填塞，遂致胞系了戾，膀胱之下口与溺管不相顺接，故溺难出，病名转胞。治之极易，何以半年之久，无有识此病者，真属可笑。与补中益气汤，黄芪重用至一两，加木通三钱，肉桂三分，两剂而便稍通，四剂其病如失。后以补中益气全方，不加利水之药，更嘱其每日淡食猪脬数枚，取以胞补，同胞类相感，而安其从前之扰乱，半月后胃强体健。渠以为神奇，其实亦是按症施治，何奇之有。

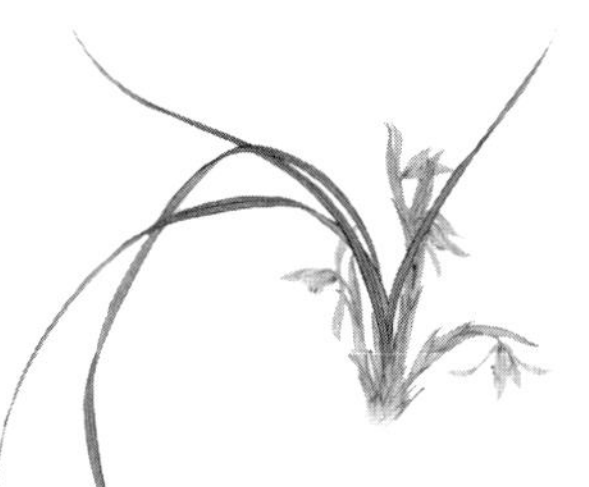

徐玉台医话精华

上海秦伯未编纂　普宁方公溥参校

徐玉台，南汇人。治病多新解，盖经验宏深，自臻于手挥目送之境。著有《医学举要》，论述病原，丝丝入扣。

热　病

南汇本城杨熙宗令郎病疟，寒热俱轻，饮食如故，守不服药之戒。一日自神庙烧香而归，忽发狂言，似有神灵所作。邀余诊视，脉象沉郁，魄汗淋漓，未能审其果为热厥，不敢骤用寒凉，姑用胆星竹沥与服，服下人事顿清。询其近日所服何物，曰：姜枣汤，日服两次。视其舌色，面白底绛，唇若涂朱，知为热邪无疑。时已三更，余见其病势稍持，约其明日转方。天明复来邀诊，据述醒时未及三刻，旋又发厥。遂用犀角地黄汤合大承气，许其大便一行即愈。奈他医谓下则必死，病家转多疑虑。时有张二川系杨内戚，力劝本家定服余方。煎药已近下午时候，病者牙关紧闭，强将犀角灌入，服至半剂，大便即解，前恙顿除。

南汇姚裕丰医士也，秋月寒热，杂投霍香正气香茹饮之类。医中来问病者，必定一方，其自己亦不能主持矣。其父沛寰，因其病势危剧，始来邀余。余用急下之剂，前医交阻，谓此属不治之症，何用下为。余坐等其家煎服，大下宿垢，继服滋补半月而愈。

喘　咳

发热恶寒头疼身痛之暴症，人易辨之；惟久郁肺经而成喘嗽，有似阴虚劳嗽者，不可不辨。郡城西门外奚藕庄客幕于外，上年道途受热，曾患喘嗽，服自便而愈，今复患喘嗽，投自便而加剧，医亦概用清肺补肺，终不见效。自疑为阴虚重症。彷徨无措，遂延予诊。余为脉象见紧，似数非数，前患暑热，故自便可愈；今患寒邪，故反增剧，用小青龙汤而愈。

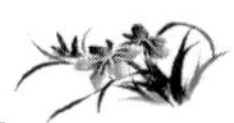

老人元虚，病宜扶元，人人知之，竟有阳气充实，常服大寒之药，常得带病延年者。南汇本城谢凤鸣，年七十有四，因上年秋间，涉讼到郡，舟中冒暑，即发温疟，微寒恶热，胸膈痞闷。余适寓郡城，用清心凉膈散而寒热止，继用半夏泻心汤而痞闷除。旋即结讼回南，不再服药。延至初冬喘嗽大作，医用疏散愈治愈剧，至新正初十外，日夜不能交睫，痰涎盈盆盈碗，嘱其子恩荣等速办后事，无余望矣。适有徽友汪郁廷在坐，谓此症仍请予诊治，必有出奇制胜之处，郡城仅一浦之隔，何不专舟邀归以一诊。凤鸣平日持家甚俭，因欲死里求生，不得不从汪议。余亦以世好难辞，即束装东归，时已正月十六。夜诊毕，即知其误用辛温，许以尚可挽救。方用大剂白虎参入大剂犀角、地黄，坚服四十余日而痊愈。若不细察其脉，而但拘年齿以施治，必至抱怨九泉。至嘉庆二十五年，重游泮水，至道光五年，已八十有四。一日不饮蔗汁梨浆等味，即大便艰涩，辛温之误人有如此。

疟　疾

寒热往来之疟，治宜小柴胡汤；不知阴虚之体，用之转增大患者。郡城姚敬修夏日病疟，医投小柴胡十余剂，竟无增减。停药二日，忽然发厥，舌短眩晕，危在顷刻。居与余寓相近，急来延诊。余用大剂清肝之药，一服而安。知其多服紫胡，肝阴亏乏，厥阳亢逆也。愈后四肢酸麻，用养阴药调理半年，始得平复。

痢　疾

府廪生高菊裳令堂病阳虚久痢，医频服温补，延至半载，病反增剧，昼夜三十五次。余诊时，但述腰脊空痛异常，遂用斑龙丸峻补奇脉，初服一剂，病势大减，自后连服数剂，竟无增减，服参些少，略安片刻。而菊裳昆仲以尊人病怔忡经年，参药大费，人参岂能常服？余为沉思良久，改用黄芪建中加鹿角。时有医士李秀在座，谓峻补之法，继以宣通阳气，亦是一法，力赞此方为中病。坚服二十余剂而愈。

华庠生王爔令堂秋月病热，初延李谨诊视，用薄荷、连翘、山栀等，俱用姜汁制服，服后发厥。复延一时医诊视，用白虎汤清火，人事虽清，下痢不止，改用补剂，亦无效验。来寓恳余专治，为用仲景桃花汤而愈。

南汇东门李连城病肝气胀痛，因多服左金，遂至下痢不止，食饮不思，人亦不与之食。更医则倏张倏李，用药则惟术惟苓，佥云不治，已措办后事矣。不得已而索治于余，余令其早服大剂归脾，晚服大剂六味，并令家人诱其食肉，即有效验，一月全痊。

内　伤

南汇南门张宝华劳倦之余，又兼食滞，乃内伤中之有余者，脉象洪大，热渴异常。予系旧戚，平日相信不疑，即用下夺清中之法，但前因葬事太劳，未即痊愈。亲友中有疑为失表之症，嘱其更请他医调治。医谓从未得汗，热邪内陷之象，用葱豉等发汗，汗竟不出，反发昏沉，仍恳予治。予惟以清降为事，渐渐神清食进，始终无汗而愈。愈后大便艰涩，惟服大黄，补药一剂不服。于以知外邪宜汗，内伤禁汗，内伤之虚者为劳倦伤，宜补中益气；饮食伤中虚夹实者，宜枳术丸，内伤之纯实者，则宜攻下也。王安道辨之甚详。

偏　枯

新场镇闵钦斋，年五十外，形体清瘦，多火少痰，冬月忽患偏枯在左，遂从吴门解馆而归。医惟以补气消痰为事，反增

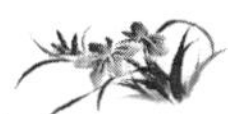

咽燥喉痹等症，病家谓本原既竭，故用补剂不效。延予聊问消息，余谓其脉其症，纯是一团火气，须用河间治火之法。方用二地、二冬、知柏等甘寒苦寒相间，投二剂，顿觉神情清爽。病者方忆未病前数日，左肩胛犹如火烧，始信治火之说为不谬也，继服虎潜丸而痊愈。

提宪稿房陈掌衡夫人，患半身不遂，体质瘦弱，疑是血虚，投温经养血，全无增减。因思《内经》云：痛者寒气多也，病在脉络，非辛烈猛重之味，不能胜任。服许学士川乌粥而愈。

痹 症

风寒湿三气合而为痹，祛风祛寒祛湿，人人知之，不知有当变通者。泗泾戴星杓年近四十，因烟业赴上洋，一夕忽患腿痛，不便行走。寓中适有素明医理者，谓肾气素虚，乃类中之渐，必服大造丸可愈。戴以客寓起居不便，遂乘肩与而归。本镇及郡中之医，皆用温药，并服大造丸，服下掣痛增至十分，两手亦痛，阳事痿缩。遂延余诊，余谓此属热痹，俗名流火是也。舌苔虽白，其实底绛，阳事痿缩，王节斋所云郁火也。遂用三黄、石膏、犀角、地黄等大剂，半月而起于床；更用虎潜大补阴丸等，一月后，步履如常矣。

南庠生谢恩荣令堂，患热痹，医以为血衰气弱，投以补剂转剧。余用羚羊角、二冬、玉竹、竹沥等通络之剂，投数剂而全愈。

痿 症

前营千总龚振邦，多欲阴亏，夏月病起膝痿弱。余谓当作暑痿治，清暑益气加活血之品。授方不服，转服伤科之药，一旦昏厥，心痛欲死。仍延余诊，脉来气散，生脉散加和中之品，服一剂，果觉少安，渠家信之不笃。遍请他医，通同酌治，改用参、地、桂、附，服之转增胀满。又请一医，以和中降气为治，胀满虽稍除，而元气益弱，病者益难支撑，改用参术一剂，而从前心痛欲死之症复作，不得已遂听命于余焉。余谓此属少阴肾水亏乏，转服伤科之药，则气亦虚矣。参、术、桂、附，适以耗阴，橘、半、枳、砂，适以耗气，俱未中病，故愈治愈剧。壮水之主，以制阳光，乃正治也，用六味合生脉等，坚服五十余剂而愈。

南汇营兵朱七官，湿热成痿，求治于他县时医，以峻补刚剂，嘱其频服，半月后，厥阳上逆，头眩耳鸣，胸中扰攘不安，格寒于下，两脚如故，自分已无生理。友人顾鸣鹤，与朱邻近，延余决死生。余按脉象狂大，谓此症因温补误投，非绝症也。遂用芩、连、知柏、猪胆汁等大寒之品，一剂即减，投二十余剂而全愈。

郡城徐华封女，病痿，两足不能相去以寸，脊间皮宽肉软，有如斗大，医用杂补气血之剂不效。予谓饮食如故，病属下焦，芪术守中，不能达下，四药诚为女科要药，若欲填实精髓，则又不胜任矣。考《内经》筋痿骨痿，皆属奇经络病，乃用生鹿角、龟板、海参、鱼胶、羊肉等血肉之味，配入熟地、枸杞、牛膝、归、芍，坚服三十余剂而全愈。

肿　胀

南汇本城李孝思，单胀数月，诸药不效。余按脉象沉微，此属汤微。用塞因塞用法，专服理中加附子而愈。郡城卜姓女，十有三岁，先患痧疹，继患疟疾。医用开泄太过，遂至胀满，肚腹以下，坚硬如石。本家疑为虚症，请一老中医专用补药者诊治，岂知竟云痧毒内攻，法在不治。余时初到郡中，遂来延诊。余按其脉沉细而微，脾虚景象，显然如

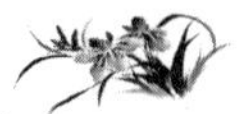

绘。初用钱氏白术散，而坚硬消，继用陈氏六神汤而胀满愈。

黄 疸

吴静山孝廉令正钱夫人，时邪后，遂发黄肿，日嗜干茶无度，苏太诸医，皆用气血并补久而不愈。延余诊之，脉两手俱洪数之甚，询得腹中攻痛无常，夜则身热如烙。此由阴液不充，瘀滞干粘所致，宿血不去，则肢体浮肿，新血不生，则肌肉消瘦，一切补脾刚药，未可施于此症。考仲景治黄有猪膏发煎润燥之法，爰仿其义，专用滋肾之品，调养肾肝而愈。

前营游击温公，夏月自浦口来松，途中冒暑，到署后请医调治，初用清暑利湿不效，改用参术归地，转增脘痛。自后朝暮更医，愈言误补留邪，治难有效，遂延余诊。余见其身病发黄，总是胃府结聚不行所致。用连理汤辛开苦降法，授方不服。遂就诊于青浦医家，方用茵陈五苓散等，服之亦不效，遂以绝症为辞，归至署中，计无复出，始委命以听余焉。予仍用前法，服参些少，是夜即得安寝，改用理中汤调理半月而愈。

诸 痛

嘉定陈妪年五十有七，病头痛数年，额上为甚。额属阳明部分，久痛必虚，须填补阳明，兼鼓舞胃中清阳之气。用玉屏风散加炙草葛根，二剂全愈。推此而太阳头项痛，少阳头角痛，厥阴头巅痛，皆可按法而治矣。又高桥镇曹连珍室，操持家事颇劳，兼多暴怒，孟夏得疾，自天柱至头巅，忽然强痛坚重难移，两耳赤肿，胃中憎杂，脉象洪数，宗喻氏治吴添官母例而愈。

枫泾镇宋元英境享安闲，恣情房帏，患腹痛二年，医药不效。遂就诊于吴郡极时之医，以绝症为辞，宋即归家料理后事，深信医言为不谬。余适过枫，晤宋氏西席程永孚，谈及医理，遂为知己，同元英来寓就诊。细按其脉，细询其症，总是阴阳悖逆，升降不利使然。问曰：曾服泻心汤进退黄连汤否？曰：未也。因酌一方以授，投一剂而稍平，数剂而全愈。

胎　产

胎前宜凉，人人知之，而亦有宜于温者；胎前宜补血，不宜破血，而亦有转用破血而得安者，总在临症时之细心体会也。郡城孙锦堂室，怀胎五月，病转胞不溺，医用清利水道，并不究及转胞由于下焦虚寒。由于中焦气弱，由于肝家血滞，猪苓、泽泻、车前等药，徒伤胃气，故饮食减少，夜不得寐，诸恙渐臻，而胞系之缭戾者如故也。日请稳婆抬起始得溺出，究之元气不支，日甚一日，因而延余诊治。余诊其脉，缓大有力，许以可救。遵《金匮》成例，投肾气汤一剂，是夜稍得安寝。盖利水之药，足以泻肾，投桂附而命门温暖，故稍得安寝耳。再遵丹溪补气成例，投参术汤一剂，饮食渐能知味，惟病暑大便不引已数月腹中至此，更觉不安，改用茱连汤一剂，大便得解。小便虽仍稳婆伺候，病者因诸患悉减，深信不疑，再求良治。余为沉思者久之，脉象比前益见有力，元气已复，而胎气未举，必有瘀血阻塞其间。遂用大剂破血之药，一剂而胀遂消，三剂而胎气举。凡破血之药，最足碍胎，今破血而胎反固，妙在先用补药以助其元气也。

产后感冒时邪，宜温散不宜凉散，人人知之，而亦有不宜于温而宜于凉者，误用温则不得不用大寒矣。归鞠氏侄女，冬月初产无恙，至六日，头痛身热，凛凛畏寒。予用栀豉汤，夜

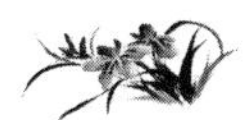

半热退，逾日复热。更医用产后逐瘀成法，遂加烦躁。余谓冬温为病，清之可安。《通评虚实论》曰：乳子而病热，脉悬小者，手足温则生。仍依时邪治例，用白虎汤而愈。凡产后无产症而染他症者，即当以他症治之。而丹溪大补气血之言，却不可拘。仲景云：病解能食，七八日更发热者，此为胃实，大承气汤主之。夫阳明经中，仲景尚再三戒人不可轻下，而产后亡血既多，仍云承气主之。盖既为胃实，自有不得不用之理，举一症而产后之挟实者可类推也。仲景云：产后下利虚极，白头翁加甘草、阿胶汤主之。夫既曰虚极，仍用白头翁汤者，上痢中既有渴欲饮水热而下重之症，则白头翁汤自有不得不用之理；惟其虚极，故加甘草、阿胶以养其正，举一症而产后之挟虚者可类推也。

产后恶露不行，胸腹饱胀，温之通之，人人知之，而亦有不宜于温而宜于凉，不宜于通而宜而和者。东门鞠上玉室，初产患此，其脉数大而疾，上兼鼻衄。余用当归二两煎汤，冲热童便与服，稍稍安稳，但恶露止有点滴耳。更医用炮姜等温通套剂，遂至胸腹增胀，恶露点滴不行，有欲依产后春温治例，大进苦寒之品。余曰：又非稳治，坚用归地丹芍等凉血和血之剂，十余日，恶露大行而全愈。凡产后病解能食，七八日发热者，当作别病治；初产后即发热者，则仍作产后治，但各有寒热两途，不可不条分缕析。

郡城侯姓妇，年三十有八，因元宵夜游，行走太劳，归即小产。医者皆以其胸腹有块，用逐瘀成法，每剂必加炮姜，俱未有效，后虽停药，而骨节如焚，积块愈大，小便艰涩，热痛异常。至三月初，始延余诊，已奄奄一息。诊其脉，沉伏之极，隐隐难寻。予固知其阴虚阳盛，但日期多延，宜用缓治。初投复脉减去姜、桂，神气稍安；继投丹溪大补阴丸，诸患悉减；终投本事虎杖汤，积块平复，淋痛皆除，不及一月，饮食大增而全愈。

得胜渡卫姓妇，初产恶露不行，发热疼痛，中挟冬温伏气。医用逐瘀温经套剂，遂至热邪流注左腿，日夜难安，饮多食少。至冬至朝延余诊治，予变产后宜温之说，用凉血加大剂通瘀解毒，四服全愈。

郡城张六老室，产后月余，崩中不止，时当暑月。医用和中养血，俱不能止，病已三日夜，视为必死。余诊其脉，浮大欲脱，连声索救，神气尚清。急令煎黄芪一两，当归一两，服之，顷刻立止。古方当归补血汤，黄芪多于当归五倍，今加当归与黄芪等分者，时当暑月，恐黄芪之过亢也。

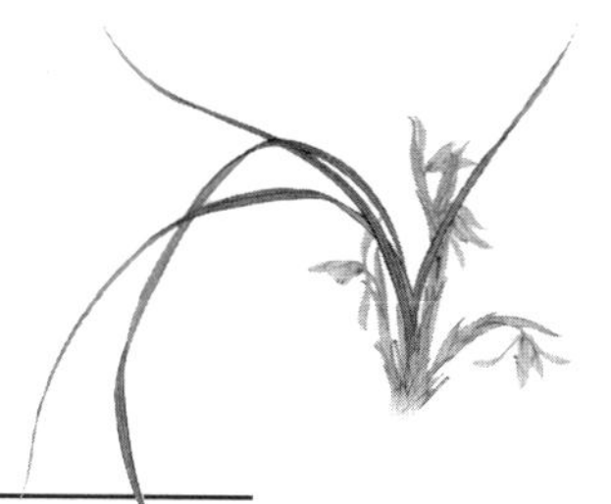

程观泉医话精华

上海秦伯未编纂　普宁方公溥参校

程观泉（文囿），一字杏轩，新安人。嘉道间以医鸣四方，求治者踵相接。其所读书自《素》《灵》《本草》诸经，洎秦迄近代诸大家说，皆博通而详解之。尝取述而不作之意，著《医述》十六卷，都五十万言。

伤　寒

郑鹤鸣，君平之流，冬日适患伤寒，初起寒热身痛，不以为意。延误数日，陡然肢冷脉伏，肌肉青紫，面赤烦躁，呃逆频频。请同道曹肖岩翁诊视，询知系欲事后起病，以为少阴下亏，寒邪乘之，逼其真阳外越，与六味回阳饮服之不瘥，势已濒危。邀予商酌。予曰：景岳回阳二方，皆能救急，其中尚有分别。夫寒中阴经，审其阴阳俱伤，而病尚缓者，则以阴阳两回之法；苟真阳飞越，重阴用事，须取单骑突入重围，搴旗树帜，使既散之阳，望帜争趋。若加合阴药，反牵制其雄入之势。定方单用姜、附、参、草四味煎令冷服，外用葱、艾炒热熨脐，老姜、附子皮煎汁，蒸洗手足，于是一昼夜，厥始回，脉始出。惟呃未止，每呃必至百声，知为肾气上冲。于前药中，参以熟地、枸杞、五味、丁香，摄纳真元，诸恙渐减。改用右归饮，与服二日，目辣舌燥，投六味地黄汤，浮阳顿平，复为调理脾胃，及脾肾双补而起。

董千云卖花为业，年逾四旬，外状丰腴，冬月患伤寒。诊脉沉细无力，证见寒热烦躁，头身疼痛，面红目赤，舌吐唇外数寸，病来势暴。询因房劳，感受寒邪，逼其虚阳外露，即格阳证也。方定六味回阳饮，令其煎成冷服，无如饮药旋呕，并吐蛔虫，躁扰如故，甚为踌躇。其母跪求救治，勉取前药半盏，冲入猪胆汁数匙试服，不呕；良久又与半盏，夜间尽剂，晨诊躁象略安，舌收吐止，仍照原方再进。次易八味地黄汤，时届九朝，忽口噤不语，十一二日，又寒热如疟，有从外感起见者。予曰：温中即可以散邪，强主正所以逐寇，力排众议，坚持数日，稍见转机。此后尚多枝节，极力扶住正气，守至两旬，寝食虽安，神采欠爽。因思前病重时，只图固正，未暇驱邪，温补药多，未免留

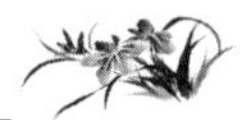

邪闭窍。曾记方书论伤寒时疫，愈后神识不清，有属邪滞心包之语。与服蛮煎两剂，神明顿清，续为调理而安。

朱年五旬，心事内伤，兼挟外邪，药误因循，邪留不解，脉濡无神，汗多头晕，交午寒热，此阴阳衰惫，邪正交争，乌可与传经少阳之寒热同语。张介宾云：邪气如贼，其来在外，元气如民，其守在中；足民即所以强中，强中即所以御外。斯症斯时曰：但驱邪可以郤病，吾不信也。曰：舍辅正可以拯援，亦不信也。仲圣云：伤寒若吐若汗，若下若温，针不解者，名曰坏病。知犯何逆，随证治之。虽然理固如斯，而病已顿危，大厦欲倾，一木恐难撑持，劳感经旬，因循误治，邪陷正亏。喻氏所谓，轻则半出不出，重则反随元气缩入。观其晕汗，每现于寒热之顷，此阴阳交争，正不胜邪，脱机显露。如盗入人家，门户洞开，藩篱不固，主惫如斯，何堪与贼角胜负耶？请先救人，后医病。

暑 证

堂妹适邻村许姓，夏日浴罢，忽头晕仆地，家人扶起，旋即发热，狂间热盛，烦躁呕吐，诂妄不安，手指掣动，医药无效。予诊脉息弦数，视舌尖绛苔黄。谓其翁曰：病由暑风相搏，邪热燔炽，亟宜清解，以杜痉厥之患。方用川、连、香薷、甘草、半夏、茯苓、钩藤、防风、青蒿、羚羊角、荷叶、扁荚叶，服药两剂，热缓神清，呕渴亦止。方内除川、连、香薷、钩藤、防风、半夏，加沙参麦冬石斛稻露，又服两日，证减七八。再除青蒿、羚羊角、荷叶、扁荚叶，加玉竹、生扁豆、女贞子、当归、白芍，调养而愈。

咳 嗽

哮嗽多年，原属锢疾，往岁举发尚轻，此番发剧，胸满喘促，呼吸欠利，夜卧不堪着枕。药投温通苦降，闭开喘定，吐出稠痰，而后即安。思病之频发，膈间必有窠囊，痰饮日聚其中，盈科后进。肺为华盖，位处上焦，司清肃之职，痰气上逆，阻肺之降，是以喘闭不通，务将所聚之痰，倾囊吐出，膈间空旷，始得安堵。无如窠囊之痰，为蜂子之穴于房中，莲子之嵌于莲内，生长则易，剥落则难，不刈其根，患何由杜。考《金匮》分外饮治脾，内饮治肾，且曰饮邪，当以温药和之。议以早服肾气丸，温通肾阳，使饮邪不致上泛；晚用六君子汤为散，默健坤元，冀其土能生金，兼可制水。夫痰即津液所化，使脾肾得强，则日入之饮食，但生津液，而不生痰；痰既不生，痰自不作。上工诊病，须求其本，平常守服丸散，疾发间用煎剂搜逐。譬诸宵小潜伏里闬，乘其行动犯窃，易于拘执，剿抚并行，渐可杜患。

岐伯虽言五脏六腑，皆令人咳，然其所重，全在于肺。盖皮毛者，肺之合也。皮毛先受邪气，邪气以从其合。其寒饮食入胃，从胃脉上至于肺则肺寒，肺寒则内外合邪，因而客之，则为肺咳，是咳之不离乎肺，犹疟之不离乎少阳。据谕病缘夏热晓起，感冒凉风，更兼饮冷，始而微咳，渐至咳甚，服药月余，咳仍不已。《经》云：形寒饮冷则伤肺，此致病之大端。医者只知天时之气热，不察人身之脏寒，频投滋润，希冀清火止咳，适燕指南，无怪药愈服而咳愈频也。盖肺为娇脏，性虽畏热，然尤畏寒，金被火刑，固为咳。金寒水冷亦为咳。五行之理，生中有克，克中有生。金固生水者也，然金寒则水冷，使非火克金，则金不能生水矣。譬水冰地坼，犹以霜雪压之，其能堪乎。诊脉沉细，口不干渴，时当盛暑，背犹怯风，使非温中涤邪，何以春回阳谷？倘再因循贻误，寒邪不解，久咳肺伤，更难为计，拟温肺汤一法。

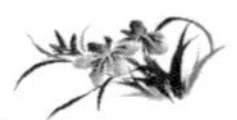

疟疾

证经七朝，两投温解，寒热退而复发，干呕不渴，舌腻头疼。病缘本质不足，因热贪凉，感受阴暑之邪，怯者着而为病。方订理阴煎，冀其云蒸雨化，邪从少阳转枢，归于疟途则吉。寒热为期，呵欠指甲变色，似走疟途，证因阴暑逗留，非开手正疟可比。仍宜壮中温托，参以姜枣和解。现在寒来，且看晚间热势若何，明日再议。寒热仍来，邪犹未解，口仍不渴，体犹怕风，时当盛夏。姜附服至四剂，并无火象，使非阴暑，安能胜任。不问是疟非疟，总属正虚邪留，辅正即所以驱邪，强主即所以逐寇，乃昨热发至五更汗出始退。今午初又至，呕恶呵欠，前次尚有微寒，此番并无寒意。脉见弦急，由阴转阳之机。大凡阴证，得以转阳为顺。证既转阳，温药当退，中病则已，过恐伤阴，病经多日，正气受亏，辅正驱邪为是。汗出热退，头痛稍减，脉仍弦急，舌胎转黄，疮刺俱见，寒邪化热无疑，恐其热甚伤阴，酌以补阴益气煎出入。质亏感证经十二朝，单热无寒，午初起势，黎明汗出退凉，确系伏暑为病。较之伤寒，其状稍缓，较之正疟，寒热又不分明。《经》云：少阳为枢，阴暑伏邪，得从枢转，尚属好机，不然则邪正溷淆，如白银中参入铅铜，不成银色矣。夫伤寒一汗可解，温暑数汗不除，盖暑湿之邪伏匿膜原，所以驱不易。今寒邪既化，似可清凉，惟嫌受病之源，终从阴分而来，甫经转阳，苦寒未便。骤进昨用养阴和解，夜热稍轻，头痛稍减，脉急稍平，窥其大局，守过二候，当可获效。热来稍晏，势觉和平，黎明退凉，渴饮较多，汗至午时，尚未收净。夫暑汗与虚汗不同，《经》言暑当与汗皆出勿止。脉急渐缓，头痛渐轻，小便渐淡，邪剩无多，今将二候，愈期不远。按纯热无寒，曰瘅疟瘅，即阳亢之名，用药自应转手。昨热作止，势犹彷彿，脉急已平，神采稍好，惟舌根尚有黄胎。口犹作渴仍属伏暑余波，今明二日，热难骤止，好在发作有时，与瘅疟同例。《内经》以为阴气孤绝，阳气独发，参加减一阴煎。昨热仍作，其势较轻，证属瘅疟，因系伏暑，了无遗义。喻氏谓瘅疟，会《内经》《金匮》微旨，从饮食消息，调以甘药二语，悟入主用甘寒，保阴存液，《指南》医案，治用黎蔗，亦此意也。推诸病状，似与秋时晚发之证相类，气候稍有不符，情形大略则一，必须两三候外，日减一日，方得全解。届期果许霍然。

疟虽小病，而《内经》论之最详。首称夏伤于暑，藏于皮肤之内，肠胃之外，因得秋气，汗出遇风，内外相薄，是以日作，可知疟病，由于暑风相发而成。然暑必兼湿，若无湿但必干热，非暑也，即此推之，疟病虽属暑风相薄而成，又必挟有温邪酝酿之所致矣。特六淫分配四时，暑之与湿气虽异，而因则同，有可分不可分之义也。今岁太阴司天，湿土主事，其变骤注其灾霖溃人。在气交之中，感而即病者，为霍乱吐泻肿满诸候，其不即病邪伏膜原内趋大肠则为痢，外走少阳则为疟。故疟之寒热往来，亦犹痢之赤白胶粘耳。恙逾匝旬，疟经五发，胸腹饱闷，呕恶不渴，脉沉弦缓，显系湿郁中焦，腑阳失运。幸得从枢外达，不至滞下痞满，邪净自瘳，无烦过虑。

噎膈

鲍宫詹未第时，游毗陵幕，抱疴半载，百治不痊。因买舟回里，延予治之。望色颊赤面青，诊脉虚弦细急。自述数日来通宵不寐，闻声即惊，畏见亲朋，胸膈嘈痛，食粥一盂，且呕其半，粪如羊矢，色绿而坚。平时作文颇敏，今则双字难书，得无已成膈证耶。予曰：君质本弱，甚多抑郁，心脾受伤，脾不能为胃行其津液，故食阻二肠；无所禀受，故便干。若在高年，即虑成膈，今方少壮，犹无可虑。方仿逍遥归脾出入，服

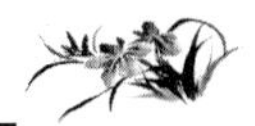

至数十剂，病尚未减，众忧之。予曰：内伤日久，原无速效。况病关情志，当内观静养，未可徒恃药力。续得弄璋之喜，予曰：喜能胜忧，病可却矣。半月后，果渐痊。乃劝往僧齐静养，共服煎药百剂，丸药数斤，乃瘳。

噎膈一病，古人论之甚详。尚有似膈非膈之症，犹未言及。梅文彩兄，令堂年届四旬，病经数日，初时不能食饭，后并米饮俱不能咽，强之即吐，膈症无疑。然每日尚可啖干面粿数枚。思古人论膈症，不去胃脘枯槁四字，又称阳气结于上，阴液衰于下。今既不能饭，何独能食面？且饮汤即吐，干食反安，理殊不解。与逍遥散数服不应。考《张氏医通》，有饮鹅血法，行之又不验。更医多方图治亦不效。因劝勿药，两载后可食面汤并精猪肉。今十余年，肌肉不瘦，起居如常，亦奇证也。

劳瘵

轩岐论五郁，首究乎肝。肝主春生之气，春气不生，则长养收藏之令息矣，而欲其无灾害者几希。夫病端虽始于肝，久则滋蔓他脏，肤浅见血投凉。因咳治肺者，固无足论，即知求本，而不审诸阴阳消长之理，依然隔膜。所谓补阴补阳，义各有二，芩、连、知、柏，有形之水也；麦、味、地黄，无形之水也。以无形之水，制无形之火，如盏中加油，其灯自明。干姜、桂、附温烈之温也；参、蓍、甘草，温存之温也。以温存之温，煦虚无之气，如炉中覆灰，其火不熄。日内咳频，痰犹带血，似须先投甘寒以降火，未可骤用参、芪以补阳耳。《医贯》云：凡入肺金之气，夜卧则归藏于肾水之中。肾水干枯，无可用之地，故复上逆，而为患矣。病始不得隐曲，渐至不目风消，喘咳息贲，莫能正偃，所以然者。虽云火炽之相煎，实由水亏之莫济。夫火空则发，使非填实其空，炎焰何能敛纳？王太仆云：益心之阳，寒亦通行，强肾之阴，热之犹可，诚见道之论。昨论便溏多，恐脾元下陷，夜来便圊数次，烦热少寐。夫土为物母，心肝肺肾，若四子焉。子虚尚未仰给母气，苟土母倾颓，中无砥柱矣。古人谓脾肺两亏之证，最难措置。方欲培土强脾，恐燥剂有妨于阴液；方欲濡燥生津，恐润剂有碍于中州。惟上嗽热，而下不便溏；下便溏，而上不嗽。而上不嗽热者，方好施从耳。今日用药，当以扶脾为急。昔士材先生治虚痨，尝云：今日肺病多，保肺药中，兼佐扶脾；明日脾病多，扶脾药中，兼佐保肺，亦因时制宜法也。但脏真损伤已极，药饵恐难图成。

肿 胀

菜佣某，初患腹胀，二便不利。予用胃苓之属稍效。渠欲求速功更医，目为脏寒生满病，猛进桂、附、姜、萸，胀甚，腹如抱瓮，脐突口干，溲滴如墨，揣无生理。其兄同来，仍为恳治。予谓某曰：尔病因湿热内蕴，致成单腹胀，被很药吃坏，似非草木可疗。吾有好药，汝勿嫌秽可乎？某泣曰：我今只图愈疾，焉敢嫌秽。令取干鸡矢一升，炒研为末，分作数次，每次加大黄一钱，五更清酒煎服，有效再商。某归依法制就。初服肠鸣，便泻数行，腹胀稍舒；再服，腹软胀宽。又服数日，十愈六七，更用理脾末药而瘳。众以为奇，不知此本《内经》方法，何奇之有？予治此证，每用此法，效者颇多。视禹功神佑诸方，其功相去远矣。

色白肤嫩，肾气不充，数日病魔，脾元又困，诸医理治，病势日增，请求其本，而论治焉。《经》云：诸湿肿满，皆属于脾。曩服五苓五皮，非无所据。但肾为胃关，关门不利，故聚水而从其类。仲师主用肾气丸，即此意也。若谓童年精气未泄，补之不宜，然治标应理应求本，所谓有者求之，无者求之是已。夫水流湿，水就燥二阳结谓之消，三阴结谓之水，消者

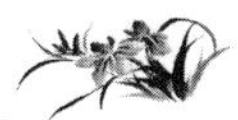

患其有火，水者患其无火。且水病虽出三阴，而其权尤重于肾，肾居水脏，而火寓焉，此火者真火也。天非此火不能生物，人非此火不能有生，即膀胱津液藏焉，亦必由命门气化而出。华元化曰：肾气壮则水还于肾，肾气虚则水散于皮。前服肾气丸颇应，日来饮食不节，病复再投不效。考诸《已任编》云：此病单用肾气丸不效，单用补中益气汤亦不效，须用补中益气汤吞金匮肾气丸，谨宗其旨。

疝

《经》云：任脉为病，男子内结七疝；督脉为病，不得前后为冲疝。是疝病虽属于肝，而实冲任督三脉所主。据证睾肿少腹形坚痛甚，攻冲腰俞，病根深远，愈发愈剧。考任脉起于中极之下，上毛际循腹里；冲脉起于气街，督脉统督诸脉，而为奇经之长。叶氏云：大凡冲气，从背而上者，系督脉主病，治在少阴；从腹而上者，系冲任主病，治在厥阴。揣诸病情，确为奇经受病无疑。医不中肯，是以药治无功，为专治奇经而愈。

泻 痢

族人联升，患休息痢，淹缠两载，药如清火固涩补中升提，遍尝无效。偶遇诸途，望其色萎气怯，知为脱血之候。谓曰：尔病已深，不治将殆。渠告其故，予曰：我寓有药，能愈尔病，盍往取之。比随至寓，付药再服即愈。渠以两年之疾，百治不瘳，此药效速如此，称为神丹。方用鸦胆子一味，去壳取仁，外包桂元肉捻丸，每早米汤送下三十粒，旋以食压之。此方初得之人传，专治休息痢，并治伤风便血，少则一二服，多则三四服，无不应验。

《经》云：中气不足，溲便为变。人之二便，全借中气，为之转输，故不失其常度。肾气虚，则关门不固；脾气虚，则仓廪失藏，便泻溲数之病生焉。方定补中益气汤，升举脾元，四神丸，固摄肾气，二药合投，并行不悖。加枸兔佐蔻萸之功，增莲芡辅参术之力，方则脾肾分施，病则溲便并治矣。

痢疾古名滞下，然此滞字，非单指饮食停滞之谓，言其暑泾内侵，腑气阻遏，而为滞耳。长夏感受暑邪，伏于肠胃，新秋患痢，腹痛后重，赤白稠粘，日夜频次。考古贤治痢，不外通涩两法，大都初痢宜通，久痢宜涩。夫暑湿邪热，客于营卫，则生疮疖；入于肠胃，则为泻痢。痢之红白，为疖之脓血，脓血不净疖不收，红白不净痢不止。证在初起，治贵乎通经，曰通因通用。然此通字，亦非专指攻下之谓，言其气机流行，而无壅滞，乃为通耳。丹溪以河间发明，滞下证治，和血则便脓自愈，调气则后重自除，二语实盲者之日月，聋者之雷霆。特其方法，每用芩、连、槟、枳苦寒攻伐，藜藿属洵合宜，膏粱恐难胜任。歙郡汪氏蕴谷，书称痢疾，即时疫浊邪中下名曰滞，亦杂气之所乘，故多传染于人。其自定黄金汤一方，药虽平淡无奇，然于遂邪解毒之义，颇为切当。谷食不减，胃气尚强，约期二候，可以奏功。

七 窍

方氏妇，体本血虚，偶患目疾。眼科认为实火，初用芩连清之，更用大黄下之，饮药一盏，顷忽晕去，舌吐唇外，不能缩入，肢厥脉伏，时已薄暮。急延予诊，谓曰：寒下耗真阳，阳气暴脱，势属可畏，速投温补，希冀挽回。方疏通脉四逆汤，药熟不能下咽，令取艾火灸气海关元数壮，身始动，舌始收。忙灌药一钟，移时又厥，乃令再艾，厥回复进前药，守至黎明始苏。续进左归饮及滋肾生肝诸剂，病痊目亦明矣。

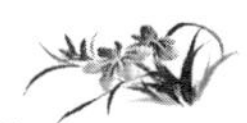

《经》言肾气通于耳，故人至中年以后，肾气渐衰，每多耳鸣之患。喻氏论之甚晰。然不独肝肾之阴气上逆，必兼挟有内风，乘虚上升。夫风善入孔窍，试观帘拢稍疏，风即透入。人之清窍，本属空虚，是以外感风邪，其息即鸣。韩昌黎云：草木之无声，风挠之鸣；水之无声，风荡之鸣。凡物之鸣，由于不得其平。人身之阴失其平，阳失其秘，化风盘旋，上干清窍，汩汩之声，昼夜不息，其义亦然。议与潜阳熄风，静以制动之治。

《经》云：肺气通于鼻。又云：胆移热于脑，则辛頞鼻渊。可知鼻渊一证，病端虽属肺，实由胆热移脑之所使。然证经数载，腥涕流多。肺肾为子母之脏，金被火刑，阴液受伤，加之鼻窍右侧，旧夏曾已穿溃，甫经收口，左侧已溃一孔，至今红肿未消。《经》谓热胜则肿，虽由胆移之热，酝酿为患，但治病须分新久。诊脉数大无力，是属恙久阴虚阳浮，非新病实热可比。苦寒伤胃，洵非所宜，计惟壮水保金，冀其水升火降，庶几红肿可消，溃口可敛也。

目得血而能视，黑轮上戴日久，涩痒羞明，弦烂流泪。眼科苦寒消散，屡服无功，可知无形之火，原非苦寒可折。王太仆云：寒之不寒，是无水也。壮水之主，以镇阳光。小儿纯阳，从钱氏六味地黄汤治之。曩缘血虚肝燥，目痛羞明，苦寒消散，阴气益弱。今年厥阴司天，风木气王，秋深燥气倍张。肝藏血，其荣在爪。观其爪甲，枯槁剥落，肝血内涸显然。前议壮水，以平厥阴冲逆之威；继佐芍甘培土，酸味入阴，甘缓其急，交冬肾水主事，木得水涵，庶可冀安。哭泣躁烦，究由脏燥，肝在窍为目，肺在声为哭，地黄滋肾生肝，二冬清肺润燥。所加黑羊胆汁引之者，盖肝位将军，胆司决断，胆附肝叶之下，肝燥胆亦燥矣，故取物类胆汁以济之，同气相求之义也。

失　血

唇衄之名，医书未载，而予则亲见之，证治之奇，理不可测。乾隆壬子秋，一商人求诊。据述上唇偶起一疮，搽破血出不止，或直射如箭，已经旬矣，求与止血之药。按唇属脾，必由脾热上蒸，以故血流不止。初用清剂不效，因血流多，恐其阴伤，更用滋水养阴之剂，亦不效。乃敷外科金疮各种止血药，又不效。挨至月余，去血无算，形神羸惫，自分必死。忽梦其先亡语曰：尔病非医药能治，可用栗一枚，连壳烧灰，同硫黄等分研末和敷自愈。醒后依法，敷之血果止。

汪氏妇，夏月初患齿衄，衄止旋吐血，血止鼻又衄，大流三日，诸治不应。诊脉弦搏，知其肺胃火盛，非寒凉折之不可。乃用犀角地黄汤，取鲜生地绞汁和童便冲药，外用热酒洗之，将蒜捣涂足心。一昼夜衄仍不止。因忆门人许生曾言，人传止衄方法，先用粗琴线数尺，两头各系钱百文，悬挂项下，再用手指捻定太鸡穴，神验。外治之法，于病无伤，今既诸治罔效，姑一试之，衄竟止。惟形神疲困，头昏少寐。思血去过多，真阴必伤。改用麦冬地黄汤，加龟版、石斛、白芍、女贞、沙参、阿胶，旬日霍然。据此以广见闻。

脉大不敛，阳虚体质，兼多烦劳，旧病喘汗，服阴补煎丸相安。月前偶感咳嗽，续见鼻衄，痰红日来，吐多不止，口苦食减，头昏气促。若论寻常吐血，不过肝肺之火，药投清降火平，大血自止。尊体精气本虚，一阳将复，形神交劳，水火不交，气随血脱。病关根本，再投清降损真，则阴阳离决矣。先哲有见血休治血之语可味也。议从黑归脾汤，培养心脾，佐以生脉保金，摄纳肾气。服药三剂，血止脉敛。《经云》：人四十而阴气自半。平素质亏多病，今复大失其血，生生不继，脏真耗伤，灌溉栽培，尤非易事。夫血虽生于心，藏于肝，实则统

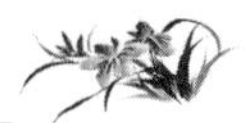

于脾。古人治血证，每以胃药收功，良有以也。再按痰之本水也，原于肾，痰之动湿也由于脾。《内经》以痰多为白血，此果痰也，果精血也，岂精血之外别有称痰者耶。故昔贤又有见痰休治痰之论，参五阴煎，水土金先天一气化源也。

向患血证，发将匝月，医用血脱益气之法，未为不是。惟嫌脉数不静，肌热咽干，呛咳莫能正偃。咳甚则血来，咳止血亦止；血去阴阳，阴不恋阳；水不制火，刻值金燥秉权；肺被火刑，金水不相施化。《医贯》云：不投甘寒以降火，骤用参、芪以补阳。此非医误，不知先后者也。自述胸脘，乍觉烦冤，即咳频血溢。按冲为血海，大经起于气街，挟脐上行，至胸中冲脉动，则诸脉皆动，岂非下焦阴火上逆，血随火升之故耶。火在丹田以下曰少火，出丹田以上曰壮火；少火生气，壮火食气。欲止其血，须止其嗽，须熄其火。然非寻常清火止嗽之药，所能奏功，务使下焦阴火敛藏，火不上逆，金不受刑，嗽止血自止矣。

女子二七，而天癸至，任脉通大冲脉盛，月事以时下，故曰月经。经者常也，反常则为病矣。是以妇人首重调经，经调则百病不生，失调则诸证蜂起。夫血生于心，藏于肝，统于脾，而冲为血海。血犹水也，若江河之流行，设有枯涸崩决，其为患也大矣。求其致病之因，有谓血枯者。盖女子以肝为先天，素性多郁，木郁生火，火灼阴伤，以致经血日耗，地道不通。《经》言二阳之病，发心脾，有不得隐曲，女子不月者此也。有谓崩决者，崩如山冢崒崩，决为波涛横决。盖血属阴，静则循经营内，动则错经妄行。《经》言阴虚阳搏，谓之崩，阳气内动发为心下崩者此也。病经日久，形羸阴亏，木火郁勃，旧春经阻崩晕，现又愆期二月，勿愁血之不行，切恐崩患复发。议养肾阴，以济心阳，兼培冲任，冀其生生有自，血气调匀，无错妄之虞，复经常之度，不徒病去人安，更可勿药有喜。

经 带

先天禀薄，情志欠舒，心脾抑郁。诊脉细涩，细为气少，涩主血虚。问寝食如常，惟月事失调。每值经期，洒淅寒热，腰膂酸疼。按冲为血海，任主胞胎，二脉交通，乃能有子。脉证若此，即无他患，恐难孕育。间进加味归脾汤，调养心脾血气之源，常服毓麟珠补益冲任。阴阳和协，冲任调匀，则合浦珠还，蓝田玉茁可预必也。

邻村方氏女，年才四岁，其母抱负来舍求治，予问何疾，曰：带下。问疾何时起，曰：女夜遗溺，常以帛垫卧，旧春晨起晒帛，乍见白物，以为偶然，后频下不已。渐觉面黄肌瘦，饮食减少，今经一载，时发时止。附近求医，皆言未见之证。予曰：此先天禀弱，脾虚挟湿故也。但童真未充早泄，说非所宜。令夜服地黄丸，早服参苓白术散，匝月而效。半载后疾复发，仍令守原方服愈，嗣后不闻消息。及阅《怡堂散记》，载一七岁幼女，患此证，虽已治愈，后出室怀孕，一产即脱，亦夭之由也。方氏女孩，得无类此。

胎 产

丹溪云：产后当以大补气血为主，他证从末治之。言固善矣，然事竟有不可执者。乾隆乙巳仲夏，岩镇许静翁夫人病延诊。据述产后十二朝，初起沥淅寒热，医投温散不解，即进温补，病渐加重。热发不退，口渴心烦，胸闷便闭。时值溽暑，病人楼居，闭户塞牖。诊脉弦数，视舌胎黄，告静翁曰：夫人病候，乃产后感邪，医药姑息，邪无出路，郁而为热。今日本欲即用重剂清解，恐生疑畏，且与一柴胡饮试之。但病重药轻，不能见效，明日再为进步。并令移榻楼下，免暑气蒸逼。诘朝

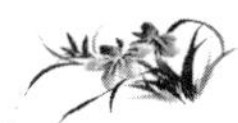

视之，脉证如故，舌胎转黑，众犹疑是阴证。予曰：不然。阴阳二证，舌苔皆黑，阴证舌黑，黑面润滑，病初即见，肾水凌心也。阳证舌黑，黑而焦干，热久才见，薪化为炭也。前方力薄，不能胜任，议用白虎汤加芩连。饮药周时，家人报曰：热退手足微冷，少顷又曰：周身冷甚，静翁骇然。亦谓恐系阴证服此药必殆，予曰：无忧。果系阴证，前服温补药效矣，否则昨服柴胡饮死矣，安能延至此刻。此即仲景所谓，热深厥亦深也。姑待之，薄暮厥回，复热烦渴，欲饮冷水，令取井水一碗与饮甚快。予曰：扬汤止沸，不若釜底抽薪。竟与玉烛散下之，初服不动，再剂便解黑矢五六枚，热势稍轻。改用玉女煎数剂，诸候佥平，调养经月而愈。

万翁夫人，怀孕数月，咳嗽胸痹，夜不安寐，食少形羸。予曰：此子嗽也。病由胎火上冲，肺金被制，相传失职，治节不行。《经》曰：咳嗽上气，厥在胸中，过在手阳明太阴。夫嗽则周身百脉震动，久嗽不已，必致动胎。古治子嗽，有紫苑散百合汤，法犹未善。鄙见惟补肺阿胶汤，内有甘草、兜铃、杏仁、牛蒡，清金降火，糯米、阿胶润肺，安胎一方，而胎病两调，至稳至当。服药两日，咳嗽虽减，喘痹未舒。方内加苇茎一味，取其色白中空，轻清宣痹。再服数剂，胸宽喘定，踰月分娩，无恙。

方绣文夫人，旧冬曾患弱证，今春又病肝风，俱余治愈。续复得一奇证，口吐清涎，日计数碗。《道经》云：涕唾精津汗血液，七般灵物总属阴。涎亦液属，久吐真阴必伤，然百计治之不止。语其妇曰：古有咽垂地真水之法，咽之不吐何如？妇曰：若强咽下，即愦愦欲呕。诊手少阴，脉微动，问经事两月未行，告绣兄曰：脉象似属妊娠，不卜昔年怀孕，有此证否？曰：拙荆往年受孕，原有吐证，但所吐者食耳。此番证绝不类，况旧病体虚未复，焉能受孕？予曰：据脉多属重身，不然断无此等奇证。今不论其孕否，专意补养肾肝，兼益脾胃，以俟消息。交夏后，腹中跃动，孕形渐露，复邀诊视。绣兄笑曰：拙荆果孕矣。但吐涎如故，奈何？予曰：无伤产后当自止。分娩后，涎竟止。计自春徂冬，十月之间，所吐涎沫无算，而津液竟无所损；且胎前诸治不应，产后不治自痊，亦异事也。

汪心涤兄夫人，体孱多病，怀孕三月，腹痛见血，势欲小产。延余至时，胎已下矣，血来如崩，昏晕汗淋，面白如纸，身冷脉伏。予曰：事急矣，非参附汤莫挽。佥谓用参恐阻恶露，予曰：人将死矣，何远虑为，亟煎参附汤灌之。少苏旋复晕去，随晕随灌，终夕渐定。续用参、术、芪、草、归、地、枸杞大剂，浓煎与粥饮肉汁间服，旬日始安。再投归脾汤，数十剂乃愈。后张效伊夫人证同，亦照此法治验。

《金匮》云：妇人新产有三证，一日痉，二日郁冒，三日大便难，三证所因，无非阴伤损耗之所致耳。人知四物汤能补血，此第认其面目，而未审其根源。夫血生于心，统于脾，故求其源，舍此谁与？再按脾主肌肉，脾虚故肌肉发热，心主神明，心虚故神明失藏，计惟黑归脾汤一方，可称对证之药，泛涉他求恐多歧也。语云宁医十男子，莫医一妇人。盖女科病，本无难，其所难者，胎产两端而已。胎前诸病，尚须培养气血，况乎产后。百脉空虚，不言可知矣。产经十朝，发热昏冒，肢制烦燥，夜卧欠安，脉息数大无力，断非蓄瘀风邪，显属阴亏阳越，病关根本，非枝叶小恙可比。归脾汤培养心脾化源，喜其虚能受补。第补药治虚，如旱田稼穑，灌溉宜频。病人畏药，昨晨至今，停药未进，心烦肢扰，痉厥欲萌，原方加胶黄枣麦，守服勿懈。

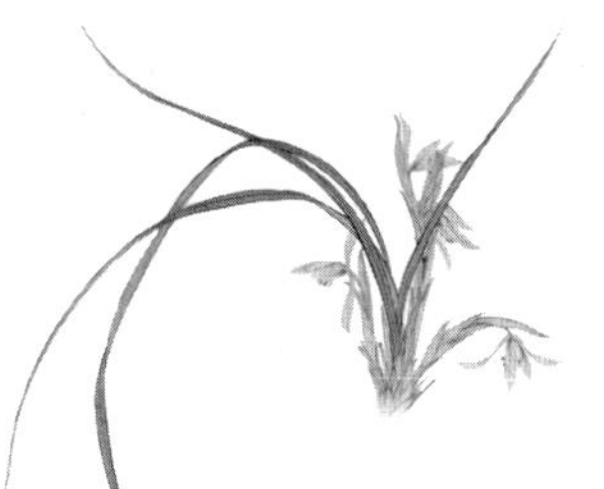

许恩普医话精华

上海秦伯未编纂　普宁方公溥参校

许恩普，祝其人。侨寓京师，诊治多名公巨卿，如周锡恩、陈梅初、吴祖农、冯孟华、翁鼎臣辈，一时医名噪起。断证如折狱，处方若用兵，亦医林健将也。

伤 寒

乙未比部正郎欧阳伯春病伤寒，世医误以为瘟。治以苦寒之药，不眠者三日，谵语揭被，狂叫大热，舌苔黑刺。延余诊视，脉洪无力，知为虚热。以姜擦舌即白的为伤寒，非瘟疫也。虚火上炎，内无实热。拟以人参竹叶汤加减，引火归原之品。伊诸亲多不敢主宰。伊姑丈比部郭幹臣力主服之遂安，四服全愈。

甲午冬黄慎之殿撰伤寒，时医以为冬瘟。治以元参论两等寒药，二十余日烦躁不省人事，三日不能合眼。延余诊视，脉数不及，知为胃气欲绝之象。拟以人参汤加减，引火归原之剂，一服遂眠，至次午方醒。请余道谢复诊，脉复，依方加减，月余全愈。

中 风

辛卯刘仲良太史夫人比部段少沧之胞妹，因观剧夜深，衣单卒中痰迷，齿脉均闭，便溺俱遗，心窝微存一息，针不出血，诸医束手。延余诊视，曰：症有七不论脉，此其痰闭之一也。系受风寒痰闭，便溺俱遗，亦非五藏绝也。手未撒，发未指，面未如装，汗未如珠，尚可挽回。幸段至契，深信不疑。拟以小续命汤三生饮再造丸合参，加全蝎等药以扶正气，逐风化痰，行气利血。以口闭药不下咽，用乌梅擦牙，竹箸启齿，小壶呷药时许，即呼妈矣，医治三日方苏，月余遂愈。

气 厥

张书城侍御夫人病厥，每不省人事，诸医均以肝风治之，不效。延余诊视，脉沉涩，知系郁结气厥，非肝风也。询夫人

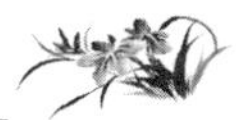

生育否？答以无。年几何？答以不惑。余曰：夫贵妻荣，何以气郁至此。夫人言理该如此，而事有不然者。余复询张公纳侧室否？张曰：今春买一妾。余曰：后妃能逮下，而小星抱衿与裯，乐只君子，有何郁处？及至书房，余诘张公，具以告，实寝妾处时多。余曰：谁家郎能被汝呼也，无怪气厥耳。遂拟以调气和血之方，劝张公常宿夫人房为引，数服而愈。后遇张公，笑余医外医耳。

疟疾

李有槻明府在京投供，患疟数月，病势沉重，诸医罔效。延余诊视，脉沉紧，知邪伏于太阴少阳之间。拟清脾饮加减，略重草果以解两经之邪，外用胡椒末合蒜捣烂，置两钱于两关脉上，置椒蒜泥用布条扎紧，一伏时拔出白泡，泄邪遂愈。

李虹若小军机瘴疟，误服他医凉药病剧。延余诊视，脉紧，间日一发，先冷后热，谵语，四时万退，已二十余日。自谓五脏皆空，病将不治。余言包治。拟以清脾饮加减。渠云：最忌柴胡。余云：此症必用柴胡和解少阳，姑试服之。过日又发。伊云：柴胡不效，定不服矣。余诊脉见缓，知邪将解。复强令服疟止，再以加减，数服而愈。从此不信许济东大名医矣。

咳嗽

户部万锡珩夫妇咳嗽，昼夜不止，痰吐成盆。时医用人参鹿茸等药，痰咳逾甚。延余诊视，脉洪数，知系风寒闭于肺中。拟以二陈导痰汤加麻黄一服而愈。伊子书城黄疸秘结，十数日不便，时医治以承气汤。余诊脉沉细，知系虚黄秘结。拟以茵陈润导，滋养气血，使下焦气化而能出矣，饮以猪蹄汤，十四日便通黄退遂愈。

吴变臣司业父刑部毓春公咳喘呃逆，延余诊视。脉七八至，将绝之候，服殿撰陈冠生方石膏黄连多日，以至此剧。余拟肾气汤加减以救垂绝之阴阳，服之见效。次早来请，以为得手，至则见喘已轻，呃逆已止，精神大好，原可挽回。复依原方加以滋阴扶阳之品。适陈冠生至，持方连曰：火上添油也。余请示姓名，知为殿撰。曰：何知为热？陈曰：脉数。曰：浮数为风热，沉数为寒热，洪数为大热。数而有力为实热，数而无力为虚热。今数而无力，不及之象，犹灯油将尽，拍拍欲绝之侯，添油犹恐不燃，若加滴水即沢矣。陈曰：脉之理微。曰：诚然。然优人胡琴二弦，三指挑拨，五音合调，君能之乎？陈曰：未习也。曰：以此即知脉理，未习故不知也。遂辞变臣司业送出，询以病势。余曰：若听陈君主政，预备后事，不出三日也。旋陈病，自用苦寒之药亦亡。

痢疾

壬辰胡吕瑞部郎痢痰，昼夜百余次，汗出如流，年逾五旬。诸医均以年老气血就衰，将脱之象，重用参芪等药而痢反剧。延余诊视，脉急有力，寒化为邪，照《内经》初痢用清，久痢用固之法，拟以黄芩汤加减以扶正清热，胡不敢服。强而后可。一服见效，数服减轻。满月后用真人养藏汤加减滋阴固摄之剂，数服遂愈。

战汗

庚寅张季瑞殿撰夫人体虚难眠，延余诊治。脉沉细，用温补药数服而愈。嗣后感冒风寒，以为旧证，用参芪等药服之，以致沉重。复延诊视，脉紧无力，知为虚人外感，治以再造散加减，解邪和中之剂。服之寒战，似药不合，渠言奈何？余复

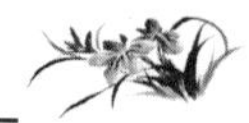

诊之脉动，言时发汗，以姜白糖水饮之助气。夫人胞叔杨子琛明府知医，信余力，言不错。药邪相争，故寒战耳。张留余俟之至十点钟时，果汗而愈矣。又张次子二岁时素患腿疼，不能行走，教人捶打，以重物压之，方眠。余诊视脉弱极，两尺几无，知为先后天不足之故，拟用十全大补汤加杜仲牛膝下注三阴，数服遂愈。

淋

徐颂阁侍郎三公子于甲午岁淋症，他人误以血淋，苦寒之药，数月病剧，卧床不起，身不能动，将一年矣。延余诊视，仅存一息，脉沉细，知为阴亏变色，非血淋也。诘其故，言无外务，以妻归宁浙省，经年不归，思想而得。余曰：欲心一动，精即离舍成淋，久则阴亏变色，误为热淋。治以苦寒，至于此极，拟以人参菟丝丸，加减大补之剂，以固心肾，一服见效。复诊加减，数服能食，月余全愈，甚神余技。

诸 痛

刘次方于庚寅年为巡街御史时相召宴饮，余赴道谢，言未曾面何见爱之深也？刘云：见余脉案拟方，真有道理。原为疾病扶持之交，余以小道偶中逊谢，无何刘患牙疼面肿，太阳筋跳如锥痛，诸药罔效，寝食俱废。延余诊视，脉数无力，知为虚热，气血相搏，邪火上蒸。内服玉女煎加减，外以开水熏洗痛处，以和气血；又以热手巾焐之，再用烧酒以小指蘸滴耳内，如火外发，倾刻痛止，气血和矣。再用唾膏贴之消肿，再用硼砂、冰片、细茎、蒲黄、黄柏、青盐共研细末，频擦牙龈，消肿止疼。内服滋阴以退虚热即愈。又水部张蔚如夫人牙疼异常，饮食俱废。亦如法加减治之遂愈，此虚火疼十之八九。若实火疼宜用连翘、银花、绿豆皮、芦根等清凉之药，若虫牙疼用明雄黄、松香等药擦之即死。以上诸疼，七十方中无此妙也。萨嘉乐太史夫人患牙疳，肿疼异常，已落一齿，几于穿鼻透腮。延余诊视，脉洪有力，知为热毒。内服金银花散加减，外用硼砂、冰片、红枣烧灰，儿茶、人中、白陀僧、青盐、枯矾研细末敷，继用犀黄散加轻粉麝敷之，旬日遂愈。

甲午秋戎部李星若夫人腹疼如绞，日久欲死。延余诊视，脉沉细，知系虚寒气结，他医误用凉药，以致病剧。余始拟以附子理中汤加减，一服而愈。旋因食抄绞痛如故，九日不便。诊脉虚细，系九结中之秘结，不可攻下。拟以前方加润导之品，便通而愈。旋又风抄九月初一日痛绝，齿脉俱闭，仅存一息。其胞兄内阁中书虹若言女初三日吉期，设无救奈何。余为情急，恐药饵不及，嘱星若亲，灸章门、虎口、三里等穴，并将前方加山甲、牛膝、桂枝、木香等品，乌药擦牙，以箸启齿，呷药一时而苏，脉复。余出曰：包办喜事无虞，数服而愈。丙申年来请，言夫人血崩晕绝。往诊脉扰急，知系小产，非血崩也。治以生化汤加参芪去旧生新之品，遂愈。马积生太史夫人亦患腹痛如绞，数月病剧。延余诊视，脉息腹痛相同，因体因症，加减拟方。不敢服，以为与他医用寒药相反也。适曾任广州府冯端本太守寿日与马姻亲，李星若亦姻娅，同往称祝，即马遍询同乡，可否服余之药？佥云：可。归即试服，次早请余，言病减半矣。深信不疑，连服数剂而愈。农部张馨庵屠逊庵亦河南人，两夫人亦患此症欲死，均为如法治愈。

胎　产

李实之太史放甘肃主考时，夫人住京，系朱相国之孙女，湖北廉访之女，内阁章京伯平之妹，产后病剧。延余诊视，脉沉细，四肢拘挛瘫萎，溺黑，知受风寒化热为痹。拟以独活寄

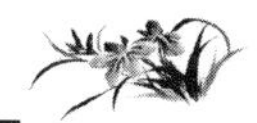

生汤加减见效，继为加减数服而愈。朱即请以夫人小产数胎为忧，余诊视脉沉无力，气血两虚，拟以泰山磐石散千金保胎丸合参。令有孕时服三十剂，果胎安矣，连与二子。甲午农部李有荣之夫人，临产三日未落草，咸谓胎死腹中，夫人自期亦死。李情急，许稳婆百金，下死胎以保夫人之命，稳婆无策。延余诊视，脉缓，舌苔面色，均无青赤，知胎无恙。询之稳婆，向言尚未顺胎。知经人早，浆破血竭，犹鱼在盆，无水不行，数日不生者多也。安慰夫人不要慌乱，静心安卧，包管无恙。即重用达生散，加重参、芪、归、芎各一两，外加葱头七个，黄杨脑七个。熊亦奇太史知医斟酌，意药太重。余言非此重剂，不能壮气生血，毋疑。幸李素信余医，留坐茶点。少待服药时许，家人报喜，生一少爷，母子均安然矣。

京几道徐叔鸿夫人胸胀大痛，世医误以经闭三月，癥瘕治之，几危。延余诊视，六脉相等，阳搏阴别，孕兆也。徐公曰：生过三胎，知无孕。余曰：十样胎，十样生。年近四旬，气血渐衰，正气不敌，胎气引动素有肝气，故胀痛。拟以安胎养血，调和肝气之品，请姑服之。以手试腹，如伏鸡状，即知是胎非病。徐公如约，次早来请，言真医也，果胎跳矣。再拟数服全愈，至秋举一子，即六少爷也。

已丑工部员外杨味春夫人吴勤惠公小姐，产时搐搦，不省人事。集医治以肝风，不效。适夫人嫡堂兄吴纯甫太守进京引见，与余父子世交，延余诊视。脉虚，知为血晕，非肝风也，先用韭菜根置两嘴壶中，加醋煮开，以壶两嘴封两鼻孔热气熏之，立时生男苏醒。拟以当归参芪千金汤，服之安然。继而胞衣不下者一日，合家惊惶，余着寻鸡头菱叶撕破，加炒皂刺三钱同煎服之，时许胞衣随恶血分碎而下，安然无恙矣。

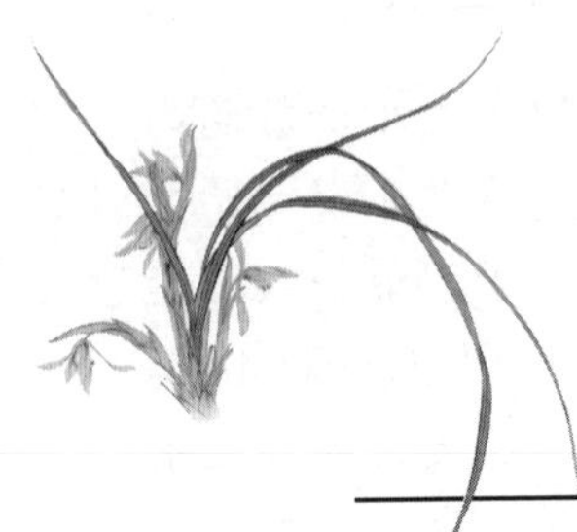

余听鸿医话精华

上海秦伯未编纂　普宁方公溥参校

余听鸿（景和），宜兴人。初为药肆徒，继以所业与医近，乃取《医宗金鉴》读之，冥心搜讨，无间寒暑。继又从黄兰泉游学，大进。后应友人招，悬壶常熟。历愈危证，医名大噪。著有《伤寒附翼注》。

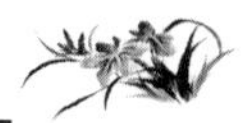

关 格

琴川赵姓女年十九，面色如常，毫无病容。脉见左弦右弱。余曰：木强土弱，肝木犯胃克脾，饮食作吐否？其父曰：然。即进疏肝扶土降逆之剂。明日又至，其父曰：昨日所服之药，倾吐而尽。余即细问其病之始末，其父曰：此病有一年半矣。余曰：何不早治？其父曰：已服药三百余剂，刻下只能每日饮人乳一杯，已月余未得更衣。余乃细询其前服之方，皆进退黄连汤，资液救焚汤，代赭旋覆汤，四磨饮，五汁饮，韭汁牛乳饮，俱已服过。又云不但服药，而川郁金磨服已有三斤，沉香磨服亦有四五两。余曰：今之郁金，实即莪莛之子，大破气血。伽南香虽云理气，其质是木，有气无味，二味多服，津液愈亏，胃汁愈枯，藏府日见干涩，此乃杂药乱投，大伤津液而成关格也。余细细思之，取大半夏汤加淡苁蓉、怀牛膝，金匮肾气丸绢包同煎，以取半夏之辛开滑降。甘草、人参生津养胃，生蜜甘润，甘澜水取其引药下行。增肉苁蓉之滑润肠腑滋膏，牛膝之降下而潜虚阳。再以金匮肾气丸温动真阳，云蒸雨施，藉下焦之阳，而布上焦之阴。服后仍倾吐而尽，余颇焦灼。问曰：人乳何以饮？其父曰：一杯作四五次，方能饮尽，惟金匮肾气丸，干者三四粒亦能下咽。余曰：得之矣。将原方浓煎，或置鸡鸣壶内，终日炖温，频频取服。令病人坐于门前，使其心旷神怡，忘却疾病之忧。将肾气丸四钱干者，每次三四粒，用药汁少些送之，一日夜尽剂。就余复诊，余曰：别无他治。仍将蜜作肾气丸干咽，以原方药汁送之。服三四剂，忽然神气疲倦，面色转黄，一月余未得更衣，忽下燥粪两尺，卧床不能起矣，举家惊惶。余曰：下关虽通，上关仍闭，饮食仍不得下。幸而干者能咽，尚有一线生机。将肾气丸四钱，和入蒸饭四两捣丸，将前方去苁蓉、牛膝，遵前法渐渐吞之。后仍前法再加蒸饭四钱照法吞之。数日后，胃得谷气，食管渐润。肾气丸每日加服一钱，渐加至饭三四两，皆用大半夏汤吞之。后以饭作丸，用清米饮吞之，一日能进饭丸四两，再食以干饭，上格已关，腑气亦润。后用润燥养阴之品，调理三月而愈。所以仲圣之法，用之得当，如鼓应桴。人云仲圣之法，能治伤寒，不能治调理者，门外汉也。

琴川东周墅顾姓，年三十余，素性好饮纵欲，肾虚则龙火上燔，呕血盈盆，津液大伤，他医以凉药遏之。后年余，大便秘结，匝月不解，食入即呕，或早食暮吐。又经他医投以辛香温燥，呕吐更甚，就余寓诊。余曰：大吐血后，津液已伤，又经辛香温燥，更伤其液。肝少血养，木气上犯则呕，肠胃干涩，津不能下降，则腑道不通，故而便坚阴结也。即进退黄连汤，加苁蓉、枸杞、归身、白芍、沙苑、菟丝、柏子仁、麻仁、牛膝、肉桂、姜、枣等温润之品，服四五剂，即能更衣。其呕亦瘥，再加鹿角霜、鱼版胶，又服二十余剂乃痊，至今已八年矣。或有发时，服甘温滋润药数剂即愈。此症如专以香燥辛温，耗烁津液，关格断难复起。汪讱庵曰：关格之症，治以辛温香燥，虽取快于一时，久之必至于死。为医者当如何慎之。

庚午余治琴川孝廉邵君蔓如，生平嗜饮过度，且有便血证，便血甚多，始则饮食渐少，继则四肢痿软，后即饮食不得入，手不能举，足不能行。邀余诊之，询其颠末，每日只能饮人乳一杯，米粉粥一钟而已。看前医之方，皆服芳香温燥，诊脉弦涩而空，舌津燥。余曰：此乃血不养肝，津液干涩，食管不利。夫格症皆属津枯，刚燥之剂，亦在所禁。痿属血少，不能荣养筋络，多服燥烈芳香，胃汁枯，津液伤，痿症已成，格亦难免。即进以养血润燥之品，服五六剂，格症渐开。余思草木柔润之剂，难生气血，亦不能入络。因其好酒，便血太多，后起此症。即进以血肉有情之品，虎骨、鹿骨、龟版等胶，牛筋、蹄筋、鹿筋、羊胫骨、鸡翅及苁蓉、鱼线胶、枸杞、归身、巴戟、猪

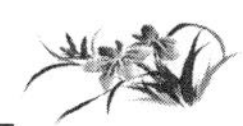

脊筋，大队滋补重剂，服十余剂，关格大开。渐能饮食，手足痛势已舒，手略能举，步稍能移。后即将此方加羊肾、海参、淡菜共十七味，约四五斤，浓煎收膏，服四五料，步履如常，饮食亦复，手亦能握管矣。古人云：精不足者，补之以味，其言洵不诬也。

痿症

琴川小东门王姓，年约十七八，素有滑泄遗精，两足痿软，背驼腰屈，两手扶杖而行，皮枯肉削。彼云：我有湿气，已服三妙汤数十剂，罔效。予曰：瘦人以湿为宝，有湿则肥，无湿则瘦。观其两腿，大肉日削，诊脉两尺细软。难经曰：下损于上，一损于肾，骨痿不能起于床。精不足者，补之以味，损其肾者益其精。如再进苦燥利湿，阴分愈利愈虚，两足不能起矣。进以六味地黄汤，加虎骨、鱼版、鹿筋、苁蓉大剂，填下滋阴，服十余剂两足稍健。再将前方加鱼线胶，鹿角霜等，服十余剂，另服虎潜丸，每日五钱，两足肌肉渐充，步履安稳也。我习医已三年矣，余即劝其改业，不必习此小道。夫医之一业，功少过多，利小任重，有生计者，不必习也。

治痿诸法，惟干湿二字足矣。看痿之干湿，在肉之削与不削，肌肤之枯润，一目了然。如肉肿而润，筋脉弛纵，痿而无力，其病在湿，当以利湿祛风燥湿；其肉削肌枯，筋脉拘缩，痿而无力，其病在干，当养血润燥舒筋。余治痿症甚多，今忆两条，未尝不可为规则也。治翁府船伙钱姓，至上海，骤然两足痿软无力，不能站立，就诊于余。诊其脉带涩兼数，按之数更甚，口中臭气不堪，小便短赤，茎中涩痛。问其上海宿妓否，答曰：住宿两宵。可曾受湿否？曰：因醉后在船蓬上露卧半夜，即两足痿弱不能起立。余见其两足微肿，扪之微热。余曰：此乃酒湿之热内蒸，露湿之寒外袭，化热难出。又房事两宵，气脉皆虚，湿毒流注于经络。即进以萆薢、猪苓、赤苓、泽泻、苡仁、木通、黄柏、牛膝、土茯苓、丹皮、草梢、桑皮等服三剂，两足渐能起立。后以北沙参、麦冬、石斛、苡仁、甘草、茯苓、萆薢、牛膝、知母、黄柏、桑皮、桑枝等，再服四五剂，步履如常，此治湿热流注之痿也。又治一干痿。常熟小东门外东仓街程筠章，自四月寒热，经他医治至九月。先以牛蒡、豆豉、枳壳、厚朴等，至夏以藿香正气之类，至秋以厚朴、枳壳、赤苓、腹皮等，均系燥湿淡渗之品。服百余剂，以致遍身肌肉削脱，筋脉拘挛，四肢拳缩不能伸，手不能举，足不能立，十余日未能饮食，月余不能更衣。王姓医仍进以香燥淡渗。后邀余诊，见其口唇上吊，齿露舌干，不能吸烟，烟膏从齿缝中吞之，饮以稀粥，噎而难入，匝月不更衣，众皆谓不起之症。余笑曰：此症最易治，断断不死。众问故，余曰：精不足者，补之以味，损者益之，燥者润之。当先用老肥鸭一只，水海参一斤，猪蹄一斤，三物用大沙罐煨之糜烂，以布滤去渣滓，吹去油质，将此汁加以葱姜汁少许，酱酒和好炖温，随其量饮之，使其食管腑道润滑，再论服药。依法制服饮之，数日，似乎喉问稍爽，能下粥稀。再以大剂虎潜法去锁阳，服四剂，其热已平。再立一方，熟地一两，淡苁蓉五钱，牛膝三钱，龟版一两，虎骨五钱，蹄筋五条，麦冬五钱，石斛五钱，陈酒二两，芝麻五钱，煎浓汁饮之，以鸭肉海参汁助之。服十余日，大便更燥矢数尺，胃纳渐醒；服至四十天，肌肤润滑，两足渐能起立行走；服至百余剂，胃气大苏，两手渐能举矣。后调理二百余天，手指仍然无力，尚不能握管作小揩。肌肉虽充，肢尚少力，今已七年，尚未复元。如不以大剂滋润，藉灌溉之功，此症不死何待。服燥药百余剂，滋膏竭尽，医家病家，两不醒悟，岂非奇闻。

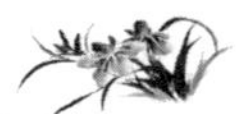

胀 满

朱云卿，洞庭山人，年三十六七，在琴川老吴市典为业。有气从少腹直冲胸膈，腹胀如鼓，坚硬脐突，屡服槟榔、枳壳、五皮等消导克伐之品，愈服愈胀，匝月未得更衣。两足渐肿，小便不爽，面上色泽渐枯，胃气日惫，欲回籍袖手待毙矣。吾友松筠张君，偕至余寓就诊。余曰：脉迟涩而肌肤枯黯，腹硬而坚，不得更衣，此乃冲任足三阴肝脾肾阳虚，阴气之所结也。冲脉起于气街，挟脐而上；任脉起于中极之下，循腹里，上关元，足三阴之脉，从足走腹。冲脉为病，气逆里急；任脉为病，男子内结七疝，肝脉为病，有少腹肿满，少腹气冲于上，此乃冲疝之类也。阳气虚不能运行，阴寒之气，蟠结于中，结聚不消，况下焦阴气上升，非温不纳，中宫虚馁，非补不行。投以东洋参、白术、鹿胶、附、桂、茴香、巴戟、苁蓉、枸杞、菟丝、姜、枣等温补滑润之品。服一剂，胀更甚。余曰：此气虚不能运药也。若更他法，则非其治。强其再服一剂，胀益甚，且气阻不爽。余再强其服一剂，忽然气从下降，大解坚粪甚多，其腹已松，气归于少腹角，一块如杯。余曰：当将此方购二十剂，煎膏缓缓服之，服尽而愈。所以治胀病，当分虚实藏府为最要。此症若疑实胀，投以破气攻伐，断无生理矣。然不能辨之确，断之的，见投剂不效，即改弦易辙，有不致偾事者乎？故治病以识症为第一。

常熟西门俞义庄，俞濂洲先生之少君，瑞舒世兄，年二十三四，时正酷暑，邀余诊之，腹胀如鼓，足肿卧床。余问其病由，素有便血症，按脉极细，小便短赤。余曰，此乃久痢便血，脾肾两虚，土败之症也。观前医之方，大约槟榔、枳、朴、五、皮、香、砂、苓泄之类。余曰：此症非大用温补，助火生土，断难有效。使其向虞山言子坟上，取黄色泥土百斤，将河水搅浑澄清，煎药炊茶煮粥，均用此水。若水尽再换泥一石，搅水两石，用尽再换，取土可补土之义。进参、术、附、桂、补骨脂、益智、黄芪、枸子、巴戟、杜仲、熟地等大剂，腹上紧绳紧束，服大补药三剂，以绳验之，约松三指许。后余恐其太补，方中稍加枳壳，所击之绳，仍紧如故，以此验之破气之药，一毫不能用也。专以温补大剂服百余剂，其胀已消。约用去熟地四五斤，参芪各四五斤，杞仲术等称是。起床后，服金匮肾气丸，并补剂而痊。至今六年，惟行路常有气喘耳，下焦之虚，不易填也。

常熟青果巷吴铸菴先生，年五十余，平素有便溏，清晨泄泻，后腹胀脐突，腰平背满，囊茎腿足皆肿，两臂肋肉渐削。余曰：便泻伤及脾肾，非温补不可。后进参术等补剂，服三剂，腹胀仍然。二次邀余诊，见其案头，有《临证指南》、《医方集解》等书。余曰：阁下知医，莫非更吾方乎？彼曰：实不相瞒，将方中略加枳、朴、香砂等味耳。余曰：既然同道，若不依余，断难取效，余存之方，切不可更动，约服四五十剂，即可痊愈。仍进参、术、芪、草、益智、巴戟、仙灵脾、补骨脂、姜、枣、桂、附等，服四五十剂，便溏已止，胀势全消。至今四年，强健如昔。所以辨虚胀实胀，大约在便溏便坚之间，亦可稍有把握，庶不致见胀即攻伐克消乱投也。

常熟西弄少府魏葆钦先生之媳，因丧夫悒郁，腹大如鼓，腰平背满脐突，四肢瘦削，卧则不易转侧。余于壬午秋抵琴川，季君梅太史介绍余至魏府诊之，面色青而脉弦涩。余曰：弦属木强，涩为气滞，面色青黯，肢瘦腹大，此乃木乘土位，中阳不运，故腹胀硬而肢不胀也。中虚单腹胀症，虽诸医束手，症尚可挽。以枳、朴、槟榔等味，治木强脾弱。中虚之症，如诛罚无罪，岂不偾事。恐正气难支，急宜理气疏肝，温中扶土抑木。进以香砂六君汤，加干姜、附子、刺蒺藜、桂枝、白芍、红枣、檀香等，服五六剂，仍然。然终以此方为主，加减出入，

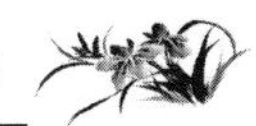

加杜仲、益智、陈皮等，服四五十剂，腹胀渐松，肢肉渐复，服药百余剂而愈。再服禹余粮丸十余两，金匮肾气丸三四十两，腹中坚硬俱消，其病乃痊，今已十五年，其健如昔。吾师曰：胀病当先分脏胀腑胀，虚胀实胀，有水无水等因，寒凉温热，攻补消利，方有把握。若一见胀症，专用枳朴、查曲、五皮等味，无故攻伐，反伤正气，每致误事耳。

常熟东门外颜港桥老虎灶内，小童年十岁，先因肾囊作胀，常熟俗名鸡肫臓，觅单方服之。延四十日后，肢瘦腹胀，脐突而高作喘，肾囊胀亮，茎肿转累，如螺如索，小便六七日未通，奄奄一息。余诊之，思如此危症，难于下手。急进济生肾气汤大剂，附、桂各一钱，倍车前、苓、泻，服两剂，小便渐通，一日数滴而已。后服之五六剂，小便渐畅，茎亦直而不转矣。再以原方减轻，服二十剂，腹胀亦消，惟形瘦不堪，后以参苓白术散，调理而痊。将近十龄之童，前后服桂附各两余，所谓小儿纯阳一语，亦不可拘执也。

水肿

常热县南街面店内某童，年十六七，冬日坠入河中，贫无衣换，着湿衣在灶前烘之，湿热之气，侵入肌肉，面浮足肿，腹胀色黄，已有三年。友怜其苦，领向余诊。余以济生肾气汤法，熟地一两，萸肉二钱，丹皮二钱，淮药三钱，泽泻二钱，茯苓三钱，牛膝钱半，车前二钱，附子一钱，肉桂一钱，余给以肉桂一支，重五钱。时正酷暑，人言附桂，恐不相宜。又云：胀病忌补，热地当去。余曰：此方断不可改。服六剂，小便甚多。猝然神昏疲倦，人恐其虚脱。余曰：不妨。服六剂，有熟地六两，一时小便太多，正气下陷，未必即脱，待其安寐，至明午始苏，而肿热全消。后服参苓白术散十余剂而愈。

湿温

常热灵公殿杨府一小使周姓，无锡人，年十八九，壬午七月间病后，至八月间，又劳碌反覆，发热面红，脉沈气促。有汪姓医以为虚阳上脱，服以参附，热更甚，脉更沉，汗出不止。邀余诊之，以脉沈面赤气促论之，却似戴阳，视其正气，断非虚脱。太常杨公曰：虚实惟君一决。余曰：待余再诊，方可直决。再诊之，面目俱红，口中气臭，小便短赤，脉沉滞而模糊不清。余曰：此乃湿温化热，被参附阻于气机，热郁不能分泄，逼阴外出，故反汗多气促。杨公曰：实热有何据？余曰：仲景试寒热，在小便之多少赤白，口中气臭，断非虚热。温凉执持不定，必致偾事，若不用寒凉药，症必危矣。杨公不能决。余即书黄柏、木通、栀皮、郁金、苡仁、通草、苓皮、竹叶、滑石、杏仁、藿香，令服之。明日复诊，热退汗止而神倦。余即以香砂、白术、二陈之类，令服之。杨公曰：昨寒凉，今温燥，何也？余曰：湿温症热去湿存，阳气即微，再服凉药，必转吐泻。昨以寒淡渗热，今以苦温化湿。服三剂，湿亦退。后服香砂六君五六剂而愈。症非危险，若执持不定，因循人事，仍用参附，不死何待。

呃逆

常熟慧日寺伤科刘震扬，始因湿温发痧，其人体丰湿重，医进以牛蒡、山栀、连翘等，已有十余日。邀余诊之，脉来涩滞不扬，舌薄白，神识如蒙，冷汗溱溱不断，身有红痧不多，溲少而赤，呃逆频频，症势甚危。余曰：肥人气滞，湿邪化热，弥漫胸中，如云如雾，充塞募原，神识昏蒙。况呃之一症，有虚实痰气湿血，寒热之劳，不可专言是寒。鄙见看来，上焦气

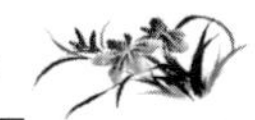

机阻逆，断不可拘于丁香柿蒂之法。先立一清轻芳香，先开上焦，佐以降逆泄热。进以苏子梗、藿香梗、通草、郁金、沈香屑、杏仁、茯苓、薏仁、佩兰、半夏、橘皮、姜、竹茹，另研苏合香丸汁，频频呷之。服后，神气日清，诊七八次，皆进以芳香苦泄淡渗法，而热退呃平，乃愈。此症若误疑呃逆为虚寒，投以温补立毙。

暑症

暑温风温热病，最忌大汗伤阴。苦温伤液，温补助热，俱可化火，为害最烈。叶天士曰：温邪伤液，急则变为痉厥，缓则变为虚劳。前辈屡试之言，询不诬也。余见一某姓子，平素阴虚内热，是年壬午，君火司天，温邪极甚。六月间得热病，琴川有一四时风寒通套之方，豆豉、牛蒡、山栀、厚朴、枳壳、连翘、陈皮、山楂、半夏、赤苓、通草、蝉衣、杏仁之类。热甚者，加入鲜石斛、鲜生地等品；不大便，则加瓜蒌仁、元明粉，或加凉膈散两许。无论四时六气，皆从此方加减。某医即以此方加减进之。然暑必夹湿，燥则化火，凉则湿凝，而甘淡微苦之法，全然不知。以致病人津干舌绛，脘阻便溏汗多。见其因表致虚，某又进参、芪、熟地、杞子、杜仲等温补之品，不知补则碍气助热，聚湿填中，病在垂危。延月余，邀余诊之。脉虚细而芤，舌绛如猪肝，汗出气促，不得平卧，手指战振，灼热津干不渴，咳嗽痰多，溲涩，已有缓变虚劳之势。余曰：此症古人云：不服药为中医，若再服药危矣。病家曰：此不治之症耶？余曰：非也。暑为阳邪，湿为阴邪，天地之气也。清邪先中于上，肺先受之，暑湿交阻，蒸化为热。用药若凉，则依湿一面，而化为寒，必转便溏痞满冷汗；用药若温，则依暑一面，而化为火，必转唇焦舌黑痉厥等症。故前辈治暑邪之方，最难着笔。要清热而不碍湿，化湿而不碍热者。惟有刘河间之天水散，三石汤，吴鞠通之清络饮，三仁汤。如补而不助热，不聚湿，则孙真人之生脉散。此诸方皆暑症之要方也，虽然平淡，却能消息于无形之间，以轻能去实也。又以甘凉淡渗，清热存阴，微苦泄热等轻剂。服五六十剂之后，病家问曰：若专于清轻之剂，病人正气，恐难支持，亦可服大补否？余曰：人之养生，最冲和者，莫如谷食。既然热清胃苏，饮食大增，不必拘于温补。然热病不服温补，断不能收全功，直至十一月，方能服异功散归脾汤之类而愈。

北门叶姓妇，素有肝气胸痹，发时脘痛，屡进瓜蒌、薤白、半夏、枳实一剂，更衣即平，屡治屡验。是年夏杪，此妇雇船下乡，回城受暑湿而见寒热，胸脘阻格作呕。戴姓医进以胃苓汤，加藿香苏梗。此方亦属不错，乃服之反甚。邀余诊之，脉滞而沉，汗冷作哕，脘中作鞕，按之甚痛而拒按。余视此症，乃热邪挟湿内陷，为小陷胸症无疑。进小陷胸汤法一剂，明日更重。诊脉仍滞不起，舌灰润，作哕频频，汤液不入，胸中格如两截，拒按作痛，且谵语言涩不出，汗冷撮空，余竟不解。问病家曰：大便何如？曰：大便已溏数日。余思小陷胸汤已错，又属太阴症矣，即进四逆加人参。余思此症，下利虚痞，作哕肢寒，显然浊阴上犯，虽不中病，谅亦不远，即将此方与服。余归即细心思之，因忆《温病条辨》下焦篇中，有暑邪深入厥阴，舌灰，心下板实，呕恶，寒热下痢，声音不出，上下拒格者，有椒梅汤法，此症颇切。黄昏病家至寓云：服药似乎肢温汗少，神识仍蒙，作哕，便溏不止。余曰：将二次药煎好，以仲景乌梅丸四钱，将药汁煎化灌之。服后，胸膈渐开，利止哕平，而能安寐。明午复诊，神清言爽。余即将乌梅丸原方，改作小剂，服两剂痊愈。

战　汗

常熟旱北门外孙祠堂茶室妇，始因温邪未能透彻，延之四十余日，邀余诊之。脉细数郁于内，着骨始见，肌枯肉削，干

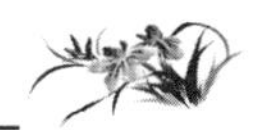

燥灼热无汗，热亦不甚，耳聋舌强，言语涩蹇不清，溲少，大便泄泻如酱色，舌色底绛，而上有烟煤之色，眼白珠淡红，鼻干不欲饮，手足痉动。余曰：此乃温邪深入于里，汗未透澈。此症当战汗于骨髓之间，若不战汗，热不得泄，阴液烁尽亦死；若战汗不出亦死。且先以甘凉重剂，养肺胃之阴，以作来日助其战汗之资。故先进生地、麦冬、元参、石斛、梨汁之类一剂，肌肤较润，泄泻亦稀。复诊，进以大剂复脉汤，加鸡蛋黄二枚调服，生地黄一两，阿胶三钱，麦冬六钱，生白芍三钱，炙甘草二钱，石斛六钱，生牡蛎一两，煎浓汁服。余曰：此药服下，令其安寐不可扰乱。到天明时，如且冷汗淋漓，手足厥冷，目反口张，遍体冷汗，切勿惊慌呼唤，倘战不透，亦死症也。若服此药汗不止，腹膨无汗，此正不胜邪，战汗不出，亦不治矣。日晡服下，至四鼓，果然遍体冷汗，脉静肢冷，目反不语。举家因余预嘱，故静以待之。直至日中，汗收神醒，热退泻止。后服甘凉养胃，存阴泄热，数剂而愈。

咳痰

常熟瞿桥倪万泰染坊何司务，于庚寅除夕得病，寒热咳嗽痰多。他医进以豆豉、栀子、杏仁、蒌、贝蛤、壳、茆根之类，更剧。一日吐出柔腻之痰数碗。辛卯正月初四，邀余诊之。脉紧肌燥无汗，咳喘痰白如胶饴，日吐数碗，胁痛。余曰：此乃寒饮停胸，再服凉药，即危矣。进小青龙汤原方，略为加减，重加桂姜，服三剂。症忽大变，猝然神识如狂，舌红口燥，起坐不安，即食生梨两枚。明晨又邀余去诊，症似危险。诊之脉紧已松，口渴舌红，又已化火，阳气已通，可保无虞。后转服化痰润肺之剂，仍每日吐柔腻白痰碗余，十余日后，再服六君子等和胃药十余剂而愈。

湿 痹

常熟大市桥王姓，年二十五六，面色青黄，足肿如柱，胀至腰，腰重不能举，足软不能行。其父背负而至，余问曰：此症起于何时？答曰：已一年有余，服药近二百剂，鲜效。余诊其脉，涩滞不利，下体肿胀，身弱不能行，腰重不能举。余曰：此症虽未见过，揣其情，即黄帝所谓缓风湿痹也。《金匮》云：着痹，湿着而不去，腰中如带五千钱。《千金》云：脚弱病，总名谓之脚气。甚则上冲心腹，亦能致命。此症服补剂，往往气塞而闭者甚多，服表药而死者，未之有也，断不可因久病而补之。余进以活命槟榔饮方，橘叶四钱，杉木片一两，陈酒三两，童便二两，水二碗，煎至一碗，调入槟榔末二钱。服后，将被温覆而卧，遍身汗出如洗，肿退一半。再服一剂，汗后肿即全退，足渐能步履。复诊，更本事杉木散方加味，杉木片五钱，大腹皮二钱，槟榔二钱，橘皮、橘叶各二钱，防己二钱，附子四分，酒二两，童便二两，服三剂，病痊。其父曰：药价极廉，不及百文，四剂即能愈此一年余之重症，神乎技矣。余曰：药贵中病，不论贵贱，在善用之而已。

脱 证

常熟东门外叶泳泰布行一童子，名锦兰，年约十二三，吐泻止后，即就余诊。两尺皆伏，惟寸关脉浮，汗多气促。余曰：此症大有变局。进以和中分清，芳香淡渗之品。至明日又邀余去诊，汗如珠下，面红目赤，肢厥脉伏，口中要饮井水雪水，烦躁不休。余曰：此症阳已外脱，若认为热症，一服寒凉即死，若畏其死，即无法矣。病家人曰：听君所为，死不怨也。余曰：吾开方后，不可再请他医，因他医以余方为是，死则归罪于彼。

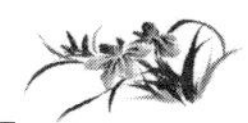

若以余方为非，而更立一方，死则其罪愈不能辞。症既危险，死生不如余独肩其任。即以干姜一钱，附片一钱，肉桂八分，猪胆汁一钱，童便二两，三物先煎，将汁滤清，和入胆汁童便，沸一二次冷服。此症本可用白通四逆加人尿猪胆汁为是，因症已危险，故去参草之甘缓，恐其夺姜附之功。加以肉桂之辛，如猛将加以旗鼓，万军之中，以夺敌帜。不料时已在晡，胆汁童便，俱无觅处。病家先以姜、附、桂三味，煎而饮之，欲将胆汁童便明晨再饮。余闻而大骇，即送字与其父曰：姜、附、桂阳药，走而不收，一误犹可；胆汁、童便阴药，守而不走，再误不可，一服即死。明晨速即将原方照服，或可挽回万一。明晨果照方服一剂。至午，余又去诊之。汗止口渴亦止，面目红色亦退，脉细如丝而已见。余曰：脉已微续，可无虑矣。即进四逆加人参人尿再一剂，而病霍然，亦快事也。

吾幼时在孟河天宝堂药铺曹焕树先生之门下习业，其弟鲁峰素有咯血症。是年十月，忽起寒热，头痛身疼。治以桂枝葛根汗之，寒热已尽，渐能饮食。停一日，忽然面红，汗出如珠，神静脉浮而无力，即请马培之先生诊之，服药依然。至晚汗出更甚，莫可为计。至二更，余看《医宗金鉴》少阴戴阳一条，即谓焕树先生曰：鲁峰叔之病，与戴阳相合，急宜引火归元。焕树恍然悟曰：此阳脱症也，非温纳不可。因其素昔吐血，最惧阳药，故畏缩而不敢专用，倘一差失，杀吾弟矣。余曰：阳无阴不敛，当阴阳并顾，与其不治而死，不如含药而亡。即以熟地四两，党参四两，黄芪四两，附子三钱，肉桂三钱，煎汁，加以童便三两，分三服，先进一服，静待半时，无所变。再服亦然，三服已尽，汗仍不收，面赤不退，不寐不烦不胀。后治法已乱，曰：既能受补而无他变者，恐病重药轻故也。再浓煎高丽参二两服之，又不胀。再以紫河车一具，东洋参二两，煎浓汁服之，约一时许，汗收，面红渐退而安寐，至明日始醒，宛如无恙。

丹阳贡赞溪在琴开豆腐店，始以温邪，有王姓医专以牛蒡、豆豉、柴胡、青蒿等，已服十余剂。阴液已尽，阳气欲脱，狂躁咬人，神识昏愦，痉厥皆至，舌黑而缩，牙紧不开，病已阴绝阳亡。余即进以复脉法，去姜桂，加鸡蛋黄大剂灌之。不料明晨，反目瞪口张，面青肉僵，脉沉而汗出如珠，四肢厥冷。余曰，阴回战汗，阳不能支，欲脱矣。不必诊脉，先炊炉燃炭。急以桂枝、龙骨、牡蛎救逆法大剂，高丽参三钱，白芍三钱，甘草一钱，龙骨四钱，牡蛎一两，淮小麦一两，红枣三钱，茯神二钱，煎之。先灌以粥汤，含不能咽，即将药煎沸灌之，稍能咽，缓缓尽剂。不料至晡汗收，而遍体灼热，狂躁昏厥，舌黑津枯。余曰：阳回则阴液又不能支矣。仍进复脉去姜桂法，生地一两，阿胶三钱，麦冬五钱，白芍三钱，炙草一钱，麻仁四钱，鸡蛋黄二枚。服后至明晨，依然汗冷肢厥脉伏，目瞪口张不言语。余曰：阴回则阳气又欲脱矣。仍服前方桂枝救逆汤。至晡依然，舌黑短缩，脉数灼热。仍用复脉去姜桂法，如是者三日，症势方定。此症阴脱救阴，阳脱救阳，服药早温暮凉，若护阴和阳并用，亦属难救，故不得不分治也。后服甘凉养胃二十余剂而愈。

同道徐宾之，金陵人，住常熟西门，始而寒热，继则下痢红白，三四日，后重不爽，小便少而涩，自服药数剂，不效，邀余治之。舌面白，舌心舌边，俱剥而红燥，脉来滞而不扬。进以胃苓汤意，理气而泄湿热，一剂，溲涩后重俱爽，红积止而见薄粪，猝然遍体汗出如珠。自寅至酉，而起坐言语饮食，一如平人，惟大便溏薄，日泻二三次，并不后重。自戌至寅，四时中烦躁汗多，额与指尖均冷，撮空呓语，喜怒之状不一，或以为祟。余曰：此乃阳脱之症。躁而不烦，是阳气虚竭，即以附子理中合桂枝，加龙骨牡蛎法，急守中阳以固表阳。人参三钱，于术四钱，附子一钱，白芍一钱，桂枝二钱，龙骨三钱，牡蛎一两，炙草一钱，干姜一钱，红枣五枚，服之。入夜仍拈

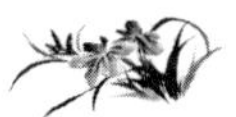

衣摸床，呓语汗出。明日原方再加重三成，加五味子五分。一服后，汗收神清，阳回痢止，饮食渐进，停服六七日。后服乱方，黄芩三钱，白芍三钱，服两剂，仍烦躁不休，冷汗淋漓，大便水泻，遍体如冰，再服扶阳固表，已无救矣。噫！生死虽曰天命，岂非人事？医究有理可评，黄芩苦寒，白芍泄脾，既自为医，反服乱方，其死宜哉。

斑 疹

常熟大河镇道士王少堂，六月初，偕妻回里，十四日起寒热，遍体红疹满布。周姓医进以辛凉解肌之方，服后病增。至十七，病更剧。其岳母邀余诊之。脉极细而微，重按至骨，微见数象，神识颇清，遍体干燥，身无点汗，舌绛无津，而又不渴，言语轻微，躁不能寐，红斑密布，无空隙之处。余思此乃正虚邪陷之阴斑也。余曰：初十晚到家，逐日所作何事，试一一述之。曰：十一至十三做法事，十四日，忏事毕，结帐后，当夜即热。余曰：再去问之，初十有房事否？答言有之。初十日酷暑，坐船数十里，外风袭表，暑热逼蒸。至夜欲后，气脉皆虚，热邪即乘虚内伏。加之十一至十三，身为法官，终日厚衣，汗出不止。汗多则外阳已虚，津液亦涸，腠理空豁，又高叫敕令，中气亦虚，热邪易入，故见寒热。又被寒凉之药，遏其阳气，故内热虽甚，无阳气蒸动，无津液化汗出表。若再服寒凉，表阳愈虚，热陷更深，阴斑无疑矣。用仲景桂枝汤，加干姜、人参，重用甘草。服后，再饮以米汤。余思汗多则阳弱阴伤，以桂枝汤和其表，以干姜合桂枝护其中阳。假甘草之多甘，合米饮之谷气，甘淡以助其胃津，得干姜之热，蒸动其胃津以上升，又赖桂枝之力，推之出表。若得汗出，则中阳动而表阳和，内伏之邪，亦可由外表而发，待其烦躁狂叫，或奔走越垣，方为佳兆，切不可与以凉药，恐火郁不能外达也。如服此药后，仍然不变，则难治矣。服药后，明午果然神识渐狂，声高而起坐不安，渴已能饮。病家惊惶，饮以蔗浆一碗，依旧静卧，声微脉细。至二鼓，余至其家，问之，曰：今午渐狂，声高渴饮，不料服蔗汁后，依然如故。余曰：正欲其阴症转阳，由里出表，阳回而烦，方为佳兆。又为寒凉所遏，事属周折。仍从原方，加台参须服之。明午又见烦躁能饮，以湿水饮之，汗出脉起矣。再进以甘凉之品，生胃阴而泄热助汗，托之外出，汗透而神静安寐，脉亦转和缓，能思饮食。余曰：汗后肌润，脉和思食，正能胜邪，病有转机矣。阳回以养阴为要，进以生脉法，加甘凉咸寒之品，数剂而痊。

厥症

常熟星桥石姓妪，晨食油条一支，麻烟一枚，猝然脘中绞痛如刀刺，肢厥脉伏，汗冷神昏。余诊之曰：食阻贲门，不得入胃，阴阳之气，阻隔不通，清阳不能上升，浊阴不能下降，故挥霍撩乱，窒塞于中。宜用吐法，以通其阳。生莱菔子三钱，藜芦一钱，橘红一钱，炒盐五分，煎之，饮后以鸡羽探喉吐之，再以炒盐汤饮之。吐二三次，痛止肢温，厥回汗收，惟恶心一夜，干呕不已。余曰：多呕，胃气上逆，不能下降。以乌梅丸三钱，煎化服之，即平。后服橘半六君子三四剂而愈。夫初食之厥，以吐为近路，其阳可通，若以枳实、槟榔等消食攻下，其气更秘，危矣。

常熟大东门陶姓妪，暮年伤子，肝气久郁，又因有一人抵赖其子赊出之账，两相执持，陶姓妪猝然跌倒，气息全无，急邀余诊。脉来沉伏，目上反，口鼻之间呼吸气息全无，手足厥冷，其势已危。余曰：此乃肝郁气秘，痰阻灵窍，药不得入，惟用至宝丹苏合香丸各一粒，用竹沥、姜汁、菖蒲汁、黎芦煎汁一杯，将诸汁和入灌之，以鸡羽三四支探喉，吐出白腻痰甚

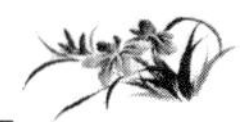

多。气息稍通，片刻后，又气息全无。再灌再探再吐，如是五七次，痰虽多而气仍不转，余疲甚。直至五更，气渐转而能呼吸，天明已能言语。咽痛三四日，调理而愈。余思木郁则达之，吐即达之之意也。知此症，不用吐法去其痰，通其阳，而能救者，吾不信也。又有百岁坊朱姓妪，因口角动怒，猝然昏厥不语，脉伏肢冷，呼吸不通。余即用炒盐汤，用鸡羽探吐，一哭即醒，醒则大哭不止，此郁极则发之也。如天地郁极，则雷霆奋发之义。余见肝厥食厥气厥等症，惟有吐为最速耳。所以吐之一法，不可弃而不用也。

吐血

常熟大东门外吾友谢荫庭，辛卯六月间，忽大吐血，每日约有碗余，半月不止。某医进以犀角地黄汤，加羚羊角、川斛、生地、山栀大凉之剂，罔效。半月以来，已有气随血脱之状，饮以井水亦不止。是夕三鼓，邀余诊之。脉来沉细，目瞑声低，言语轻微，肢冷汗冷，面红烦躁，欲寐不能寐。余曰：事急矣。气随血脱，阳随阴脱，速宜引阳入阴，引气纳脱。先将陈酒十斤煮热，浸其两足，两时许。再以生附子钱半，元寸五厘，蓖麻子肉七粒，捣如泥，贴左足心涌泉穴。立方以中生地一两，元参四钱，麦冬四钱，蒲黄炭二钱，阿胶四钱，生龟版一两，石斛六钱，生牡蛎一两，生石决一两，怀牛膝二钱，茜草炭二钱，煎好，再以鲜柏叶鲜荷叶捣烂绞汁，入童便一茶杯，或秋石一钱，化水同冲，一气尽服之，血即止。后服沙参、麦冬、梨藕、石斛甘凉养胃，数剂而愈。其友问余曰：前医进犀角、羚羊角、生地、石斛等，可谓寒矣，何以半月不能止其血？今方服之即止，何也？余曰：实火宜凉，虚火宜补，此乃肝阳挟龙雷之火上腾。况吐血已多，阳随阴脱，下焦之阳，不安其位。方书云，在上者当导之使下，陈酒附子是也。咸可下引，介可潜阳，童便、阿胶、龟版、牡蛎、石决是也。甘凉泄热存阴，生地、麦冬、元参、石斛是也。清血络，引血归经而止血，鲜柏叶、荷叶汁是也。若专服寒凉，是沸油中泼水，激之使怒，岂能望其潜降乎？

热极似寒

夫热极似寒之症，最难辨别。余诊同乡赵惠甫先生之孙卓士，是年九月间，忽起呕泻，邀余诊之。进以芳香理气，淡以分泄。至明日舌苔白而转红，脉滞而转滑，呕吐已止。再进以辛凉甘淡，存阴泄泻。至黄昏忽然发狂，持刀杀人。至明日，阖家无策。余曰：热透于外，非泻不可。即进以三黄石膏法，黄连三钱，黄芩五钱，黄柏三钱，大黄二两，石膏二两，栀子五钱，淡豆豉五钱，煎浓汁两大碗。余曰：多备而少饮，缓缓作数次服之。服一杯，即泻稀粪，又服一杯，又泻稀粪，连服四杯，连泻四次，神识稍倦，狂躁略减，药已尽过半矣。扶之使睡，呓语不休，如痴如狂。即进以存阴清热之剂，生牡蛎四两，元参二两，麦冬二两，细生地二两，金石斛二两，鲜竹芯一两，石膏二两，竹沥二两鲜，鲜沙参四两，大剂灌之，即能安寐。明日醒，仍呓语，神识或浑或清。后每日服竹叶石膏汤一剂，西洋参钱半，麦冬五钱，石膏一两，鲜竹叶四钱，姜半夏钱半，生甘草一钱，知母三钱，粳米二两，此方共服二十余剂，而神气亦清，呓语亦止。此症共服石膏二十余两而愈。

热深厥深

常熟大东门庞家弄颜姓，因失业后，室如悬盘，有病不能服药，延六七日。邀余诊之，脉沉如无，四肢厥冷，无汗，神识昏蒙，呓语撮空，遍体如冰，惟舌底绛而焦黑，干燥无津。

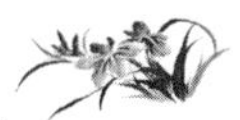

余曰：此乃热深厥深，阳极似阴，热极似寒也。当时即进以银花露一斤，再进以大剂白虎汤，加犀角、生地、人中黄煎好，调服至宝丹紫雪丹，罔效。明日再饮以银花露二斤，仍服原方，加犀角八分，生地一两，石膏八钱，知母二钱，生草一钱，人中黄二钱，粳米汤代水，调至宝丹一粒，紫雪丹五分，服两剂如故。余思既是热深厥深，有此两剂，亦当厥回。如果看错，寒厥服此两剂，无有不死。何以不变不动，正令人不解。至明日复诊，神识已清，肢体皆温，汗出淋漓。问其母曰：昨日服何药？曰：昨日服黄霉天所积冷水五大碗，即时汗出厥回，神清疹透。余曰：何以能知服凉水，可以回厥？其母曰：昔时先伯为医，每晚谈及是年热症大行，服白虎汤、石斛、鲜生地等，往往不效，甚至服雪水方解。吾见先生服以银花露三斤，大剂凉药二剂，如果不对，宜即死。今无变动者，必系病重药轻，吾故斗胆以黄霉水饮之，谅可无虞，谁知竟即时转机。噫！余给药资数千，不若其母黄霉水数碗也。

虚痞

常熟大步道巷余姓，年五十余，素嗜洋烟。时正酷暑，忽呕泻交作，邀余诊之。进以胃苓汤，加藿香半夏，明日呕泻均止，脉静身凉，毫无所苦。惟神倦好寐，脘中坚硬，按之作痛拒按，病家以为病愈。余曰：病人阴藏，微见干哕。即进大剂附子理中汤，加生姜之法，党参五钱，白术二两，干姜一钱，附子八分，炙草五分，姜汁冲服一剂，觉脘中稍舒；再服一剂，而哕亦止，脘中已舒。吾友问曰：脘中拒按，何以反进参术，实所未解。余曰：吸烟之人，素体本弱，又经大吐大泻，断无食滞内停，其脘中坚硬者，乃中虚浊阴蟠踞，虚痞于上也。霍乱之后，太阴必虚，法用理中。吐者加生姜，腹满加附子，腹痛加人参，故轻用术而加附子、人参、生姜。俾阳气充足，浊阴自散，哕可止而痞满自除，断无大吐大泻之后，而有实结胸者。

结 胸

泰兴太平洲王姓妇，始而发热不甚，脉来浮数，舌苔薄白。因其初热，投以二陈苏叶等，其舌即红而燥；改投川贝桑叶等，其舌又白。吾师兰泉，见其舌质易变，曰：此症大有变端，使其另请高明。王姓以为病无所苦，起居如常，谅无大患。后延一屠姓医诊之，以为气血两虚，即服补中益气两三剂，愈服愈危。至六七剂，即奄奄一息，脉伏气绝，时正酷暑，已备入木。吾师曰：王氏与吾世交，何忍袖手，即往视之。见病人仰卧正寝，梳头换衣，备入木矣。吾师偕余细看，面不变色，目睛上反，唇色尚红，其形似未至死。后将薄纸一张，盖其口鼻，又不见鼓动，气息已绝，按脉亦绝。吾师左右踌躇，曰：未有面色不变，手足尚温而死者。后再按其足上太冲太豁，其脉尚存。曰：未有见足脉尚存，而手脉已绝者，必另有别情。即将其衣解开，按其脘中，石硬而板，重力按之，见病人眉间皮肉微动，似有痛苦之状。吾师曰：得矣。此乃大结胸症也，非水非痰，是补药与热邪搏结而成，医书所未载也。即书大黄一两，厚朴三钱，枳实三钱，莱菔子一两，芒硝三钱，瓜蒌皮一两。先煎枳朴莱蒌，后纳大黄滤汁，再纳芒硝滤清。将病人牙关撬开，用竹箸两只，插入齿中，将药汁渐渐灌入，自午至戌，方能尽剂。至四更时，病人已有气息；至天明，稍能言语，忽觉腹中大痛。吾师曰：病至少腹矣，当服原方再半剂，腹大痛不堪，下燥矢三十余枚，而痛即止。后调以甘凉养胃而起。

黄 疸

阴阳黄疸，虽云难分，然细心辨之，最易分别。阴黄色淡

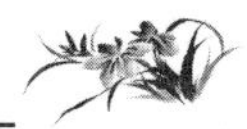

黄而泛青，脉细肢倦，口淡舌白，小溲虽黄，而色不甚赤；阳黄如橘子色，脉实身重，舌底稍绛，苔腻黄厚，面黄溲赤。虽诸疸皆从湿热始，久则皆变为寒湿，阴寒亦热去湿存，阳微之意也。惟女劳疸治法看法俱异耳。又有肝气郁则脾土受制，肝火与脾湿，为热为疸，又非茵陈、姜、附、栀子、大黄可治，此又在调理法中矣。余同窗邹端生患黄疸日久，孟河诸前辈始从湿热治之，进以黄柏、茵陈、四苓之类，不效。余适有事至孟河，诊之。脉细，色淡黄而青，舌白口淡，进以姜、附、茵陈、五苓合香燥之品，数剂而愈。此余未习医之时也。后有茶室夥，黄疸三年，亦以前法服三十剂而愈。有肝郁黄疸，忽然呕吐发热，遍体酸痛，热退则面目俱黄。此宜从疏肝理气，利湿健脾自愈，又不可用温热也。又有脾虚气弱，面目淡黄，用参苓白术等，服十余剂自愈。

便血

常熟旱北门李姓妇，始以泄泻鲜红血，顾姓医进以白头翁汤，服后洞泻不止，纯血无度。邀余诊之，脉沉欲绝，冷汗淋漓，舌灰润，色如烟煤，肢冷畏热，欲饮不能饮，言语或蒙或清。余曰：下痢纯血，议白头翁汤，亦未尝不是。然厥阴下痢纯血，身必发热；太阴湿聚下痢纯血，身必发寒。太阴为至阴湿土，非温燥不宜，兼之淡以渗湿为是。拟胃苓汤，加查炭炒黑干姜一剂，尚未回阳，而神识稍清。再进白术二钱，猪苓二钱，赤苓二钱，炒薏仁四钱，查炭三钱，泽泻二钱，桂枝一钱，炮姜五分，藿香一钱，蔻仁五分，荷叶蒂三枚，姜枣服之，泄泻已止，痢血亦停，渐渐肢温汗收，神识亦清。后将原方更改，服二三剂而愈。

便结

太仓沙头镇陈厚卿，为人俭朴笃实，足不出户，身体肥胖。是年秋，觉神疲肢倦，胃纳渐减，平昔可食饭三碗，逐然减至碗许。延医治之，进以胃苓汤，平胃散，香砂枳术之类。后邀支塘邵聿修先生以为胸痹，进薤白瓜蒌等，不效。后又延直塘任雨人先生，进以参苓白术等，亦无效。四十余日，未得更衣；二十余日未食，脉见歇止。雨人曰：病久脉见结代，五日内当危，举家惊惶。吾友胡少田，即厚卿妹丈也，邀余去诊之。余见病人毫无所苦，惟脉三息一止，四息一止，而不食不便。余曰：人之欲死，其身中阳气，必有一条去路，或气促大汗，或下痢不休，或神昏陷塌。今病人一无所苦，五日之危，余实不解。便之结燥，以鄙见论之，系服燥药淡渗之品太多，肠胃枯涩，二十余日未食，四十余日未便。无谷气以生血脉，血脉干涩，不能流利，故脉见代结也，未必竟为死症。余立一方以附子理中合建中法，通阳布阴，滑利肠胃，党参五钱，于术四钱，炙草一钱，干姜八分，附子四分，桂枝五分，当归四钱，白芍三钱，淡苁蓉五钱，枸杞子四钱，饴糖五钱，红枣五枚，鹿角霜五钱。傍人见方哗然曰：此方非食三碗饭者，不能服此药。且四十余未大便，火气热结，再服桂姜附，是益其燥也。余曰：因其不能食，自然要服补药；因其不得大便，自然要服热药。如能食饭，本不要服补药；能大便，本不要服热药。药所以治病也，岂有能食能便之人，而妄服药者乎？人皆以余为妄言。余曰：余在此，候其服药，如有差失，自任其咎，与他人何涉。众始不言，照方服后，稍能食稀粥。傍人曰：昨日之方太险，宜略改轻，余诺之。将原方桂枝易肉桂，鹿角霜易毛角片，党参换老山高丽参。众人阅方曰：不但不改轻，且反改重。七言八语，余甚厌之。曰：延医治病，其权在医，傍人何得多言掣

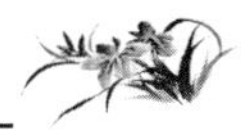

肘？又服两剂，再送半硫丸二钱，已觉腹痛，大便稀水淋漓。三日夜，共下僵硬燥屎四十余节，每节二三寸，以参附汤助之，大便之后，服归脾汤而愈。

常熟西门虹桥叶姓妇，正月间血崩，经蔡润甫先生，服以参芪等补剂，血崩止。余于二月间到琴，邀余诊之，胸腹不舒，胃呆纳减。余以异功散，加香砂香附等进之，胸膈已舒，胃气亦苏，饮食如常矣。有四十余日未得更衣，是日肛中猝然大痛如刀刺，三日呼号不绝，精神困顿。有某医生谓生脏毒肛痈之类，恐大肠内溃，后邀余诊。余曰：燥屎下迫，肛小而不得出。即进枸杞子、苁蓉、当归、麻仁、柏子仁、党参、陈酒、白蜜之类大剂饮之，明晨出燥屎三枚，痛势稍减。后两日肛中大痛，汗冷肢厥，势更危险。他医以为肛中溃裂。余曰：如果肛中溃裂，何以不下脓血？《经》曰：清阳出上窍，浊阴出下窍。此乃清气与浊气团聚于下，直肠填实，燥屎迫于肛门，不得出也。当升其清气，使清阳之气上升，则肠中之气可以展舒，而津液可以下布。蜜煎胆汁虽润，亦不能使上焦津液，布于下焦。进以大剂补中益气汤，加苁蓉杞子，煎浓汁两碗服之，又下巨粪如臂，并燥屎甚多，肛中痛已霍然。后服参苓白术散十余剂而愈。

癃闭

常熟大河镇李姓妇，孀居有年，年四十余，素体丰肥。前为争产事，以致成讼，郁怒伤肝，后即少腹膨胀，左侧更甚，小便三日不通。某医进以五苓导赤等法，俱无效，就余寓诊。余曰：此乃肝气郁结，气滞不化，厥阴之脉，绕于阴器，系于廷孔，专于利水无益，疏肝理气，自然可通。立方用川楝子三钱，青皮二钱，广木香五分，香附二钱，郁金二钱，橘皮钱半，官桂五分，葱管三尺，浓汁送下通关丸三钱，一剂即通。明日来寓，更方而去。

常熟西乡大市桥宗福湖，小便不通。延医治之，不外五苓导赤通草滑石之类，无效，已十三日，未能小便，少腹高硬作痛，汗出气促。少腹按之石硬，余进通关法，加地黄，重用肉桂，一剂而通。溲仍未畅，少腹两傍仍硬，脐下中间三指阔已软。余曰：此阳气未得运化也。进以济生肾气汤大剂，少腹以葱姜水熏洗，三日溲畅如前。

遗　精

老吴市陆少云遗精，三四日一次，已有三年，养阴固摄，俱罔效。余诊之，脉细肢倦，神疲形寒。曰：初起之遗，在相火不静；日久之遗，在气虚不固。而龙骨牡蛎之固摄，但能固其精，未能固其气。治其病，当固其气于无形之中。进以韭菜子二钱，杞子二钱，菟丝子三钱，党参三钱，于术二钱，鹿角霜五钱，桑螵蛸三钱，黄芪三钱，仙灵脾钱半，巴戟肉二钱，炙草一钱，红枣五枚，煨姜两片，服三剂，觉身体轻健，四肢渐温，胃气亦旺。服至十剂，则遗精已止矣。

胎　产

常熟寺前街李吉甫先生夫人，妊娠七月，痢下红白。他医治以利湿清热分消，痢更甚，肠滑后重，一日夜百余度。裴菊村前辈诊之，意欲治以补中益气汤，恐升提胎元；欲用温补，又恐胎前忌热，左右踌躇。邀余合诊，脉滑列而少力，腹中气机湿滞已通，舌绛滑无苔，头眩耳鸣，虚热。余曰：治病不在胎前产后，有病则病当之。《内经》云：陷者举之，当用升提，脱者固之，当用酸涩。若再用通套利湿之方，恐胎元滑脱矣。拟补中益气法，重用参术，轻用升柴，再以木瓜肉果煨姜，升

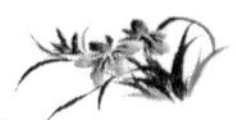

提温涩，服数剂，略稀。余曰：滑脱太甚，非堵截之治不可。即以参附汤调赤石脂末，仍服前方。见其舌红渐渐转白，舌燥转润。余曰：清汤已经上升，而能布津于上矣。痢势渐减，再以五味子、木瓜、干姜等研末，和赤石脂饭糊为丸，每日用附子一钱，高丽参三钱，煎汁送丸四钱，服药三十余剂，每日痢下仍有十余次，胃气亦苏。分娩时，母子俱全，然痢尚有六七次，再服异功参苓白术等收功。

常熟长田岸某姓妇，妊娠四月，小溲点滴不通。某妇科进以鲜生地、龙胆草、青麟丸等寒凉之品，小溲秘之更甚，已有三日。余诊其脉，沉细而涩，少腹胀痛。余曰：此胞阻也。被寒凉凝滞膀胱，无阳不能化气而出。即将葱二斤，煎水熨洗少腹，略能小便。即进五苓散，桂枝一钱，猪苓赤苓各二钱，泽泻二钱，白术二钱，研粗末，煎沸滤清饮之，仍不能通畅，而少腹痛势稍减。将前方去桂枝易肉桂一钱，服法依前，服后而小便大畅而愈。

常熟花园浜王姓妇，妊娠九月，胞浆水已破之后，肠痛浆水滴尽，小溲不通，已有三日，少腹不动。稳婆谓胎死腹中，或欲试手法，或欲下死胎方。邀余诊之，见产妇神情恬淡，并无所苦，唇舌均红。使稳婆按其少腹，温而不寒，脉来流利，软而无力。诊毕，稳婆问：腹中小儿能保全否？余曰：腹中小儿，酣睡未醒。稳婆曰：何以不动？余曰：因睡而未醒，故不动也。主人曰：腹痛三日，小便不通，小孩不动，恐胎已死矣，请先生一断之。余曰：此名胎压膀胱，此方书所不载。必定是负重，或跌仆而损胎元，又因坐蓐太早，气挣于下，胞压膀胱，小溲不能出，溲阻而胀。兼之胎元下坠，两相挤轧，不能转动，如果子死，当唇红舌黑，少腹作冷。按脉未离经，未至临产之时，胎元断断不死。即问产妇，曾否有负重跌仆之事。妇曰：三日前因有安息香两支在地，俯之不能拾，乃跪而拾之，起时胞浆已破。余曰：胞压膀胱无疑矣。可先将灯草刺鼻中，令产妇喷嚏，嚏则肺气开，上窍通则下窍泄，而小便可通。再吸洋烟三筒，将其胎提起，以免挤轧子门。小便通后，可让出地面，使小儿可以转身，临盆即不难矣。问服何药？余曰：不须服药。主人曰：可服催生药否？余乃进以胃苓汤，加苏梗，利水行气而已。喷嚏之后，吸洋烟三筒，果小便通畅，药将沾唇，小儿已下矣。

常熟大东门外万与祥茶叶铺执事胡少由先生之妻，素未生育，至三十九岁，始有娠。怀孕七月，始则咳嗽，继则下痢，初则不以为意。临产颇难，产下未育，心中悒郁，肝木乘脾，咳嗽下痢更甚。邀余诊之，余曰：虽云新产，年近四旬，气血本弱，况产前咳嗽，本属土不生金。子反盗母气，脾胃反虚，清气下陷，转而为痢。咳痢已有三月，又兼新产，名曰重虚。若多服益母草等味，再破血伤阴，《内经》所谓损其不足，且有无虚虚无盛盛之戒。余进以十全大补汤，去桂枝，加枸杞、菟丝、杜仲、饴糖等味。众曰：产后忌补，断断不可。余曰：放心服之，如有差失，余任其咎。服后当夜咳痢均减。明日再进，其姑曰：产后补剂，胜于鸩毒，必致殒命。余谓少田曰：既令堂不信，君可另请妇科开方，暗中仍服补剂，免得妇女多言，使产妇吃惊。同道董明刚曰：此计甚善。余即回城，托明刚依计而行。余回寓，使人赠少田人参二枝，曰：不服人参，下焦之气，不能固摄。少田即煎人参与服。其母知之，执持不可。后将《达生编》与众人阅看，产后并不忌补，其母始信。服后安然无恙，后再服数剂，咳痢均愈。

昭文幕友张筱洲之妻生产正在酷暑，新产两朝，猝然神昏颠倒，言语错乱。余诊之，见喘息气粗，脉洪数极大，汗出如珠，口渴烦躁。余曰：此乃热中于里，逼阴外出而大汗，仲景白虎症也。即将席置地上，令产妇卧于地，用盆置井水于傍。使其安卧片时，神识渐清，气亦渐平，脉亦稍静，即拟仲景白虎合竹皮竹叶之意，进以石膏、竹茹、竹叶、知母、白薇、鲜

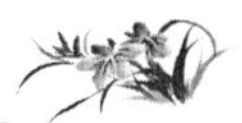

石斛、益元散、绿豆衣、丹皮、花粉、青荷叶、西瓜、翠衣、甘蔗汁大队甘寒之品。服后至晡，神清热减，仍令其移卧于床，进以稀粥，仍以甘凉之剂调理而愈。

辛卯冬，余至五渠夏宅诊脉，回至舟中。有陆二官，余之仆也，其妻追至舟中云：家中侄媳病重，欲邀余诊，余因有别事，不能逗留，陆二夫妇匆匆回家，余亦反掉，已去里许。余在舟中忖之，看陆二夫妇惊惶失色，必病势危急，若袖手不救，于心何忍，即停舟步行至其家。见其家中聚集多人，病人势已临危。余即问其病情，因孖胎难产，去血过多，气脱矣。余即诊其脉已绝，目瞪直视，牙关紧闭，用火刀撬之，舌缩色白，面色如纸，肢体俱冷。余即将艾叶炙其小足指外，两炷，稍能伸缩。余曰：未必竟死，此乃气随血脱也。若不急救，三四时气必绝矣。用黄芪四两，当归二两，煅牡蛎四两，炒枣仁三两，煅龙骨一两，炙甘草三钱，炒淮麦三钱，红枣三两，炒白芍六钱，桂枝钱半，桂圆肉二两，茯神二两，党参四两。给其药资一元，将大罐煎沸，以气薰其鼻，频频灌之，再添水煎，再薰再灌，共服十余碗，肢体渐渐转热，至四更始醒。

常熟塔前高姓妇，十一月二十九日生产，至十二月朔，下血甚多。请王姓医治之，进以当归、杏仁、冬瓜子等，又方加以肉桂。初五邀余诊之，脉芤而无力，面色皖白，唇舌俱白，毫无华色，神气疲乏已极，口唇掣动。余诊之曰：此气随血脱，血虚则内风煽动，宜遵血脱先固气之法，非大补不可。立方党参一两，黄芪一两，枸杞一两，当归三钱，白芍二钱，桂枝五分，炙草六分，龙骨三钱，枣仁五钱，茯神三钱，红枣十枚，桂圆肉十粒。服后神气略清，精神渐振。照方减半，又服二剂，惟小便自遗，大便不更。此系神气不固，血液亏损，津液不能敷布大肠。又改方淡苁蓉三钱，杜仲三钱，杞子五钱，潼沙苑三钱，白芍二钱，菟丝子三钱，蒲黄炒阿胶二钱，红枣五枚，桂圆肉六枚。服后小便遗止，大便已通。后服和营理气，调养肝肾而痊。俗云产后忌补，不可执一而论也。

徐汉泉妻新产后，小溲涩少而艰难，邀数医治之，俱罔效。后请江阴周姓医，进以五苓加通草、瞿麦之类，服后小溲频数而极少，一夜数十行，出如箭速，而子门如烙，热痛非常，发热口渴烦躁，病势甚危，邀余诊之。余曰：仲景云产后小溲少者，无血也。若以淡渗苦泄，更伤其阴液，则小便更少，而热更甚。急养其阴，自然溲长而虚阳亦潜。进复脉增液合导赤汤法，生地一两，麦冬五钱，玄参四钱，阿胶三钱，天冬二钱，石斛五钱，生草梢一钱，生牡蛎一两，生龟版一两，西洋参二钱，煎浓汁饮之。小溲渐止，烦躁发热渐安。服三剂，热痛已平，小溲清长，后服甘凉咸寒十余剂而愈。

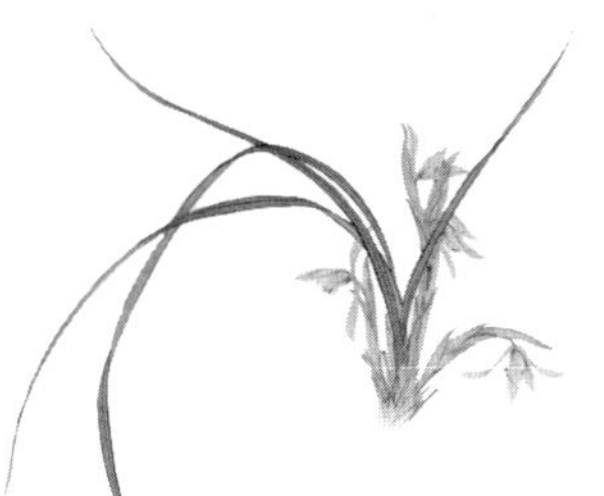

吴东旸医话精华

上海秦伯未编纂　普宁方公溥参校

吴东旸（达），江阴人。攻医宗法昌邑黄氏。宗黄氏者每流于温燥，彼独师其意而不泥。其迹晚年行道沪上，著有《医学求是》初二集。

伤 寒

壬午仲冬十一日晚，顾容斋先生邀诊令侄倩张君书常兄之恙。诊脉数疾异常，右寸关更甚，发热无汗，喘急气粗，咽喉闭塞，右耳鲜红，口唇红肿而罩黑如漆，痰中带血，间吐纯红，日泻四五次，粪水直喷，小便短赤，证情危险异常。容翁谓予曰：喉证有药水可保，内病如此沈重，须设法救之。予细究病情，随即立方用青萍以开汗孔，佐薄荷泄头面之火；用青蒿前胡和解少阳甲木之火；丹皮清风逐瘀，疏泄厥阴乙木之火；佐侧柏叶凉降，并助肺金收敛之权，淡芩清其犯肺之火。生草泻火生津，元参清胃热，滑石理三焦下陷之火而利膀胱，川贝杏仁以利肺气，云苓以和脾土。投剂后诘朝往诊，汗出热退，喘急亦平，耳红者白矣。舌上现细碎湿黑之苔，邪已外达矣。午前容翁来，告以证象悉平。申刻又至，因见病人熟睡，以为可虑。至晚复诊，病人云：睡醒后觉身体舒畅。盖营卫不和，久已不能熟寐也。十三日早晚两诊，十四日晚诊，知前方未服，因胃醒思食，喜进浊滞之品，证情反复，仍见发热气粗。用法施治，十五日早诊即平。自此连日皆用疏肝清肺养胃降浊之药，红痰已净，二便如常，已能饱啖。至二十日，先余远迎之。费君至矣，廿二日邀予同诊。阅费君第一方，与予相似。惟病人多饮药水，项下日渐肿起。费君以为火退气和，可以不成外症。予观其食饮无碍，按之则痛，乃火毒已结于皮里膜外，决其非溃脓下愈也。月杪费君去，仍服予方。至初三日，余按其肿处，痛甚而顶软，知已成脓，随书代刀散与之。病家以予决其有脓，另延外科，贴以膏药，以为三日可溃。岂意药上不及三时，而溃出之脓碗许。余随用排脓补托之品进之。敷贴之药，外科任之，予惟调其气血，得奏全功。是证也，初起因外感风寒，内

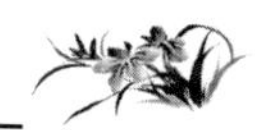

伤饮食，及延予治，已逾两候。阅前服之方，均未用发表驱浊之法，盖泥于夹阴之俗说耳。岂知初病曾见头痛项强，却是伤寒初犯太阳之证。因其体表实阳旺，温燥发散，不能容受。平素又饮食丰腴，内有油腥煎炒之气，薰灼肺胃，外邪最易传至少阳，少阳火克其肺金，则喉病矣。未经发表，则风寒裹束于外而遍营血，血郁则发热而向内焚。再进呆滞之药，窒其肠胃，脏腑郁极，内火又向外逼，内外相并，致少阳之火，势如燎原。少阳乃半表半里之经，经气行人身之侧，耳属少阳，病人右耳鲜红，乃少阳郁火上飞，不得右降，此其明徵也。若外不达表而开皮毛，内不和解而清郁火，渐至精液枯涸，其证不堪设想矣。予立方时将每味药性注明，并释所以对证之义。至浮萍尤为沪地医方罕见，每有疑畏不敢服者。不知浮萍浮于水面，其性轻清，易开汗孔，内火既郁，而欲求其汗解，非此不能为功。倘以风燥辛温之药，欲发其汗，非特汗不能出，先助郁火之威。故予已屡言之，而于此更明辨以释群疑。所喜者容翁信予之深，毫无疑议，乃能收此全功，故乐得而志之。嗣书常兄知余有求是集之刊，并深赖其赞助云。

是月念一日，苏友吴调梅兄邀诊其邻右周姓之恙。年甫成童，病已旬日，其证象与上案张君之恙略同，惟咽喉不肿，且烦躁，而时尚恶寒。盖张君乃伤寒失表，火郁少阳；此则病入少阳阳明，而太阳之证，犹未罢也。余于表药，亦用浮萍，越日晤调梅兄云：余方已将煎服，适病家有至戚某过之，见方有浮萍，坚执以为不可。另医用珠粉、犀角等味，服后热已轻减。余笑而颔之，不与辩也。越数日，再晤调翁云：已告毙矣，相与悼惜者久之。夫浮萍，其性轻清，利于发表。凡内火既郁，外卫未解之证，投之无乎不宜。余已屡言及之，毋庸赘述。特观世俗之医，于荆、防、羌、独、豆卷、桂枝等，则肆意用之，以为发表。迨温燥既投，内火益炽，则又用寒凉以遏之，以至病变莫测。乃用者并不细审病因，见者亦毫不为怪，独于浮萍则畏之，以为同于麻黄，是诚不可解矣。观于此，而知余治张君之恙，第一方即重用浮萍，时则满座亲朋，罔不欲郑重出之，而卒无有梗其议者。固由于信予之深，而其时病势甚亟，当许助赈，及各善愿数千金，活人即以活已，理有固然，特假余手以挽之耳。

立春后五日，有宝邑人在沪寓患病。诊得脉紧无汗，恶寒发热，舌有薄白满布之苔，唇燥口渴，不欲饮水，咳嗽有痰。投以二陈汤，加薄荷、青蒿、浮萍、元参、杏仁、姜、枣，汗解而愈。余见症象，实系伤寒。无奈已交春令，木气正在发泄之时，唇燥口渴之象互见。又值岁气，春寒逼人，外寒束缚，而内火必郁。郁则木火更炽，断不能拘于伤寒成法用麻桂之方。然拘于春温治法，而以养阴忌汗为治，又非不宜。大凡感症，所见寒热燥湿之象，非特四时不同，人有各异。即历年所见，亦属变现无常。惟有熟读《伤寒》、《金匮》、《温热》诸书，深明其理。再验天时有不正之气，人事有不谨之时，按《经》应变，立方施治，乃有捷效。若胸有成见，药病相左，每至轻者重，而重者败矣。余因今春所治温病，渴不喜饮，而发热畏寒者恒多，用法既当因时致宜，又必细察症象。特书一案，以明天时人病之不可执一也。

中风

三月下旬，徐萍波先生至寓，请诊谢松庭萱堂之恙。年近六旬忽患中风，因恼怒伤肝而厥。厥后左半身偏废，不能转侧，口眼歪邪，神识模糊，已服时医一方，方案云谨防再厥，举室惶然。余诊其脉，右三部滑大，左脉虽小，尚觉流利。验其神色，体质坚强，兼夹痰湿，且有外感，决为可治，人皆危之。余用温胆汤，加薄荷、苡仁、泽泻、滑石、青蒿、淡芩、前胡等，和中而理少阳，盖少阳为中气之枢纽也。服后外邪透达，

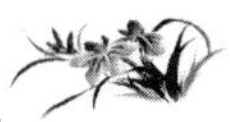

发热无汗。余将前方，去泽泻、枳壳，加元参、丹皮、浮萍，嘱其服后取粥饮助汗。翌日汗出卫泄，温邪已解，神识亦清，渐思食饮。嗣后每用和中为主，渐进驱风养血，流利经络之品，如归身、白芍、川芎、秦艽、红花、海桐皮、片姜黄、五加皮、苍耳子、紫荆皮之类，相间迭进。至四月中旬，六易方，而起居饮食如常矣。此症虽因郁怒，内伤肝木，而外有风湿之邪，闭其卫而郁其营，内外相触，以成斯症。余故初用和中，兼转运机枢；继用宣泄外卫，解其表郁；再用和中兼滋养营血，流利经络，得以奏功。是症不用中风成法，桂枝、附子，从未沾唇，但验脉象症情，随意用药。六次之方，难以悉记，因志其大略焉。

张叔和观察请诊其太夫人之恙，年已七旬有四，晨起饮人乳一杯，倦怠而卧。忽然动风，口歪于左，舌卷不能言。诊其脉，右寸独大，尺极微，左三部，如丝不绝。余诊病，向不肯作险语。此真年高病重，恐难奏功，因嘱其另延高手，叔翁强予为治。勉用理中，加化痰疏木熄风之品，服后右寸渐平，左脉略起。叔翁孝思纯笃，偶摘一鲜花娱亲，太夫人因接而嗅之，知其神识稍清，叔翁喜甚。余谓脉虽稍起，而语言不发，诚恐无功，且风病亦有传经之义。至第六日，传至厥阴，恐有变象，不可不防。第五日，右寸脉忽大，左脉忽小，与起病时脉象无异。第六日右寸更大，左脉愈小，深以为虑，后果症象大变，痰涌气脱。至第八日，手足牵引，呼吸渐促，无可挽回矣。人以中气为主，中气不立，则升降无权。是症偏废在右，而口歪于左，左主升，右主降。若偏废于左，犹可升泄，遍废于右，其根虽在于左，而欲施升降并行之法，其如中气无主，枢机终塞何？前案谢母之症，同是偏废，惟其患于左，而口歪于右，且年周花甲，元气未漓，尚易奏效，兹则中权已伤。余每次往诊均未许其可治，竟至无可挽回。

沪城内红栏杆桥马贡三丈，仁厚诚朴，君子人也。面苍黑而表实，耳微重听，素日少痰，年已七旬有三，精神尚旺。客秋有鼓盆之戚，事多亲操，不耽安逸。仲春五日，肩与至寓求诊，忽得偏枯之疾，左手足不能运用。诊脉右部滑大，左手冰冷，脉象沉细。余用理中加附子、桂枝、阿胶、归、芍、羌、防等，两进效如桴鼓。改方仍以前法增减治之，越数日忽遣价至寓请诊，惟请诊之地，非翁宅也。至则翁迎于与前，喜形于色，始知翁之弟媳，有恙而邀诊也。便索调理之方，随以温脾暖肾滋木清风之药与之。

暑症

宝邑真如镇王杏生先生已卯馆于海上，闻予治病多效，特来访之，一见如故，即订知交。至庚辰九月三日，令郎有疾邀诊，病已数日，服药罔效。余至，见其额痛如劈，汗出如油，身热如烙，唇燥口渴，目赤鼻干不寐，小便赤，大便泻，泻时直喷而出，脉象涩数，舌无苔垢。余以为外邪传于阳明之经症。惟脉之涩，便之泄，秋病必夹湿邪，治法先理外邪为急。用白虎白头翁汤两方合参，增入清三焦而渗湿浊之品。诘旦先生至寓云：病已尽退，且进粥食，求调理方。余以为外邪暂退，内蕴暑浊，决难骤解，一剂而解者，惟春病有之。况邪在阳明经进退，其经达于胃腑，粥食早进，邪必复聚，未嘱戒食，此乃予之疏忽也。固求方药，不得已以清解之法应之。先生归，其病果复作，惟头痛少减。余嘱前方加柴胡，预和少阳，佐以黄芩泄其上火，三剂而外邪解。惟内蕴暑湿未清，余热未净，便泄未止，但泻时不似前之喷溢矣。余改方以轻清宣解之法，应变而施。延至旬日，病退而尚未能起。群疑病后虚症，拟进补药。先生不能决，乃延淞南世医张君诊，亦视为伏暑未清，万不可补。索阅余方，以为深得治伏暑之法，认路极清，方极稳惬，坚嘱迎余一手治愈。余之得奏全功者，张君之力也。余见

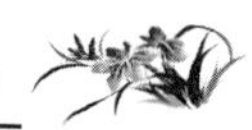

时医见症象错杂，先以险语动人，豫留成则有功，败则无过之地。岂知病家闻病之险，有力者即多延医士，共议方药。及群医既聚，藏拙者多，即使有深明症情，别具胆识者，其势亦不肯违众力争，以邀谤议，致症有可治而不治者良多。其无力多延医士者，闻病之难治，束手待毙者有之。果能察脉观色，症情雪亮于胸，断不愿故作险语以乱病家之心。若胸中本无把握，亦不得不以险语为护身符也。吁！医术以济人为急，徒思避谤保名，不愿深求至理，于心安乎？有深悉俗情之友，每以必用权术相勖，余以为此心偶涉于私，诚恐渐没其自有之天良也，然耶否耶？

衣庄李慎三兄庚辰七月请诊。病见发热甚重，而不恶寒。自服苏梗姜糖而大泻，脉象沉数有力，右尺独大。缘是年夏令，天无酷热，汗孔常闭，是以秋病卫郁其营，而见但热不寒，与春温之症相似。然热甚不渴，究属秋病夹湿，与春温不同。询其腹不痛而气坠肛门，泻时直喷而出。用白头翁汤，增入二陈，佐以滑石、苡仁之类，因素体有痰湿也，亦一剂而诸恙悉平。明日即请调理，夫白头翁一方，每利于春温。因春温发热口渴，木火内焚，火先犯肺。大肠为肺之腑，肺急而移热大肠，是以见热泻之症。今诊秋病，见其但热而不恶寒，热邪亦移入大肠。而用之，佐以渗湿利窍诸品，究与春病有别，同中实有不同也。予谓习医者于熟玩成方之时，将方中药味一一精求其性，再参悟所列症情，前人因症立方之义。至临症时深究病情，察脉视色，因症用药，求其针孔相对，并不知方之所由来，症自速愈。若并未明至理，但知拘执成方，见此等医方反以为师心自用，未按成法，可慨也已。

绍兴友杨廷兰六月初求诊。病已三日，发热恶寒少汗，头重脘闷，咳呛有痰，大便直泻，小便短赤，脉象濡涩，右大左小。方用薄荷、柴胡、淡芩、砂仁、杏仁、陈皮、半夏、苓皮、苡仁、滑石、秦皮、黄柏、浮萍，两剂诸恙悉平。尚有微咳，易方清肺而痊。大凡脉之右大左小者，无不由于少阳相火薰蒸肺胃也。遇痰喘之症，其象必见浮滑，火升不得降也。惟暑邪之症，每见濡涩，暑必夹湿也。白头翁汤一方，春温之木火犯肺，肺急，移热于大肠，而见泄泻，用无不验。因春温木火内蕴，故用川连。今仿此意，用薄荷清其头面，不用白头翁，而用柴胡和解少阳，淡芩救肺，砂仁逐秽。热邪陷于庚金，用秦柏清之，杏陈治上逆之呛咳，半夏降胃浊之上泛。暑必夹湿，与春温之燥火伤液者不同，必用苓皮苡仁滑石清上渗下，加生草和中，引用青萍以泄外闭，外解即内平，治效颇捷。窃见世之治暑者，见外有寒热，兼见泄泻，以为表里同病，不易立方，不知苟明其理，效如反掌，何尝有伏半年之说哉。

吴有君，青浦人也，七月下旬就诊。脉象模糊，舌苔白腻，询其平素，不喜茶饮，口淡无味少纳，本太阴湿郁之体。客岁九秋忽患衄血齿血，此乃深秋，燥气外侵，卫闭营郁，内有暑湿积中，阻塞相火下纳之路。火克肺金则衄血，火扰膻中则齿血。延医一派滋凉，遂至浊邪愈结，而上升之火愈不得降，故至期年未瘳也。兹届新秋，酷暑犹复炎蒸，必用清暑渗湿，以治其本，和火逐瘀，以治其标，中气和而疾可愈矣。即以苓、苡、斛、滑、半夏、橘皮、元参、白芍、丹皮、麦冬、茅根、柏叶投之而愈。此案本无可志，因血症而用滋阴之剂，几于千手雷同，故又书此以明之。

马春源六月就诊。脉象左涩右滑，舌苔黄浊，寒热往来微汗，头胀脘闷，口渴溺赤，四肢酸软。盖湿郁于中，则左脉濡涩；火郁肺胃，则右脉数滑；邪犯少阳，则见寒热；湿浊迷漫，则头胀脘闷；胆木不降，三焦火陷，则口渴滋赤矣。用轻可去实法，所谓治上焦如羽也。大凡暑邪初起，将成暑疟，必用轻清泄浊，和解少阳，此症三易方而愈。药用薄荷、青蒿、前胡、云苓、杏仁、花粉、苡仁、象贝、通草、滑石、生草、荷叶边等味，易方宗此增减，旬日之后，食饮如常。来求调理，余告

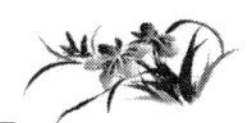

以年轻体旺，元气已复，毋庸求药，彼亦欣喜而去。闻沪上时医有言，医者但知治病，不知骗病，其术必不能行。余谓人以病来，我以术应，果能应手取效，何快如之！若因循玩误，以售其欺，居心尚可问耶？

马贡三丈年逾七旬，数载之闲病辄就诊，皆获捷效，举家信之，谓其有药缘也。笃信之深，得以穷其技耳。中秋后三日来诊，脉象右，涩左滑，已见肺胃不和。是岁白露节后，犹有非时酷热，高年吸此蒸淫之气，迷漫三焦。时值燥金司权，外卫渐束，腠理渐闭，闭则内郁，郁则外燥内湿，两不相和而互斗。证见寒热往来，头重脘闷，咳痰不爽，胸胁吊疼，身痛溺赤矣。夫三焦，乃手少阳之经。少阳受邪，因见寒热胸闷溺赤之象，暑浊逆郁于上则头重，所谓因于湿者首如裹也。肺乃清虚之脏，浊邪犯之，故生咳呛。手少阳之火，既不循经，致足少阳之火，亦不得和协而下降，扰乱于肺胃之间，而痰出不爽，胸胁吊疼矣。治以渗湿肃肺和解少阳之法。方用苓、苡、滑石，淡渗脾湿而利下窍；半夏、高粱米，降其浊邪；杏、陈、瓜蒌、象贝、淡芩，润燥金而利肺气，且清其犯肺之火；青蒿前胡，疏泄少阳升降之机。少用生熟草，和胃安中。服数剂而病如失。此方不犯汗下攻补之弊，看似平淡，寔则神奇也。

小南门外陆家滨黄心庄兄八月下旬邀诊。年逾不惑，体肥素多痰湿，病已浃旬。初起寒热呕吐，服药后汗多热甚面赤，肌肤甲错，脉皆沉伏，苔现裂纹，病人见汗多而虑汗脱。余曰：此病初起，乃伏暑轻证，若用和解少阳，渗湿降浊，数剂可愈。乃不明秋燥外受，夏湿内伏，火扰少阳，误用表药，是以致此。定方后索前方观之，果用麻黄、桂枝、细辛之类。余用润肺为主，和解为佐，兼理湿邪。两方而脉已起，苔亦平，汗亦敛。两太阳现黑点如细粟，病家问瘰何名？余漫曰：燥瘰也。实则少阳郁火，因服燥药而火上炎，得润肺养胃之品，燥火透发，现于少阳之位，皮毛之外也。惟木火未平，黎明时尚见发热烦躁，改用凉营滋木养胃清金，两剂而病失，易一方调理而安。余因时人不求温暑精微，但执《伤寒》成法，药病相左，误人实多，故不厌烦复，又志此案。

温 热

俞惠斋癸未四月来诊。右寸关滑数，舌苔薄白满布，舌本薄红尖赤，头胀畏寒，发热多汗，口燥面红。症因外感风邪。病于春末夏初之时，内有木火相应，实为温热，是以脉见浮滑洪大，毫无紧象也。议用凉营泄卫法。方用薄荷清在上之风邪，青蒿、前胡和解少阳内郁之火。佐白芍平木而和中土之阴，元参、连乔、麦冬清上火而保肺胃。盖温热之邪，无不犯及肺胃也。丹皮清木火而熄风，生草和协诸味，引用姜泄其卫，枣镇于中，服之旋愈。

五马路英昌照相馆李寿山兄年未三十，身面俱长，乃木形之禀，病延旬日，前医治以风温之法，而加豆卷等味，药进罔效，病势甚危。余诊脉象，其细如丝，沉数有力，此乃邪传少阴之候。舌干少苔，热重额闲微汗，喉痛甚，喜冷饮，两颧红晕，两耳赤色，唇微肿而燥，口渴溺涩善寐，明明病邪已传少阴矣。夫人身病入于少阴，无不是寒；而惟内伤发为春温者，无不是热。缘人身手足两少阴，一水一火对峙，惟水能灭火，故见病是寒。在伤寒，则用四逆汤之类。而冬伤其寒水蛰藏之令，发为春温者，木火先盛于内，正在欲发未发之时，一经春风外袭，风火相因而病。初传三阳，腑中之津已伤。传至太阴脏中之阴告竭，再传少阴，少阴之水立涸矣。余因重用生地，佐以元、丹、麦、芍、知母、天冬、滑石、浮萍、淡苓、花粉、竹叶、蔗皮之类。三日三易方，一以养阴泄卫为主。至第四日，脉象忽起，洪滑而和，喉病先止。第五日热已退清。七日后，不复求药矣。此病见其善寐，而不知病传少阴，再进发泄寒凉，

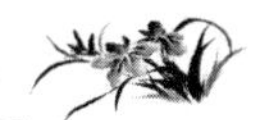

欲其发癍，热必咽喉胀塞，火亢水涸，即成败症。叶氏谓温病以存津为主，即是此症。虚谷谓银翘散等方，但治风温时行之症。若冬伤于寒，水不蛰藏之症，则非所宜，此为定论。

六月初九日午后赵君寅桥请诊恒人里友人之病。至则见其居室湫隘，床前垂布幔，病人身着夹衣。脉象洪大无根，舌燥唇焦，而目俱赤而神呆。吾谓时正酷暑，病人何堪受此大热?曰：前医谆嘱，癍未发透，不可受寒也。解视其胸，红癍殆遍，且起瘰而灌浆。问其如此酷热，汗出如何？云：前日汗出淋漓，今日已无汗矣。且前日口渴异常而溺赤，今日口不渴而溺白矣。缘病已两候，服沪城世医之方，豆卷生地已十余剂，以热治热，豆卷发其暑火也；以湿治湿，生地助其暑湿也。前日口渴汗多时，急救其阴，尚可挽回，今则内液尽涸，阳已离根。是以汗不见，口不渴，溺不赤，而神呆不语矣。际此酷暑炎蒸，犹畏其受寒，而蔽以幔，衣以衣，不愧为专治伤寒发癍之世医也。二集之刻，其中论说，及所志各案，每多辨论发癍之证，非好辨也。实因世医，自谓得治伤寒之诀，而未究治温治热之理。一见发热，断为发癍，所用之药，遇热症，癍发更捷，自以为灵，发之而阴津未竭。或遇湿重之体，湿甚之年，可望收功，遂乃自鸣得意。发之而遇燥体燥盛之年，阴津立涸，又以为是年病深，药难救治，并不自治药误，屡多败症，漠不关心。余于两月中，见夫壮盛之体，近则一候，远则两候，发病告毙者多人。所服之药，并无改易，故不禁又哓哓致辨焉。

霍乱

浦东人顾阿庆，壬午五月，忽得霍乱转筋之恙。上吐清水，下利赤水而带血，腹中气块攻触，痛不可忍。口渴，溺短而赤，饮热汤则腹痛愈甚，两足挛急而疼，外象畏寒无汗，身痛如缚，脉左大右小，两尺皆空，舌苔白腻。此乃内蕴暑浊，外闭寒邪而发。方用苓皮、益元、苡仁、霍香、砂仁、薄荷、柴胡、豆豉、山栀、通草，灶心土煎汤代水。药进热发于外，旋即汗出热退，呕吐俱平。越日雇车来寓云：诸恙已平，惟脐间隐痛，腹中尚鸣，不思纳谷。随书豆豉、山栀、杏、苡、苓、泽、半夏、滑石、柴胡、砂仁、丹皮、元参，调之而平。余诊此症，见其险恶，以为难治。察其脉不沉伏，亦无弦强不和之形，其右小者，乃气机之不利，中宫既郁，自然两尺皆空。爰将病情细书方首，循脉象症情，因症检药。见其畏寒，拟用桂枝以和营血。既而思之，卫外之气尚闭，内蕴暑邪，必有郁火团结，否则何以热饮而腹痛加甚？至于腹中气块游行绕于脐旁而鸣，知系木为湿郁而动。动则风火并发，并非食积。身痛无汗，乃外受寒邪，伤其营血，卫气束缚，皮毛偶闭，外无宣泄之机。内蕴之暑火湿浊，因闭而郁，郁则冲击于中宫，致有挥霍搅乱之作。肺主卫气，乃一身气化之原。肝主营血，为五内生阳之本。肺为寒束，不得下降而制木；肝为湿郁，不得疏泄而生风，是以有两足转筋之症也。惟有重用薄荷泄其外卫，佐柴胡疏解少阳，苓、苡、滑石清上郁而利下窍，藿香、砂仁方以逐秽，且开中焦郁结。豆豉、山栀有交通水火之义，叶氏以为能涤胸中陈腐，加灶心土镇治中宫脾气。方极平淡，而奏效甚奇。虽其人尚在壮年，未必尽在药力，然病去之速，亦可见立方之妙矣。设若误用寒凉辛热，发表消导，药病相左，有不呻吟床席者乎？大凡霍乱一症，变现无穷，用药早晚各异。临诊必察内外之邪，孰微孰甚，症象之现，谁实谁虚。若遇虚体，一经吐泻，四肢厥冷，脉沈伏而多汗者，固用理中汤为主。盖外无闭郁之邪，孔窍尽开，中宫大乱，乱后中阳散越无归，将见阳根脱离之症，是以有回阳等汤诸法。若上吐下泻，肢冷脉伏，腹中搅痛，外闭无汗，此乃外闭内郁之症。内有暑火湿浊食积等邪，因郁而动，冲突于中，生风生火，而成霍乱之症也。若中宫但有湿寒，而无暑火秽浊，再无外邪闭结。所见之症，不过

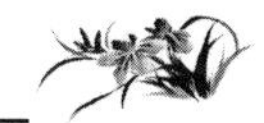

痛于脐下，肠鸣泄泻。即使胸脘不和，无非恶心上泛。若见吐泻骤作，胸腹烦搅，两足转筋，虽外见肢冷脉伏，畏寒无汗，不可视为虚寒。必察其外邪之重轻，而深悉夫病来之迅速。盖五行之速，莫如风火。内发之风火，无非中气阻塞，肝胆两火，升降无路，故怒发也。此时之泄外闭，解内郁，逐秽渗湿，消滞和中，清火息风诸法，医当全备于胸中，而为应变之用，断无成方之可拘也。

癸未六月，天时酷热，余侨寓海上。房屋逼窄，荆人拘守楼头，多受暑热，晚间天台纳凉，饱受风露，素体腠理紧密，从无点汗。初九日忽患水泻，自早至晚，已十数次，畏药而不我告。至戌刻，陡觉心腹烦搅，上吐下泻，身冷如水，汗出如雨，额间更多，发为之洗。顷刻声瘖腮缩，目陷睛圆，足胕筋紫，手心泛红，指起绉纹，左手罗心尽陷。气火上升，两耳聋闭，两足转筋，右足更甚。身冷而自觉甚热，不许住扇。脉象由小而微，至于沉伏。舌苔薄白满布，紧贴不浮。初进人参、芩、连、良姜、附片，服之呕而不受。继进胃苓汤，口稍渴而小便见。再进人参、石膏、知母、粳米、竹叶，加姜、附，吐渐止而口渴，舌苔变黄，尚未浮起。再进而呕吐止，黄苔浮而渴甚。脉象惟呕吐时觉其一露，旋即沉伏。至初十日午后，脉象乃起。因参王氏蚕矢解毒两方，用蚕沙、苡仁、吴萸、炒川连、地丁、益母、银花、连乔、香豉、黑栀、通草、丝瓜络、菖蒲，两剂而平。十一日口渴已止，小便尚少，口泛清涎。乃改用温胆加杏仁、川朴、淡芩、柴胡、碧玉散，至晚小便已通，乃进稀粥。十二日前方减枳朴，加洋参、石斛、扁豆进之。十三日舌苔腻浊已退，黄色较淡，不欲饮水，仍服十一日方半剂。因其倦怠特甚，再进独参汤，加豆蔻煨姜，诸症悉平。自此多进参汤，调理数日，十七日已能下楼矣。是症也，余见其危险之象，无可措手。初投连附，继进胃苓，病势正盛，随服随吐。既而思之，乱者乱也。人身不过阴阳，阴阳相郁，错乱于中，中宫升降之机尽窒矣。余向谓霍乱，有汗为虚症，无汗为闭症。今则汗出淋漓，头额更甚，明明气火上飞，不得下降，清窍尽闭。火既刑金，又克胃土，此乃火发之汗，非虚寒之微汗也。观其畏热，开窗不能停扇，其理可知，故用人参白虎以救肺胃。然身冷脉沉，两足转筋，火上飞而下寒，下寒而木郁矣。所谓乱者，原因火不下降，水不上升，阴阳相背，而乱于中也。欲温下寒，必以干姜温脾，附子暖肾，肝木生于水，而栽于土。木得土燥而水温，顺其上升之性，转筋可免，火必就燥，上飞之火，亦因水温土燥，而可就矣。药进后，苔黄口渴。《金匮》云：呕吐渴甚，其呕必止，因肺胃液伤故也。故用轻清宣解之法，而以萸、连、栀、豉，交通水火，以司升降之机。地丁益母凉营，银花连乔清肺，蚕沙苡仁，降浊升清，通草丝瓜络菖蒲，通络利窍，无非轻可去实之义。盖大乱初定，一进重药，则偏倚立见，既现口泛清涎。知湿邪未清，必以和中渗湿，为调理之治。余至此，愈信霍乱一症，竟无成法可拘。必得验表里，察虚实，辨燥湿，别阴阳，洞明症情，用药无一味虚设，庶几投无不效也。

咸丰己未岁，室人因丧女悲郁，天癸不行，起居饮食如常，疑为有孕。至新秋，偶食西瓜，吐泻交作，四肢厥冷，一昼夜大肉尽脱，十指罗心皆陷。予投以参附汤，吐泻渐稀。适有至友谓予曰：秋病最多伏邪，参药岂可叠进？惑其言，遂停药。至晚，病人自云不起，嘱备后事。予问：其胸中如何？但言懊侬，莫可名状。予想如有秽浊，胸腹宜见胀痛，果有伏邪，必见口渴等热象，疑而不决。遂仿景岳进探虚实之法，取熟地二两，浓煎与服，服后安寝，醒来懊侬略平。乃用十全大补，去川芎、附子，重用参、芪、熟地，大剂进之，渐解，神清气旺。越五日，天癸大行，疑半产，则悚然惧，知其并无腰痛，乃经行而非半产也，则翻然喜。调理月余，参用数斤，熟地用至四五斤，素有夜热等旧恙，从此悉除。两手指甲，已枯者上透，

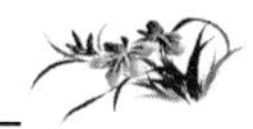

而下生新。向日瘦骨珊珊者，渐形肥晰，精神壮盛，且能任劳，不啻又一世人也。是证迄今癸未，已越二十四年。同是霍乱，前在壮年，则纯系虚寒；今渐衰老，则反多实热。病因不同，治法迥异，医其可以成见拘乎。

癸未中秋后四日，门人曹绛人请诊。病象头重而痛，寒热往来无闲，口渴微汗，四肢疲软乏力，不能强起。余定方后，其尊人问曰：此证欲成伤寒大病否？余曰：以脉象病情揣之，外邪即一时难解，不过成疟。经余早治，疟亦未必成也。越日视之，进药后，已能起矣。余嘱其停药一日，观其少阳之变现，再议处方。乃诘朝已能自来复诊，虽内邪未清，而外闭已解，略与调理而安。余之志此，非因效之速而自夸也。实见夫时方之不按病情，惯用劫夺津液之药耳。沪地五方杂处，行医者不止千人，而所称时名者，四季中但是寒热时症，无方不用豆卷，竟有一倡百和之风。脉案必有谨防发瘫等语，服后如其言者，亦十居八九。其有阴津未竭，瘫现如云者，虽不至于致命，然气体受亏，复原已觉匪易。若阴液内涸，瘫出形如细粟，紧密不散者，一见即成不救。此非症之果欲发瘫，实因药误。岂有四季时症，但见发热，即系瘟疫，必至发瘫者乎？夫豆卷，乃麻黄所制，能治寒伤营血之病。仲景治风伤卫，用桂枝汤，寒伤营加麻杏，所谓营病治卫，卫病治营之法。麻黄用于伤寒正病则宜，若春温夏暑秋燥，误用于太阴湿甚者，尚属不宜，误用于阳明燥甚者，其害何可胜道哉！况今岁节交白露，犹复酷热异常。语云：秋热伤人，人伤于热。而用治寒伤营血之品，有不逼而为发瘫者乎？余于自夏入秋，遇有时证，察其燥湿火郁之孰微孰甚，治效甚速。因白露酷热至秋分前两日，天气骤寒，人受秋热，忽被新凉外逼而病发，故病象约略相似。其寒热之来也，如风雨之骤至，头痛如劈，目赤面红，两足酸疼或冷。其重者，或见鼻血，两足瘫软，不能起立。推原其故，缘深秋酷热蒸淫，而又当燥气司权。较夏令暑热，多一秋凉外束，暑伏于内，伏则火动，火无发泄，而乱于少阳。少阳之火，克其肺金，燥敛之邪，侵其外卫，肺气窒塞，有升无降。相火邪升于上，则上见热病；肺气不降于下，则下见足病，不悟其理，并有称为吊脚痧者矣。余治愈多人，不过内理其湿，外泄其闭，润肺金，和少阳，再察其燥湿火郁之胜负，随症变通，往往一药而平，曾未见有一人发瘢者也。因同时之发瘢者实多，余故不嫌烦复而再辨之。

晋泰杭庄张君桂亭秋季深夜请诊。至则一家三人，均患霍乱，云因食蟹而作也。余各与一方，投之均愈，毋庸复诊矣。其夫人吐微泻甚，方中用吴萸，倍于川连。其令姊，泻少吐多，方中用川连，倍于吴萸。其令郎，呕吐特甚，以温胆汤加味与之，效如反掌。余向谓治霍乱之方，必不可拘于呆法。执理中以为圣法者，每多误事。再有初起慌张，香燥混用者，亦多不治。务深悉其致乱之由，及已乱之象，对症发药，手敏心灵，斯为治乱之道，慎勿以其易疗而忽之也。

呕　吐

北泥城桥下保婴局闲壁有铁作，店主因讼罚锾得释。当被拘时，其赘婿远出，其女情亟，遂服阿芙蓉膏，经大善士陈君竹坪救治而愈。愈后情复抑郁，得呕吐之恙。陈君固乐善不倦者，因其父再三之求，为延医治之，越七日罔效。陈君来余寓，余适他出未面，遂复述之他医，医乃授法其徒，往治之，亦不效。陈君仍为之邀余往诊。见前方用旋覆代赭法，是未审呕已经旬，水谷不入，复伤其中气也。诊脉寸大尺伏，乃呕病正脉，且年正轻，体亦实，并无错杂中治之证。惟呕吐不止，浆水不进，进即吐更甚，面赤火升无汗。时保婴局绅见之，亦以为危。余曰：易治也。用苦辛泄降，兼凉散法。缘证属厥阴，肝木以水为母，以火为子，非苦寒辛热并用，不能和解。其面赤无汗，

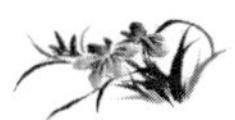

外卫尚闭，外卫愈闭，内火愈郁，郁甚则火升，而肺胃亦不能降，故用泄卫之品以佐之。药两进而病如失。陈君令其父诣余寓，称谢不绝云。

马贡翁弟媳之恙，初诊其势颇重，发热头重无汗，面赤足冷，呕吐不休，勺水不得下咽，且吐蚘虫，三日不纳谷矣。询知素不服药，前有脾泄之恙，大便不调者三月，脉象弦细而紧。余用仲景乌梅丸意，寒热之品并用，参入小柴胡汤，加浮萍以泄卫气，不觉方列二十余味，令其先服二煎，恐药入仍吐而不受也。结旦遣人至寓，谓药入尽吐。余嘱其将乌梅咬定齿上，急以前药进。翌日复诊，汗已解而呕吐平，惟寒热未清，少阳经症未罢也。即书小柴胡汤加味与之。越二日复诊，病人云：余无病矣，惟有肌肤作痒耳。改用轻清宣解而安。

泻 痢

清和里王姓妇已卯秋病迎诊，知其前服苦寒而病殆，余用法挽救，胸发疹瘖而平。庚辰七月请诊，乃发热而服痧药，加以挑刮。忽然大泻，热势极重，询知腹无疼痛而气坠，泻时直射而出。即书白头翁汤去川连加淡芩、白芍、丹皮、通草、滑石等，一剂泻止热退。诘朝乃郎至寓改方，调理而安。此症若用治泻套药，藿香正气六和汤等，不明清三焦，和少阳，泄湿利窍之法，势必延绵床席矣。

绪泰杭庄张葵卿兄，苏垣人也。壬午正月杪请诊，见其面白瘦弱之躯，前有痰喘之恙，今患头痛发热少汗，不欲饮水，且有腹痛泻痢之证。予用桂枝汤加豆卷、杏仁、苓泽为君，加橘、半、砂仁、姜、枣为佐，一剂汗出热退，经邪尽解。而赤痢未除，少腹疼痛，里急后重，至圊不爽。改用苓、泽、苡仁、车前，重用桂枝、丹皮、焦楂、苁蓉，略佐升麻、羌、防、炙草，两剂而诸病失。翌日亲自来寓，调理而安。余于此症药进效速，爰有解焉。其人素有湿痰，咳呛气促，乃中阳不足。肺胃上逆之体，兹因春感外邪，发热头痛无汗，病邪在经。因内蕴湿邪，故不口渴，虽在春令，较春温之燥火内应者不同，故用桂枝汤，加豆卷杏陈，仿仲景之法，治其经邪。惟中宫久有水气，今被外邪闭郁，冲突于下窍而痢作，故用苓泽，渗脾湿以清其源，暂用姜砂以温脾阳，佐橘半以降胃浊，炙草大枣以和中。盖脾湿之体，不温中宫，外犯之经邪，不易解也。至已成之痢，缘内蕴湿邪，郁其木火而色赤，故易方用苓、泽、苡仁、车前以理脾湿，桂枝丹皮疏其木火之郁陷，佐羌防升麻，逆挽其下陷，顺升其清阳，重用焦查利腑气而消滞，加苁蓉以滑肠，炙草和协诸味以安中，其病自不难治矣。予于治痢之法，已愈多人。然症之寒热虚实，变现不一，果能悟其理而审症明确，投无不效也。

老闸养德堂药铺姜异甫病，六月二十八日，老介福绸号，叶月槎兄代邀往诊。病因宝善街火警，早起受寒，又啖瓜果，以致腹痛，挑痧后，手指麻木。邀孟河医治之，方中用川朴丁香等味，初进水泻，继而便溏，再进而大便鞭结矣。第三剂仍用丁香等味，并未审太阴之湿已去，而阳明之燥将作也。服后烦闷异常，内火益炽。另请沪上所称名医者治之，方首即书云，湿温夹暑夹阴，有发为瘢疹之虑等语，且有鸽麝熨脐之法。方用附子理中丸，兼北细辛等味，服之面赤气粗，两足如烙，证益加剧。始经予诊，予笑谓之曰：此症乃药病，非真病也。与一清解方，嘱其连进二剂，可向愈矣。越二日，早晨，予正应门诊，而异甫至，亦即就诊。予因一面之故，已不能记忆，犹询姓氏。渠乃微哂曰：余即日昨请诊之姜某也，先生竟忘之耶？顷闲叶月翁亦至，相与一笑云：医术以效为常，此案本不足存，且近于扬人之短，非吾素愿。惟学术粗浅者，认证不清，往往有之。岂有负一时之盛名，而阴阳背谬，一至于是乎？医为仁

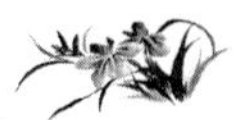

术，为之者，宜何如慎之又慎耶！

陈竹坪先生，沪上大善士也。常以活人为心，专治服生鸦片，经其挽救者，千百人。遇贫且病者，恒代延医给药，施以钱米，人甚德之。曾诊其夫人之恙，因而识予。癸未四月，邀诊一倪姓童，年甫九龄。因父病，家不举火，乞食于邻。邻人饲以冷粥，遂腹痛泄泻。沪上有时医子，全未读书，仅执数方以袭父业。以耳为目者，多延之，以为名医后，必名医也，被其戕害者，不可胜计。是症适先延之，乃进以发散消导之剂，旋即饮食不进，头汗淋漓，呻吟不绝。问之，但云胸中虽受，莫名其状耳。余谓童年，并无七情六欲之感，冷粥停滞，乃最易治之证。用参苓归芍，加调气之药，一方而愈。原其头汗出者，误服豆卷发散之品也。再有楂、曲、麦芽、槟榔、枳实，枯肠馁腹，何以克当，必至中气日伤，归于不救，直是无端索其命耳。余见此君之仅用数方，以应万病者屡矣。欲面规之，窃恐水火不久，故尝为论说，登诸日报。深冀此君见之，知以人命为重也。

潘镜波先生以医相识也，其少君叔仪世兄，年甫弱冠，体质素柔，屡来就诊。今九月中又偕潘醴翁、金兰翁寓申就诊。脉象濡浮，舌无苔垢，脾阳失运，不肌少纳者，已两旬矣。余初用和中渗湿，鼓运脾阳之法；继增苦辛泄降之品，五剂后欣喜殊甚，饮食多进矣。是夜过半，忽肩舆促诊，来者云：潘客甚病。余殊骇异。至则见其吐泻交作，吐出之水，酸秽殊甚。胸腹疼痛，按之有形，畏寒烦扰，呻吟床席，转侧不安。询知至申后，未能节劳，饱啖酒醴腥厚，且食生蟹。兰翁等见此病状，相顾错愕。余曰：此食郁霍乱，不难愈也，但易去者实邪，难旺者脾阳耳。方用制夏、云苓、砂仁、陈皮、焦楂、麦芽、枳实、鸡巨子、雅连、干姜、吴萸，引用百炙灰，药调服。越日金兰翁来云：病已霍然矣。又一日自来复诊，余邪未清，腹尚微痛，大便尚溏。易方理余邪而兼调理，但脉象尚弦，面色带青，缘肝木扰乱脾土之故。坚嘱其节劳慎饮食，药饵可以见功，否则内多思虑，外更劳形，饮食不调，中气难复也。人可不慎疾乎。

咳血

辛巳孟夏，义和成药号刘佑年兄请诊。脉象右涩左滑，右胁胀疼，咳痰呛血，寒热未清，呼吸痛不可耐，病延旬日。予询其初起时病象，答云：初起寒热，右耳后项肿，服前医之药，项肿平而胁胀甚，咳痰见血，咳时胁痛，刻不可忍。予曰：此乃风邪由项后入于风府，郁于少阳之经。而咳血胁痛者，大部药误所致也。出方视之，果川贝、麦冬、旋覆、蛤壳之类。予用薄荷、前胡、杏仁、象贝、紫菀、丹皮、茜根、牛蒡、桔梗、苏叶、柏叶等，两进而血止嗽减，改方去茜根柏叶，加用半夏、陈皮、苓、草之类，三易方而病如失，调理即安。盖血症必探其原，断不得一见视为虚劳，骤用补涩。如此症之风邪外袭，误成血症。若不察病情，拘于阴虚火动之见，则病象变更，不堪设相矣。世之因此而误治者，指不胜屈也。至若劳伤血络，血不循络，而有暴吐之症，仲景有柏叶汤。取柏叶之敛肺，止其血之上溢；艾叶温通血络，使血由络而行；炮姜温其脾土，马通汁又能敛血下行，用得其宜，效速而无后患。世以滋阴降火，凉血止血求效于目前者，岂知血去中虚，气机不运。阴凝之药，积于中宫，致离经背道之血，瘀结于络，络不得流行。一旦崩决，血之上溢也更甚。中气为阴腻所滞，脾阳不振，无痰之体，渐生痰涎，足太阴脾以湿土主令，手太阴肺从令而化湿。肺受湿邪，又增咳嗽，从此肺气窒塞于上，而失其收敛下降之权，肝血郁陷于下，而失其升达上行之性，至春木性怒发而血升，交秋肺气收敛而咳甚。病者信为虚症，原服补药，医者视为劳损，投以滋阴。体弱者多服滋补药，一二年间，遂成

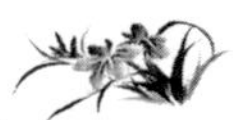

扁鹊难医之症，体强者不过带病延年，余所见者多矣。寓沪以来，遇误治未深之症，每用淡以渗其脾湿，辛以降其胃浊，疏肝木以清降，逐瘀滞以通络，藉此挽回者恒多，用特书之。

张浩卿，浙人也。癸未春来诊，脉象右关独大，已知肺胃之郁，舌苔白腻，痰多咳呛，偶有带血，胸中懊憹莫名。乃劳伤脾土，浸生痰涎。土湿则木郁，春令肝木发荣，郁则生火而冲动络中之血，火既上炎，刑及肺胃，则胸中懊憹。治以理脾湿为主，降胃肃肺和火通络，均佐使之法也。方用苓斛苡滑，淡渗脾湿，半夏降其浊痰，炙草和中。加丹皮泄木清风，疏其络中之瘀，茜草通其离经背道之余血，杏陈润肺利气，助其下降之权。浮火克其肺金，用淡芩清之，再用前胡，开少阳相火下藏之路，欲其脾旺胃和，肺欽而络无留瘀，火降而血自归经。服至十剂，诸恙尽平。

顾寿康丝栈华君韵香，初夏就诊，脉象右关独大，舌苔白腻，舌质淡红，痰多咳呛，血现痰中，胸中懊憹，莫可名状。余以为多思伤脾。脾土湿郁，湿郁则木郁，肝木性不受郁，郁而怒发，怒发则生风火，风火冲突，犯及络中之血，故血见于痰中。火发于上而刑肺金，甲木不降而克胃土，则胸脘失其冲和，而胸中懊憹。右关之脉独大矣，盖谷入于胃而传脾，脾气输谷精于肺胃，化气血而散布诸经，由经及络，经谓阳络伤则血上溢。所谓伤而溢者，缘血不能循络而行，则络伤。用苓术燥脾，杏陈润肺利气，成其收欽下降之功。上有浮火烁肺，用淡芩清之。前胡开少阳相火下行之路，意在燥脾和胃降肺，俾络无留瘀，血尽归经而已。余于血症，不惮反覆烦言。因每见治血者，多以为火盛，骤用寒凉，当时血亦暂止。迨离经之血，凝结不解，渐至气道日窒。肺气不降而生痰相火不藏而上燥，不悟其理，再用滋阴，遂成不治者，指不胜屈。故又书此案，而不厌重复焉。

浙宁张惠昌四月下旬就诊。自述去秋痰中见血，申地名医求治迨遍。至正月即吐纯红，旋服止血之药，血已暂止。午后寒热交作，热退无汗，黎明冷汗极多。咳痰不爽，声瘖气促，两胁拘挛而痛。持所服医方甚多，余亦不暇检视，盖不阅已可知也。病情至此变端百出，医者病者，皆以为宜于用补。人以为虚，余以为实，非实也，乃气道之闭塞也。脉象弦数，细而无神，一派郁象，不得以为虚也。舌上薄白之苔，湿而不浮，乃郁象之明证。苔如地生之草，中气调和，苔必升浮，不至紧闭也。两目白睛，已现红黄之色，岂非少阳郁火，干犯肺胃。盖阴阳之升降，在子午之时，气道被补药填塞，升降不得自如，寒热因作。于午后，黎明乃寅卯之交，木气当权，木气升于子位，故冷汗出，木为心火之毋，汗乃心之液也。两胁，乃肝胆游行之路，升降窒塞，故拘紧而痛。甲乙两木之火，升降不调，郁于少阳，而克肺胃，肺胃之气，不得下降，自然痰出不爽，气促声嘶矣。病至此，颇非易治。但其人体瘦，颇类木形，本质火旺，尚能纳食，症情之重，究为药误，故立方以治之。因此而忆及苏城潘友庄兄，游沪时，谈及曾患血症。余问所服方药，友翁云：寒家列祖相传，惟血症不准服药，故至今未发。予笑曰：诚哉是言。余设医于市，遇问病者，每以不服药为中医相诫。盖一经医手，得其中者，犹或寡矣，能不慨哉。

痰　浊

甲申春季陈济堂王耀庭兄请诊。诊得脉象浮大无伦，两尺沉伏，舌有薄白之苔，平铺满布，咳痰盈碗，喘息肩耸，喉声呴呴然，气短语言不续，小便点滴不通，起卧均不适，举家惶然。余以为湿痰中郁，外感风邪也。大凡人有外邪感冒，初起必有白苔，满布舌边。至于舌边无苔，湿苔在中而毛，此乃外邪渐解，或系久病变象。至于杂症，舌苔变现无定，又不能拘

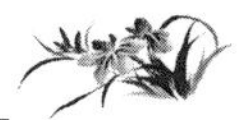

泥，不得与外感初起之舌并论也。此症因时交春命，外受郁邪，皮毛闭郁。缘风为阳邪，鼓荡营卫，触其当今之木火。风火相击，湿痰在中，又因风火冲击而升，不得下降，以致风火湿三邪，共犯肺胃，是以异常喘急，证情危险矣。治法用薄荷、前胡、半夏、杏仁、橘皮、淡芩、茯苓、泽泻、苡仁、石斛、滑石、生草等，一剂平，两剂愈。

轮船朱少卿至寓求诊。脉象两尺空，两关滑，右寸独大。其体甚坚强，内多痰湿，两目红而头胀，怔忡不寐。余用苓、斛、苡、滑、半、贝、栀、芩、前胡、元参、枳实、生草、桑叶，治之而平。盖关滑尺小者，痰郁火飞之象也。火被湿阻，不得下降，上刑肺金，自见右寸独大而目赤矣。火扰于肺胃，肝胆两火，与痰湿相搏击。因见怔忡之证，肺主卫气，肺金受克，卫气不入于阴，则不寐。此证如见不的确，误用温补，则痰火益炽；肆用寒凉，则灭其真火。若用滋阴，则助其湿邪。故燥脾润肺降浊，而导火下行，不易之法也。

疟疾

陈友卿脉来虚大，舌苔白腻，质有裂纹，久疟伤中，脾不统血，偶吐鲜红，右胁有块，将成疟母。立法理脾降浊，和解少阳，而逐瘀结。方用醋鳖甲、鳖血、柴胡、云苓、麦冬、归身、丹皮、延胡、半夏、杏仁、陈皮、炙草、夏枯草、侧柏叶。服四剂复诊，脉大已和，惟右尺尚露。盖少阳相火，未能蛰藏也。疟母已消，足肿亦减，寒热干咳气促俱平。深喜三阴疟，缠绵入阅月，已有愈期。续求调理，药用参、斛、苓、草、杏仁、麻仁、陈皮、丹皮、前柴胡、鳖甲淡芩、延胡、蒌皮、桑叶、生姜、元枣与之。至第三次就诊，诸恙悉平。改用和中法，嘱其饮食调和，毋庸认真求药矣。余业斯道，每谓人不必求药，且作《补药误病论》，人或视以为偏。不知药能治病，亦能致病。病愈服药，无益有损。且有病人元气未漓，邪退自然正复，未尝服药，病亦向愈者。设病已全去，尚欲求药，无病转足致病。再有误投，必至变病增病，或成为难治之病，岂非不药为愈乎？吾见世之本无大病，因多药而误成病者实夥，故不惜谆谆告诫焉。

前　阴

壬午小春既望，夜将半，顾容齐先生命与邀诊，至则所诊者乃金陵吕秋樵孝廉也。秋翁患淋沥，医云湿热下注，方有生地八钱，畏未敢服。因自服五苓去桂加制军之方，小溲点滴不通，至晚胀急愈甚，坐立不安，不得已绕屋而行，足不停趾，因延予治。诊其脉，尺大寸小，濡涩不调。用胆草、苓皮、猪苓、车前、苡、斛、黄柏、生草，佐以桂枝、防风、羌活、柴胡、杏仁、陈皮，以姜皮、枇杷叶为引。诘朝秋翁乘与自来，小便通调，淋浊亦止。易以渗湿达木之方，调理而安。夫淋浊癃闭等证，举世皆用利湿之法，而不思达木。岂知利湿之品，其性趋下，有愈利而风愈闭者。《经》云：肾司二便，其职在肝。若不达其风木之郁，脾气之陷，下窍焉得通调，湿火何能两解乎？故余用渗湿之品，而佐柴、桂以达木下陷已结之火，用胆、草、黄柏、生草梢等以清之，再得杏、陈利其肺胃升降之气，有不霍然而愈者乎？

周少愚，湿热淋痛，脉象弦细而数。夫弦为风木之象，郁而生火则数。木火郁于湿土，湿被木火蒸淫而为热。木生风火，不得上升，下注而泄于小便，则成淋浊。其下注者，风之力也，痛甚者，火之郁也。方用术苓等以理脾，亦用柴桂等以升木。其下陷之火，用丹皮栀柏以清之。两剂痛定，而余沥未清。前方去丹皮减柴桂，病如失。世于湿热症，每每畏用桂枝，以为辛热。不知桂枝乃木之枝干，其性入足厥阴肝经，故肝木之下

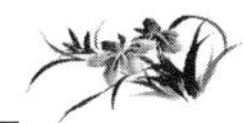

郁者，必得此以疏通之而上行。不若肉桂辛热，能入下焦，专治寒凝气滞血凝等症。两桂相较，其用回然不同。故有湿郁木火之证，非桂枝不为功。至于风邪伤卫，发热无汗，又用之以和营泄卫。若遇阳明燥甚，内有木火为患，及湿郁火升者，误用之又为害不浅，所宜明辨也。

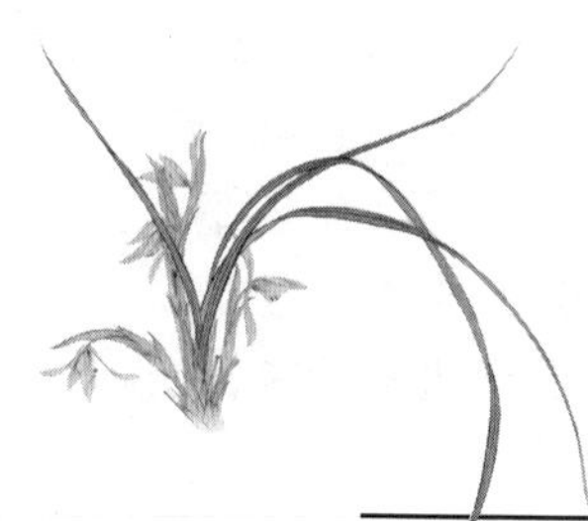

李修之医话精华

上海秦伯未编纂　普宁方公溥参校

李修之（用粹），又号惺庵，松江人。学养至深，见理独明。为人治病，投之所向，无不合度。尝详述病原治法，选录应效方剂，著《证治汇补》一书

伤　寒

徐敬山伤寒郁热，过经不解，愈后复谵语神昏，刺高胎黑，耳聋如愚，六脉洪大。此阳明胃热血化为斑之状，仍燃灯照其胸腹，果紫班如绿豆大者，朗如列星，但未全透于肌表。宜清胃解毒，使斑点透露，则神清热减矣。用竹叶石膏汤二剂，壮热顿退，斑势掀发。但昏呆愈甚，厉声呼之，亦不觉醒，全无活意，惟脉息尚未断绝，俱云死矣。余复诊其脉，两手皆在，不过虚微耳。盖此证始因胃热将腐。先用寒凉以解其客热，今邪火已退，正气独孤，故两目紧闭，僵如死状。急用补胃之剂，以醒胃脘真阳，生机自回也。即以生脉散合四君子汤一剂，至夜半而两目能视，乃索米粥，以后调理渐安。

妻祖黄含美，庚辰会试，患伤寒极甚。适其时家君薄游都门，乃与诊治。舌黑刺高，壮热妄语，神思昏沈，奄奄一息，此为邪热内盛，亢阳外灼，脏腑燔焚，血遂沸腾，斑将出矣。遂用生地、黄连、元参、麦冬、丹皮、知母、甘草，一剂而斑现，再剂而神清，三剂而舌刺如洗矣。

燕京礼垣房之麟，患伤寒五日，病势困殆，伊亲在太医院者七人，莫能措手，延家君治之。脉人迎紧盛，右关洪大，神思若狂，舌胎微黑。此邪热拂郁，神思昏愦而如狂，亢阳煽炽，火极似水而舌黑，炎炎蕴隆，将成燎原。若非凉血，火将焚矣，视其胸腹，果有红斑遂用化斑清火，一服顿愈。

中　风

分镇符公祖恭人，形体壮盛，五旬手指麻木，已历三载。甲辰秋，偶感恚怒，忽失声仆地，痰潮如踞，眼合遗尿，六脉洪大。适予往茸城，飞骑促归。缘符公素谙医理，自谓无救，议用小续命汤，俟予决之。予曰：是方乃辛温群聚，利于祛邪，妨于养正。其故有三：盖北人气实，南人气虚，虽今古通论，然北人居南日久，服习水土，气禀更移，肤腠亦疏，故卑下之乡，柔脆之气，每乘虚来犯，致阴阳颠倒，荣卫解散，而气虚卒中，此南北之辨者一。况中风要旨，又在剖别闭脱。夫闭者，邪塞道路，正气壅塞，闭拒不通，脱者邪胜，五内心气飞越，脱绝不续，二证攸分，相悬霄壤，故小续命汤，原为角弓反张，牙关紧急，闭证而设。若用于眼合遗尿之脱证，是既伤其阴，复耗其阳，此闭脱之辨者二。又风为阳中阴，气内应于肝，肝为阴中之阳脏，外合于风。恚怒太过，火起于肝胆，内火外风，猖狂扰乱，必挟势而乘脾土，故痰涎汹涌，责脾不统摄，肾不归藏，滋根固蒂，尚恐不及。若徒事发散，是为虚虚，此真似之辨者三。《灵枢》所谓虚邪遍客于身半。其入深者，内居营卫，消衰则真气去，邪气犹留，发为偏枯，端合是证。当法河间东垣用药，保全脾肾两脏，庶可回春。乃以六君子加黄耆、白芍、桂枝、钩藤、竹沥、姜汁，服二剂，恶症俱减，脉亦收敛。但声哑如呆，此肾水衰耗，心苗舌槁，至更余后，火气下行，肾精上朝，方能出音。遂改用地黄饮子，服至十五剂，大便始通，坚黑如铁，虽有声出，状似燕语。乃朝用补中益气汤，加麦冬五味以培脾，夕用地黄汤加肉苁蓉当归以滋肾，调理百日，语言如旧，步履如初。但右手不能如前耳，然亦幸赖余之辩也。

暑　热

上洋王邑尊有幕宾张姓者，盛暑发热，至六七日以来，昏沈不语，面赤兼紫，与水则咽，大便不通，身难转侧，目闭不语，群医束手，皆曰不治。好事者以予名齿及，即投东招治。

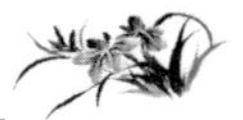

诊毕谓王公曰：是病虽危，脉则和顺，况身体软缓，唇吻红润，气息调匀，俱为吉兆。只因邪热传入手少阴经，郁而不舒，所以面赤昏呆，口噤不语。乃以导赤散，加黄连、麦冬，佐犀角少许，加竹叶灯心煎成，用刷脚抉开口，徐令灌下。片时觉面色稍退，再剂而开目能视，三剂而语言如旧。后调理而安。

慈溪杨天生馆江湾镇，时值盛暑，壮热头痛，神昏发斑狂乱，不畏水火，数人守之，犹难禁止。甚至舌黑刺高，环口青暗，气促眼红，谵语直视，迎余往治。余见众人环绕，蒸汗如雨，病人狂躁，无有休息，寻衣摸床，尽属死候。强按其脉，幸而未散。急取筯缠绵，用新汲水，抉开口，凿去芒刺，即以西瓜与之，犹能下咽。乃用大桶盛新汲水，放在四围。并洒湿中间空地，铺薄席一条，使病人睡上。再用青布丈许，折作数层，浸入水中，搭病人心胸之间，便能言顿入清凉世界六字，语虽模糊，亦为吉兆。遂煎白虎汤，加山栀、黄芩、玄参与服。半月间，狂奔乱走，目无交睫，药才入口，熟睡如死。傍人尽曰：休矣。余曰：此胃和安睡，不可惊觉。自日中至夜半方醒，其病遂愈。

血症

徽商吴维宗年将耳顺，忽染吐血嗽痰，昼夜不宁。医视年迈多劳，误投参芪，遂觉一线秽气，直冲清道，如烟似雾，胸膈隐隐作痛，喘息不能卧下，阖户悲泣。特遣伊侄远顾蓬门，具陈病概。述维宗得子，尚在幼龄，一旦撄此沉疴，鞠育何人？衷肠惨裂，余悯其恳切，细为审度。知水亏龙奋，焦灼娇脏，将见腐肺成痈，所以咳咯不止。盖金水一气，水火同源。乾金既可生水，坎水又能养金。惟源流相济，则离焰无辉，如真水涸流，则相火飞越。俾清虚寥廓之质，成扰攘混浊之气，况乎甘温助阳，愈伤其肺，宜壮水之主，以镇阳光，使子来救母，而邪火顿息也。方以生熟地黄，各二钱，天麦、门冬各钱半，紫苑、茯苓、贝母、枯芩、瓜蒌、霜甘草节各一钱，服两剂而烟消雾散，喘息卧稳。以后加减，不旬日而痰嗽俱止。

柯霭宁患吐血后，咳嗽连声，气喘吐沫，日晡潮热。服四物、知母、黄柏、苏子、贝母、百部、丹皮之属，病势转剧，乞余治之。六脉芤软，两尺浮数，知为阴枯髓竭，阳孤气浮。肺金之气，不能归纳丹田，壮火之势，得以游行清道，所以娇藏受伤，喘嗽乃发。理应用六味丸加五味沈香，导火归源。但因脾气不实，乃先以人参、白术、黄芪、山萸、山药各钱半，石斛、丹皮、茯苓各一钱，五味子二十一粒，肉桂五分。服数十帖，大便始实。改用前方，调养月余，咳嗽亦愈。

泄 泻

上洋邹邑侯子舍，仲夏患泄，精神疲惫，面目青黄。因素不服药，迁延季秋，忽眩晕仆地，四肢抽搦，口歪唇动，遍体冰寒，面黄肚缩，六脉全无。署中幕宾晓通医理，各言已见。或议诸风掉眩，法宜平肝，或论诸寒收引，法应发散，议论异同，不敢投剂，延余决之。余曰：脾为升阳之职，胃为行气之府。坤土旺则清阳四布，乾健乖而浊阴蔽塞，此自然之理也。今泄泻既久，冲和耗散，所以脾元下脱，脉气上浮，阴阳阻绝，而成天地不交之痞，故卒然倒仆，所谓土虚则溃也。况肝脾二经，为相胜之藏，脾虚则肝旺，肝旺则风生，故体冷面青歪斜搐搦，相因而致也。若误认风寒之候而用发表，恐已往之阳，追之不返。宜急煎大剂人参附子，庶为治本。合署惊讶。见余议论严确，乃用人参一两，熟附二钱，生姜五片，煎成灌下。一二时手指稍温，至夜半而身暖神苏，能进米饮，后以理中补中调理而安。

分镇符公祖令爱，久泻肉脱，肢体浮肿，大腹胀痛。便内

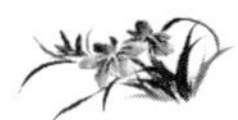

赤虫，形如柳叶，有口无目。更兼咳嗽烦躁，夜卧不宁。召余调治。符公曰：小女之疾，起于去夏，饮食又不节，淹缠半载，服利水之药，身肿不减，用参芪等剂，胀闷益增，谅非神手，不能奏功，敢祈一匕，以冀回春。余曰：中央脾土，喜燥恶湿，为脏腑根本，生化源头。虽云至阴之地，实操升阳之权。盛暑之际，六阳外发，阴寒潜伏，加之浮瓜沈李，饮冷吞寒，使乾阳之气，郁坤土之中。所以气滞化湿，湿化而热生，湿热壅滞，转轮不行，仓廪之精华下陷而为泻。久则清阳愈虚，浊阴愈盛，留于中州，则为腹胀，散于肌肉，则为浮肿。上乘肺分，则为咳嗽。况脾为诸阴之首，肝为风木之司，湿热盛则阴虚而烦躁夜甚，肝风旺则遇湿而虫形生，头绪虽多，不越木旺土衰之症。治常调脾抑肝，佐以升清降浊，使湿热去而病当渐愈。疏方用白术、云苓、半夏、芍药、黄连、肉桂、干姜、柴胡、厚朴、乌梅、花椒等剂，调理而安。

张侍川脾泄经年，汤药遍尝，大肉尽削，小便枯竭，势已危殆。余往诊之，左脉弦细，右脉虚微，此系干阳不运，坤阴无权，所以脾伤而破䐃肉脱，肺虚而气化失调。俾浊阴不降，内滞肠胃，清阳不发，下乘肝肾，由是三阴受伤，而成久泄之症。况人年四十，升阳之气，与降阴之令，自此相半。今侍川春秋已逾五旬，不思举其下陷之气，反以渗利为用，则失治本之旨矣。况下久亡阴，未有久泄而肾不虚者。若单补其脾，则力缓不能建功，须得温缓下焦，药辅其间。俾丹田火旺，则脾土自温；中州健运，则充和自布。精微之气，上奉辛金，下轮膀胱，泌别清浊，则小水通于前，大便实于后，可指日而愈也。方以人参、黄芪、白术、甘草、广皮、木香、升麻、柴胡、肉果、补骨脂数剂，小水遂通，大便亦实。后以四神丸加煨木香，调理而安。

家君治江右太师傅继庵夫人，久泄不已。脉得微迟，微为阳衰，迟为寒甚，斯脾土虚而真阳衰之候也。盖脾土虚，非补中则土不旺。真阳衰，非温中则寒不释。乃以四君子加姜、桂，服二剂而畏寒如故，泄亦不减。知非土中之阳不旺，乃水中之火不升也。水中之火不升，无以上蒸脾土，故气馁而不健，须助少火之气，方能障土之湿。遂以人参三钱，白术五钱，肉桂一钱，附子一钱，数剂渐愈。后以八味丸，调理而安。

痹

上洋秦齐之劳欲过度，每于阴雨，左足麻木，有无可形容之状。历访名医，非养血为用，即补气立论，时作时止，终未奏效。戊戌春病势大发，足不转舒，背心一片麻木不已。延余治之，左脉沉紧，右脉沉涩，此风寒湿三气杂至，合而为痹。其风气胜者为行痹，湿气胜者为著痹，寒气胜者为痛痹。着痹者即麻木之谓也。明系湿邪内著，痰气凝结，郁而不畅，发为著痹。须宣发燥湿之剂，加以引使之品，直至足膝，庶湿痰消而火气周流也。方以黄芪、苍术、桂枝、半夏、羌活、独活、防已、灵仙数剂，其病如失，终不复发。若以齐之多劳多欲，日服参芪，壅瘀隧道，外邪焉能发越，而病安从去?

德州都谏王介清，丁内艰，特患左胁顽痹，足腿麻木。按摩片时，少堪少履。服清火消痰，补气活血，病势不减。后服满入京，邀参君诊视。见伊肾肝脉虚，断为肾虚不能生肝，肝虚不能荣血，水亏血耗，经隧枯涩之症。先以四物汤加秦艽、石斛、牛膝、萎蕤，不数剂而胁痹顿除。后服肾气丸一料，永不复发。

哮 喘

秦商张玉环感寒咳嗽，变成哮喘，口张不闭，语言不续，呤呷有声。外闻邻里，投以二陈枳桔，毫不稍减。延余救之。

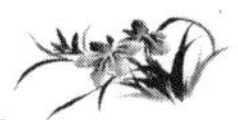

诊其右手寸关，俱见浮紧，重取带滑，断为新寒外束，旧痰内抟，闭结清道，鼓动肺金。当以三拗汤，宣发外邪，涌吐痰涎为要。若畏首畏尾，漫投肤浅之药，则风寒闭固，顽痰何由解释。况《经》曰：辛甘发散为阳。麻黄者辛甘之物也，禀天地轻清之气，轻可去实，清可利肺。肺道通而痰行，痰气行而哮喘愈矣。乃煎前方与服，果终剂而汗出津津，一日夜约吐痰斗许，哮喘遂平。二年因不忌口，复起前症而殁。

协镇王公生长蓟北，腠理闭密。癸卯秋谒提台梁公于苴城，乘凉早归，中途浓唾，觉后恶寒发热。缘无宿病，自念体强，不须调养，过食荤腥，日增喘促，气息声粗，不能卧倒。更觉汗出津津，语言断落，不能发声。延余商治。六脉洪滑，右寸关尤汩汩动摇。以脉合证，知为痰火内郁，风寒外束，正欲出而邪遏之，邪欲上而气逆之，邪正相搏，气凑于肺。俾橐籥之司，失其治节，清肃之气，变为扰动。是以呼吸升降，不能宣通，气道奔迫，变为肺鸣。一切见症，咸属风邪有余，肺气壅塞之证也。若能散寒祛痰，诸病自愈。乃用三拗汤，加橘红、半夏、前胡，一剂而痰喘缓，二剂而胸爽卧安。夫以王公之多欲，误认丹田气短，用温补之剂，则腻固肤腠，客邪焉能宣越？顽痰何以涣散？故临证之顷，贵乎谛审也。

诸　痛

大学士徐玄扈夫人患胃脘病，先以气治，次以食治，继以火治。剂多功少，甚至昏愦，良久复苏，延家君救疗。曰：夫人尊恙，非气也，非食也，亦非火也。由劳碌过度，中气受伤，脾阴弱而不化，胃阳衰而不布。阴阳既虚，仓廪壅滞，转输既弱，隧道失运，所以清浊相干，气血相搏而作痛也。若过用消导，则至高之气愈耗；误投苦寒，则胃脘之阳愈伤。为今之计，非补不可。古语虽云痛无补法，此指邪气方面者言也。今病势虽甚，而手按稍止，脉气虽大，而重按稍松，则是脉证俱虚，用补何疑？即以香炒六君子汤，一剂而昏愦定，痛亦止矣。

内乡令乔殿史次君，自幼腹痛，诸医作火治、气治、积治，数年不效，后以理中建中相间而服，亦不效。六脉微弦，面色青黄。余曰：切脉望色，咸属木旺凌脾，故建中用以建中焦之气，俾脾胃治而肝木自和，诚为合法，宜多服为佳。复用数剂，益增胀痛，殿史再延商治，余细思无策。曰：令郎之痛，发必有时，或重于昼，或甚于夜，或饥饿而发，或饱逸而止，皆治法不同。殿史曰：是病方饮食下咽，便作疼痛。若过饥亦痛，交阴分则贴然。余曰：得之矣。向者所用小建中，亦是从本而治，但芍药酸寒，甘饴发满，所以服之无效。但缘过饥而食，食必太饱，致伤脾胃，失其运用之职，故得肝旺凌脾，经所谓源同流异者也。今以六君子汤加山楂、麦芽，助其健运之职，而利机关，令无壅滞之患，则痛自愈也。服二剂而痛果止。所以医贵精详，不可草草。

一妇向患左胁疼痛，服行气逐血之剂，反加呕吐，甚至勺水难容。脉左沈右洪，明系怒动肝木，来侮脾阴。过投峻药，转伤胃气，致三阴失职，仓廪无由而化，二阳衰惫，传导何由而行，所以下脘不通，食泛上涌，斯理之自然，无庸议也。方以异功散加白芍肉桂，于土中泻木，并禁与饮食。用黄芪五钱，陈仓米百余粒，陈皮生姜三片，用伏龙肝水三碗，约煎一半，饥时略进数口。三两日后，方进稀粥，庶胃气和而食自不呕也，依法而行，果获奇效。

腹胀

参戎王丽堂夫人信佛长斋，性躁多怒，腹胀累年，历用汤丸，全无奏效。余治时腹大脐突，青筋环现，两胁更甚，喘满

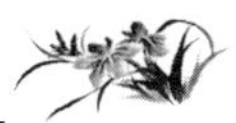

难卧。此系怒气伤肝，坤宫受制之证。前医徒知平肝之法，未明补肝之用。所以甲胆气衰，冲和暗损，清阳不升，浊阴不降，壅滞中州，胀势更增。殊不知肝木自甚，肝亦自伤，不但中土虚衰已也。治当调脾之中，兼以疏肝之品，使木气条达，不郁地中，而坤土自能发育耳。疏方用白、苍、术各钱半，白芍、广皮、香附、茯苓各一钱，肉桂、木香、生姜皮、各五分。服后顿觉腹响胀宽，喘平安卧，后加人参调理而全瘥。

文学包曰俞食蟹腹痛，发则厥逆，逾月不已。来邀诊告余，遍尝诸药，始则平胃二陈，继则桂姜理中，一无取效，反增胀痛。余曰：诸痛不一，投治各殊。感寒痛者，绵绵无间；因热痛者，作止不常。二者判若霄壤。尊恙痛势有时，脉带沉数，其为火郁无疑。虽曰食蟹而得，然寒久成热，火郁于中，热极似寒，厥冷于外，此始末传变之道。先哲垂论，昭然可考，奈何执泥虚寒，漫投刚剂，是以火济火，岂不难哉？以四逆散加酒妙黄连，一剂而愈。

调　经

茸城王公亮令爱血枯经闭，已年余矣。大肉半脱，饮食减少，日晡寒热，至夜半微汗而解。余诊其脉，两手细数，证属难疗。《素问》曰：二阳之病发心脾，有不得隐曲。女子不月，夫心统各经之血，脾为诸阴之首，二阳为子母之藏，其气恒相通也。病则二藏之气乖涩，荣血无以资生，故地道之不行，由心脾之气不充也。张洁古师弟，首重《内经》，一以调荣培土为主。而薛新甫将逍遥归脾二方为用，使气血旺而经自通。若不培补其源，反以消坚破硬，苦寒伤胃，通癸水为捷径法门，殊不知愈攻则愈虚而愈闭矣。生生之源，从此剥削殆尽，直至风消息贲，虽有神丹，难为治矣。不信余言，专行通导，竟至不起。

大场张公享之内，年逾四旬，丧子恸悲，涌崩如泉，或用四物胶艾，或增棕榈棉灰，毫不可遏。一医颇明义理，谓阳生阴长，无阳则阴不能生。乃用补中益气，以调脾培本。势虽稍缓，然数月以来，仍半月一崩，大如拳块。彻夜不寐，胸膈胀满势甚，危殆求余治之。面色青唇，爪失泽，四肢麻木，遍体酸痛，六脉芤虚，时或见涩，此病久生郁，大虚挟寒之象。夫脾喜歌乐而恶忧思，喜温燥而恶寒凉。若投胶艾、止涩之剂，则隧道壅塞，而郁结作矣。若单用升柴提举之法，则元气衰耗，而生发无由也。乃以归脾汤加益智、炮姜，大剂与服，四剂而势稍缓，便能夜寐，胸膈顿宽，饮食增进。调理两月，天癸始正。计前后服过人参十有六斤。若处寒素，去生远矣。

携李孝廉沈天生夫人血崩不止，势如涌泉。有谓血热则行，血寒则止，用四物加芩柏等剂，两昼夜不减。延家君往治。诊其脉息安静，全无火势，肌体清癯，查非壮实，知为脾胃气虚，不能统摄阴血，苦寒杂进，反潜消阳气。须用甘温之品，以回生长之令。乃以补中益气汤，加阿胶，炮姜，大补脾元，升举元阳，二剂而崩止，后调理渐安。

胎　产

朱思皇夫人坐孕七月，胎肿异常，喘急不能言，并不能卧者月余。举家惊惶，投药甚乱。一医议用人参、白术以实脾，一医改用商陆、葶苈以泻肺，相去天渊，益增疑惑。就余决之。余曰：此证似危，脉幸洪滑，产前可保无虞。分娩之后，颇费周章。舍前两治，不过一二剂便获安枕矣。座中讶出言之易，各言辨驳。余据理析之曰：胃为清阳之海，肺为行气之籥，故呼吸升降，根于丹田，清浊输化，赖于化土。若平素膏粱太过，则中州积热，况胎孕内结，则相火有余。至六七月以来，肺胃用事，胎孕渐大，故愈逼而火愈旺，凑逆于上，喘呼不卧，名曰子悬是也。若用参术温补，则肺气壅塞，葶陆苦寒，则胃气

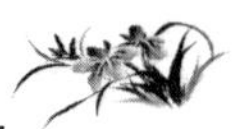

孤危，均致变证蜂起，非实实虚虚之谓乎？疏方用苏梗、桔梗、枳壳、腹皮各三钱，云苓、陈皮、半夏各钱半，甘草五分，生姜三片，水煎服，一贴便能言。再剂则安卧，合门信为神丹。余曰：无欢也。胎前喘呼，药石易疗，恐临盆在迩，其喘复生。虽灵丹在握，不能为也。须预备奇策，调护真元，不致临产散涣，乃可万全。不数日产一子，甚觉强健，越二月喘果复作，惊慌无措。进饮食后，略减片时。此胃土虚而不能生金之象。以大剂参、术、苓、草、五味、肉桂，数服乃安。

痒生陆长丸内系董文敏公之孙女也，怀孕三月，忽崩涌如泉，胎随而脱。胸腹闷胀昏沈，发热谵语，上视见鬼，面黑流涎，已三日矣。此皆瘀血灌满胞中，上掩心包，故黑证毕现。治法须分先后，用肉桂、归尾、泽兰、香附、牛膝、红花、元胡、煎成，调失笑散，去其胞中垢秽，使不上升。继以参、芪、芎、归、肉桂，取其传送，庶或有救。如方修服，神思稍清，遂觉痛阵连腰，恍如下坠。将鹅翎探喉中，一呕而胞下，诸苦若矣。

娄江祭酒吴梅村夫人产后下痢，昼夜百余次，不能安寝。用攻下通导，而后重转增。延家君治之，断为阴虚阴陷，用六味汤加肉桂，以保衰败之阴。以补中汤加木香，以提下陷之气。盖新产荣卫空虚，阴阳残弱，咸赖孤脏之力，生血生气，以复后天养生之本。若既患下痢，则知元阳已虚，又投峻剂，必使真阴愈竭。惟舍通法而用塞法，易寒剂而用温剂。俾脾胃温泽，而魄门通畅，仓廪实而传道运行，自然精微变化，清浊调和矣。可见胎前产后，所恃者脾元也，所赖者阳气也。坤厚既旺，乾健自复。丹溪云：均以大补气血为主，虽有杂病，以末治之，诚者是言也。

龚姓妇产后病痉，口歪不语，角弓反张，时或稍愈，而顷之复作。诸医皆用风治。余曰：肝为藏血之乡，风水之司也。肝气为风，气血为水，水流则风息，而筋脉自舒。古人云：治

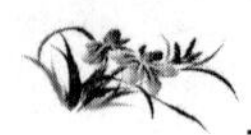

风先治血，信有谓矣。况新产后气衰于表，血耗于里。气衰则腠理疏而外风易袭，血衰则肝木枯而内风易作，故血不荣筋，则角弓反张。风淫胃脉，则唇口引动。当用滋润之品，内养肝血，直补其虚。少佐驱风之剂，同气相求，使易以入。乃用四物汤去芎药，加羌活、防风、独活、钩藤、酒炒荆芥，两剂而愈。若以风药治表，则风能燥血，辛散阳气，适滋其困矣。

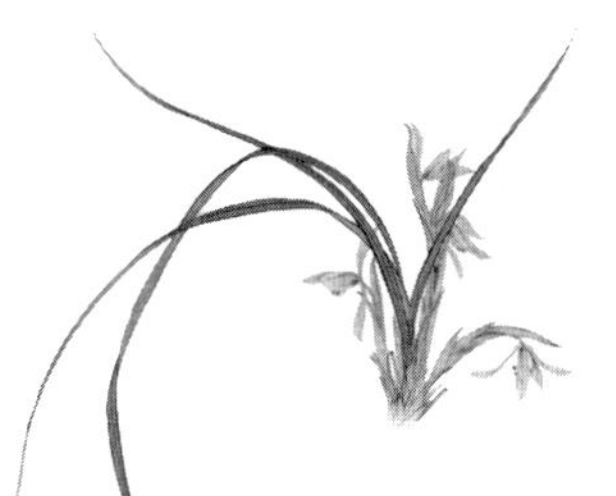

张畹香医话精华

上海秦伯未编纂　普宁方公溥参校

张畹香，绍兴人。读书时喜学医，博览群书。迨中年，有求诊者，着手辄效。于是由亲戚而遍及陌路，一时口碑载道。著有《医病简要》一书行世。

伤 寒

香粉巷俞策兄，十一月渠店夥屠越兄邀诊，身热舌黄，喉干，舌干齿浮，脉浮大，患经五六日。予知为阳明症。甫诊毕，其家已延以伤寒名者至。尔时戚友趋拥入诊，开小柴胡杂以消导。盖此人只有小柴胡达原小承气，不论四时六气，舌苔有无黄白皆此。其新人耳目者，枳壳、枳实、麻子仁、大黄、滚痰丸、厚朴、神曲、五谷虫、蒌仁出入加减而已。予因言此属阳明胃经，当用葛根汤。对曰：不特阳明，连太阳亦有于方末加葛根一钱五分。予不觉喷饭。次日则用蒌仁、桔壳，十二日病不去，乃邀予治。其阳明经仍在，不传府，为疏葛根汤，两剂身即凉。

会稽明府耿修翁乃弟，十一月水泻痉厥，神呆不省人事，脉沉弦小，舌净，身不热，已服过消导多多。予谓此直中太阴，未罢而传厥阴。用理中合人参吴茱萸汤，一剂水泻止，痉厥神呆如故。次日再诊，脉浮弦小，身热有微汗。自由厥阴转出少阳，当用小柴胡领邪外出，两剂神清痉去，大便畅解，正七日云。

温 病

昌安街董，五月病温。五六日舌鲜红呃逆，脉沉小弦数，神昏口舌燥，不饮水。予谓邪在血分，将发斑也。用玉女煎，石膏加至一两，麦冬五钱，生根地一两，犀角一钱五分磨冲，羚角三钱。复大青以托斑，柿蒂以除呃，两剂瘢出神清。

府桥泥水匠钟大成，舌鲜红，呃逆，脉洪数，面红气盛。是邪在心肺上焦，黄芩汤加牛蒡甘桔根、生地一两，生石膏二

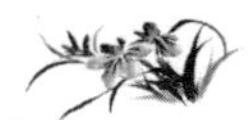

两，麦冬五钱，犀角、羚羊角、柿蒂，两剂呃除身凉。

营桥丁发颐大如马刀，喉赤肿痛，舌黄厚，脉数大，《说疫》所谓疙瘩瘟也。病经十余日，由于失下。《普济》消毒以人中黄易甘草，加掣大黄五钱，不应。加至八钱，大圊血而解。

教场沿高病温多日，舌白薄，神昏迷，口不渴，脉伏小。予谓邪在上焦。将欲作汗，须领邪外出。黄芩汤加薄荷、大力、羚角、石膏、甘桔一剂，次日大汗，大渴饮水无度。胸腹胀满，小便不通，用白虎汤加瓜蒌皮一两，带皮茯苓一两，一剂小溲如注而解。

范可斋四月间上焦温邪，用辛凉法。战汗体冷如冰，人不能支，又可所谓体厥也。诊脉静小，余嘱其家勿惊扰。疏沙参、麦冬根、生地、花粉等滋肺而愈。盖书以汗后脉如蛇者死，若沉部似有似无亦当死。又云脉不为汗下减者死。上城隍庙道士温邪舌黄，脉沉小无力。予谓明日当战汗，脉太弱恐战而不得汗也。次日果作战不汗而死。

大坊口赵患温邪三日，其两脚大痛，不能起立。予谓《说疫》中所云瓜瓤瘟、疙瘩瘟、大头瘟皆有方。又有极重者谓之软脚瘟，患必死无方也。然予思总由肾水之虚，肝家血分之热。用张石顽先生下焦肝痛方，加炒小茴香一钱五分，川楝子三钱，酒延胡一钱五分于黄芩汤中，三剂后足痛去，温邪亦渐瘥。嗣后无论男妇，遇软脚瘟，用此法俱效。

凡温邪或暑湿，一见舌尖鲜红，即为邪走心包，速须紫雪截其来路如神。至昏痉多用，亦难见效。宗涤翁郎似青，弱年时脉无神，予与刘友仙二兄深虑之。道光庚戌六月患温四五日，辰刻诊。予谓其戚王珠翁云：此症下午必入心包，紫雪香散恐不克当，不得已用人参汤送，迟则不救。予以原料紫雪付之，不即服，黄昏痉厥大汗，起立无常，脉虚小，予覆以不治。殊不知珠翁之夫人为涤翁之妹，三月间患温邪，予以紫雪治愈，是年温邪犯心即危，见机早用或效。或问何以与又可法不同。

予谓嘉庆年间所谓任大黄者，用又可大剂承气得效。以天运交七赤八白，七赤属大肠金，八白属脾土。今则交九紫，火属心，故邪亦走心包。即肝厥肝痛之多且甚者，亦由心火盛，盗其母气，肝虚易于致病，鸦片烟之盛行，舒其肝郁耳。明万历平间闽人至京售一粒金丹，所称阿芙蓉，即莺粟浆也。惟任翁用又可法大发财，名为《伤寒》世家，其实真正伤寒，辨经别络，恐难雪亮也。城乡各镇尤而效之，不过达原一饮，承气一汤，复以消导逐秽，不分四时百病，概谓《伤寒》无论老幼强弱，均用此法。无论舌苔有无与黄白，无不攻消。于是人人知医，个个插嘴；其术愈卑，其业愈贱。孔子云：小道必有可观。今则小之欲无，观之没有。故有志者遁而之他，万不习医而医乃绝。

仓桥孔小山先生，乙丑冬季年八十四，患风温多日。身热无汗，舌黑口齿燥甚，大便水泻，脉洪大，是其本色，盖高年未有脉不洪大为六阳者也。阅所服是葶苈苏子等泻肺，杂以消导，致邪陷下焦，故不得汗，不得汗则身不得凉。今津液已个，当救其阴。用黄芩汤复以增液汤，泻止再以葳蕤汤，得汗身凉。

治一孩三岁，二月间辰刻身热嗜卧，呼唤不醒。至黄昏惟闻喉间痰声壅塞，水浆不入。予以马勃一两，以病起勃然，故用勃然而兴之药，碎为小块，纱包铁物压煎。又以箸掉，以手揉，缘轻浮之物，不易煎汁耳。煎数大碗，将孩抱起，仰天灌一瓢。闻喉中声尤响，逾时向地倾之，又灌又倾。二更后喉忽开，大叫乃醒。天明不出汗身凉，竟不服药。又治世侄范定甫，甫周岁，三月患风温，越五十日气绝，委诸地尚温，又抱之。予诊脉小数，虎口纹紫细，直透三关，舌黑燥。其祖母嘱毋开方，以逢药食必吐，绝食已一月。予问不食何以活？云：见碗必欲饮，饮水耳。因思药之如茶水者必不吐。于是以病久气虚，用燕窝一两以代元参、麦冬、羚角，竹叶以代川连，黑橹豆皮一两以代地黄，茯苓通草以通小溲，皆无药气味者，恣饮之。

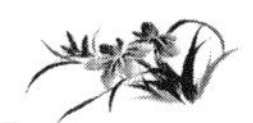

三日舌黑为黄，溲通泻差。再三日竟愈，食粥饭，至今抱子多多。

水沟营冯朴园姻兄，二月间在诸暨幕中，身热咳喘，病如伏寒。路间又感风雨，至家则诸筋络掣痛失红，脉数弦，舌黄薄。是肺卫心营皆感，然营较卫为重，当先治其红。用根生地一两，麦冬、银花、羚角、山茶花、丝瓜络、元参、赤芍、丹桑，两剂红止，再以凉解卫分风热，身凉而愈。

暑 证

予六十九岁，七月十三日先呕，腹响痛大泻，泻出如痰甚多，两足麻木拘挛不能开。所贮来复丹霹雳散正气丸，自觉于症不符。因记袁子才诗集患此，薛一瓢令服木瓜汤即愈，遂恣饮之渐愈。叶云：扶虚进参附。张石顽先生云：暑症误药皆有救法，误服附子为难解，曾见有下咽即死者。然予治会稽明府范公之封翁八月间转筋，用大顺散参附姜桂得效。大抵治病须辨别确切也。又表之汗不易彻，彻通也。曾见八月间患头痛，头如破，服各表药无效。一朝大汗，即痉厥不治，是犯仲景之戒。盖病属伏暑上焦，当用薄荷、丝瓜叶、竹叶、淡豆豉、葱头，以柴胡、葛根、羌活等杀之也。又见阴虚人，七月间服小柴胡三四剂，大汗如浴不救。城乡医者治暑，无不以小柴胡汤。每至久缠不已，即用法诸恙悉解，而引入少阳之贼，反寒热不去。予仍用柴胡截之，反致人诘。讵知即仲景附子泻心汤治误下结胸，内有大黄；喻氏治酒病仍用酒引，解铃仍用系铃人也。予治吴又轩在嘉兴府内患上焦症，头痛身热，无汗口燥。海盐廪生朱案云：用吴氏《条辨》，法辛凉微苦，字句书法均妙，而药乃甜杏甘草秦艽，与案不符。归家予用叶法，应候乃解。又攻之便易溏泻，盖遵河间法，至七八日自能溏泻。为湿邪自化，可接用通溲药，为开支河之法。予遇久患暑湿，六七十日，误攻大便，似痢非痢，用叶法即得畅解。譬如群小成聚，一见君子渐散也。又过清则支冷呕恶，邪未化火，乌得不以羚角川连清之，当中病即止。过剂则支冷呕恶洞泻为不治。予曾仿丹溪噤口痢法，以辽参入泻心汤治呕恶，以辽参入扶脾药救洞泻，往往无效。大抵辽参无真者耳，抑虽真亦不治耶。至误服承气，伤脾及胃作泻，舌雪花不食，有用参术炮姜得愈者。又治胡姓服承气后大泻，舌鲜红脱液，口燥欲裂，为肾阴之伤。仿甘露法，二地、二冬、肉桂、茯苓、生米仁、滑石、石斛，泻止津回。又治富合盛伏暑，盲医误下泻水。舌鲜红，脉弦小促，呃从小腹起，响而缓，为伤及肝肾，覆以不治。其父下跪磕头求救。予拟胡姓得效方，适盲医又至，被留合商。彼诊毕告予，谓食未净。予曰：乌知其有食？曰：若食净身当凉，不凉故知其未净。予曰：子食饭必有食，何以身不热？彼所病者暑湿也，非食也，养人者食也，杀人者病也。子何以不治杀人之暑湿，而治养人之食，彼不能说。以呃逆为肝气，开旋覆汤而散。呜呼！医若是，亦生人之大不幸也。然而臣门而如市也，则为不可解之事。嗣病家又邀一医，以犀角、地黄汤下咽即死，亦一盲也。此二人若照医门法律，当入无间地狱。又八月间治松林老幕师薛朴堂先生之孙，盲医先生已有方，予不知也。诊脉数，舌黑燥，口渴作泻，身热有汗。予案云：此属伏暑湿邪已化之候，而肺液胃津先涸，当增液通溲，若误作挟热下利便非治暑湿法程。用根生地、生白芍、麦冬、生米仁、生谷芽、地骨皮、益元散、通草等药。朴堂并不知医，以与彼之青麟丸、蒌仁、麻子仁、枳壳大异。因曰：天下医只一理，何冰炭若是？请问攻泻何意？以彼之不会立案也。彼云：急下存津，缘不早攻，故致舌黑，今攻之或可救也。又问夫子何为？予曰：予意在案，请观案可也。彼云：能开方何以不能说？予曰：予所言是伤寒论，此所患是暑湿症。丹溪先生云：暑湿从无大便攻泻之理。譬如刑名，案情罪轻重不等，岂皆杀耶。《传》曰：山有木，

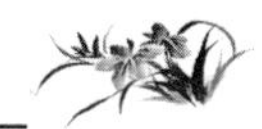

工则度之；宾有礼，主则择之，主人择之可耳。朴堂先生以予言为长，服予方，四五剂即愈。又治西郭嘉余典内一妇伏邪，误服大黄致危。予以叶法多日治愈。身凉能食，或食后倾囊吐出，吐后仍食，间数日又吐。予用仲景炮姜、甘草汤一剂即止。盖炮姜三钱，炙甘四钱，以大黄之伤其胃也。又过燥则唇齿燥裂，燥药以苍术为最，厚朴半夏次之。川连苦以燥之，燥亦甚。米仁、滑石、茯苓虽燥不裂，上焦症易于化燥，患久须重用根生地两许多剂，救其津液，方可得汗通溲。予治三财殿前朱石翁患伏暑，五六十日不汗不凉，不食不便。用根生地两许，佐以麦冬元参，多剂始得汗得痦，且大解而身凉能食。若遇阴津素亏之人，舌净光洁者，尤忌燥药。盖伏暑患在秋时，正当燥令，岂可过剂耶？又苍术本草谓其浚血。凡妇女经后，即遇水泻，万勿加用，用必液涸，虽大剂增液不可救。暑湿发喑者多，夹风者亦发疹，须托疹，大力子、蝉退、晚蚕、沙木、防己等类。予曾于六月间遇发斑者大便必泻，往往不治，当时不过一二人，并非沿门合境，则非瘟疫可知，至今尚未解其何故。暑症最忌指尖怕冷，其人阳气必虚，最易洞泻，用药不可不慎。暑湿有化胀者，当遵《内经》，胀起于上焦而甚于下焦者，当先治其下焦，而后治其上焦。治上焦麻黄汤，治下焦五苓散，然予试验，当改云：须始治其上焦，而终治其下焦。若用麻黄必重用生石膏，为大青龙越婢等法，以麻黄性温，于暑未符也。此予之心得，治愈颇多。又治覆船山俞六十外年纪，伏暑化胀，已月余不能行走，不能食。用张子和桂苓甘露饮二十余剂愈。又富阳医者马姓，自述在军营当差，受暑化胀年余，自服金匮肾气不效，慕名求治。予曰：金匮肾气治肾胀，于病不符。暑胀在下焦，当用张子和桂苓甘露饮。所谓桂苓者，古法肉桂一钱五分，泡浓汁渗入茯苓片六钱，晒干入煎为君，每剂如是始效耳。乃揖谢曰：不差不差，合好合好而去。未知其究竟愈否。第无论何胀，切须忌口。荤油面食尤忌，咸味可毋忌，然不可过咸耳。又暑湿有夹疮疡者。治朱咏泉世侄，八月间患暑，而湿邪尤重，溏泻，肛门患疮。考《金鉴》云：名鹳口疽。但治其湿疮，当先愈。用生茅术、生冬术、猪苓、茯苓等，果疮先结痂，而后身凉。伏暑有两腿肿胀，浮大酸重，不便行走者，须用木防己、石膏、泽泻、炙桑皮，桑皮须自于桑根上掘取，药铺皆身上剥皮，非下焦药，故无效。又满身患暑湿烂疮，用根生地两许，羚角、连翘、川连、地骨皮、六一散、茯苓皮、晚蚕沙、木防己、泽泻、通草、竹叶，不过十剂愈。余友某文理绝通，医名亦有。其家中有患暑，久而未愈，邀治。诊脉合症，是上焦。予曰：治之，某日必愈。是逢每五日为一候之期也，用叶法，果至期解，叹以为奇。殊不知渠确遵准绳治暑用六经法，叶案未经目也。故余集医针一书，各病以一专长者为主，以众说汇之。如伤寒以仲景六经法，遵柯韵伯说，诸温邪以河间法，遵张喻吴叶论及吴氏《条辨》。肝胃阳虚遵东垣，肝胃阴虚遵丹溪，暑湿风温遵叶氏，诸疝遵张子和《儒门事亲》书，吐血遵缪氏《广笔记》。古人各有专长，吾辈幸生古人之后，当统观而效法之。若坐井观天，曰天在是，天岂尽于是哉！

痢　疾

锦鳞桥毛妇患痢，舌黄口渴，痛在脐上下，用脾痢法。杏仁、厚朴、枳壳、银花、炭香连丸、陈皮，至第七日脉沉实，用制军、枳实攻之。讵病家申刻即睡，所议方每于次日始服，第八日服下药，则小腹大痛。予谓是转入肝经，药在病后也。再以当归黄芩汤合金铃子散加柏子仁炒小茴香，又七日乃愈，是先脾后肝也。

山阴吏书陈步云患痢多日，所服皆消导攻痢等药，舌雪花，呃逆不食，脉两尺独大，余弦小，此久痢伤及肝肾也。

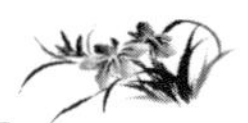

用熟地、龟板、归、芍、阿胶补其肝肾，姜、五味、炙甘、陈皮调其胃，以胃为肾之关，仿胃关煎法也。复以刀豆除其呃，十余剂愈。

予祖基本江南，迁绍二百余年，即居此。与刘姓为邻，怀川世叔五六世交好也，患休息痢四载，日四五行，解出甚难。多转矢气，痢即随出，如浆色紫，其休时粪如笔管，商治于予。予谓须春分前后治之。至期，诊脉弦滞大。予谓湿热未净，伤及气分。用汉防己、焦茅术、川连、茯苓、泽泻，祛其湿热，广木香、缩砂、陈皮利其气，文党参一两，以升麻一钱煎浓汁浸烘党参，升补其气，七帖其病如失。由是凡城乡患休者，每约至春分，治愈颇多。又松林张年四十余岁，患休息痢两年，是伤及肝分者。用当归黄芩汤合香连丸，加制香附缩砂，舒肝而愈。又松林薛四兄作官江西，患休息痢已两载，秋时归里，求治于予。予以治须春分，现恐汤药不能效，当用丸缓治之法。用川连一两，台乌药一两五钱，焦茅术三两，广木香一两五钱，泽泻一两五钱，淡黄芩一两五钱，研末米饮为丸，每服五钱，服七两余痢亦愈。缘渠痢中夹红，为湿之在肝者。

孕身患痢，治之极难，古人有五禁三审之法。三审者审身之热否？胎之动否？腰之痛否？一禁槟榔厚朴破其气，气破胎下也；二禁制军破其血，血破胎下也；三禁滑石通草通其窍，窍通胎下也；四禁茯苓泽泻利其水，利水必伤阴，胎不保也；五禁人参升麻兜塞其气，痢愈滞，胎撞心也。法当凉血利气。鸡头山周七月孕身患痢，皋埠诸医无效，邀予。予以前法二剂即愈。病家以方示诸医，皆云非痢疾方，何以得愈？噫！正惟非痢疾方，乃所以治孕身之痢也。幼科周七香兄，其两媳孕身，同时患痢。予以前法皆两剂愈。予友朱谷堂寒士也，如君孕八个月患痢，虽不犯大黄槟榔，然皆厚朴、枳壳、蒌仁、麻仁通套药，并非遵古治孕痢法。黄昏邀余治，正在腰腹大痛，势欲作产，谷堂手足无措。予诊脉浮大而舌净，今胎动一产，即母子皆伤。因忆《景岳全书》内有治孕痢欲产，用当归补血法。用蜜炙绵芪一两，炒当归三钱，炒糯米一合。幸药铺不远，予为之扇火速煎，下咽逾时痛止。再诊关尺尚大，恐五更乃产，令再一剂五更服之。次日午刻谷堂至，称医为仙，五更果大痛，下咽痛止，以此方为妙，又服一剂矣。予谓中病即止，过剂即属兜塞，此痢胎前不能愈矣。果产后大作水泻，又邀予。予以痢为水泻，为将愈，毋须诊，授以五苓散即愈。

大云桥周二十三岁，其家前门紧对任氏后门，患痢，恶任氏专以攻夺，延姚姓治之。姚则不分肝脾，概以当归、白芍、黄芩治之，治十日不愈。不得已邀任氏，以脾治法，又十日更甚。始邀予，时正九月初也。予诊脉弦大，舌白浮，面灰色，喉痛口渴，其泻出颇多。予以病在上焦，肺与大肠表里，用肺分湿热法。喉痛舌黑虽去，而痢总不愈。日邀治，治总不得其窍。一日病甚危，卧床少腹中有块顶起，喜人以厚棉褥用力按住，而粪乃下且多。旁人告予其囊缩入少腹，此时房内聚集妇女，不避生人。予见床侧有装饰如新妇状者，询系何人？其母云：系病者之续室，三月间娶，八日初六在店中病，初七日归，初八日重，予日夜陪。予云：初七夜汝未必陪也。乃不答。于是知病不谨，故囊为缩入。用大熟地黄八钱，吴茱萸一钱，肉桂、五味、龟板、归身、淮药，二剂块隐泻大差，再以脾肾法而愈。

向桥朱述患痢多日，服痢药多剂不效。予诊时听腹中有响声，询响几时起，述初起即有。予云：痢无响声，若一响痢即愈，此非痢也。其家以粪有五色诘予为非。予云：响者风也。凡肠风下血，风木乘脾皆作响。此痛在脐上下，痛响即泻症，名风木乘脾也。以仲景建中汤，白芍五钱为君，当归、桂枝、甘草、乌药、木瓜、乌梅辅之，二剂痛泻大差，三剂乃愈。

俗言吃不杀痢疾。张氏云：痢能食者，脾病胃不病，治之

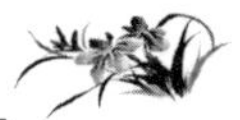

易愈耳，总须忌口。《本草汇言》云：泻病食鸭则成痢，痢食鸭为难治。予治姚家埭方妪，八月初患痢愈，嘱勿食鸭，逾月误食复痢。其家人嘱再邀予，病者畏予笑其饕餮而止，遂不治。予见方书云：夏时少吃瓜果，秋时可免痢。后遇酷暑，饭前后过食西瓜，致成似痢非痢。解出急滞不爽，粪如鸽蛋色红，日六七行，诸药不效。患至两年，嗣以茅、术、川、连、归、芍、乌药、泽泻、广木香、砂仁米饮为丸，服七两而愈，忌口半载。

瘄　子

瘄子皆风感肺分。叶天士先生云：即属风感肺分，与发疹治法一样耳。当按四时法治之，在冬令发瘄，当用冬温法，夏时用暑风法，秋时用秋燥法，春时用风温法。则当用辛凉法甘寒法，薄荷、连翘、炒大力子、桔梗、生甘草、杏仁、麦冬、石膏、知母、玉竹、沙参、细生地、象贝、橘红、金银花、酒黄芩、冬桑叶。或大便，作泻加淡渗法，则生米仁、茯苓，又炒银花最妙。或火盛，则羚角、犀角、丹皮、焦栀子，或用苇茎汤白虎汤，夏秋用，冬春断不可用。桂枝白虎竹叶石膏汤，或又加蔗浆梨皮，各因其轻重而用之。又有入心营，则犀角地黄汤加紫雪或至宝丹。大抵初起大便水泻者，不必服药。大便燥结不通，谓之闷瘄最危。俗法用西湖柳，性热，《温病条辨》大忌之也。至棉丝线樱桃核，不知出于何书，儿科用之可笑也。道光癸卯间五月考时，考客患瘄，儿科用桂枝，无不鼻衄。予用辛凉合甘寒，无不即愈，而竟不用西湖柳，可见叶法不误人。又若初见怕冷，加荆芥亦可。有寒邪故可用。余每风白蔻壳，以躯壳病，故用壳药去壳寒也。若初起作呕，大力子易于作呕，用之呕更甚。然《内经》在上者因而越之，风痰呕出，瘄疹出透矣，何妙如之。若怕其呕，加白蔻仁八分，即不呕。又《本草》大便泻者，大力子禁用，以大力子能作泻也。然瘖子出泻者，不药可愈，愈泻愈妙。又瘖后水泻，亦不碍，用甘寒复以淡渗，加银花炭最妙。误用温热及参术必危，最怕吐血。

经　产

毛姓一妇孕八个月，霜降后患伏暑，黄昏寒热，似虐非虐，无物不呕，是上中焦症，其阳之不通，以禁用滑石故也。然日用厚朴藿梗，更多医呕总不除。后予以喻氏进退法，一剂呕止，即告辞。以极于上者，必反于下。一产即为棘手，病家再三嘱治。用安胎清暑法，不弥月而产，产后母子均吉，惟恶露点滴则无。予思病经一月，今欲求其血，是迫饥民而征敛也，理当加本求利。于是以丹参八钱，当归三钱，川芎二钱，再加沙苑子一两，以代地黄，经血大至，服十剂恶露已净。黄昏寒热又作，予谓是极于下必反于上也。用薄荷滑石，辛凉解肺而愈。

世交张鲁封六兄，医学高明，凡戚友中病至棘手，延至立法即愈。一媛尚在室，患温邪多日不愈，邀治。舌黑燥，神呆脉滞大。予认为邪入心包，当用犀角、地黄。鲁翁对以业已服过。或剂轻之故，再议以大剂不应。予又诊细问工妇，病中曾经走经否？对以十余日上至，服主人药。予知其必不用医通法也。于是以舌黑为津液之涸，肾水之干，耳聋者水不上升也，神昏者精不上交于心也，两腿不能自移，衣服着肌肉即大叫痛者，为血分之亏也。用吴氏《温病条辨》下焦篇中复脉汤加减，内大熟地用至八钱，炙甘草用至六钱。鲁翁嫌手笔太重。予谓其书谓甘草不应，加至一两，曾经得效多人，竟用之，一剂即知。鲁翁竟以此汤日进，不过十余日全愈。予即以《温病条辨》转赠。缘此书京城所刻，吴鞠过与世伯胡水云先生交

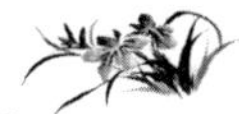

好，今下鼋胡心亨明府水云先生之令嗣也。蒙其屡次下赠，今宁波有翻刻者。后晤鲁翁云：曾以大定风珠治血崩得效。此媛适阳嘉龙孙宝号，七月间患暑湿，致小产经血不下。鲁翁自诊后，又邀予。鲁翁此次手笔亦不轻，当归用至七钱。予谓究属性温，不如易以丹参一两。且产由暑热逼下，须用凉剂，若不以凉即热入血室矣。加以丹皮、栀子、六一散、木通等，竟霍然。

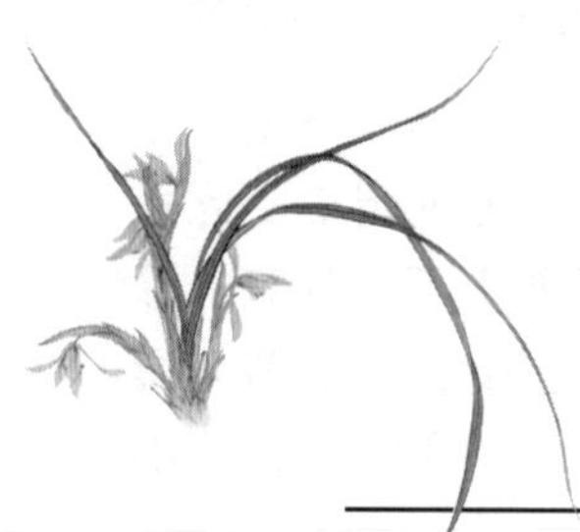

姚龙光医话精华

上海秦伯未编纂　普宁方公溥参校

姚龙光（晏如），丹徒人。幼从庭训，专心制艺。继抱怯症，为时医留难，乃矢志习医。阅书既广，求理亦深。疑难杂症，莫不应手见效。亦出类拔萃之才也。

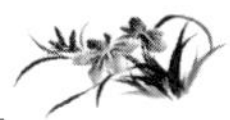

温 病

赵少希余至好也。其太夫人贤德知大体，治家勤谨。夏间忽患温症，一发寒热，则抽掣难堪，通身疼痛，头痛如锥，心中烦躁，不饥不渴不便。舌本深紫无苔，右脉弦数无力，左脉弦数有力。余曰：邪之中人，乘虚而入，如水之就下也。此症由阴虚之体，受时令温邪，深入阴之血分，故一发则心肝两脏。为邪所伤，因见烦躁抽掣，寒热往来，脉象弦数等脉症，《温热经纬》中论此症最为详明。余因按法施治。用鲜生地五钱，麦冬二钱，元参心三钱，青蒿三钱，赤茯苓一钱半，银花二钱，连翘三钱，山栀仁三钱，酒炒白芍三钱，甘草五分，当归五分，竹叶卷心者八片，莲子心八分，连进四帖。寒热抽掣身痛俱止，舌苔渐生。惟懊忄农心跳，体软咳嗽痰多，脉象柔和，是阴分温邪已退，见脾虚痰泛之象。适吾发旧患，不能出门。乃请吾乡推许之王某名医继吾诊治。见吾前方，颇不满意。云：时气之病，焉有开首便养阴而用血分药者。改用凉膈散去硝黄，连服四帖，愈觉疲困。值少翁由店回来，因邀予往诊。其脉仍如前。余曰：不妨，此脾虚较前稍甚耳。用六君子汤加厚朴八分，缓以调理，不难全愈。此时少希二妹亦病四日，服王君方亦四帖，王君在余前一刻诊视，尚云：病将退矣。较母病轻甚，一二日便可全愈。余俟其去而入房诊视，见病者勉强坐起，讶其躁扰不安，有类阴躁。面色夭白，两颧皆红，身亢热，四日未得一汗，唇与舌本皆白而无血色，上有薄苔，焦枯板贴肉上。问夜能睡否？曰：日夜烦躁，两夜不能瞑目矣。两脉沈细而数，一息约十二三至。出房私谓其兄曰：令妹之病，法在不治，其变即在早暮。阳越于外，故身热无汗，烦躁不寐，阳越于上，故舌白苔焦，颧红面夭，脉数至十余，是阳越而阴竭矣。凡阳虚之体，误服凉药多致孤阳脱出，而飞越于巅顶之上与肌肤之外，反显热象，而变动极速，此为不治之症矣。王名医见令堂哼喊不安，故云：病重；见令妹安睡无声，故云：病退。此智者千虑之一失乎？越一日僵卧如尸，又一日寂然而逝。此女心性和平，见地明达，调停家事，实阿母之良佐也。早二三年夏间患疟，间日一发，市医为治月余罔效。后挽予诊，服药二三剂便愈。愈后便止药，药止便又发，发即服药而愈，如此又迁延月余。适少希回来，访问病情，并属止屡发之故。余曰：令妹之疟，与时疟不同。时疟多由痰食积滞所致，令妹实由脾阳不足，故疟来寒多热少，先由手足冷起，无头疼身痛口渴便秘等症。惟面色痿黄，身倦肢软，恶食汗少，脉来濡弱，加之前医多用克伐之剂，脾气伤而又伤。余用六君子汤加附子一钱，温补脾阳，故服二三剂便愈。然疟虽愈而虚未能回，故药一止则病复至矣。若连服十余剂，虚气亦回，便不再发。少希因日煎一剂与服，连服八日，果不再发。为开丸方调理，二年无病。是年死于七月，因断丸药半年。初病时又服苦寒药，致真阳飞越，阴火焚身，可哀也夫。

痢　疾

赵少翁之表嫂解姓，孤苦零丁，无所依靠，常住赵府。其人寡言语，慎举止，朴实勤劳，得少翁令堂之怜爱。秋初患白痢，里急后重，小腹瘀痛异常，冷汗淋漓。初意志在必死，誓不服药。数日后求死不得，痛又难忍，故听予诊治。其脉沈微，似无似有。面青神惫，汗多恶寒肢厥，均属阴盛阳微之象。乃用熟附片五钱，白术五钱，炙甘草三钱，炮姜一钱，肉桂二钱，酒白芍三钱，青皮一钱，木香八分，二帖而愈。予问赵府曰：此阴寒之疾，今骤得此，当必有故。答曰：表嫂刻刻求死，日饮冷水，食冷饭，吃冷粥，夜卧当风，不覆厚被，不穿棉衣，

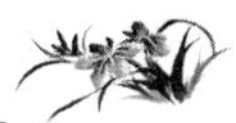

已有年余。前日初病时自喜曰：可以死矣，与诸人永别矣。至痛极难捱，始肯诊耳。予闻之不胜怆然。逾二年又病红白痢，服藿香正气散六剂未愈，闻余回里，急迎为治。六脉俱弦数，两尺尤有力，唇红口渴，腹痛下坠。余曰：前次乃病寒，此次乃病热也。用酒炒黄连二钱，酒炒黄芩二钱，酒炒白芍三钱，青皮六分，香附六分，柴胡四分，亦二剂而愈。

结　胸

宦治桐性诚笃，工写真。长媳王氏，秋季患温症，因有孕七月，未敢服药。延至七日，病势危笃，来恳予诊。询知恶热七日，曾未一汗。面红有光，胸闷躁扰，诂妄叫喊，人事间或清醒，大小便俱闭，呕哕连声滴水不能入喉。诊其脉两寸洪滑，两关尺弦数，舌本深紫，潮滑无苔，合脉症参之，定属温病。然口不渴，舌潮滑，滴水不能入喉，则又何也？就此推测而知此为温病之水结胸，如伤寒水结胸之病也。但伤寒由于寒而误治，此由于热而自成。水气因热上升，填塞胸膈，故舌润而洪滑之脉见于两寸也。上窍为水气所闭，则下窍亦闭，如壶内贮茶，大口盖紧，小口即点滴不出，故便溺俱无也。水气上冲，气亦上逆，故呕哕不止而水难下喉。心为水逼，神明无主，故人事不清。且面红为温，有光为水，但泻水之药，均能损胎，虽有故无陨，亦无陨也。然与流俗难言之，故婉言辞谢，嘱请高明。乃桐翁再三相恳，又邀王炳南为作说客。为用葶苈子三钱，杏仁泥三钱，枳壳一钱半，法半夏二钱，大黄三钱，芒硝三钱，水煎与服。因嘱之曰：此方皆损胎之药，然有病则病当之，于胎无伤也。若胎气未动，则病去胎存，最为妙事。若胎气已动，则胎病俱去，亦属无伤。若不服药，则胎去病存，人必不保。此方毋轻示人，恐听人言而自误也。药煎出一碗，竟能缓缓服下，无一滴呕出，事亦奇矣。历一时余腹中大痛，其翁复来问治。余曰：上焦开发，气下行矣，无害也。又历时许痛定安寝，至天明小便下行甚多，大便又下行多水，果汗出津津，身倦欲卧，病大退矣。反致众口沸腾，谣诼四起，吾闻之因不再诊。后医治不中窍，余邪未净，逾年余转别症而殁。冬月生子，亦未能存。此病后失于清理，安胎之未得法耳。

昏 厥

余姻亲蒋伯渠之侄女，年二十。秋间病寒热，市医为之表散，二剂而愈。隔二日，天将明时，忽来叩门而速予往。予至则病者神识昏迷，已如尸寝。据云三更时一觉烦闷，便目闭神昏气绝，片刻则醒，醒片刻又绝，半夜已气绝五次。诊其脉六部俱无，面色一团黑滞，舌苔秽浊而厚，此本伏邪因受感而见寒热，一为表散便解，其伏邪犹未动也。然是即药线也，为今夜发病之兆矣。其秽浊有形之邪，伏藏既久，蓄势必紧，如地雷火发，势之暴烈，难以言喻。故一发则上犯心肺，五脏皆邪气弥满，焉得不神昏窍闭，如尸寝乎。但邪在胸膈，难用下夺之法令。急刺其四末，透风泄邪。另用黄连等极苦极辛之剂，以清降上焦。俾浊邪下行，神气稍清，然后再按法正治。刺后即连灌煎药两剂，果神气稍转。明日复诊，脉仍未出，病仍如旧。乃仿达原饮方，用川厚朴三钱，苍术三钱，草果仁打碎后下一钱，枳壳二钱，川黄连一钱五分，黄芩二钱，大黄五钱，芒硝四钱，木香一钱，水煎与服。周时始得大解，粪如烂酱，臭恶不堪，人事始清，但下后恶寒战栗，床帐动摇，举家忙乱。予初闻之，亦颇惊骇。以下后复作寒战，古人谓为犯忌，在下后三戒之内。继而自悟曰：此病与伤寒大承气症有别。承气症邪热燥粪结于肠胃，一下则热清结解，不当再见表症，若再见寒热，非认病不真，下之不当即正虚而成壤症，故下后忌此也。此病乃伏邪为患，秽浊污垢之气，蓄之既久，非独脏腑间邪气

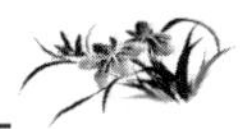

积满，即经络中邪气亦皆充斥。脏腑窒塞之时，气机壅闭，经络之邪，无可发泄，故病虽极重，而无寒热头痛症也。今大便一行，腑气稍通，经络之邪，始得外发。此刻既有大寒，寒后定有大热，热后定有大汗通身，外邪皆可因之解散，实此症之幸事也。大热大汗，汗直至足，果如所言，是日即未服药。第四日复诊，脉则浮弱而数，不甚受按。面上黑滞未退，肢体软弱，心烦腹痛，溺仍未清，舌苔仍垢腻，舌本深紫，此邪气尚重也。原方加大腹皮三钱，与服，至三更行大便甚多，仍臭恶不可近。第五日腹诊，各症俱减，面色稍转，脉反实大数而有力，舌苔厚腐浮起，知其积滞已动，乘势利导，不难扫除尽净也。原方减去芒硝二钱，再与服一剂。服讫连行大便两次，几有半桶。舌苔退尽，脉来弱小，人事安妥，亦能稍食，薄粥前此数日，粒米未能入口也。但神虚体弱，终日欲寐，恶闻响声，知邪去正虚。为制健脾利气之方，加以饮食，调理月余，始能起床，两月始能健旺。其受病之深，发病之重，不多见也，若非体壮年轻，何可望其生全哉！

关 格

陈道生忠厚人也，与其父皆以好义见称。数年淹蹇，事多掣肘，患关格症，服药数十剂，病势日重。予自鄂回，闻其病而往视之。见其面色痿黄，饮食入腹即吐，午食至戌则出，暮食至早则出，所吐皆酸腐宿食，绝无新食一粒。兼有痰涎甚多，大便十余日一次，有如马粪，小便赤涩。诊其脉两关滑大而迟，重按无力，余部均不应指。前所服药，类皆苦寒一派。余曰：此非真关格也，乃胃气虚弱，运化失职。阴霾之气，晦塞三脘，痰水涎沫，填满胃中。饮食入胃，为痰涎所裹，不能运化精微，时久则味变酸腐，为胃所恶。新食芳香，为胃所喜。故新食一入，则缩食去而新食留。且胃失健运，其渣滓无由下达大肠，津水无由渗入膀胱，故大便艰，小便涩势所必然。若用理中以振胃阳，用重药以镇胃气，脾阳一复，便可挽回。乃用潞党参五钱，白术五钱，附子三钱，干姜二钱，炙甘草一钱五分，以补脾阳。煎出，另用赤石脂细末五钱，以镇胃气。方出，市医窃议曰：大便已艰极，再服此补涩之药，大便当不通矣。余嘱令煎服，毋为人言所惑也。服三剂，果便溺通利，服六剂，果便泻痰水，日十余次。食粥不吐，惟硬物不能食。两关脉已敛，寸尺俱起，但濡弱耳。余曰：可望生矣。胃中阴邪由大便下行，其势最顺。然浊邪一去，则寥阔空虚，有如新造之区，故硬物不能消受。其先大便结硬，愈服苦寒下剂则愈窒。今服补涩之剂，则反下泄者，是脾阳已回，胃气已复，中下焦阴霾之气，痰水之积，皆无地可容，盘踞不得。如红日一升，群魔避舍。有此气势，此所以用补涩药而大便反泻之理也。若再服十余剂，将空洞填满，胃复升降，脾复健运，便复其常矣。讵料其妻进红灵丹与服，又请王名医诊治，视为湿痰，用三仁五苓等汤，不十日坏症复见，两月而逝。死后家徒四壁，子不克家。律以天道，诚茫茫矣，岂可问哉？

水　气

西码乔梓阁王捷庵二令媳，年二十余，四月患病，直致九月初间，历易名手数辈，百治莫效，奄奄一息，已豫备凶器。余在孙府，再三敦请，至其家有张君润之陪余诊视。告余曰：初病发寒热，间日一次，咳而微喘，身疼头眩运，饮食渐减，肢体软弱，心中动悸。所服方药甚杂，如建中汤桂枝汤桂枝加龙骨牡蛎汤。而养阴平肝之方，不可记忆。渐至身瞤动，手足搐搦，粒米不进，心跳神惫，卧不能起，如弱症矣。余进内诊脉，搐搦无定，其夫执持手膊，任余诊之。脉则似有似无，阳微实甚，面色白而微黄，舌苔薄白而润有水气，体瘦如柴，皮

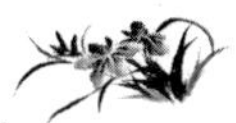

肤尚润，寒热均在支干阴日，逢阳日则稍安，亦可略进米饮。余商曰：此极重水气病也。《伤寒》曰：心下有水气，干呕发热而咳。又曰：咳而微喘发热不渴。又曰：其人仍发热心下悸，头眩，身瞤动，振欲擗地者，皆水病也。此症俱见矣。水气入经络，故搐搦振颤；水气凌心，故动悸头眩时久。又为药误，故阳气衰微，神疲倦怠。得支干之阳以助之则安，得支干之阴以劫之则重，是本体阳微，求助于天时之阳气也。若补阳驱水，尚可救治。请张润翁执笔，为开真武汤加细辛一钱与服，竟日有起色，得获痊愈，其功全在张君。张君本泰州名秀才，医理亦精，此次非辨症不实，乃因名手之见，均不相合，不得独行其志。及闻予言，力赞其成，劝主家毋为人言所惑，故得病愈生全，皆皆张君润翁之力也，其雅量不超人一等乎？

虚　热

堂婶严氏，燮和四叔夫人也。病寒热往来，大便难，小便赤，喉痛恶心，不欲食，烦躁。请王佩廷先生来诊，方用藿香正气散加减，内有厚朴八分。服讫面红气急，喉痛烦躁有加。因更请名手王十七诊视，力诋前方燥热之误，用银翘散加黄芩寒水石等，连服四剂。面愈赤，气愈急，心烦躁扰，愈不能耐，且兼呃逆，阖宅惶恐。适予由西码回，急往视之。诊得两寸脉浮数无力，两关脉滑大而缓，两尺脉沉滑。时寒时热，身未得汗，头颈间有汗出。头如裹，身重不能转侧神迷欲寐，便闭溺涩，口苦不渴，舌苔油黄滑腻而满布，胸闷腹满。予曰：据脉症参之，种种皆属太阴寒湿中焦之滞，下焦气郁而心阳上浮，此内有真寒而外显假热之象。见未精者，每为所惑而误治伤生。王佩翁用药甚当，但厚朴等分两太轻，不能宣化寒湿，使心火下降，反助心阳之势以上升，故反见热象。王十七则不知辨症，不知凭脉，胶执成见，漫议前医。妄用寒凉，致拥者愈拥，升者愈升，寒湿结于中，心阳化火而上迫，故烦躁面赤愈甚。胃气不能下降，必与心火上逆，故气急呃逆愈加。如煤火然，以水由炉底浇上，则浮火上升一二尺许，即此理也。为用川厚朴三钱，苍术、茯苓、陈皮、泽泻各二钱，草果仁、黄芩、知母、枳实各一钱半，滑石五钱，生甘草、黄连、姜汁炒各五分，车前草一株，服一剂热象全退。转见寒象，连进八剂，始便通饮食渐进，月余始能健旺。其胞弟严桂龄受业于先君，与余同窗三载，因清晨空腹，为姊吹喉药传染，病症如一而轻。不信予言，延一前辈而有时名者诊治，生死倚之。前辈经用寒凉而不知返，渐至粒米不进，小便不通，面赤气喘，躁扰不安，日夜不寐。两月余舌黑如墨，润滑光亮如镜。恣饮梨汁蔗浆，致脾阳全败，龙雷阴火上升。舌苔由黑而燥而裂，燥裂之下，尚有潮气。其气急神扬，刻不能耐，叫喊之声，四邻皆震。目赤直视，心内火焚，苦楚万端，令人不忍闻见也。又越二日而卒。由起病至死，共三月余。此症由寒、湿而化热而化火，直至上升巅顶，阴阳脱离，津液耗尽，始得神亡而逝，阅时既久，受苦最深。吾见病此死者甚多，余故志之，以告天下，凡病家医家皆当以此为炯戒云。

腹胀

王炳南通命理训蒙，秋初病疟，仅发两次，用俗传截疟法止住。吾曰：邪未退而截住，定有后患。十日后腹胀而痛，身倦怠，饮食减，尚不为意。一月后支持不住，邀余诊治。其脉两寸部滑弱，两关部弦，两尺部弦劲搏指而缓。腹中疼，小腹硬如铁石而冷，小便清利，大便滞。用补中益气汤与服，两帖寸脉稍起，余仍如故。余思阴邪结于至阴之处，非温不开，非下不去。乃用附子三钱，干姜、小茴香、吴茱萸各一钱，肉桂、当归各一钱半，川椒盐炒八分，大黄酒制三钱，为一剂与服。

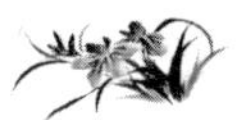

一帖大便畅行一次，腹内稍宽，三帖后一夜大下二十余次，色晦臭恶如鱼肠状，人不能近。彼甚恐，黎明来召余，急往诊其脉。六部微弱而平静，问小腹如何？云：小腹已温暖而软，痛亦止。余曰：脉平邪退，愈矣，何恐为？适余有西码之行，彼食松菌汤面，肢体浮肿，服朱医补剂，两日喘满不安，余回而向予零涕。余曰：无伤也。令服防己黄芪汤，二帖肿消喘定，日向安好。

疟疾

许家村有老妇陆姓，年近六旬，秋间病感，愈医愈剧，迓予为治。寒热日发一次，午前发寒，二更始退。胸闷腹满，气逆心烦，夜不成寐，终日迷困。粒米不进，二便皆通。诊得左脉弦弱，右脉滑大而空，三五一停，日轻夜重。举家忙乱，已备办棺衾矣。阅其前方，多疟门例药。因告之曰：脉却不佳，然为药所误。脾胃大伤，气尚未绝，急和胃补脾，犹可救治。以六君子汤加肉果仁、益智仁、抚芎、桔梗为剂，连服两帖，热退能寐，知饥欲食。

堂兄寿山之姨侄女，年十九岁，夏季患疟，午初发寒，当即转热，二更始退。发寒热时，心中烦躁懊侬，便不能支，其苦楚情状，自己亦形容不出。面赤气急，身微有汗，大便如常，小便色赤。两手脉俱弦数，惟左寸独滑如豆，数而有力。舌色鲜红，上有淡薄白苔。余思此症惟心中独苦楚难受，脉惟左寸犹滑数如豆，是乃邪气攻心而成心疟也。夫邪由四面而攻心藏，幸初年轻病，心血未虚，心气未馁，时时与邪相攻击，而邪气犹未敢遽来相逼，只四面围绕而已。如贼人围城，城中兵精饷足，未敢遽来薄击，仅能远远围困，而城中防范维严，日无宁晷，势难安枕。故疟症一来，则心中苦楚万端，职事故耳，然此亦难恃也。孤城坐守，外无救援，饷耗力疲，势难持久，若一旦溃散，其祸便不可测，故宜及早图之。因用蜀漆三钱，为冲锋陷阵之将，直破贼垒而解其围，使兵民将帅溃围而出，故以为君；用生地、连心、麦冬、元参心、当归、酸枣仁，以养心气而厚其兵力，使贼邪不战而自溃，故以为佐使。但服讫疟来时，当更加剧，须忍耐两时之久，则自愈矣。此药服下，果如所言。是日疟退甚早，汗亦出透，从此便愈，即令勿药而安。

肝　火

陈道生江西人，两淮侯补也。其尊翁纶阁老先生，办镇江洋务多年，忠厚和平，春初仙逝，遗爱在人，吾乡每津津乐道焉。道翁夫人冬月病感，医治十余日，病势剧甚。殷春台为之介绍，而迓予为治。其时病经半月，申酉潮热，天明不汗而退，通夜不能瞑目。心中闷胀烦躁，大便未得一通，小便赤涩。头左大痛如裂，五心干热，汗未一出，粒米不进，口亦不渴。神气虚羸，面色青薄，舌色鲜红，舌尖如竹刺，搔破隐见血痕，舌根有黄苔。左手关尺脉弦数搏指，右手虚数。视前所服药，均辛燥重剂。余曰：肝火旺极，阴血伤极，若不急养阴血，速清肝热，恐火燃血耗，将见亡阴之象矣。以青蒿三钱，鳖甲五钱，鲜生地捣汁二两，麦冬、元参各五钱，酒白芍三钱，生甘草、莲心各一钱，水煎和汁与服，一帖安卧两时之久。

失　眠

越河圩王益之长媳，徐耀庭之侄女也，亦吾表兄夏德生之亲戚。秋初患痢，治愈后而夜不成寐。近处名手，遍请诊治，而病转危笃，拟勿药而待毙矣。忽闻吾名，托夏德兄为之介绍，

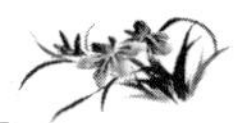

敦恳再三。予往诊时目不交睫者已近三月，口不能食者已有月余，家人勉以鸡肚浓汤劝进，强咽数口，反觉胀闷。所最虽堪者，抽搐惊恐两事。一经大抽大搐，震动跳跃，则气绝僵卧，静待片刻便苏，日夜抽厥共二十余次。其惊恐则如在刀剑丛中，即数人挟持拥护，胆亦不能稍壮，头眩运不能坐起。二便俱通，身无寒热，但面色通赤，肌未消瘦，中心烦热多汗，腹胁胀闷，经水久闭。其舌本深紫无苔，而光亮如镜。其脉则左寸关弦小而沉，右寸关濡弱，两尺部滑大满指，重按有力。视前所服药，惟治痢用木香、槟榔之类，余皆滋阴平肝养血敛神之剂，数医一辙，约服七八十帖，故病势当此极耳。病者有小叔王寿禄亦学中人，予因与之论病曰：令嫂痢症，本肝经血痢，服木香、槟榔等气分之药，邪在血分者反深藏不现，故痢止而不能寐矣。人寐则魂藏于肝，肝有伏邪，是魂之舍为邪所居，魂无窟宅之所，阴阳不能相抱，以致夜不成寐。与心脾血虚，神魂飘荡之不寐症，迴不相侔。此时若为清理血分，使邪外散，数剂便愈。乃医者反用辛凉补涩之剂，而血为之凝，痰为之滞，肝胆之气，壅塞不通，肝主筋，筋掣则抽搐大作。肝心两脏，木火相连，肝邪上逆，则心窍闭而气绝僵卧。胆府清净，则气壮心安；胆为邪据，则气馁心怯，而惊恐特甚。木来克土，而痰又滞脾，故腹胁胀大，饮食不思，得鸡肚之汤而反不适。肝脾壅滞，升降失职，肾水不能上潮，致心阳独亢于上，故面赤烦热，心如火烧。方书云：舌光如镜，胃阴将亡。但亡阴之舌色必嫩红而滑，此色之深紫，血之瘀也。其亮如镜，痰之光也。非热非虚，故肌肤未消，脉亦不数，且尺部滑大有力，显是有形之痰血，伏积于下焦肝胆之部。今二便尚通，脉未大坏，胃气尚存，犹可为也。王寿翁以予言为是。因立方用柴胡、滑石各五钱，桃仁四钱，大贝母醋炒、五灵脂、半夏盐煮、水姜黄各三钱，枳壳、桑白皮、陈皮、丹皮、茜根、山栀仁各二钱，生甘草一钱，为煎剂。另制当归龙荟丸八钱，分两次服，煎剂日服一帖，两日乃大便畅行，每日两次，所下痰积瘀滞甚多，经水亦通。夜能安寝更许，抽搐止，惊恐愈，人渐向安。煎方服十帖，脉亦大起，尺部渐平，此冬月下旬事也。病家因丧事延缓，至今正复诊，人已虚甚，脉尚未静。为用甘温补益之药为君，以利气清邪为佐。服数帖后周身发疮，饮食渐加，精神渐旺。令仍以前方调理，似可无虑矣。

带下

耿壁翁夫人年四旬，自颇知医。春初患病，历夏徂冬，叠经名手医治，即孟河费马诸名家，亦皆亲往就诊，服药百余剂，病日加重，冬月下旬已回家待毙矣。后闻吾名而来就治。曰：始只食少体倦，腹胀溺涩，白带时下，现白带如注，小便极难，努挣许久，只有点滴，浑浊如膏。小腹堕痛，几欲自尽，腹不知饥，口不能食。每日早晨神气稍清，至午则疲惫不能动作，医药备尝，百无一应。吾已耳知不起，而罪实难受，不如早去为妙，请诊视而示我死期耳。吾见其肌消气弱，目钝无神。诊其脉六部俱微，惟两尺略滑。余曰：病久神伤，因误治而致此。幸脉症相符，非死候也。彼曰：吾不畏死，先生毋诳我。余曰：我非行道者流，不求名，不求利，欲赚尔何为？贵恙本脾虚湿重，故溺涩腹胀。医见小便不利，为用五苓利湿。讵知脾阳不健，湿气壅遏，愈服淡渗之剂，脾阳愈伤，壅遏愈甚，浊气下流，清气亦因之下陷。医虽屡更，药仍一辙，故愈治而病愈重也。又或因饮食日减，肢体倦怠，认为脾虚，用参术等味。讵知脾湿已重，参术不能补脾，反来助湿，是脾愈困而湿愈生，腹胀便秘，恶食愈甚也。今清气下陷，浊气下壅，痰湿下流，故白物淫淫而下，小便艰涩坠痛。中虚而有阻滞，则心肾不交，故不寐肢冷。先为升清化浊，后为交通心肾，须至木气得令，春温升发之时，方得全愈。用川厚朴、枳壳、陈皮、半夏、牡

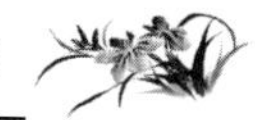

蛎、苦参、破故纸、升麻、柴胡、柏树东行根皮、煅白螺蛳壳煎服，连进六剂，果坠痛减，小便通。为易方常服，又开丸方补心肾，令间日服，至三月果愈。

产后

殷春台夫人产后失调，迁延年余，服药罔效。时时畏寒，咳嗽痰清，肢体倦怠，夜不欲寐，口不欲食，神疲不离枕席，时吐白沫，胸中闷塞，经水久闭。诊其脉两寸弦紧搏指，两尺俱微弱，舌本淡紫，苔白厚而干。余曰：此上实下虚之候也。上实者脾中之痰湿，拥于上焦；下虚者阴中之真阳，虚于下焦。惟下焦真阳不足，不能蒸水上潮，肺气无权，脾湿又将窍遂阻塞，故舌干而白沫时吐，血不能生，气不能利，故经闭而倦怠也。为用丸剂清上，膏剂补下。以白术、炙草、枳壳、橘红、贝母、桑白皮等水泛丸，食后服之。以肉苁蓉、枸杞、杜仲、鹿角胶、鹿角霜等熬膏，空心服之，一月余颇见安好。忽又延毕医诊视，服滋阴降火，两帖反觉沉困。因仍服吾之丸剂、膏剂，八月余经水始通，诸症皆瘳。

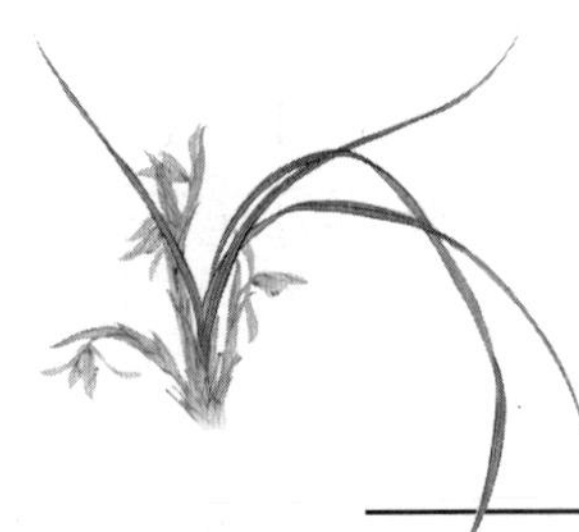

张希白医话精华

上海秦伯未编纂　普宁方公溥参校

张希白（仁锡），青浦人，后迁嘉善作寓公焉。以儒术行医，精于诊切。著有《痢症汇参》《四言药性》《夺锦琐言》《医说》等。会红羊乱起不克，寿枣。

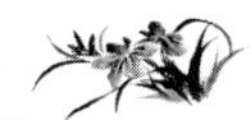

伤　寒

余表弟媳，冬月患恶寒。头痛如破，痛腰如折，周身骨节酸痛，怕冷异常，舌无苔，脉紧而细，五日绝不发热。询知平日饮食甚微，即夏月不离复衣。余曰：此正太阳寒伤营症，与张石顽治陆氏病无异。想因素体虚寒，不能发热，从来治法，未有正发汗之理。爰以景岳大温中饮去熟地、麻黄、肉桂，加桂枝，一剂而寒罢，再剂而热作。复诊从石顽用补中益气加熟、附，数服而诸恙霍然。因知古人医案，皆足为后学法守，业医者奈何多口头滑过。

温　热

丁家栅朱姓，年四旬外，平昔气阴本亏，三月初得风温症。医投辛凉疏解之剂颇应。越旬余，身热复作，乍轻乍重，体倦神烦。医因其原虚，改用滋阴药十余帖，身热更炽，昏愦日出。时余适往其地，伊友见而招之。诊得脉形沉数。谓其友曰：体虽虚而邪未达。张介宾云：阳邪独亢，阴气不至。而虚中有热者，殆即是退也欤。因留犀角地黄汤加黄芩，麦冬一方。半月后，始知此方连服三剂，诸症渐症。

程姓子病温热旬余。身热不退，舌黑生刺，鼻如烟煤，神志昏乱，手足微厥，六脉沉细。此必承气症，而误服白虎也。白虎无破结之能，徒戕胃气，反郁其阳，致令脉道不利，腑热壅闭难解。遂与大承气，连进两剂，大便得通下。后脉见浮数，余谓家人曰：邪达于表，汗将大至。连煎白虎加人参汤灌之，覆杯，果汗至如雨。

一木作李姓，身热渐和，而神识昏昏如醉，脉沉数有力，舌赤无苔，频喜出口餂至鼻尖上下，或口角左右，欲索刀以自去势。与之言，初则似清，继乃昏乱，历治多人，皆叹为异。余曰：此邪热伤及心营之重候也，不必疑其症，但以脉舌凭之即可得其治法。《伤寒舌鑑》中，所谓红餂舌者，大率类此。爰宗其意，用黄连解毒汤加生地、云苓、连乔、灯心等味，连投二帖，病机稍退，渐次向安。

斑 症

朱里蒋友，病经数日，烦躁面赤，身虽燥热，时发畏寒，语言如狂，舌苔焦灰。医进白虎加味，心中痞闷，腹大痛，一日夜下利清谷十余次。医改用五苓加滑石、车前，连服两帖，面之赤者变为青矣，下利虽似稍缓，而手足渐冷，气息微续。家人惊惶无措，闻余返掉，急来邀治。按脉浮大不鼓。谓其家人曰：寒邪锢结势欲发斑，但元阳大虚，深虑正不胜邪。若非峻补托散，则邪陷日深，必致危殆。仿大温中例，用大熟地、潞党、冬、术、当归、炙草、柴胡、葛根煨姜，服后汗出如雨，遍体赤斑始透，痞闷畏寒泄泻等恙皆除。仍以原方去柴葛再服。明日余欲回善，授以理阴煎加参术。

丙午初夏，朱苍山身有微热，面白神呆，口渴喜饮，语类郑声，腰腹间有淡红色如斑状者，约百余点。医用葛根、柴胡、牛蒡、杏仁、蝉衣、赤芍等味，连进四帖，而病不增不减。伊兄兼山，就余商之。余曰：证因作强太过，而又感冒微邪，邪乘虚入，伏于少阴。亟宜填补真阴，略加透邪，可免许多周折。不尔非特邪无出路，真阳不能潜藏，势必酿成格阳重候。

痰

陈某四旬外，素无疾病。忽一日遍体刺痛甚，身寒而战，

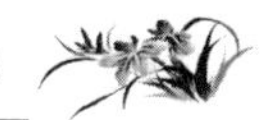

战罢则热，热退无汗，是夜必梦其亡友，大哭而醒。或十日一发，或五日一发，于今三年矣。咸疑为祟，百计祈祷，终归无济。同居有冯姓者，劝伊来寓求治。诊其脉沉滑而实，此李士材所谓痰饮之痫也。冯问有祟否？余谓祟岂能为病，实病似祟耳。用涤痰丸不应，改用礞石滚痰丸，每服三钱，连进四日，得下稠痰数十次，此症遂不发。

徽友汪永年子，四月下旬，头疼恶寒，卧榻不起，定属伏邪内发。医因壮热不解，便与发汗，见有赤斑，骤用寒冷，寒冷不已，继以攻下。正气转伤，邪热结而身汗如油，唇燥舌黑，神识皆昏。切其脉皆不应指。想素体本有湿痰，又得邪热郁蒸，胃中津血，悉变为痰，气为之阻滞，脉道因是不通，脉症细参，当从痰治。遂用黄连、胆星、枳实、菖蒲、竹沥、半夏、陈皮等味，一剂而神识清，再剂而大便得下。后即以此方加减，服数剂而渐瘳。

血　症

西塘伍姓年二十余岁，体壮力强。初夏鼻衄如涌，势殊危笃，三日来芩、连、知柏，鲜不备尝。余诊时见其面白息微，脉形虚弱，身冷如冰，鼻中犹涓涓不绝。余以为此气虚不能摄血，定非火症。若不急进温补，恐去生不远，正古人所谓有形之血，不能即生，无形之气，所当急固者也。用黄芪二两，党参、炙草各五钱，熟、附三钱，煎浓汁频服之，衄遂止。继以四君子加归芍，服数剂而安。越月新埭吴秀成亦患鼻衄，旬余矣，遍求方药无效。时余初游善地，尚未著名。以许衡如荐就诊于余。余曰：是非错经妄行，乃阴虚格阳之重候也。宜益火之源，以消阴医，庶几有济。用六味地黄汤，加肉桂淮膝，服两剂而衄止。

钱湘吟于冬月血溢上窍，势若涌泉，其尊甫急遣人来邀。

其脉数大而弦。余曰：此症朱丹溪所谓阳盛阴虚，有升无降者也。用大生地、炒苏子、炙龟板、焦山栀、连乔、茜草根、炮姜、杏仁、藕节、童便，连进三剂止，唯渐加咳嗽。湘吟颇有忧色。余慰之曰：阴分本亏，血又大去，是虚火上炎，娇脏受炽，而嗽作矣，阴复则嗽自止。用熟地、沙参、麦冬、淮膝、川贝、云苓、龟板、花粉、白芍等味，服数帖而嗽亦除。越月北上，途中不便煎剂，遂以此方加减合丸。

卫姓妇年四旬外，经来腹痛，淋沥十余日。忽然大崩，有块色紫，或以血热妄行。用生地、川连、黄芩、地榆、丹皮等药不应，或为气虚不能摄血，用补中益气汤，又不应。余诊之脉得浮大，肝为风脏，阴不蓄阳，肝风妄动，非温补何以熄风。因以人参、生地、阿胶、杞子、杜仲、苁蓉、麦冬、归身、石斛、白芍、肉桂，连服两剂而止。自后即以此方加减，调理半月，面色精神，皆能如旧。按崩中症，凡属风者有二因，此内风也。而外风乘虚内袭，鼓荡血海，亦有是症，不可不辨。

肿

松江徐君令郎十四岁，风邪入肺化火，咳逆多痰，往来寒热。医进辛温疏解不效，继因足肿，从湿热治，大投黄连等剂，亦属无功。渐渐头面肢体皆肿，阴囊极大，其色光亮，小溲全无。身热咳呛，有进无退，叠用分利之剂，医见无效，皆辞难治，因延余诊。予思《经》云：肺热如火燎，又云：上焦不治，水溢高源，可知是症其热在肺。肺热则失其下降之令，不能通调水道，下输膀胱，水因聚于皮肤。用麦冬在专清肺气，琥珀、淡竹叶、通草，下达膀胱，加白粳米以培其母，两剂遂愈。

新篁沈某来寓就诊，气粗色白，腹如釜，囊如汁，腿如柱，脉形沉弱不振，正属气虚下陷之疴。而用牛膝、车前等味，可

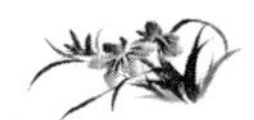

以愈服而气愈陷矣。清阳不能升，浊阴焉得降？因用调中益气汤，去木香，加附子，甫两剂，肿去其半。后仍以此方加减，调理半月而病除。

痢 疾

张香岩令堂，深秋得下痢，腹中阵痛，肛门重坠，延至初冬，卧床不起，形容憔悴，饮食渐少，微有寒热，治痢诸方，几乎遍尝。香岩转恳秋堂，邀余诊。其脉沉迟而滞，余曰：郁怒伤肝，思虑伤脾，证属肝脾两伤，原不可与湿热下痢同治。盖木陷土中，土木为仇，转输条达，两失其职。胃中糟粕，不能运化，遂渗入大肠而下，即《金匮》所谓气利也。用逍遥散加香、附、砂仁，连服三剂，病衰其半。再以原方去香附、薄荷、砂仁，加参、地、柏子仁、远志等味，数剂而安。

庚戌季秋，闵松坡以产后下痢症见招。据述前数日，骤起腹痛，所下如鱼脑，或如冻胶，昼夜凡五六十次。昨产一男，败血不下，而痢如故。余以生化汤加味与之。明晨复诊，恶露虽通，而下利仍多。见其头面及四肢微肿，口不渴，唇不焦，脉形细软无神，因谓松坡曰：中焦阳气本亏，又伤生冷，因之升降违常。阴寒独结，饮食所生之津液，不能四布，而反下陷。不进温补，则阴气日长，阳气日消，将如大地群芳，有秋冬而无春夏，其能生机勃勃乎？以附子理中汤大剂与服，服后两时许，腹如雷鸣，陡下败血斗许。仍用原方加当归、川芎，两剂后恶露渐少，痢亦顿止。调理数日，康复如旧。

小 便

娄署幕友李君，患小便数而多，且有时不禁，色白体羸，邀余诊之。按其脉大无神，阳虚也。升少降多，法宜补火，授六味地黄汤去泽泻，加桂附。明日署中有宗姓者，亦患是症，脉虚数，色亦淡白。余谓气为水母，水不能蓄，以气不能固也。为投补中益气，各服数剂，症皆霍然。

淋　症

顾次香患血淋两月余矣，每溲便必先凛寒，形瘦食减，自服滋肾养营之剂不效。医以为若不通利州都，则湿热从何而去，因用生地、萆薢、木通、石苇、车前等味，病反增剧，最后索治于余。诊其脉沉细而弱，两尺为甚。问其色则瘀晦无光，不鲜不紫。余曰：此膀胱虚寒，阳不化阴之候。用金匮肾气丸，每服三钱，以党参、当归、血余灰、制丹参作汤送下，连进数剂而痊。丹溪谓诸淋皆忌补，此说余不敢深信。

胎　产

孙春洲令媳，怀麟九月。忽下红积，色甚晦瘀，日夜百有余次，小溲全无。胸膈烦闷，腹中急痛，腰酸后重，且胎气不和。诸医以为此症，升之不可，降之不能，颇难用药，不得已邀余诊治。余谓春洲曰：脉浮舌苔白滑，定属风邪乘入营分，证虽危殆，尚可疗也。用防风炭、炒荆芥、薄荷梗、桔、枳谷、当归、查炭、小生地、荷叶梗，午后煎服，至夜半遍体微汗，腹痛稍缓，痢亦大减。因即原方去薄荷梗、查炭，连服二剂，痛止痢除，能进稀粥。再以人参、白术、淡芩、生地炭、阿胶等味，调理数日，而起居如故，逾月始举一雄。

丙午秋夜，邻人来叩户，云：作日午刻，内人生一男，身体颇安，饮食亦不减。忽于今日酉刻，连叫数声，遂发狂怒，大言骂人，因问其恶露有否？曰：甫产颇多，今尚未止。又问其头上有汗否？曰：无。老人思索良久曰：是殆胎前所聚之痰

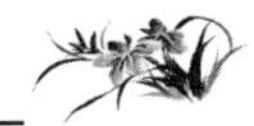

饮未得与瘀齐下耳。彼恳用药。爰以半夏、胆星、橘红、石菖蒲、旋覆、云神，即前辈所谓六神汤者授之。明晨其夫来曰：三更服药，睡至黎明始醒，病遂失。

一妇坐草后两日，恶寒发热，以轻剂疏解，遂汗至如雨，越日汗收食进，毫无所苦。医议停药，岂知三日夜，顷刻间腹中缓缓作痛，大便溏泄数次，神志不安。自云热极渴极，苦难言状，脉应细而数。余至已二鼓后，病家急于用药，将欲下咽。索其方，乃去瘀生新，皆产后之通套。余曰：此脱阳也，证属少阴无疑。遂以熟、附、炮姜、炙草、炒白芍、人尿、胆汁为剂，服完即睡，醒来热渴顿除。后以四君子去术，加桂枝、归、芍、怀膝、牡蛎，二帖而痊。

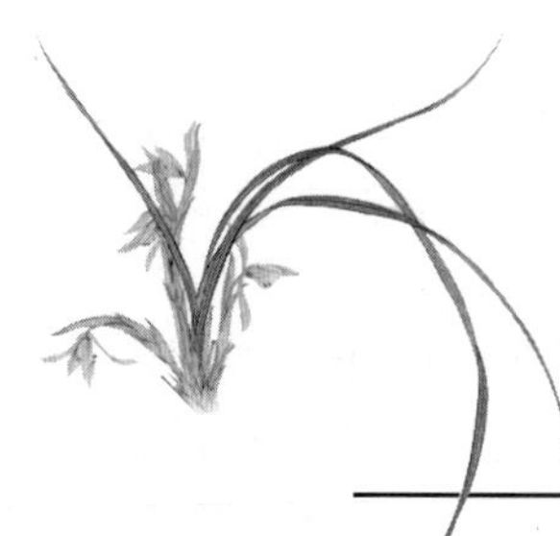

魏筱泉医话精华

上海秦伯未编纂　普宁方公溥参校

魏筱泉（树春），兴化人。博览医书，不拘迹象，而于疑难杂病能自别出机杼，人竞称之。著有《鹤山书屋笔记》，未传。

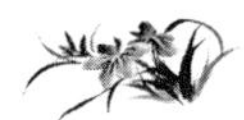

伤寒

江北盐阜一带，地近海滨，居民感湿素重。若或受风寒，每发寒热如疟，两胯间必结核肿痛，或腹亦痛，俗呼为发寒湿，实即方书所谓类伤寒之一种。壬子春阜宁李辅忠知事邀予诊病。予留阜时，该处以症乞治者，日有数人。用柴胡桂枝汤合五苓加味，以散寒利湿，服之无不立效。考四方水土不同，所患之病亦各异。如江北之类伤寒，及江南之软脚病，皆其明证。此近今西医所以有易地疗养之说也。

温病

表侄季景江温病愈后，顽痰填塞心窍，喑不能言。用密陀僧一钱，研细末，茶清调服，入口即能言。去秋儿子宏虫治舆夫某甲，因观剧庙中，小台忽倒几被压伤，致惊气入心亦喑不能言。仍服前方而愈。按密陀僧一物，能镇惊祛痰，凡病痰迷心窍，及惊气入心致喑不能言者，服此无不立效。

东门外木商黄姓，温病误表不得汗，邪热郁于肌表血分，周身遍发锦斑，继起脓泡，破流脓水，燥烦大渴，舌干红无津，咽痛便秘，脉见洪数，此名阳毒。予进化斑汤合犀角地黄汤，加竹叶煎服，服二帖，诸症均减，脓泡亦渐次收敛。再加蒌皮三钱，大便亦通。继用养阴调理之品，未旬日而愈。查此症患者甚少。先严百泉公临症数十年，仅见阳毒一次。予年六十余，亦始治黄姓阳毒病。此虽不经见之症，然治之稍不如法，辄有生命之虞，可不慎诸。

霍乱

北门外黄姓，阳霍乱误服热剂，周身遍发锦斑，其大如钱，疏密不一，烦渴利下臭恶，舌黑无津，脉伏肢不温。其家谓病将不治，而病者必欲邀予一诊。予仿阳症误服热药发斑例，用化斑汤合竹叶石膏汤，加清络之品，服二帖，诸症悉平，斑亦退尽。予以霍乱发斑一症甚少，故特表而出之。

疟

癸丑冬，予应京师沈雨人侍郎之聘，为其公子诊病。道经白下时，有宁人张姓者，疟以日作，不热而但寒，已发数次。时医以治疟套方治之，不效。乃乞予为拟一方，予谓此症由其人阳气素虚，夏间又贪凉食冷过度，致阴气益盛，而阳气益虚，故疟来但寒不热，而牝疟以成。当用柴胡桂姜汤服一帖，疟即止。再服醒脾化湿之剂数帖，而气体复原。

泰县黄某，丁已春疟后失调，邪入肝经，挟淤血痰湿，结块胁下，是属疟母。前由其友人介绍来绝。予令服鳖甲煎丸，陈皮汤下，彼不惯服丸，请改与汤药。乃用石顽老人治疟母方，即柴胡、鳖甲、桃仁、三棱、莪术，俱用醋制，合二陈汤，加砂蔻衣防己等味，以疏通血络，兼祛痰湿。服数帖，疟母全消，而气体健强逾昔。予以此方治疟母，较鳖甲煎丸等方，见功尤速，特濡笔而记之。

秦邮章书甫之夫人，患疟经月不止。疟来热多寒少，心烦作哕，口干渴饮，脉弦且数。此症由阴气先伤，阳气独发，名曰瘅疟。予用陈修园氏治疟二方，即柴胡、粉草、茯苓、白术、橘皮、鳖甲、首乌、当归、知母、灵仙，服两帖，疟即未作。继进清热养阴之品，调理而痊。此后凡伤阴疟病，用此法无不应验。

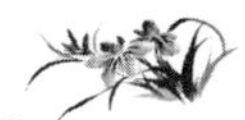

黄　疸

先严百泉公，为秦邮赵双湖先生之入室弟子，医学精深，宅心仁厚。曾传治疸验方一则，凡湿郁发黄，湿邪弥漫三焦，胸脘闷塞难堪者，用加减宣清导浊汤治之，无不奏效云。方用赤苓、猪苓、杏仁、苡仁、茵陈、滑石、寒水石。庚戌仲冬，丹徒李雨孙，患黄疸病，其见症与上述相同，延医与药无效，乃乞予为之诊治。予即用前方加川贝、郁金、通草、泽泻等味，以渗湿邪，兼利气分。服不过数帖，胸次已舒，小水畅利，黄亦尽退，旋身体强健如初。爰述此方，以补方书治法所未及，而为海内患斯病者之一助。

头　痛

六合洋货业刘某，病头痛数年。前医或清肝熄风或养阴滋肾，均不应。其岳父柳某秦信予，促其来兴就诊予。疑其诸法备当，何以不效？乃询以曾患花柳症未？伊云：未病前一月，曾在秦邮宿一妓，此妓系患梅毒新愈者。予曰：病根基于此也。即用《金鉴》结毒紫金丹，加银花粉、草、苡仁、木瓜、滴乳石煎服，以败毒止痛，服后痛即大减。后为拟一丸，令其回里调养，伊叩谢而去。

予婿洪静山，秋间燥邪上扰，清窍为之不利，头痛耳鸣，目赤口苦。彼以微疾不敢来渎予，先延他医诊治，服清肝熄风药不应，乃乞予为调理。予用吴氏治燥邪化火，清窍不利之翘荷汤，加菊花、夏枯草、苦丁茶，服二帖，其病即痊。此昔人所谓治病必先岁气，无伐天和者也。

怔 忡

阜宁县署幕僚张君，因案牍烦劳，心营有损，怔忡不寐，自汗健忘，深以为苦。先延西医诊治，西医谓为心藏血脉亢进，令服药水数瓶，而卒无效。乃托其友人某，转恳予为之调治。予用天王补心丹，以养心血为主，服药仅一月，而诸症悉除。是则中西医之药力，对于见症，但视施治之得当与否，固无从轩轾也。

臌 胀

宁国李云门太守，患少腹胀大，肢体尽肿，两胁刺痛，吐淤多至盈碗。凡理气行水之药，均遍尝不效，群医以此病难治，皆相率辞去。其幕僚赵君与予善，因荐予往诊。予思昔贤论肿胀之因，有气血寒热痰湿虫积之不同。若肿胀腹大，而又胁痛吐淤者，其为血臌无疑。予即用归尾、桃红、乳没、旋覆、郁金之属，以通络消淤。服两帖，淤止痛平。仍依前法增损，再服十余帖，而肿胀尽消。夫医者临症，能辨明病因，则施治自可获效；如辨因不确，则药不中病，未见有能治愈者，如李太守血臌之类是也。

疝

西城赵某，秋季因受外邪，引动疝气旧患，寒热似疟，右睾坠大，牵引少腹而痛。凡解表及治疝之药，均遍尝不效，特远道求诊于予。予用柴桂各半汤，加川楝、茴、木香、吴萸，以和解少阳兼散寒行气。服二帖，寒热即退，疝痛亦轻。再服补中益气汤加味，而疝全除。按前方见《温病

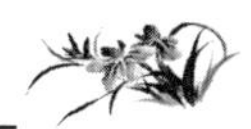

条辨》。凡寒热似疟，而又疝痛者，用此无不应验，是不可以不记。

二 便

宝应华少臣夫人，产后清浊混淆，大小便，易位而出，病名交肠，言大小肠交之谓也。其家以新产体虚，不便出外就诊，特遣人询方于予。予用五苓散令每服三钱，温酒调下，使清浊分利，则二便自可如常。后月余致礼来谢矣。

丹徒杨云甫，便秘带血，脱肛肿痛，已历年余，时作时止。前医不知为大肠蕴热，而谓为气虚下陷误进补中益气汤，而脱肛肿痛益甚，乃求治于予。予用黄连解毒汤加槐花、柏叶，肿痛脱肛均愈。再进五仁法，而大便如常，此后遂永不复发。

产 后

丙辰夏，予往临川，寓友人陈韫山处。其甥妇患病重，以予年老，不敢劳远行，即延儿子宏焱往诊，旋归。以病状及方治告予，谓产后发热逾旬，少腹微痛。前医用解表及补血之药，而热皆不减。乃询以产后病行多少，淤者云：淤行甚少。其为停瘀发热可知。当与以枳实芍药散加泽兰、丹参、桃红、青皮等味，以行淤清热，兼止其痛，不卜服后果能获效否。予曰：凡产后恶露未净，而致发热者，服消淤药无不立解，此症效可必矣。次日又延复诊，询之果热减痛平，即依此法调理而瘥。